Cognición social

Cognición social

Amalio Blanco
Catedrático de Psicología Social
Universidad Autónoma de Madrid

Javier Horcajo
Profesor de Psicología Social
Universidad Autónoma de Madrid

Flor Sánchez
Profesora Titular de Psicología Social
Universidad Autónoma de Madrid

Pearson

Datos de catalogación bibliográfica

COGNICIÓN SOCIAL
Amalio Blanco; Javier Horcajo; Flor Sánchez

PEARSON, S.A., Madrid, 2017
ISBN: 9788415552260
ISBN e-Book: 9788490352496

Materia: 159.98, PSICOLOGÍA SOCIAL

Formato: 170 X 240 mm. Páginas: 360

C/ Ribera del Loira, 28
28042 Madrid (España)
www.pearson.es

ISBN: 9788415552260
ISBN e-Book: 9788490352496

Depósito Legal: M-35142-2016

Equipo de edición:
Editor: Miguel Martín-Romo
Equipo de diseño:
Diseñadora Senior: Elena Jaramillo
Equipo de producción:
Directora de producción: Marta Illescas
Coordinadora de producción: Tini Cardoso

Diseño de cubierta: Pearson Educación S.A.

Composición: GESTIÓN EDITORIAL AVANZADA, S.L.
Impresión: Liber Digital, S.L.

IMPRESO EN ESPAÑA - *PRINTED IN SPAIN*

Este libro ha sido impreso con papel y tintas ecológicos

A Marina y Francisco

(J.H.)

A las víctimas de los delitos de odio

(A.B, y F.S.)

Índice general

Capítulo 1
Objetos con mente 2

1.1. **Verbos mentales** 4
1.2. **En un lugar de La Mancha...** 9
1.3. **Rizar el rizo: pensar en los propios pensamientos** 16
1.4. **El marco social de la cognición** 19
1.5. **El campo de la cognición social** 24

Capítulo 2
La arquitectura de la cognición social 28

2.1. **El *Diario* de Ana Frank** 29
- 2.1.1. Esquemas sobre las personas 30
- 2.1.2. El «yo» 33
- 2.1.3. Los grupos y las categorías sociales 33
- 2.1.4. Los acontecimientos sociales 34

2.2. **El proceso de categorización social** 37
2.3. **Contenido de los esquemas categoriales** 44
- 2.3.1. Prototipos y ejemplares 45
- 2.3.2. Rasgos de personalidad 50

Capítulo 3
El cerebro social 54

3.1. **Cuando las mentes son incapaces de conectar** 56
3.2. **La hipótesis del cerebro social** 64
3.3. **La neurociencia social** 69

Capítulo 4
El modelo dual de la cognición social 80

4.1. Cuando la situación nos pasa desapercibida 81

4.2. Los procesos duales en nuestra mente 86

4.3. Intención, conciencia y acción 92

4.4. Intuición, espontaneidad y acción 97

4.4.1. Automaticidad y cognición inconsciente 100

Capítulo 5
La naturaleza multidimensional del «yo» 108

Introducción 109

5.1. El «yo» como organizador de la cognición social 112

5.2. El «yo» como un sistema de memoria 116

5.3. Los otros como precondición del «yo» 122

5.4. Identidad personal, identidad social e identidad colectiva 127

Capítulo 6
Percepción de personas y formación de impresiones 138

6.1. La importancia de las presentaciones 139

6.2. Las impresiones y los modelos de formación de impresiones 142

6.2.1. Modelo de configuración o gestáltico 143

6.2.2. Modelos de combinación lineal 145

6.2.3. Modelo continuo de formación de impresiones 147

6.2.4. De la formación de impresiones a la percepción de personas: el valor de la cara 150

6.3. Impresiones, juicios y emociones **153**
6.3.1. El modelo de infusión afectiva (MIA) 154
6.4. Control y manejo de impresiones **157**
6.4.1. El actor y sus máscaras 159
6.4.2. El observador siempre va más allá 163

Capítulo 7
Procesos de atribución 168

7.1. Las preguntas preceden a las inferencias causales **170**
7.2. Teorías de la atribución **172**
7.2.1. Heider y la psicología del sentido común 173
7.2.2. Inferencias correspondientes 178
7.2.3. El principio de covariación y los esquemas causales 183
7.2.4. Esquemas causales 184
7.2.5. Modelos de etapas y bases neurales en el proceso de atribución 187
7.3. Sesgos atribucionales **190**
7.3.1. Factores explicativos de los sesgos disposicionales 191

Capítulo 8
Actitudes 196

8.1. El concepto de actitud **197**
8.2. La estructura de las actitudes **199**
8.3. Funciones de las actitudes **203**
8.4. Extremidad, ambivalencia y fuerza de las actitudes **206**
8.4.1. Actitudes que guían las conductas 208
8.5. Medición de las actitudes **210**
8.5.1. Medición directa de las actitudes 210
8.5.2. Medición indirecta de las actitudes 213

8.5.3. Medidas de la ambivalencia y la fuerza de las actitudes 218

8.6. Actitudes explícitas *versus* actitudes implícitas 220

Capítulo 9
Cambio de actitudes 226

9.1. Modelos teóricos de cambio de actitudes 227

9.1.1. El modelo de probabilidad de elaboración (ELM) 231

9.2. El receptor de la comunicación persuasiva 242

9.2.1. Necesidades y motivaciones 242

9.3. Variables del emisor 245

9.3.1. Credibilidad 247

9.3.2. Atractivo personal y social 250

9.4. Variables del mensaje 253

9.4.1. Cantidad y calidad de los argumentos 258

9.4.2. El mensaje «hecho a medida» 260

9.5. Canal, contexto y resistencia a la persuasión 260

Capítulo 10
Los estereotipos, guardianes de la ideología 266

10.1. Los sesgos intergrupales 268

10.2. Creencias (exageradas, generalizadas y ambivalentes) sobre los grupos 275

10.2.1. Los estereotipos de género 278

10.2.2. El contenido de los estereotipos 281

10.3. Las funciones de los estereotipos 285

10.4. Los peligros de la ambivalencia de los estereotipos 288

10.5. ¿Es posible cambiar los estereotipos? 293

Capítulo 11

Del prejuicio a los crímenes de odio 300

11.1. Los caminos del odio **301**

11.2. Emociones socialmente compartidas: el prejuicio **304**

11.3. El prejuicio cambia de rostro **312**

11.4. La discriminación como conducta y la discriminación como sistema **320**

11.5. La deshumanización **326**

Referencias bibliográficas 336

CAPÍTULO 1

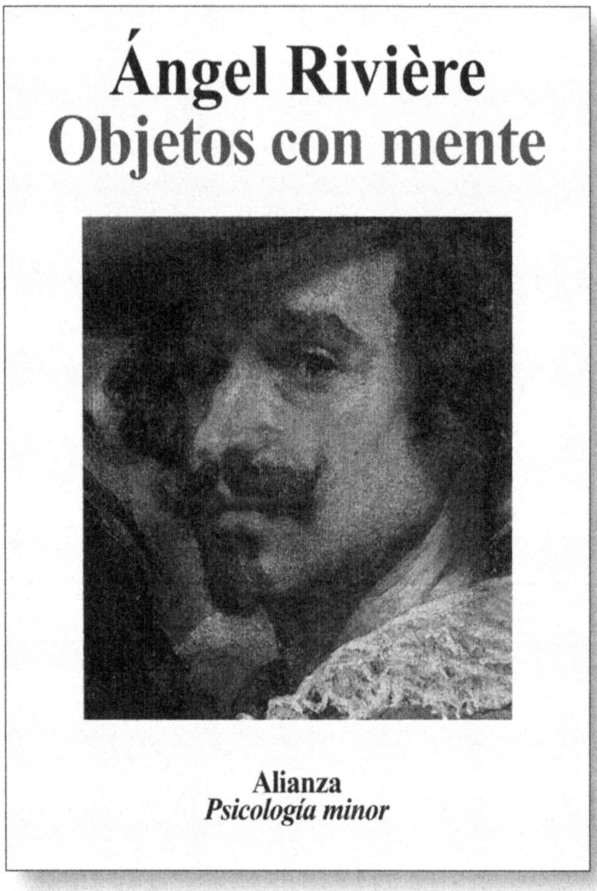

Empecemos por lo más obvio, por algo que hacemos probablemente centenares de veces todos los días: lo que hacemos es sencillamente hablar con nosotros mismos y con los demás y, al hacerlo, nos atribuimos y les atribuimos mentes que tienen las capacidades de conocer, creer, desear, recordar, etc. La mente, aunque no fuera otra cosa, es algo que se piensa y se predica, mediante el lenguaje, acerca de uno mismo y de los demás (Ángel Riviére).

Objetos con mente

–Rubén, como te conozco, te recuerdo que mañana es el cumpleaños de Silvia.

–Gracias por avisar. Se me había olvidado.

–Ya me lo imaginaba. Pensándolo bien, como temo que se te vuelva a olvidar, mañana te lo recuerdo de nuevo.

–No es necesario. Creo que me acordaré.

–Eso espero.

Esta es una de las conversaciones que discurrieron a través del WhatsApp (wasap de aquí en adelante) un día cualquiera del mes de agosto de 2015 (el día 29 para más señas). Conversaciones así corren a raudales todos los días a través de esta y de otras redes sociales que han propiciado las nuevas tecnologías. En la inmensa mayoría de los casos, se trata de **diálogos cortos,** sin ningún alarde literario, **que fluyen,** esa es al menos la impresión, **de manera espontánea, natural y mecánica** sin requerir una gran concentración mental o un gran esfuerzo cognitivo, ni poner en marcha recursos especiales; basta un móvil que tenga esa aplicación. Otro tanto ocurre, aunque no quede constancia escrita de ello, en muchas de nuestras interacciones cotidianas. Si tuviéramos la paciencia de grabarlas a lo largo de un día, nos percataríamos de que llevan esta misma marca y siguen esta misma estela: no requieren un especial esfuerzo o concentración mental, y **las palabras *conocer, recordar, imaginar, olvidar, pensar, creer, querer, desear,* etc., se repiten docenas de veces al cabo del día.** Y si lleváramos a cabo un somero recuento de nuestras interacciones, en una primera y sencilla aproximación veríamos que acostumbramos a utilizar estas palabras de múltiples maneras; principalmente, de dos. **Las dirigimos a nosotros mismos:** a) en relación con pensamientos y experiencias propias («este último verano ha sido para recordar»); b) en relación con determinadas tareas u obligaciones («felicitar el cumpleaños a la abuela»; c) con un objeto («he descubierto un garito para flipar»); d) con los otros en torno a un determinado objeto («me encantan los fans de Justin Bieber»); e) en relación con los otros en torno a nuestras propias experiencias («cuando le comenté a un amigo lo del "finde", no se lo creía»), y así sucesivamente. Estas mismas palabras **las usamos también para dirigirnos a los otros:** a) en relación con sus propios pensamientos, experiencias, deseos, recuerdos y/o acciones («creo que te equivocas cuando dices que los de Podemos son solo una panda de frikis»); b) en relación con tareas y cometidos que les competen («no me imagino cómo te las vas a arreglar para terminar el trabajo de la asignatura»); c) en relación con un objeto que les atañe, que nos atañe a nosotros, o a ambos («te recuerdo que hemos quedado el miércoles después de la última clase para preparar la segunda práctica»), y así sucesiva y casi interminablemente. Siguiendo este sencillo procedimiento, una manera fácil de hacernos conscientes de algo que desde el punto de vista psicológico ya no puede pasarnos desapercibido, consistiría en seguir poniendo cuantos ejemplos se nos ocurrieran de cada una de las ocho situaciones que acabamos de señalar. Esa sería la manera más eficaz de convencernos de que cuando Ángel Rivière decía que somos «objetos con mente» no estaba recurriendo a ninguna metáfora, sino que estaba aludiendo a una realidad psicológica indiscutible: la de nuestra capacidad para leer la mente.

El psicólogo ingenuo que todos llevamos dentro

Esa capacidad de ***leer la mente*** *es, sin duda, uno de los rasgos más acentuados y profundos de los miembros de nuestra especie.* ***Los humanos somos individuos mentalistas,*** *psicólogos naturales notables, que no solo* ***interpretamos emociones*** *(y, más aún, las revivimos) cuando las vemos expresadas por otros, sino que constantemente* ***inferimos las creencias y deseos de los demás***, ***razonamos sobre sus estados mentales,*** *y* ***empleamos un lenguaje mentalista*** *de una riqueza considerable, compuesto de un vocabulario de verbos, tales como «pensar», «intuir», «saber», «descubrir», «suponer», etc., y de nombres tales como «idea», «pensamiento», etc. (Rivière, 1991, p. 13).*

En esta cita, que sirve de paso para rendir homenaje a quien fuera una de las mentes más brillantes de la psicología española, quedan trazadas algunas líneas maestras de lo que iremos viendo a lo largo de este manual. La primera y principal alude a nuestra capacidad para leer la mente: la propia y la ajena. Eso significa, entre otras cosas, ser capaz de interpretar y revivir nuestros propios pensamientos y nuestras propias **emociones,** y percibir, recordar e interpretar los pensamientos y las emociones de los otros (si están tristes o alegres, si están irritados o tranquilos, etc.); significa también hacer **inferencias,** extraer conclusiones, formular hipótesis explicativas sobre los múltiples hechos que acontecen a nuestro alrededor y de los que somos protagonistas nosotros mismos u otras personas, darles un sentido que nos parezca coherente. La mente no es una cualidad exclusiva de la especie humana; pero somos, sin duda, la especie que dispone de la más acabada infraestructura (el lóbulo frontal) para lograr objetivos y metas inconcebibles e inalcanzables para cualquier otra especie. La mente es, por tanto, una cualidad que atribuimos a los otros y a nosotros mismos. Con la ayuda del gran Williams James, cabría decir que **«la psicología es la ciencia de la vida mental, tanto en sus fenómenos como en sus condiciones»** (James, 1989, p. 5).

1.1. Verbos mentales

Los psicólogos del lenguaje han tenido a bien recordarnos algo que suele pasar comúnmente desapercibido, pero a lo que los futuros profesionales de la psicología deben prestar atención: **lo que estamos usando con tanta soltura y profusión en nuestra vida cotidiana son** verbos, y son, todavía más, una clase de verbos muy especiales: **verbos «mentales».** Dicho así, sonaría a banal obviedad, si no fuera porque el uso de estos verbos entraña y requiere la existencia de una **teoría de la mente,** es decir, de sofisticadas destrezas y habilidades cognitivas que hemos ido desarrollando a lo largo de los primeros años de nuestra vida y que nos capacitan para hacer uso de estos verbos de muy diversas maneras, algunas de ellas muy rebuscadas, por ejemplo: *tú sabes que él sabe que yo sé.* A los dos años de edad, empezamos a ser capaces de fingir, de aparentar, de simular, de coger un plátano y usarlo como si fuera un teléfono. Alan Leslie señala este ejemplo como argumento central en el origen de la teoría de la mente: simular es un tipo de «acción como si» algo fuera lo que no es, sabiendo por parte del actor que efectivamente no lo es. No es un «error», sino un juego harto frecuente en la cotidianeidad de la primera infancia que se apoya en una mente que dispone de capacidades básicas de *representación primaria,* de destrezas que le permiten relacionarse semánticamente con el mundo (Leslie, 1987, p. 414) y en virtud de las cuales es capaz de separar (desacoplar) el objeto real (el teléfono) del objeto manejado (plátano) sin confundirlos y dándole a este último el significado del primero. Se asume, pues, señala Leslie, que las personas poseemos esas capacidades desde el inicio de nuestro desarrollo ontogenético. Pero dejemos que sean los propios especialistas quienes nos lo expliquen (véase el cuadro 1.1.).

Desde el punto de vista de la psicología, este es un hecho de capital importancia: seamos o no conscientes de ello, **el uso de verbos mentales implica el desarrollo de las habilidades y competencias asociadas a ellos: las de pensar, querer, opinar, desear, recordar, olvidar,** etc., bien aplicadas a nosotros mismos o atribuidas a los otros. O si se prefiere: utilizamos verbos mentales en la medida en que hemos desarrollado las competencias y habilidades que dichos verbos denotan, en la medida en que nuestro organismo

CUADRO 1.1. Vocabulario mentalista y teoría de la mente

Vocabulario mentalista	Teoría de la mente
Desde un periodo relativamente temprano en la adquisición del lenguaje (generalmente ya desde el segundo año), **los niños desarrollan un vocabulario muy rico de verbos mentales** tales como «querer», «saber», «creer», etc. y lo van refinando progresivamente mediante distinciones semánticas muy sutiles, tales como la que existe entre «saber» y «adivinar» a lo largo de su periodo crítico de adquisición del lenguaje y en fases posteriores. **Este vocabulario mentalista incluye tanto verbos epistémicos como emocionales,** y los niños lo emplean en la realización de inferencias cada vez más complejas acerca de los estados mentales de otros (Belinchón, Rivière e Igoa, 1992, p. 199-200).	**El salto más significativo en la constitución de la teoría de la mente se produciría entre los tres y los cuatro años,** y se consolidaría hacia los cinco. Hacia esa edad los niños entienden que una persona se sorprenderá si lo que cree resulta que no es cierto, o que se pondrá contenta si cree que está consiguiendo lo que desea, incluso cuando el niño puede saber que la persona no lo está consiguiendo realmente. Aunque las capacidades de un niño/a de cinco años en su conocimiento de los otros resultan ya muy sofisticadas, **todavía después de los cinco años tienen lugar considerables progresos en la comprensión de los rasgos de personalidad, en las creencias sobre las creencias, en los conceptos sociales como la responsabilidad, el compromiso, la confianza, etc.,** y el niño manejaría las promesas, las mentiras, la ironía, etc. (Delval, 1994, p. 362).

ha dado ya pasos definitivos para convertirse en persona. Tanto da. Eso es tanto como decir, y es mucho decir, que:

1. Desarrollamos competencias mentales y, en esa misma medida, nos atribuimos, y les atribuimos a los otros, la posesión de las funciones asociadas a ellas. La presunción de que tenemos la capacidad para usar y entender verbos mentales va unida a la presunción de que los otros disponen de esa misma destreza. Hay algo, en definitiva, que hacemos «centenares de veces todos los días: hablar con nosotros mismos y con los demás y, al hacerlo, nos atribuimos y les atribuimos mentes que tienen la capacidad de conocer, creer, desear, recordar. **La mente, aunque no fuera otra cosa, es algo que se predica, mediante el lenguaje, acerca de uno mismo y de los demás»** (Rivière, 1991, p. 130).
2. Somos sencillamente «objetos con mente». Eso significa que somos capaces de utilizar, de manera sencilla y espontánea, un vocabulario mentalista: **somos capaces de hablar con nosotros mismos y con los otros mediante verbos mentales, mediante términos que se refieren a representaciones mentales** que las personas tenemos de nosotros mismos, de los otros, de los objetos y de los eventos que nos rodean, en el sentido más amplio del término, desde la corrupción de nuestros políticos hasta el drama de los refugiados.
3. Las representaciones mentales acerca de los otros, de los grupos y de las categorías sociales a las que pertenecen (si son mujeres u hombres, niños, jóvenes o ancianos, de piel blanca o de color, etc.), será uno de los capítulos más importantes de la cognición social.
4. Los sujetos con mente somos capaces, no importa con qué precisión lo hagamos, de comprender, anticipar y explicar las razones que están detrás de nuestro comportamiento y del comportamiento de los otros (véase el capítulo 7).
5. Como hemos visto en el ejemplo con el que da comienzo este capítulo, todas estas operaciones las llevamos a cabo de manera rutinaria, espontánea, natural, sin esfuerzo alguno, ya que forman parte de nuestra manera cotidiana de actuar. Ese es el principal argumento en el que se basa la idea de que todo ser humano lleva dentro de sí un psicólogo natural y de que una parte muy importante de nuestro sistema cognitivo tiene un componente de automaticidad (véase el capítulo 4). El del psicólogo ingenuo que todos llevamos dentro fue precisamente el argumento principal de Fritz Heider, del que volveremos a tener noticia en el capítulo dedicado a la atribución.

Los psicólogos del lenguaje nos vuelven a recordar (véase el cuadro 1.1.) que nuestras habilidades y destrezas mentalistas van intrínsecamente asociadas a dos tipos de verbos: unos, que denominan **«verbos epistémicos»** (saber, creer, percibir, conocer, pensar, razonar, recordar, olvidar, etc.), y otros a los que dan el nombre de **«verbos emocionales»** (querer, desear, sentir, etc.). Eso vendría a significar que los humanos disponemos y nos atribuimos dos grandes funciones mentales: las que limitan con la racionalidad que se le supone y se le atribuye a todo ser humano («*cold cognition*»), y las que se relacionan con nuestro mundo afectivo-emocional («*warm cognition*»). «Feeling and Thinking», tituló Robert Zajonc, uno de los nombres propios en la psicología del pasado siglo, un artículo que ha pasado a engrosar la lista de los clásicos de obligada referencia en el campo de la cognición. Lo que en él defendía, de manera resumida, eran las dos siguientes propuestas: a) pensar y sentir, razón y emoción, afecto y cognición están apoyados en dos sistemas distintos aunque interrelacionados; y b) a la postre, la emoción juega un papel tan importante en nuestras vidas, como la cognición, y en algunos casos más.

La prevalencia del afecto frente a la cognición

Los orígenes evolucionistas de las reacciones afectivas, que señalan su valor de supervivencia, su clara independencia respecto al control de la atención, la rapidez con la que se hacen presentes, la importancia que adquiere para el individuo la discriminación afectiva, las extremas formas de acción a que puede dar lugar el afecto, todo ello sugiere algo especial. La gente no se casa o se divorcia, comete un asesinato, se suicida o da su vida por la libertad tras un detallado análisis cognitivo de los pros y los contras. Si nos paramos a considerar qué parte de nuestra existencia está controlada por los procesos cognitivos y qué parte por los afectivos, y cuánta influencia ejercen unos y otros en los asuntos importantes de nuestras vidas, no podremos por menos de coincidir en que ***los fenómenos afectivos merecen mucha más atención de la que han recibido por parte de los psicólogos cognitivos y una atención más decidida por parte de los psicólogos sociales*** *(Zajonc, 1980, p. 172).*

No es este el momento ni el lugar para entrar en las muchas y muy importantes consideraciones en torno a la relación entre cognición y emoción; pero sería bueno recordar la importante lección que nos legó aquella primera revolución cognitiva que ha pasado a la historia de la psicología bajo el nombre del «*New Look*»: con mucha frecuencia, **la información que procesa nuestra mente se refiere a hechos, objetos, personas y acontecimientos que tienen para nosotros un «significado» y a los que atribuimos un «valor»** y, por tanto y desde ahí, esa información suele ir inevitablemente acompañada de un cierto componente afectivo y emocional. Nuestra mente no solo percibe (procesa, interpreta) y responde a las características objetivas del estímulo (al estímulo o el hecho en sí), sino al sentido, valor y significado que este pueda tener para el sujeto (al hecho percibido y evaluado de una determinada manera). En muchos casos, lo veremos en los capítulos 10 y 11, ese significado es común a varias personas, lo que nos permite hablar de pensamientos, ideas, creencias y, al mismo tiempo, de emociones socialmente compartidas, como es el caso de las actitudes, los estereotipos, los prejuicios o las impresiones que nos formamos de los otros simplemente por el hecho de pertenecer a un grupo social determinado.

Esa es la razón (el sentido y el significado) por la que los niños procedentes de estratos sociales bajos sobreestimaban el tamaño de las monedas (las veían más grandes) que aquellos que procedían de las clases más acomodadas: cuanto mayor es el valor social de un objeto (las monedas son «dinero»), cuanto más necesidad se tenga de él, más motivado se esté en conseguirlo, cuanto más interés se deposite en él, etc., más sujeto estará a la influencia de aspectos ajenos a sus características físicas y mucho más cercano al significado afectivo-emocional de dicho objeto (Bruner y Goodman, 1947). Tan solo hay que pensar cómo la fobia, el miedo, o, por el contrario, la atracción o el amor, son capaces de modificar la percepción que tenemos de un determinado objeto. Esas «rarezas perceptivas» son precisamente las que encontramos en las diversas formas que adquieren los estereotipos, el prejuicio y la discriminación (véanse los capítulos 10 y 11). Hablamos de «rarezas» cuando debiéramos hablar de verdaderas «distorsiones», de sesgos perceptivos y valorativos, en uno de los sentidos que el Diccionario de la Real Academia define el sesgo: «Error sistemático en el que se puede incurrir cuando al hacer muestreos se seleccionan o favorecen unas respuestas frente a otras». En el capítulo 7 hablaremos de sesgos en un sentido parecido. No es necesario adelantar acontecimientos, pero es importante que tomemos nota de un hecho que nos había pasado desapercibido hasta el momento: **la mente humana es muy potente, pero no es perfecta; cometemos errores con mucha frecuencia,** aunque la mayoría de las veces no parece que nos preocupe demasiado.

Henri Tajfel, un autor cuya compañía resulta imprescindible para entender bien muchos de los temas que aborda la cognición social, da un paso más; un paso, cabría añadir, especialmente significativo: **las rarezas perceptivas** de las que hablan Bruner y Goodman **pueden ser debidas** no solo, y a veces no tanto, al valor que tenga el objeto propiamente dicho, sino **al hecho de que dicho objeto forma parte de una clase, grupo o categoría social, y al valor y al significado que dicho grupo o categoría social tenga o se le atribuya.** Los grupos también tienen significado emocional; este es un dato que no debe pasarnos desapercibido. Primero, la pertenencia categorial, y después el significado. No podemos ignorar, sostiene Tajfel, que «los estímulos asociados con un valor» pueden estar formando parte de una serie; no podemos evitar que pertenezcan a una determinada clase o formen parte de un determinado grupo de objetos. Cuando ese es el caso (estímulo físico perteneciente a una clase a la que va asociado un valor o un significado), y lo es siempre en el campo de la cognición social, parte del **valor y el significado de un determinado objeto (una persona) puede venir definido por el valor y el significado que se le atribuya a la categoría social o al grupo al que pertenezca.** Lo veremos con más claridad en el capítulo 5, a la hora de hablar de la identidad. Es ahí, en la pertenencia grupal o categorial, donde frecuentemente encuentra sentido la diferencia percibida entre dos estímulos. Detrás de esta propuesta se encuentra un sencillo argumento: **el mundo en el que vivimos está compuesto por personas.** Eso es una obviedad, pero se trata de personas **que pertenecen a grupos y a categorías sociales.** Este es el hecho en el que se sustenta la parte más decisiva de la cognición social, entre otras, por dos poderosas razones que el propio Tajfel se encarga de explicitar: a) a lo largo de su vida, y en una infinita variedad de situaciones, **la gente piensa y se comporta siguiendo las pautas de su pertenencia categorial** («en términos de su identidad social», dice textualmente Tajfel) y en términos de la pertenencia categorial de los otros («en términos de su relación con la identidad social de los demás»), y b) ese comportamiento se inscribe dentro de una lógica intergrupal, es decir, está definido «en gran medida por las relaciones de los grupos a los cuales pertenece», de suerte que «el marco social de las relaciones intergrupales contribuye a hacer a los individuos lo que son; estos, a su vez, construyen ese marco; ambos se desarrollan y cambian simbióticamente» (Tajfel, 1984, p. 52).

Volveremos sobre estas consideraciones en los capítulos siguientes. Ahora, conviene hacer un pequeño alto en el camino para intentar ir recapitulando.

Para ir recapitulando

- Los seres humanos somos objetos con mente, es decir, objetos que nos atribuimos y a los que se nos atribuyen funciones mentales.
- Estas funciones están claramente explicitadas y quedan meridianamente definidas a través de los verbos mentales: pensar, creer, conocer, olvidar, sentir, recordar, desear, etc.
- El uso de estos verbos es tan común que, si los eliminásemos de nuestro vocabulario, la mayoría de nuestras interacciones y conversaciones perderían todo su sentido, se convertirían en incomprensibles.
- El uso de estos verbos significa que hemos desarrollado las funciones mentales a las que aluden.
- Los verbos mentales son de dos órdenes: unos hacen referencia a funciones cognitivo-racionales (pensar, opinar, creer, recordar, etc.); otros aluden a nuestros deseos, a sentimientos y emociones.
- Con la ayuda de estos verbos mentales, ese ciudadano de a pie que somos todos es capaz de comprender, predecir y buscarle explicación al comportamiento propio y ajeno e incluso se atreve a intentar desentrañar las razones de los hechos que suceden en el mundo.
- Los verbos mentales tienen un carácter transitivo: se refieren a algo, expresan una relación entre un sujeto y un objeto.

1.2. En un lugar de La Mancha...

Siguiendo una de las recomendaciones de Fritz Heider (la de que las expresiones literarias son una fuente inagotable de inspiración sobre fenómenos psicológicos), que para eso es un maestro, vamos a acudir a una pieza literaria, *El niño con el pijama de rayas,* de John Boyne, a fin de desentrañar algunos de los procesos implicados en la cognición social (véase el cuadro 1.2.).

De entrada, parece más que evidente que **el diálogo entre Gretel y Bruno es un diálogo mentalista.** Ello quiere decir que ambos hermanos son capaces de leer su propia mente (saben lo que quieren, lo que piensan y lo que desean) y la mente de su interlocutor; parecen haber desarrollado las funciones mentales que denotan los verbos utilizados: saber, conocer, entender, gustar, querer. Con una diferencia que, desde el punto de vista de la cognición social, resulta muy relevante: Bruno parecía no «saber» todavía lo que «significaba» «ser judío» en aquella época, y lo que era obligado «pensar» y «sentir» sobre ellos (el carácter prescriptivo de los estereotipos). No sabía que las personas que estaban al otro lado de la alambrada pertenecían a un grupo al que se había convertido en culpable de todos los males que aquejaban al mundo de entonces convirtiendo, así, a sus miembros en merecedores de las humillaciones, desprecios y castigos más inhumanos. Bruno todavía no es consciente del valor y el significado de la pertenencia categorial. Gretel parece tenerlo más claro.

Pero el diálogo entre los dos hermanos es algo más. Es un ejemplo del afán de un niño por saberlo todo, una prueba de nuestra necesidad de conocer, de huir de la incertidumbre: los humanos, por lo general, «tenemos una insaciable voracidad de *explicaciones.* No nos gusta que las cosas queden en el aire», escribió otro de los maestros (Allport, 1955, p. 192) al que volveremos a encontrar en el capítulo 11. Las competencias y ha-

CUADRO 1.2. El impulso de claridad cognitiva

–Quiero saber qué es esa alambrada. Quiero saber por qué está ahí.

–Pero, ¿cómo? ¿No lo sabes?

–No. No entiendo por qué no nos dejan ir al otro lado.

–Bruno, la alambrada no está ahí para impedir que nosotros vayamos al otro lado. Está para impedir que ellos vengan aquí.

–Pero, ¿por qué?

–Porque hay que mantenerlos juntos –explicó Gretel.

–¿Con sus familias, quieres decir?

–Bueno, sí, con sus familias. Pero también con los de su clase.

–¿Qué quieres decir?

–Con los judíos, Bruno. ¿No lo sabías? Por eso hay que mantenerlos juntos. No pueden mezclarse con nosotros.

–¿Nosotros somos judíos?

–No, Bruno –exclamó quedamente–. No, claro que no. Y eso no deberías ni insinuarlo.

–¿Por qué? Entonces, ¿qué somos nosotros?

–Nosotros somos... –empezó Gretel, pero tuvo que pararse a pensar–. Nosotros somos... –repitió–. Mira, nosotros no somos judíos –dijo al final.

–Eso ya lo sé. Lo que te pregunto es qué somos, si no somos judíos.

–Somos lo contrario –dijo Gretel rápidamente, y se quedó muy satisfecha con su respuesta–. Sí, eso es. Nosotros somos lo contrario.

–Ah, vale. –Bruno se alegró de entenderlo por fin–. Y los contrarios vivimos en este lado de la alambrada y los judíos viven en el otro.

–Exacto, Bruno.

–¿Es que a los judíos no les gustan los contrarios?

–No; es a nosotros a quienes no nos gustan ellos, estúpido.

–Ah, ¿y por qué no nos gustan? –preguntó.

–Porque son judíos.

–Ya entiendo. Los contrarios y los judíos no se llevan bien.

–Exacto –dijo Gretel, que había descubierto algo raro en su pelo y estaba examinándolo minuciosamente.

–Entonces, ¿por qué no va alguien a hablar con ellos y...?

bilidades mentalistas de las que disponemos no están ahí por capricho, ni se han desarrollado por mero azar en el transcurso de nuestro desarrollo ontogenético. Están ahí y se han desarrollado para dar respuesta a una necesidad básica: **la necesidad de conocer** y de mantener una cierta consistencia y consonancia en el seno de nuestras cogniciones (de nuestros conocimientos, opiniones y creencias sobre nosotros mismos, los otros y el mundo que nos rodea), siguiendo la teoría de la disonancia cognitiva, de Leon Festinger, uno de los más reconocidos psicólogos sociales. El cuadro 1.3. recoge la cualificada opinión de los expertos: necesidad de información, de conocer y de comprender, tres maneras distintas de aludir a un mismo hecho.

CUADRO 1.3. Necesidad de información, comprensión y conocimiento

Necesidad de cognición (NC)	Necesidad de comprensión	Necesidad de información
La **tendencia que tiene el individuo a organizar de manera significativa su experiencia...** la necesidad de estructurar las situaciones relevantes de manera ordenada y significativa. **[La necesidad de cognición es] Una necesidad de comprender y hacer comprensible el mundo de nuestras experiencias...** La NC puede ser definida como una necesidad en la medida en que **dirige la conducta hacia una meta y causa tensión cuando dicha meta no es conseguida.** Se da por supuesto que la NC tiene una fuerza distinta en cada una de las personas (Cohen, Stotland y Wolfe, 1955, p. 291).	Encontramos en los hombres una **necesidad de comprender,** un deseo de enfrentar los hechos. En ciertas condiciones, (...) la necesidad de enfrentar sinceramente los hechos, la decisión de desembarazarse de distorsiones puede tornarse decisiva. **Los seres humanos tienen necesidad de comprender lo que sucede a su alrededor,** de discernir algo del orden de las cosas y de actuar de forma que comporte una relación razonable con su entendimiento (Asch, 1962, p. 36).	**La gente,** y probablemente todos los animales superiores, **engranan sus actividades de búsqueda de información con vistas a actuar en su ambiente...** Podemos decir que quien actúa no solo tiene la capacidad de recibir información, sino que también necesita toda la información pertinente que le sea asequible. Cada vez hay más pruebas de que **todos los vertebrados superiores tienen tendencias** no aprendidas o aprendidas fácil y tempranamente **hacia la búsqueda activa de información** (Deutsch y Gerard, 1980, p. 132).

Las propuestas de estos autores son muy parecidas entre sí. Pero podríamos diferenciar no menos de tres aspectos que resultan interesantes de cara a la delimitación de la necesidad de conocimiento: a) **la búsqueda de información** es una necesidad que pertenece al reino animal; b) los humanos necesitamos algo más que la mera acumulación de información; necesitamos **darle sentido a la realidad que nos rodea, hacerla comprensible, entenderla, encontrarle alguna explicación** que nos parezca razonable, fiable, satisfactoria; c) **todo ello para saber qué hacer,** hacia dónde dirigirnos, cómo actuar, en algunos casos para salvaguardar literalmente nuestra integridad física.

Siguiendo estas directrices, se podría decir que Bruno responde a la imagen trazada por los autores mencionados: quiere y necesita comprender lo que hay y lo que ocurre a su alrededor, encontrarle un sentido a lo que está viendo, ordenarlo de manera significativa dentro de su cabeza, darle una explicación, todo ello para poder actuar en consecuencia con el máximo conocimiento de causa. Podríamos decir además que Bruno somos todos. Lo somos porque **la necesidad de conocimiento es una necesidad «básica»: nos atañe como pertenecientes a la especie humana.** Necesitamos saber, queremos comprender, deseamos entender y para ello buscamos información, hacemos preguntas, exploramos por nuestra cuenta, etc., y actuamos en consecuencia. Es verdad que no todos lo hacemos de la misma manera ni ponemos el mismo empeño en ello. Todos somos Bruno, pero no todos somos como él, no todos disfrutan realizando ese tipo de actividades (alta necesidad de cognición). Ahí reside, pues, el matiz: en algunas personas, la necesidad de conocer continúa en el afán, el empeño y la preferencia por la actividad de pensar y prestar una especial atención a la información recibida del medio. Otras pueden llevar a cabo estas tareas por compromiso, por imperativo de la situación, pero sin ningún afán, disfrute e interés especial (personas con baja necesidad de cognición). Es decir, en términos generales todas las personas necesitamos conocer el mundo en el que estamos inmersos. Ahora bien, en esta preferencia hacia la actividad de conocer, las personas mostramos claras diferencias. Para referirse a ellas, Cacioppo y Petty (1982, p. 116) han operativizado el constructo de Necesidad de Cognición (NC) como *la tendencia a implicarse en actividades que requieran pensar y disfrutar pensando.* Estos autores propusieron un test de medida de la NC cuya aplicación ha arrojado los resultados que se incluyen en el cuadro 1.4. (véase Falces, Briñol, Sierra, Becerra y Alier, 2001, para su versión en castellano).

En el diálogo entre los dos hermanos, Bruno muestra también otro interés muy significativo desde el punto de vista psicosocial: conocer su pertenencia categorial, saber si es judío. Ante la fulminante respuesta de su hermana, insiste por dos veces en saber quiénes son los que están al otro lado de la alambrada y quiénes son ellos, su hermana y él. Esta parte del diálogo nos pone sobre la pista de un proceso psicosocial al que acabamos de aludir de la mano de Henri Tajfel, que nos ocupará en capítulos posteriores: resulta que **las personas pertenecemos a grupos y categorías sociales. Esa es, la mayoría de las veces, la única información de que disponemos, la única que percibimos, la única que procesamos y a la única que nos atenemos.** Esa es la información por la que pregunta de manera insistente el bueno de Bruno. Y no solo eso; respecto a los grupos y categorías sociales (los hombres y las mujeres, los blancos y los negros, los niños y los ancianos, los españoles y los franceses, etc.) hemos ido elaborando una serie de teorías (les hemos dado significados) que damos por buenas y en las que creemos a veces a pie juntillas, en muchas ocasiones sin saber muy bien por qué, y hemos ido transmitiendo y

CUADRO 1.4. La NC 35 años después (Petty, Briñol, Loersch y McCaslin, 2009)

- Las diferencias individuales en NC son relevantes no solo para entender cómo las personas procesan la información, sino también para saber cómo se comportan.
- Las personas con alta NC tienden a pensar y prestar más atención a todo tipo de información, incluidos sus propios pensamientos (metacognición), que aquellas con baja NC.
- Estas diferencias se traducen en respuestas diferentes ante los mismos asuntos. Las personas con alta NC forman actitudes tomando en consideración la calidad de la información que reciben y, como consecuencia de ello, sus actitudes suelen ser más fuertes.
- Las personas con baja NC pueden aplicarse en actividades cognitivas bajo algunas condiciones (p. ej., cuando es un asunto personalmente relevante), mientras que los sujetos con alta NC pueden en un determinado momento decidir no implicarse en ese tipo de actividades (p. ej., si son personalmente poco relevantes).
- No obstante, todos, personas con alta y con baja NC, estamos expuestos a sesgos y errores inferenciales.
- A pesar de lo que pudiera parecer, altos niveles de NC no se asocian con resultados positivos o racionales ni los bajos en NC con lo contrario. Todo depende de las circunstancias.

reproduciendo de manera mecánica de generación en generación a veces con consecuencias letales. Basta con recordar el legado de muerte y destrucción que nos dejó ese juego aparentemente inocuo entre los «judíos» y «los contrarios» al que estamos aludiendo, o los que nos deja, día a día, la violencia de género, el terrorismo o las consecuencias de la xenofobia o el racismo.

Bruno quiere saber quién es. Como él, los objetos con mente **tenemos** también **una necesidad de autoevaluación.** Al mundo de los grupos y de las categorías sociales a las que acabamos de aludir, pertenece, por derecho propio y de manera especialmente significativa, el «yo» (véase el capítulo 5). «**En el organismo humano existe un impulso a evaluar sus opiniones y sus habilidades**» que solo puede ser satisfecho en el marco de la vida social en cualquiera de sus modalidades (Festinger, 1954). La necesidad de saber quiénes somos y de reconocernos como algo independiente y singular dentro de esa ingente maraña de gentes de diverso color, de diferentes culturas, que hablan lenguas incomprensibles y adoran a dioses extraños, solo puede ser satisfecha por medio de un **proceso que acabará jugando un papel decisivo en el marco de la cognición social: el proceso de comparación social.** Ese será precisamente el mecanismo que presida los criterios y estrategias de los que nos servimos a la hora de almacenar de manera ordenada los contenidos de nuestra mente. Dicho de otra manera, **los prototipos, los estereotipos, las categorías, los ejemplares, los guiones de los que nos servimos para procesar, codificar y almacenar la información procedente del mundo social tienen su fundamento y su razón de ser en la comparación.** De ello hablaremos con detenimiento en el próximo capítulo.

Pero sigamos de nuevo la recomendación de Fritz Heider y vayamos ahora a la gran novela de la literatura en lengua castellana de todos los tiempos, *El Quijote.* Su lapidario comienzo nos ofrece un fiel ejemplo de las funciones mentales y de las habilidades y competencias mentalistas con las que nos manejamos cotidianamente los humanos. «En un lugar de La Mancha de cuyo nombre no quiero acordarme no ha mucho tiempo que vivía un hidalgo de los de lanza en astillero, adarga antigua, rocín flaco y galgo corredor». Hagamos, como venimos haciendo desde el comienzo del capítulo, un pequeño ejercicio mentalista sobre esta cita.

En primer lugar, el autor está recordando un lugar que, al parecer, no ha dejado en su memoria un buen recuerdo: acabamos de hacer una inferencia. A continuación, y aunque no lo parezca, el autor está rizando el rizo desde el punto de vista cognitivo: está recordando un lugar del que no quiere acordarse. Eso nos pasa con mucha frecuencia: cuanto más empeño ponemos en no recordar algo, más presente se hace, para nuestra desdicha, dicho recuerdo. Son las **paradojas que tienen los procesos mentales.** Daniel Wegner las lleva investigando desde la década de los noventa y la idea básica que a ellas subyace es que **a los humanos** no **nos irrita** tanto no conseguir recordar o pensar lo que deseamos, como **descubrir que el esfuerzo que hacemos para controlar nuestros pensamientos, nuestros sentimientos y nuestras acciones «produce efectos diametralmente opuestos a los deseados»** (Wegner, 1994, p. 34). Los errores contrarios a nuestra intención son demasiado frecuentes, demasiado sospechosos y se dan en muchos ámbitos de nuestra vida: cuando queremos no pensar en algo (supresión de pensamiento) o cuando, por el contrario, queremos concentrarnos en algo, cuando pretendemos controlar nuestro humor, relajarnos, ahuyentar el miedo, poner freno a los sentimientos prejuiciosos o sexistas, etc. Eso sucede porque, cuando queremos ahuyentar un pensamiento, una emoción o controlar una conducta indeseada, lo que hacemos es activarla y eso produce un «efecto rebote» que complica su control.

En segundo lugar, **el autor recuerda lo que no quiere recordar** traído por el recuerdo de una persona de quien, en este primer momento, tan solo conoce un dato: es un hidalgo. Solo conoce, pues, su pertenencia categorial. Esa es una información escasa, pero, como tendremos oportunidad de ver en el capítulo 10, la solemos considerar más que suficiente para atribuirle unas u otras funciones mentales, unos u otros rasgos psicológicos y para explicar por qué se conduce de una u otra manera. Finalmente, el autor **recuerda a una persona** dentro de un lugar, la recuerda asociada a un determinado contexto. **Personas-dentro-de-un-contexto** será uno de los esquemas cognitivos con los que acostumbramos a manejarnos los humanos, como tendremos oportunidad de ver en el próximo capítulo. Como bien sabemos, la persona y la situación es el marco **teórico por excelencia en la psicología social y, como no puede ser de otra manera, también lo es en la cognición social.**

Aunque a Cervantes jamás se le pasó por la cabeza, el inicio de su novela nos ha dado cuatro claves: a) la **complejidad** real, envuelta en una aparente simplicidad, **de muchos de los procesos cognitivos;** b) la dificultad de controlar pensamientos, ideas, sentimientos y hasta conductas no deseadas (la **automaticidad del pensamiento humano**); c) la naturaleza categorial de la mayoría de los contenidos de nuestra mente, sobre todo de aquellos que aluden a los otros (la **estructura categorial de nuestra mente**), y d) la naturaleza situada de los contenidos de nuestras representaciones mentales (la **cognición socialmente situada**). Estos cuatro no son detalles anecdóticos en el marco de la cognición social. Todo lo contrario: son asuntos centrales que se abordarán en los próximos epígrafes y en los próximos capítulos. Va a tener razón Heider cuando dice que la literatura nos ayuda a entender algunos de los secretos que encierra la mente y el comportamiento de las personas. En el comienzo de otra gran novela, *Cien años de soledad,* el coronel Aureliano Buendía recordaría «aquella tarde remota en que su padre lo llevó a conocer el hielo».

Aunque ambos casos ofrecen claves distintas para desentrañar los mecanismos de la cognición social, hay algo común que salta a la vista: el recuerdo (verbo mental) cumple en ambos la misma función: nos pone en contacto, nos relaciona, nos vincula con nosotros mismos, con los otros o con alguno de los muchos componentes de la realidad que nos rodea. Lo hace además invocando el pasado, poniendo en marcha con ello la memoria episódica a la que aludiremos de manera más detenida en el capítulo 5. **Los verbos mentales tienen un carácter transitivo,** dice Ángel Rivière: son intencionales, (se) refieren a *algo,* expresan una *relación* entre un *sujeto* (generalmente un organismo) y un objeto, que en el caso de la cognición social podemos ser nosotros mismos (la persona se convierte, entonces, en sujeto y objeto de su propio conocimiento; véase el cuadro 1.5.), otra persona o un grupo, o una persona en tanto que perteneciente a un grupo, etc., y tienen la particularidad de ponernos en el mundo, de abrir las ventanas de nuestra mente hacia la realidad exterior. En una palabra, «**podríamos decir que la mayor parte de los verbos mentales "tienen siempre los brazos abiertos" a la espera de un objeto al que abrazarse**» (Rivière, 1991, p. 133). Pensar, querer, recordar, desear, olvidar, percibir, intuir... piden un objeto al que acercarse, que les dé sentido, que les haga compañía, que complete su razón de ser.

CUADRO 1.5. Pensar en nosotros mismos y en los otros

Pensar en nosotros mismos	Pensar en los otros
• «¡Qué voz más dulce!», pensó Gregorio Samsa cuando oyó a su madre anunciándole que eran las siete menos cuarto de la mañana, pero «se horrorizó al oír en cambio la suya propia». • «Bueno», pensó, «¿qué pasaría si yo siguiese durmiendo un rato y me olvidase de todas las fantasías?» • «No conviene hacer el zángano en la cama», pensó Gregorio. • Pero, poco a poco, pensó: «Antes de que den las siete y cuarto es indispensable que me haya levantado». • «Pero ya me siento completamente despejado. Ahora mismo me levanto. ¡Un momento de paciencia! Aún no me encuentro tan bien como creía. Pero ya estoy mejor». • Mas cuando, después de realizar a la inversa los mismos esfuerzos, hallóse de nuevo en la misma posición... comprendió que no disponía de medio alguno para remediar tamaño absurdo, y volvió a pensar que no debía seguir en la cama y que lo más cuerdo era arriesgarlo todo, aunque solo le quedase una ínfima esperanza. Pero al pronto recordó que harto mejor que tomar decisiones extremas era meditar serenamente.	• Gregorio intentó imaginar que al principal pudiera sucederle algún día lo mismo que hoy a él, posibilidad ciertamente muy admisible. • Por su mente volvieron a cruzar, tras largo tiempo, el jefe y el gerente, el dependiente y el aprendiz, aquel ordenanza tan cerril, dos o tres amigos que tenía en otros comercios, una camarera de una fonda provinciana, y un recuerdo amado y pasajero: el de una cajera de una sombrerería a quien había formalmente pretendido, pero sin bastante apremio... • En la habitación contigua de la derecha comenzó a sollozar la hermana. Pero ¿por qué no iba a reunirse con los demás? ¿Por qué lloraba? Acaso porque el hermano no se levantaba, porque no hacía pasar al principal, porque corría el peligro de perder su colocación, con lo cual el amo volvería a atormentar a los padres con las deudas de antaño. • [Gregorio Samsa] sentía curiosidad por saber lo que dirían cuando la viesen los que tan insistentemente llamaban. • Gregorio pensaba que tal vez conviniera que su madre entrase, claro que no todos los días, pero, por ejemplo, una vez a la semana. • [Gregorio Samsa] pensaba con emoción y cariño en los suyos.

Vayamos a otra de las joyas de la literatura del pasado siglo. Un buen día, Gregorio Samsa, el protagonista de *La metamorfosis,* se despierta convertido en un repugnante insecto. Ha perdido todos los atributos de un ser humano menos uno, la mente, y eso le permite seguir conjugando los verbos mentales en las ocho modalidades que hemos señalado en el primer epígrafe. Veamos, de su puño y letra, algunas de ellas en el cuadro 1.5.

En esa extraña situación, lo que Gregorio Samsa hace es, sobre todo, pensar (con horror) en sí mismo, y después en los otros y hacer inferencias (intentar buscar las razones) sobre el comportamiento propio y ajeno. Es importante este detalle, porque en el segundo capítulo veremos que ocurre algo parecido con Ana Frank (véase el cuadro 2.1.). Pensar una y otra vez, meditar, recordar, comprender, esa es la principal tarea a la que se dedica nuestro protagonista, probablemente la misma a la que nos hubiéramos dedicado cualquiera de nosotros de haber estado en la misma situación. Si analizamos la actividad mentalista de Samsa, nos encontramos con el siguiente panorama:

1. Como antes ocurriera con Bruno, pero de manera mucho más precisa y más frecuente, **Gregorio Samsa utiliza verbos mentales.** No cabe duda de que dispone de la destreza y capacidad suficientes para usar y conjugar esos verbos, tanto referidos a sí mismo como referidos a los otros.
2. **Utiliza tanto verbos epistémicos** (pensar, convenir, creer, comprender, recordar, imaginar) **como verbos emocionales** (sentir, horrorizarse, pensar con emoción y con cariño). En el cómputo global, sin embargo, utiliza más los primeros que los segundos. Este es un dato interesante, porque nos despierta la curiosidad de saber si es eso lo que normalmente suele ocurrir o, por el contrario, estamos ante una excepción.
3. La necesidad de cognición, el impulso de claridad cognitiva, aparece con nitidez y de manera reiterada a lo largo del monólogo de Gregorio Samsa. La «curiosidad por saber lo que dirían cuando le viesen», las preguntas sobre los sollozos de su hermana, las diversas respuestas que adelanta a modo de hipótesis son buena muestra de ello.
4. Finalmente, y de manera fugaz, hacen acto de presencia también algunas categorías (el jefe, el dependiente, el aprendiz, el ordenanza) en un juego mental transitivo y una inferencia cabalmente reflejada en el caso de la hermana.

Para recordar

- En el ser humano existe un impulso y una necesidad de conocer, de saber qué y cómo son las cosas, qué y quiénes son las otras personas, lo que piensan, lo que quieren, lo que desean, etc., y de comprender y hacer comprensibles nuestras experiencias.
- En el ser humano existe un impulso de evaluar sus opiniones, sus creencias, sus habilidades.
- Una de las necesidades y motivaciones más intensas es la de saber quiénes somos (la necesidad de autoevaluación).
- Tanto la evaluación de nuestras opiniones y habilidades como la de saber quiénes somos solo resulta posible por comparación.
- Aunque la necesidad de conocimiento es universal, hay personas en las que esa necesidad es más intensa que en otras y existen diferencias individuales en la necesidad de cognición.
- Esas diferencias afectan a importantes procesos cognitivos, como son la atribución o la formación y el cambio de actitudes.
- Una parte importante de los contenidos de la cognición social se inscribe dentro de la memoria episódica, la memoria en la que guardamos los acontecimientos de nuestra vida.

1.3. Rizar el rizo: pensar en los propios pensamientos

Los humanos no nos conformamos con pensar sobre nosotros mismos y sobre los otros. Nuestra mente dispone de **habilidades y destrezas** todavía más sutiles: las **de pensar en nuestros propios pensamientos y en los pensamientos de los otros,** las de **pensar y opinar sobre lo que las otras personas opinan tanto de nosotros como de nuestros**

pensamientos, las de pensar en nosotros mismos como personas. Disponemos, pues, de **habilidades metarrepresentacionales** o metacognitivas que también usamos de manera fluida en nuestras interacciones cotidianas. La habilidad y competencia para leer la propia mente y la mente de los otros abarca todos y cada uno de los aspectos y componentes que configuran esa trilogía estructurante del sujeto: capacidad para leer los pensamientos, los sentimientos y emociones, y las acciones. Esa parte de la mente a la que llamamos conciencia «no solo conoce las cosas que se presentan a ella; sabe que las conoce. Este estado de condición de reflexión es, más o menos explícitamente, nuestro estado mental habitual» (James, 1989, p. 218).

Estamos ante una función mental que sigue, se sobrepone, se añade o se une a otra, y tiene como objetivo servirle de guía o controlarla: pensar sobre los contenidos de nuestra mente y sobre los contenidos de la mente de los otros, pensar (opinar, evaluar, enjuiciar) sobre los propios pensamientos y sobre los pensamientos de los otros. Pablo Briñol y Kenneth DeMarree, dos conocidos expertos en el campo de las actitudes (véanse los capítulos 9 y 10), definen los procesos metacognitivos como un «pensamiento secundario» que se anuda a un «pensamiento primario» (asociación de un objeto con un atributo) para ampliarlo, matizarlo, explicarlo, modificar su impacto, etc., en un juego mental que acostumbramos a realizar de manera permanente y sin apenas percatarnos de ello (Briñol y DeMarree, 2012). «La asignatura de Análisis de Datos me parece complicada» (pensamiento primario). A partir de ahí se abren numerosas opciones que nos conducen por la senda de la metacognición. En su formulación más simple podríamos decir: «Estoy seguro de que "es una asignatura complicada"» (pensamiento secundario). Pero muchas veces seguimos dando pasos metacognitivos con toda naturalidad: «Ayer no me presenté al examen de Análisis de Datos (pensamiento primario), pero creo que me equivoqué: lo debería haber hecho (pensamiento secundario), porque, por lo que me han dicho, el examen era fácil y pienso que lo habría aprobado» (pensamiento secundario). La metacognición es, pues, un juego de inferencias y atribuciones en el que nuestra mente se encuentra como pez en el agua (lo veremos en los capítulos 6 y 7) y cuya importancia reside en la posibilidad de que pueda influir en los pensamientos primarios en diversas direcciones, afectando por esa vía nuestra conducta. Siguiendo esta misma lógica, la metacognición social aludiría, entonces, a operaciones mentales de segundo orden sobre objetos sociales, principalmente, cabría añadir, sobre los dos objetos sociales por excelencia: el «yo» y sus propios pensamientos, acciones, emociones, y los otros y su manera de ser, de pensar, de actuar en determinadas circunstancias, etc.

Volvamos a *La metamorfosis:* «Sin pensar que todavía no conocía sus nuevas facultades de movimiento, ni tampoco que lo más posible y lo más seguro era que no habría logrado darse a comprender con su discurso, [Gregorio Samsa] abandonó la hoja de la puerta en que se apoyaba». Pensar que uno sabe o no sabe, conoce o no conoce, comprende o no comprende. Esa es la fórmula más elemental de los procesos metacognitivos que no va más allá de un sencillo conocimiento declarativo o una **metacognición declarativa** («saber qué»: pensamiento primario. «Tengo una memoria muy pobre»). Pero no es la única. Los procesos metacognitivos pueden servir también de guía y control de la actividad mental comportamental, propia o de otras personas, y entonces reciben el nombre de **metacognición procedimental** («saber cómo»: pensamiento secundario. «Como tengo una memoria tan mala, tengo que llevar una lista de la compra»), siguiendo la distinción y el ejemplo propuesto por John Flavell. En el trajín de quitar, retirar o recolocar los muebles de la habitación donde permanecía el pobre Gregorio Samsa después de su inesperada metamorfosis, su madre se quedó un momento pensando en lo que su hijo podría pensar o podría sentir si retiraban los muebles de la habitación.

Metacognición procedimental

¿Y no parecería entonces –continuó muy quedo, casi en un susurro, cual si quisiese evitar a Gregorio, que no sabía exactamente dónde se encontraba, hasta el sonido de su voz, pues estaba convencida de que no entendía las palabras–, que, al retirar los muebles, indicábamos que renunciábamos a toda esperanza de mejoría, y que lo abandonábamos sin consideración ninguna a su suerte? Yo creo que lo mejor sería dejar el cuarto como antes, a fin de que Gregorio, al volver de nuevo entre nosotros, lo encuentre todo en el mismo estado y pueda olvidar más fácilmente este paréntesis.

La capacidad de fingir, de aparentar, de simular, de jugar a ser lo que no somos a la que hemos aludido en el primer epígrafe como argumento central en el origen de la teoría de la mente (la capacidad para la representación primaria) **es**, de acuerdo con Alan Leslie, **la condición indispensable para el desarrollo de las capacidades de metarrepresentación:** ya no se trata de jugar con una banana como si fuera un teléfono, sino de **jugar semánticamente con nuestros propios pensamientos.** George Herbert Mead, uno de los grandes referentes de la psicología social, debe ocupar el lugar que le corresponde en todo este proceso porque fue quien con más nitidez describió el **principio rector de la metacognición: la mente humana tiene la capacidad de ser un objeto para sí, de desdoblarse para convertirse en objeto de su propio conocimiento y ser, al mismo tiempo, sujeto y objeto.** Eso es capaz de hacerlo gracias a su capacidad de interacción y a través de la comunicación con los otros; primero, como medio para incorporar a la conciencia el significado de los objetos que nos rodean (de las personas, de los grupos, de las instituciones, de los acontecimientos que nos rodean, etc.) y después para poder pensar y opinar sobre ellos. Antes de pensar sobre los significados, es necesario tenerlos. De entre todos ellos, hay uno que acapara el interés de Mead: el significado del «yo». Pero eso lo veremos en el capítulo 5. Los otros se convierten, pues, en la precondición de la mente (de la conciencia) y en la precondición del que es su principal componente (el «yo»): a través de ellos hemos aprendido a conjugar los verbos mentales, hemos ido adquiriendo su significado, algo que resulta imprescindible para la comunicación, hemos ido construyendo la imagen de nuestra identidad personal: «No conozco ninguna otra forma de conducta, aparte de la lingüística, en la que el individuo sea un objeto para sí y, hasta donde puedo ver, el individuo no es una persona en el sentido reflexivo, a menos que sea un objeto para sí» (Mead, 1982, p. 173). La asociación que Mead hace entre **reflexividad de la mente (capacidades metacognitivas), comunicación (los otros) y persona («yo»)** constituye una verdadera joya teórica desde el punto de vista de la cognición social. El punto de partida es doble y complementario: desarrollo de las capacidades comunicativas que transforman al organismo en persona (el «yo» como sujeto de conocimiento), y el otro como interlocutor. En torno a la interacción, y como consecuencia de ella, comienza a desencadenarse el principal proceso cognitivo: el aprendizaje del significado de los objetos y la incorporación de esos significados a la mente. Desde el punto de vista de la cognición social, los significados por excelencia son las personas, y, de manera muy especial, el «yo». Este se nos presenta ahora como objeto de conocimiento.

1.4. EL MARCO SOCIAL DE LA COGNICIÓN

Lo que hemos venido comentando a lo largo de estos primeros epígrafes podría quedar resumido en los siguientes términos: **la mente es una herramienta con cuya ayuda conocemos, nos situamos y nos orientamos en la realidad que nos rodea,** en una realidad de la que forma parte una infinita cantidad y gama de estímulos (objetos, personas, grupos, acontecimientos sociales) que nos obligan a hacer un ejercicio de síntesis para no morir en el (iluso) intento de abarcarlo todo, de procesar y almacenar hasta los mínimos detalles de lo que hay y sucede a nuestro alrededor.

La primera tarea a la que nos enfrentamos a la hora de delimitar el campo de la cognición social consistiría, pues, en definir qué es y qué se entiende por realidad social, una tarea a la que han dedicado sus más sesudas reflexiones los grandes pensadores de la ciencia social. De cara a los propósitos de este capítulo, bastaría señalar que **la realidad social** (la estructura política que nos hemos dado, las leyes que nos rigen, el modelo económico, las tradiciones culturales de las que participamos, los dioses a los que rendimos culto, el sistema jurídico, etc.) **es un hecho construido,** algo que los seres humanos nos hemos dado de manera libre y voluntaria (en unos casos más que en otros, naturalmente). Peter Berger y Thomas Luckman lo dejaron definitivamente clarificado en una obra que ha pasado a engrosar la nómina de los clásicos en la ciencia social.

La construcción social de la realidad

El orden social es un producto humano, *o, más exactamente, una producción humana constante, realizada por el hombre en el curso de su continua externalización.* ***El orden social no se da biológicamente ni deriva de datos biológicos*** *en sus manifestaciones empíricas. Huelga agregar que el orden social tampoco se da en el ambiente natural (...).* ***El orden social*** *no forma parte de la "naturaleza de las cosas» y* ***no puede derivarse de las «leyes de la naturaleza». Existe solamente como producto de la actividad humana.*** *No se le puede atribuir ningún otro estatus ontológico sin confundir irremediablemente sus manifestaciones empíricas.* ***Tanto por su génesis*** *(el orden social es resultado de la actividad humana pasada),* ***como por su existencia*** *en cualquier momento del tiempo (el orden social solo existe en tanto que la actividad humana siga produciéndolo),* ***es un producto humano*** *(Berger y Luckman, 1968, p. 73).*

Nuestra mente procesa, almacena y usa información procedente de productos y creaciones humanas en las que concurren algunas características que resultan especialmente relevantes de cara a la cognición social. Se trata, en primer lugar, de **productos y contenidos muy diversos en cuanto a su origen y ubicación histórica y cultural.** Podríamos decir, pues, que los contenidos que forman parte de nuestros sistemas de representación no son contenidos universales, sino que están apegados a realidades histórico-culturales muy diversas. Tampoco son contenidos estancos, sino que **han ido cambiando** al calor del devenir histórico y de los acontecimientos que lo han caracterizado. Los contenidos de la realidad social **se nos transmiten,** además, **a veces de manera muy firme, en el transcurso de los primeros años de nuestra vida** sin darnos oportunidad, al menos en los primeros momentos, de prescindir de ellos ni ponerlos en tela de juicio. Las creencias grupales y los estereotipos son buena muestra de ello. Al mismo tiempo, y como creaciones humanas que son, esos productos **son susceptibles de modificación y de cambio.** Todo lo que ha sido creado puede ser cambiado. Todo lo sólido se desvanece en el aire, fue el lema del materialismo dialéctico: «En el curso del desarrollo, todo lo que un día fue real se torna irreal, pierde su necesidad, su razón de ser, su carácter racional, y el puesto de lo real que agoniza es ocupado por una realidad nueva y viable... todo lo que existe merece perecer», había escrito Federico Engels tomando como referencia el *Fausto* de Goethe. Finalmente, se trata de **contenidos que son compartidos,** que, por lo general, suelen ser comunes a un determinado número de personas.

Todos estos son argumentos sobre los que se asienta de manera firme la hipótesis de que **la nuestra es una mente situada en un cruce de caminos en el que se dan cita lo personal, lo social, lo histórico y lo cultural.** Por definición, pues, **los contenidos de la cognición social son contenidos socialmente situados y** la parte más significativa de ellos es, además, **socialmente compartida.** Esta es una de las razones que nos permiten hablar de una cognición social, pero no es la única. He aquí algunas otras: a) algunos de los principales contenidos de nuestra mente son sociales en la medida en que giran en torno a personas, grupos, eventos y acontecimientos sociales, etc.; b) esos contenidos son fruto de la relación y de la interacción entre personas y grupos, nacen en el seno de esas relaciones; c) al mismo tiempo, esos contenidos son una herramienta para la relación, la interacción social y la comunicación interpersonal e intergrupal; d) muestran una gran variabilidad a lo largo de la historia, a lo largo de diferentes culturas, y también, aunque en menor grado, a lo largo de la vida de las personas e incluso de situaciones puntuales y, por descontado, muestran variabilidad entre las personas y entre los grupos. En último término, de **la mente,** de **la conciencia** y del **«sí mismo» (el autoconcepto, el «yo»),** tres procesos psicológicos esenciales, cabría decir, recordando a George H. Mead y a Lev Vygotski, que **son sociales por partida doble: por su origen y por las funciones que cumplen, puesto que vienen de los otros y nos permiten ir de nuevo hacia ellos.** Partiendo de estas consideraciones, cabría una propuesta en torno a la cognición social en los términos que se muestran en el cuadro 1.6.

Gün Semin y Eliot Smith han sido dos de los autores que, a lo largo de la última década, han prestado una especial atención a la cognición socialmente situada. Como no podía ser de otra manera, su punto de partida guarda una estrecha correspondencia con la característica más distintiva de la perspectiva psicosocial: **la cognición socialmente situada** (CSS) **debe ser entendida «como un proceso adaptativo** que emerge de la interacción entre un agente y el mundo, tanto físico como social» (Smith y Semin, 2004, p. 55), o entre diversos agentes (personas y/o grupos), y entre estos y el mundo que los rodea. En definitiva, la **cognición** viene a ser un **proceso que está mediando el conocimiento y la relación que mantenemos con nosotros mismos, con los otros** a título personal y, sobre todo, en tanto que miembros de grupos y categorías sociales, **y con los eventos sociales,** tanto aquellos que ocurren en nuestro entorno más inmediato

CUADRO 1.6. El campo de la cognición social

El «sí mismo»	Los otros	Los grupos y las categorías sociales	Eventos y acontecimientos sociales
• Rasgos y atributos personales. • Pertenencias grupales y categoriales. • Posiciones y roles sociales.	• Posiciones y roles sociales. • Rasgos y atributos psicológico-individuales. • Pertenencias grupales y categoriales.	• Categorías sociales y grupos a los que pertenecemos. • Categorías sociales y grupos a los que pertenecen los otros. • Relaciones intergrupales.	• Acontecimientos a gran escala. • Acontecimientos microsociales.

(el resultado de las elecciones que hubo en España el 20 de diciembre de 2015, el interminable goteo de casos de corrupción por parte de nuestros políticos, los ataques a los homosexuales, la muerte de mujeres a manos de sus parejas, etc.), como los que tienen lugar en contextos más lejanos (los atentados terroristas en París, el 13 de noviembre de 2015, y en Bruselas, el 22 de marzo de 2016). Todo ello siempre dentro de un contexto. Cuatro son los postulados centrales de la CSS.

1. El primero y el más importante de ellos sostiene que **la cognición es un sistema que nos ayuda en tareas adaptativas, entre ellas la regulación mutua de la conducta social:** «Las principales demandas evolucionistas a la cognición tienen que ver con la supervivencia y la reproducción, algo que en el caso de los humanos siempre tiene lugar dentro de un contexto social» (Smith y Semin, 2004, p. 57). La cognición alcanza su máximo sentido y su más importante expresión en la medida en que sale de sí misma para servir de apoyo, de guía y de control de la acción en un determinado contexto. Por ejemplo: la activación de estereotipos es muy dependiente del contexto; su contenido se muestra muy sensible a señales sutiles provenientes del ambiente; una temperatura cálida en el laboratorio facilita una mayor proximidad social respecto a una persona; los contextos en los que reina un clima de cordialidad, de cercanía social y un aroma agradable facilitan evaluaciones generales positivas de las personas en comparación con contextos fríos y distantes, etc.
2. Es necesario recordar una obviedad: la mente forma parte del cuerpo en la medida en que está alojada en nuestro cerebro (véase el capítulo 3). Nada nuevo ni especialmente original en esta formulación, salvo la de hacernos conscientes de que nuestro cuerpo es algo más que un mero soporte para la cognición. «**Nuestros cuerpos pueden cambiar y validar nuestros pensamientos**», ese el título de un capítulo en el que Pablo Briñol, Richard Petty y Benjamin Wagner hacen una revisión de un campo de investigación muy extraño para ese psicólogo ingenuo que somos: cómo las respuestas y movimientos corporales pueden afectar a procesos cognitivos, como lo que opino respecto a un determinado objeto (las actitudes: véanse los capítulos 8 y 9) o a procesos metacognitivos validando, por ejemplo, mis propios pensamientos

(Briñol, Petty y Wagner, 2012). **Las personas usamos nuestro cuerpo para apoyar y facilitar la entrada en nuestra mente de determinados contenidos cognitivos y emocionales.** Por ejemplo, se ha observado que los movimientos corporales influyen en las respuestas actitudinales; así, cuando sostenemos un objeto (por ejemplo, un lápiz) entre los dientes haciendo que en nuestro rostro quede dibujada una sonrisa, los dibujos animados que nos presentan nos parecen más divertidos que cuando el lápiz lo colocamos entre el labio superior y la nariz, simulando en cierta medida una expresión de ira.

3. Como es de sobra conocido, la invocación del contexto y de la situación como marcos de referencia a la hora de analizar lo que las personas piensan, sienten y hacen es, probablemente, el aspecto más distintivo de la psicología social. Semin y Smith (2013) nos recuerdan que **los guiones y esquemas mentales no siempre son suficientes para dirigir nuestras acciones en una dirección apropiada y adaptativa.** Por ello es por lo que la cognición socialmente situada focaliza su análisis en la interacción inmediata de la persona con su medio, tanto o más que en sus planes y guiones internos. «La cognición socialmente situada propugna un cambio en el foco teórico: las explicaciones de la conducta no pueden basarse solamente en las representaciones internas de las personas, sino en la interacción entre la persona y su situación física y social» (Smith y Semin, 2004, p. 76).
4. **Pensar no es una tarea llevada a cabo por un sujeto ensimismado, por un sujeto solipsista aislado y ajeno a cuanto le rodea.** La tarea de pensar, la generación de ideas, la construcción de teorías sobre los diversos aspectos de la realidad social es también, y es sobre todo, una tarea común. Las personas compartimos una realidad histórica y cultural, formamos parte de determinadas organizaciones, pertenecemos a grupos, vivimos en un mundo multipersonal y multicategorial y desde ahí construimos y compartimos percepciones, experiencias, ideas, actitudes, recuerdos, olvidos. Por su propia naturaleza, todos **los contenidos de la cognición social son contenidos que discurren entre las personas.** Este podría ser el rasgo común a la práctica totalidad de los capítulos que conforman este manual, como tendremos oportunidad de ir viendo. Como anticipo, volvamos la mirada, una vez más, a los grandes maestros, en este caso a Karl Mannheim, autor de una de las grandes obras del pasado siglo, *Ideología y utopía.*

El origen social de la cognición

*La tesis principal de la sociología del conocimiento es que **existen formas de pensamiento que no se pueden comprender debidamente mientras permanezcan oscuros sus orígenes sociales.** Es indiscutible que solo el individuo es capaz de pensar. No existe una entidad metafísica, como sería el espíritu de grupo, que piensa por encima y por debajo de las cabezas de los individuos, o cuyas ideas se limita a reproducir. Sin embargo, **sería un error deducir de esto que todas las ideas y pensamientos que sirven de motivos a un individuo tienen origen en él mismo y que pueden explicarse adecuadamente a base solo de la experiencia de su propia vida** (…). Solo en un sentido muy limitado el individuo aislado crea él mismo la forma de discurrir y de pensar que le atribuimos. Habla el idioma de su grupo; piensa en la misma forma que su grupo (…). Así, pues, **no son los hombres en***

general los que piensan, ni siquiera los individuos aislados, sino hombres que pertenecen a ciertos grupos *y que han desarrollado un estilo particular de pensamiento en una interminable serie de respuestas a ciertas situaciones típicas que caracterizan su posición común (Mannheim, 2004, p. 34-35).*

A pesar del reducido espacio que concede al protagonismo del sujeto en la cognición y a la existencia de formas de pensar y sentir que se alojan, de manera muy distintiva y muy personal, en el seno de nuestra estructura cognitiva, la cita de Mannheim es importante porque, como Berger y Luckman, no duda de las diferencias individuales, ni pretende reducir a la persona a un mero apéndice del grupo o de la sociedad, como si desde el punto de vista psicológico fuéramos un producto en cadena. Lo que estos autores pretenden es **clarificar la interrelación entre lo personal y lo social, tan olvidada en la psicología,** como lo hicieron Vygotski, Lewin o Mead, que son referentes incombustibles en la psicología social, y alertar sobre el peligro que entrañan algunas ideas y pensamientos colectivos (ideología) cuando tienen como referencia las relaciones entre distintos grupos y/o categorías sociales (véase sobre todo el capítulo 10) y cuando caen en manos de personajes tan desalmados y siniestros como Hitler, Franco, Pinochet o Stalin, por citar solo unos cuantos.

Solomon Asch, otro de los referentes obligados en la psicología social, se mostraría en la misma dirección. Su postura en torno a la naturaleza relacional de los fenómenos psicológicos resulta de gran utilidad en el campo de la cognición social (véase el cuadro 1.7.).

CUADRO 1.7. La cognición socialmente compartida

- La conversión del organismo en persona solo es posible a través de la relación con otras personas: «El ambiente de los demás y los productos a los que han dado lugar se convierten en un poderoso y amplio campo de fuerzas dentro del cual se mueve y existe todo individuo» (Asch, 1962, p. 129). Este paso decisivo (la conversión en persona) solo es posible en «condiciones de vida en grupo».
- El espacio grupal, y cualquier otro de los espacios sociales, es fruto de un hecho psicológico primordial: la capacidad que tienen las personas «para comprender y responder a las experiencias y acciones mutuas. Este suceso, que permite que los individuos se relacionen mutuamente, se convierte en la base de todo proceso social y de los cambios más importantes que ocurren en las personas. Atrae hacia la esfera del individuo los pensamientos, las emociones y los propósitos de los demás, extendiendo su mundo mucho más allá de lo que sus esfuerzos aislados podrían lograr» (Asch, 1962, p. 137).
- Los acontecimientos psicológicamente más importantes «ocurren entre las personas», de suerte que «las emociones, los pensamientos y los motivos de una persona actúan como fuerzas que ponen en movimiento las actividades psicológicas de los demás» (Asch, 1962, p. 148).
- Estos acontecimientos tienen una característica que está presente en la práctica totalidad de nuestras actividades cotidianas: «Los participantes se hallan en un campo común, se dirigen unos a otros, sus actos se entrelazan, y, por lo tanto, se regulan recíprocamente» (Asch, 1962, p. 169). Y no solo eso, sino que «dentro de la sociedad, nos hacemos dependientes de los demás para la comprensión, el sentimiento y la extensión del sentido de la realidad» (Asch, 1962, p. 449).

1.5. El campo de la cognición social

Solomon Asch es, sin duda, un maestro en la más noble y completa extensión de la palabra. Su propuesta de que la persona solo es posible como fruto de la interacción tiene un sencillo y elemental complemento: **la mente,** que **es lo que permite el tránsito del organismo a persona,** se nos convierte entonces en una herramienta de y para la interacción, para la comunicación y para la relación. Hace un momento hemos apostado por una concepción de la mente como una herramienta de conocimiento (necesidad de cognición), es decir, como un sistema que **nos pone en contacto con nosotros mismos** (necesidad de autoevaluación) **y con la realidad que nos rodea** de la que forman parte, de manera especialmente significativa, los otros. Conocimiento (y significado del objeto conocido), información y relación (con los otros) son dos caras de una misma moneda, que conforman una imagen bastante precisa de la cognición social. Lo hacen, con la ayuda puntual en algunos casos de David Schneider, en los siguientes términos.

1. **La mente siempre procesa, almacena y usa la información procedente de la realidad social en el seno de un contexto,** de suerte que la capacidad que dicha información pueda tener de dirigir y encauzar el comportamiento de las personas no puede ser definida a espaldas de la situación. Y todavía más: la misma información puede activar esquemas cognitivo-emocionales y conductas distintas en diferentes situaciones. **La cognición es dependiente de la situación.**
2. **Una parte importante de las situaciones y escenarios está definida por la relación entre los agentes (entre las personas):** son escenarios interpersonales, grupales o intergrupales en los que, en muchos casos, se han llegado a crear unos contenidos sociocognitivos compartidos.
3. **La naturaleza de esos contenidos responde al principio lewiniano de irreductibilidad:** la relación dentro de un todo (la relación entre los agentes) produce efectos (representaciones sociales, atribuciones, actitudes, estereotipos, etc.) que no pueden ser reducidos a la mera suma de sus partes. En el campo de la cognición social, la unidad de análisis no puede estar alojada dentro del sujeto psicológico-individual, de un sujeto aislado y suspendido en el vacío social, entre otras cosas, porque ese es un sujeto irreal.
4. **La codificación (el procesamiento) y el almacenamiento de esos contenidos quedan afectados por las estructuras cognitivas ya existentes,** de suerte que la nueva información puede sufrir transformaciones en el momento en que ingresa en el sistema de memoria para adecuarse a la información previa.
5. **Nuestra mente muestra preferencia por información general y abstracta** e ignora los detalles que considera poco importantes. Se trata de un supuesto que nos remite a argumentos bien estudiados y bien conocidos: puesto que nuestra capacidad de procesamiento de información es limitada (véase el epígrafe 2.2.), desarrollamos unas estructuras de conocimiento preferentemente abstractas en las que basta con un parecido de familia más o menos general («*family resemblance structure*» de Cantor y Mischel, 1979) para almacenar la información dentro de una determinada categoría. Las categorías de personas suelen ser así categorías «borrosas».

6. Consiguientemente, **nuestro conocimiento no es inmune al error:** comprimimos mucho la información y descuidamos detalles importantes. Por un elemental principio de economía cognitiva, nuestra mente es muy propensa a preservar las estructuras en las que se almacena la información y los contenidos de dicha información, y a interpretar y recordar la información de manera que sea coherente con los contenidos previamente almacenados en ella.

CUADRO 1.8. Hitos en el estudio de la cognición social

Resulta tópico decir que la psicología social ha sido siempre cognitiva. A quienes apuestan por esta concepción de la disciplina no les falta razón. Desde aquella *Psychologie inter-mentale* con la que Gabriel Tarde inaugura de manera oficial la sección «Psicología social y criminal» del Congreso Internacional de Psicología celebrado en París en 1900, hasta hoy, la psicología social ha venido haciendo una apuesta sin fisuras por la importancia de lo cognitivo en la vida de las personas. Este ha sido el supuesto común desde aquellos remotos tiempos: el de que **los contenidos de la mente juegan un papel decisivo en nuestro comportamiento.** Sin embargo, ese papel ha sido definido de maneras no siempre coincidentes en el transcurso de las diversas aproximaciones a lo cognitivo en la psicología social. Tres han sido las más importantes. La primera de ellas recupera la distinción entre el «hecho en sí» y el «hecho percibido», no en vano fueron Kurt Lewin y Fritz Heider (y en buena medida también Solomon Asch), dos filósofos de formación neokantiana convertidos posteriormente en dos de las figuras más influyentes de la psicología social, quienes dieron los primeros pasos en la incorporación de lo cognitivo en sus modelos teóricos. Recordemos que para Kurt Lewin el espacio vital (el marco y el escenario por excelencia del comportamiento) es un espacio vital *psicológico* en el que lo que verdaderamente importa no son tanto sus componentes como aquellos que *existen psicológicamente para la persona*, es decir, aquellos de cuya existencia seamos conscientes. Fritz Heider da un paso más: el ser humano se instala en el mundo como un perceptor de la realidad, y desde ahí la interpreta, la valora, le da sentido y, finalmente, actúa en consecuencia, de suerte que «la idea de que nuestras cogniciones, expectativas y acciones se fundamentan en el dominio de las redes causales que definen el ambiente en el que nos movemos es, por descontado, el principal argumento de la psicología cognitiva» (Heider, 1958, p. 59). La segunda de las aproximaciones, protagonizada en buena medida por discípulos y colaboradores de Lewin y Heider, tiene un punto de partida común: en líneas generales, **el comportamiento de las personas va dirigido a maximizar la consistencia interna de su sistema cognitivo;** por extensión, los grupos actúan también para maximizar la consistencia interna de las relaciones interpersonales entre sus miembros. Así resume Theodor Newcomb, en la introducción que escribe al que podemos considerar el texto de referencia (*Theories of Cognitive Consistency: A Sourcebook*), la posición común de una tradición cognitiva que dominó la psicología social durante décadas a través de la teoría del balance (Fritz Heider), de la disonancia cognoscitiva (Leon Festinger), de la congruencia (Charles Osgood y Percy Tannenbaum), de la consistencia afectivo-cognitiva (Milton Rosenberg) y de la consistencia lógico-afectiva (William McGuire), entre otras de menor repercusión. En la actualidad nos encontramos en la tercera ola, probablemente en la cresta de la tercera ola, aquélla en que la cognición ha acabado por adquirir un protagonismo impensable para aquellos grandes maestros, ya bajo la etiqueta de «cognición social». Como en el caso anterior, bajo esta etiqueta se cobijan diversas aproximaciones en las que es posible encontrar también una idea común, la de que **los contenidos de nuestra mente están afectados por las condiciones sociales que rodean nuestra vida.** A partir de ahí se abre el camino de las particularidades. Vayamos, de manera muy resumida, tanto a una como a las otras.

- Desde finales de los años sesenta, algunos investigadores del desarrollo humano se interesaron por la cognición social. John Flavell, quizás el representante más cualificado de todos

Continuación

ellos, sostiene que **la cognición social toma como objeto a los humanos y a los asuntos humanos, y se refiere al conocimiento respecto a las personas y sus hechos,** teniendo en cuenta: a) que las personas incluyen tanto al «yo» como a los otros; b) que el conocimiento social abarca también a los grupos y a las personas pertenecientes a ellos; c) que también reflexionamos sobre los gobiernos, las instituciones; d) que pensamos sobre lo que *deben* hacer las personas y los grupos y sobre por qué deben hacerlo además de sobre lo que efectivamente *hacen* (Flavell, 1993, p. 164).

- En 1981, Joseph Forgas edita *Social Cognition. Perspectives on Everyday Understanding Social Cognition*, un texto que podríamos considerar histórico. En él mantiene que el paradigma de la cognición social es un intento de rectificar muchos de los sesgos en los que se había incurrido en épocas previas: el de concebir al ser humano como una máquina que responde a las manipulaciones experimentales sin prestar atención a la representación e interpretación que haga de la situación, no tanto a título personal sino en tanto que ser social.
- En 1982 echa a andar «Social Cognition», una publicación periódica. Su primer editor, David Schneider, avanza algunas ideas respecto a la política de publicación. Serán bienvenidos, dice, artículos que analicen los **efectos de las variables sociales sobre la percepción, la memoria o el procesamiento de información en general.** Ese es, pues, el contenido de la cognición social.
- En 1984, Susan Fiske y Shelley Taylor, dos de las más renombradas investigadoras en el campo de la psicología, publican el primer texto sobre cognición social bajo un sencillo lema: **la cognición social se ocupa de cómo las personas dan sentido a los otros y a sí mismas.**
- En la revisión del campo que llevan a cabo Sherman, Judd y Park (1989, p. 281-292) defienden que la cognición social es un conjunto de supuestos que sirven para guiar la investigación en ámbitos tradicionales desde las tres siguientes inquietudes: a) qué **tipo de información social es la que se almacena en la memoria, cómo se organiza y cómo interviene en la conducta social;** b) el centro de la investigación en cognición social se focaliza en cómo la información almacenada en la memoria afecta al procesamiento de la información subsiguiente, a los juicios, a las decisiones y a las conductas, y c) cómo cambia la información almacenada.
- En 1993, Donald Carlston sustituye a Schneider como editor de «Social Cognition» y aprovecha la ocasión para ofrecer su visión de este campo de conocimiento como una combinación de teorías y métodos procedentes de la psicología social y la psicología cognitiva en un intento por **entender el papel que los procesos cognitivos juegan en asuntos sociales, en la conducta social, en la personalidad y en el desarrollo social,** poniendo un especial interés en el procesamiento de la información social, en los efectos de los factores sociales en la cognición y en las consecuencias conductuales e interpersonales de los procesos cognitivos.
- Para Elliot Aronson, otro protagonista indiscutible de la psicología social, **la cognición social** vendría a tener tres grandes epígrafes: a) **cómo entendemos el mundo social;** b) qué efectos tiene el contexto (la realidad que nos rodea) en nuestra mente, y c) cómo y en qué medida los contenidos de nuestra mente guían la conducta (Aronson, 2000).
- Para la International Social Cognition Network, la cognición social no se define por sus contenidos, sino por una manera de acercarse al estudio y a la comprensión de una amplia variedad de diferentes fenómenos psicosociales. Más en concreto, el interés de esta perspectiva se centra en: a) procesos que subyacen a la percepción, memoria y opinión sobre los estímulos sociales; b) efectos de los factores sociales, culturales y afectivos en el procesamiento de la información, y c) consecuencias conductuales e interpersonales de los procesos cognitivos.
- Finalmente, y en representación de la neurociencia social, cabría traer a colación la definición de Ralph Adolphs, uno de sus representantes más cualificados: «**la cognición social** en los

humanos se caracteriza por **procesos psicológicos que nos permiten hacer inferencias acerca de lo que ocurre en el interior de otras personas** –sus intenciones, sentimientos, y pensamientos. Algunos de esos procesos dan cuenta de aspectos de la conducta social humana que son únicos» (Adolphs, 2009, p. 693).

Resumamos

- La mente es una herramienta con cuya ayuda conocemos, nos situamos y nos orientamos en la realidad que nos rodea.
- Esta realidad, en su vertiente social, es un hecho construido, es un producto típicamente humano que ha ido cambiando en el transcurso del devenir histórico.
- Por su propia naturaleza, los contenidos de la cognición social están, pues, socialmente situados, son contenidos generalmente compartidos y son fruto de la relación interpersonal o intergrupal.
- Al mismo tiempo, esos contenidos definen, en parte, dicha relación, median el conocimiento y la relación que mantenemos con nosotros mismos y con los otros, tanto a título personal como, sobre todo, en tanto que miembros de grupos y categorías sociales.
- Los contenidos de la cognición social son contenidos que discurren entre las personas. En muchos casos, esos contenidos no pertenecen a las personas, sino a los grupos a las que estas pertenecen.
- La información que procesa nuestra mente es una información socialmente situada.
- Los contenidos de la cognición social son doblemente sociales: primero, por su origen, y después porque nos permiten la relación con los otros.

CAPÍTULO 2

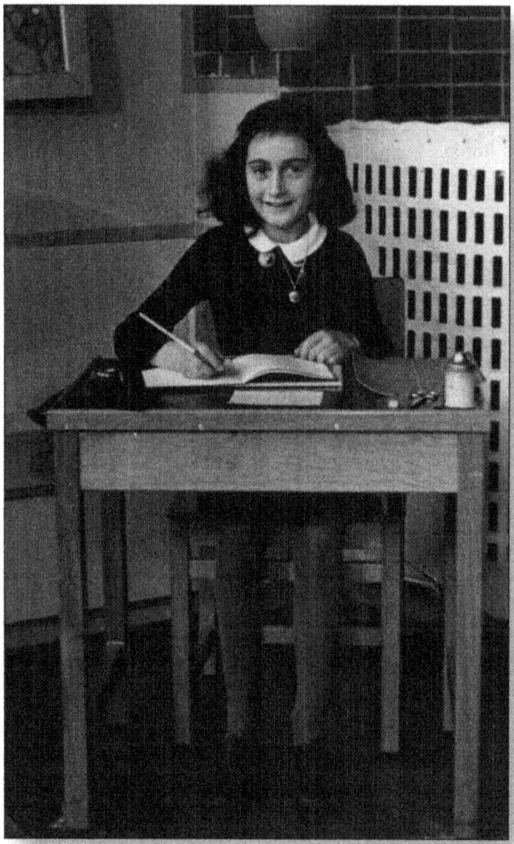

Ana Frank somos todos. Los marcos que utiliza a la hora de registrar, procesar y almacenar la información son prácticamente los mismos que utiliza cualquier otra persona:

- Esquemas del «yo»
- Esquemas sobre las personas
- Esquemas sobre los grupos y categorías sociales
- Esquemas sobre acontecimientos sociales

La arquitectura de la cognición social

La realidad en la que nos ha tocado vivir es, como la que vivieron nuestros antepasados, rica y diversa. la suya, si cabe, tuvo un punto de variedad superior, aunque, con toda seguridad, no eran tan conscientes de esa diversidad como lo somos ahora; sencillamente la desconocían. Hoy vivimos en un mundo global, un mundo sin fronteras en el que basta abrir la pantalla de nuestro ordenador o encender la televisión para vernos expuestos a un sinfín de noticias y acontecimientos ocurridos en los rincones más remotos. Por eso es por lo que tiene sentido, ahora más que nunca, preguntarnos **cómo se las arregla nuestra mente a la hora de registrar, procesar y almacenar la riqueza y variedad de las innumerables informaciones que nos depara el mundo en el que vivimos.** En principio, y sin entrar en demasiados detalles por el momento, cabría decir que, al menos de manera aparente, lo hace sin demasiadas dificultades poniendo juntas cosas distintas (objetos y personas) por el mero hecho de que tengan algún parecido de familia: tienen el mismo tamaño, el mismo color de piel, hablan el mismo idioma, han nacido en el mismo país, tienen una edad parecida, etc. **Nuestra mente se organiza en medio de una avalancha informativa de datos, sucesos, acontecimientos, etc.,** como nunca antes ha existido. Y lo hace, muy probablemente, de la misma manera que lo ha venido haciendo desde siempre: **prestando atención selectiva a la información, atendiendo de manera preferente a determinados *inputs* estimulares, archivando en la memoria unos datos y prescindiendo de otros.** Es evidente que la información concreta que se procesa y se archiva se ajusta al momento social e histórico en el que nos ha tocado vivir y a los motivos e intereses de cada persona; pero cabe la posibilidad de que los grandes marcos que utilizamos para realizar esas operaciones sean muy parecidos desde el punto de vista histórico y transcultural. **Contenidos diferentes dentro de marcos semejantes, esa es una importante apuesta teórica en el campo de la cognición social.** Esta va a ser nuestra apuesta en este capítulo. Vayamos a un ejemplo real para ilustrarla.

2.1. El *Diario* de Ana Frank

Hay personas que no necesitan presentación. Ana Frank es una de ellas. Su famoso *Diario* es, muy probablemente, el más conocido y el más leído en los últimos sesenta años. Su contenido discurre entre 1942 y 1944, entre los trece y los quince años de edad de su protagonista, coincidiendo con su reclusión en una casa (la «casa de atrás») para escapar de la persecución nazi. De entrada, **lo que allí encontramos es un ejemplo paradigmático de alta NC y alta necesidad de autoevaluación,** que hemos visto en el capítulo anterior. Podríamos decir que la suya fue **una mente capaz de pensar sobre sí misma y sobre los otros, sobre los otros en relación con ella misma, y sobre los otros en sus relaciones mutuas de una manera especialmente sagaz, penetrante y aguda.** Y fue capaz de contarlo con la maestría de una consagrada escritora, que, según nos cuenta al final del *Diario,* era su verdadera vocación. Lo vamos a tomar como punto de partida; queremos saber de qué habla Ana Frank porque **damos por supuesto que** los hechos y contenidos que allí quedan descritos (**los contenidos del habla**) **reflejan los hechos y los contenidos que forman parte de su mente.**

Al comienzo del primer capítulo hemos dicho que hay determinadas palabras (los verbos epistémicos y emocionales) que utilizamos repetidas veces a lo largo del día para referirnos a nosotros mismos, en alusión a otras personas, para describir nuestra relación con determinados objetos y, de manera especial, con los otros, para opinar sobre su manera de ser, su estilo de vida, sus éxitos o fracasos, o sobre los nuestros, en un juego mental interminable. Eso es lo que hace Ana Frank, y eso es lo que cuenta en su *Diario.* Y lo que nos preguntamos es si los contenidos que allí se mencionan son exclusivos de una persona particular o podrían ser generalizados. Encontramos la respuesta en el primer capítulo: como ocurriera con Bruno, Ana Frank también somos todos. En buena medida, los marcos en los que se encierran los contenidos de su mente son perfectamente generalizables a cualquier persona, no así los contenidos concretos (las personas con las vivió y con las que trató, los grupos en los que estuvo y a los que perteneció y aquellos otros que formaban parte de su entorno, los acontecimientos que recorrieron su vida, etc.). Veamos, pues, cuáles son los marcos y los contenidos.

2.1.1. Esquemas sobre las personas

En primer lugar, están **las personas**. Estas aparecen en el *Diario,* es decir, están registradas en la memoria de su autora, al menos, de cuatro maneras distintas, todas ellas muy significativas desde el punto de vista de la cognición social. En primer lugar, **las personas** hacen acto de presencia **de manera individualizada, en una dimensión puramente personal, en un nivel subordinado** (véase la figura 2.1.). Cuando eso ocurre, se trata siempre de personas a las que Ana Frank conoce y con las que mantiene algún tipo de relación: sus padres, su hermana, Peter, las amigas del colegio, los habitantes de la «casa de atrás», etc. Por ejemplo: «Betty Bloemendaal tiene aspecto de pobretona, y creo que de veras lo es»; «Henny Mets es una chica alegre y divertida, pero habla muy alto y cuando juega en la calle se nota que todavía es una niña»; «Sam Salomon parece uno de esos pillos arrabaleros, un granuja». Aunque están descritas y definidas de manera individual, las tres últimas forman parte de un mismo grupo: son compañeras y compañeros de clase y de colegio. Este es un dato de interés para la cognición social: hay estímulos (personas) que tienen cabida dentro de dos marcos cognitivos diferentes: un marco personal, diferenciado (nivel subordinado), que al mismo tiempo queda inscrito dentro de un entorno grupal o categorial (nivel intermedio). **Hay otras** (muchas) **personas que solo tienen una cabida difusa dentro de un marco categorial** (los judíos, los alemanes, la Gestapo, los holandeses, etc.). Dentro de este escenario, la familia ocupa un lugar destacado. Aunque sus miembros (su madre, su hermana y su padre) están agrupados bajo una misma etiqueta, sus perfiles adquieren una distintividad, una viveza, una singularidad y una concreción muy salientes. Por ejemplo: «Margot [su hermana] se ha vuelto más buena; me parece muy distinta a como era antes. Ya no es tan arisca y se está convirtiendo en una verdadera amiga. Ya no me considera para nada una pequeñaja a la que no es necesario tener en cuenta», escribe el 12 de enero de 1944.

Dos son los aspectos a los que debemos prestar atención. De acuerdo con algunas consideraciones que hacíamos en el capítulo anterior, parece obvio que de Henny Mets podemos decir que es alegre y divertida por comparación con otras personas que parecen estar siempre tristes y son aburridas (volveremos sobre la comparación en varias ocasiones a lo largo de este manual, sobre todo en el capítulo 5, al hablar de la identidad). Betty Bloemendal solo puede ser «buena alumna» en comparación con quienes no lo son, y así sucesivamente. **La comparación social es uno de los procesos centrales en la cognición;** en el organismo humano, sostenía Festinger (1954), existe un impulso a evaluar sus opiniones, sus habilidades, sus características personales. En la medida que no haya criterios objetivos para ello, las personas realizamos esta operación comparándolas con las habilidades, opiniones y características de otras personas. En segundo lugar, parece que **Ana Frank utiliza de manera preferente rasgos y características individuales a la hora de describir y definir a las personas,** sobre todo aquellas con las que mantiene una relación individualizada, como son sus compañeras de colegio, los miembros de su familia y las personas con las que comparte el encierro. Si el recurso a rasgos y características personales es o no una estrategia comúnmente utilizada por los humanos para codificar y archivar la información sobre las personas es algo que veremos a lo largo de este capítulo.

Las **personas** hacen acto de presencia de manera igualmente individualizada, pero **en tanto que portadoras de un determinado rol.** En nuestra mente parece haber un registro donde se encuentran los contenidos relacionados con el desempeño de roles (padre, madre, profesor, médico, etc.). No necesariamente son personas distintas de las que acabamos de mencionar; en muchos casos son las mismas, pero codificadas en una dimensión y en un registro distintos. El jueves, 6 de enero de 1944, escribe: «A una madre me la imagino como una mujer que en primer lugar posee mucho tacto, sobre todo con los hijos de nuestra edad, y no como *Mansa,* que cuando lloro –no a causa de algún dolor, sino por otras cosas– se burla de mí». Aunque lo parezca, no es este (el del rol) un asunto menor en el campo de la cognición social. Tenemos ideas relativamente claras respecto a lo que deben o no hacer las personas que se ocupan de determinadas tareas; esperamos de ellas determinados comportamientos (rol como expectativa de conducta); exigimos de ellas determinadas acciones (rol como prescripción). **Las conductas asociadas a los roles y a las funciones que desempeñan las personas forman parte de los contenidos de nuestras representaciones mentales.** Las veremos en funcionamiento en el caso de los estereotipos y, más en concreto, en los estereotipos de género que abordaremos en el capítulo 10.

En otros muchos casos, **las personas aparecen** en una de sus vertientes y dimensiones más significativas y más recurrentes: **en sus relaciones e interacciones mutuas.** Si desde la teoría psicosocial no cabe la posibilidad de un sujeto suspendido en el vacío social, parece razonable pensar que nuestras representaciones mentales sobre las personas vayan acompañadas de las relaciones que mantienen entre sí. Por ejemplo: «Mamá y la señora Van Daan no hacen muy buenas migas», podemos leer el día 2 de septiembre de 1942. «El señor Dussel no hace más que inventar todo lo que dice, y cuando alguien osa contradecir a su excelencia, luego las tiene que pagar», escribe el 2 de mayo de 1943. Resulta ciertamente extraño pensar en los escondidos como sombras silenciosas, aunque el silencio sea a veces la manera de comunicarse: «Nos mantenemos silenciosos como ratoncitos bebés», escribe el 1 de octubre de 1943. (...). «Volviendo a la señora Van Daan, puedo decirte que una fuente permanente de irritación y disgusto es cómo coquetea con papá». Dentro de este marco, la relación entre Ana Frank y Peter, el hijo de los Van Daan, ocupa un lugar muy sobresaliente, no en vano se trata de su primer amor: «Tengo la sensación de que Peter y yo compartimos un secreto. Cuando me mira con esos ojos, esa sonrisa y me guiña el ojo, dentro de mí se enciende una lucecita» (19/03/1944).

En sentido estricto tendríamos que decir que las personas siempre aparecen dentro de un contexto, pero hay ocasiones en las que las **personas** hacen acto de presencia no solo formando parte del contexto, sino **en función del contexto del que forman parte, como creando una unidad con él;** estas son, de acuerdo con Cantor, Mischel y Schwartz (1982, p. 39), las categorías más frecuentes en nuestra mente y las de mayor utilidad. El día 9 de agosto de 1943, Ana Frank hace una precisa descripción de las personas de la «casa de atrás-en-la-cena». Dussel, por ejemplo, «se sirve, no mira, come, no habla. Y cuando hay que hablar, que sea de la comida, así no hay disputa, solo presunción. Deglute raciones enormes y nunca dice que no». Su padre «es el más modesto de toda la mesa. Siempre se fija, en primer lugar, si todos los demás ya tienen. No necesita nada, lo mejor es para los jóvenes. Es la bondad personificada, y a su lado se sienta el terremoto de la casa de atrás», que no es otra que la propia Ana. Al día siguiente, 10 de agosto, hace lo propio con ella misma: «En la mesa hablo más conmigo misma que con los demás». Bien mirado, **el propio diario,** en su conjunto, **podría ser considerado como un valioso ejemplo de personas-dentro-de-una-situación.**

Finalmente, **las personas** se nos muestran **en relación con ella misma** (los otros en relación con el «sí mismo»). «Ahora (29/07/1943), Dussel y la señora arremetieron los dos juntos: «Sabes demasiado de cosas que no son adecuadas para ti. Te han educado de manera totalmente equivocada. Más tarde, cuando seas mayor, ya no sabrás disfrutar de nada». Como es esperable, dentro de este capítulo cobran una especial relevancia las personas afectivamente más significativas para nuestra protagonista: sus padres, su hermana y Peter: «Desde ayer, Peter ya no me dirige la mirada. Es como si estuviera enfadado conmigo, y por eso me esfuerzo para no ir detrás de él y para hablarle lo menos posible, ¡pero es tan difícil!» (12/03/1944). Las tormentosas relaciones con su madre hacen acto de presencia de manera reiterada: «Mamá siempre me trata como a una niñita, y a mí eso me da mucha rabia (...). Esta mañana mamá me ha vuelto a soltar un soberano sermón. Nuestras opiniones son diametralmente opuestas. Papá es un cielo, aunque a veces se enfada conmigo durante cinco minutos» (21/08/1942). Poco después, insiste: «Es que a mamá no la puedo soportar y me tengo que esforzar muchísimo para no estar soltándole bufidos y calambres» (3/10/1942). Esas relaciones las volveremos a ver en el capítulo 5 en relación con el «yo», la identidad y el autoconcepto.

2.1.2. El «yo»

Sin ningún género de dudas, **la persona cuya presencia domina el *Diario* es la propia autora,** lo que equivaldría a decir, que el esquema cognitivo que domina su vida, y quizás también la de cada uno de nosotros, es el propio «yo». De hecho, el diario se cierra el martes 1 de agosto de 1944 con una profunda autorreflexión («*objective self-awareness*» es la denominación que se le ha dado: un proceso en el que la persona se convierte en su propio objeto de conocimiento y evaluación), que haría las delicias del mismísimo George H. Mead. En una de esas metáforas que tanta información nos dan sobre los contenidos de nuestra mente (la gente suele servirse de metáforas que revelan su visión de la realidad), Ana Frank traza de un certero plumazo una imagen de sí misma dentro del escondite: «Los domingos reina aquí en casa una atmósfera deprimente, aletargada y pesada; fuera no se oye cantar ningún pájaro; un silencio sofocante y de muerte lo envuelve todo, y esa pesadez se aferra a mí como si quisiera arrastrarme hacia los infiernos (...) y yo deambulo por las habitaciones, bajando y subiendo las escaleras, y me da la sensación de ser un pájaro enjaulado al que le han arrancado las alas violentamente, y que en la más absoluta penumbra choca con los barrotes de su estrecha jaula al querer volar» (29/10/1943). La relación de los otros con ella (los otros en relación al «yo»), las relaciones de ella con el resto de los escondidos (el «yo» en su relación con los otros), ella en relación consigo misma (la autorreflexividad del «yo»), ella como judía, como adolescente, como mujer (el «yo» en sus diversas pertenencias grupales), etc. Este es, realmente, el hilo conductor del *Diario* de Ana Frank. Veamos un par de ejemplos: «En cualquier momento en que subo arriba, es siempre con intención de verlo a *él.* Mi vida aquí realmente ha mejorado mucho, porque ha vuelto a tener sentido y tengo algo de qué alegrarme» (18/02/1944): los otros (Peter) en relación con el «yo». «Me he recluido en mí misma, me he mirado solo a mí misma, y he escrito en mi diario todas las alegrías, mofas y llantos» (2/01/1944): autorreflexividad del «yo».

2.1.3. Los grupos y las categorías sociales

Con menos frecuencia que los otros y el «yo», los **grupos y las categorías sociales** ocupan también su espacio en el *Diario:* la familia, los compañeros de clase, los profesores, los judíos, los alemanes, los ingleses, la Gestapo, los hombres, las mujeres, los mayores, las amigas, los abuelos, los ladrones, los escondidos, los adultos, los optimistas y los pesimistas. En algunos de estos grupos aparecen personas concretas con rostros y perfiles diferenciados, como hemos visto en el caso de las amigas y amigos del colegio y con los escondidos. Resulta interesante esta doble acepción: en nuestros esquemas cognitivos **la singularidad de algunos estímulos (personas concretas) va unida a su generalidad (pertenencia grupal) en un proceso que se alimenta y se refuerza mutuamente** sin dejar de ser, al mismo tiempo, una cosa y la otra. En otros casos, los grupos (los alemanes, la Gestapo, los mayores) contienen personas con perfiles borrosos, con rostros difuminados y diluidos en medio del grupo o de la categoría. Estas son algunas de las **maneras de las que nos servimos para procesar la información procedente de las personas: rasgos personales y pertenencia grupal o categorial.** En el caso particular que estamos analizando, cobra una especial relevancia la representación cognitiva y emocional que despierta su pertenencia categorial (ser judía): «Me da mucho miedo pensar en todas las personas con quienes me he sentido siempre tan íntimamente ligada y que ahora están en manos de los más crueles verdugos que hayan existido jamás. Y todo por ser judíos», escribe el 19 de septiembre de 1942. Hay rasgos y características que comparten las personas (el color de piel, el sexo, la etnia, la nacionalidad, etc.) respecto a los que hemos elaborado, con escaso fundamento en la mayoría de los casos, sofisticadas teorías, que aplicamos de manera automática, a través de una operación mental muy caprichosa, a quienes las poseen: **las personas particulares pierden su perfil distintivo y diferencial y pasan a ser consideradas únicamente como miembros de ese grupo o categoría social.** Esa será la clave de los estereotipos y del prejuicio que veremos en los dos últimos capítulos. Pero hay algo más: esos grupos y categorías sociales a los que pertenecemos también tienen algo que decir respecto a nuestro «yo» (véase el epígrafe 5.4.).

Lo que estamos observando es que **los esquemas categoriales sobre las personas se superponen.** Hay personas (las menos, cabría añadir) que aparecen en varias dimensiones: a título individual, asociadas a un rol, dentro de contextos y como pertenecientes a un determinado grupo o categoría social. Eso ocurre con quienes tenemos una relación asidua, estrecha, personal. En este caso, nuestra mente es capaz de hacer todas estas distinciones. En la mayoría de los casos, las personas se nos hacen presentes en sus dimensiones de rol y/o de su pertenencia grupal o categorial.

De la misma manera que las personas, **los grupos se presentan siempre en comparación y,** con mucha frecuencia, **en sus relaciones mutuas:** los alemanes en relación con los judíos, los hombres en comparación con las mujeres, los adultos respecto a los jóvenes, y así sucesivamente. «¡Bonito pueblo el alemán, y pensar que yo también pertenezco a él!» (9/10/1942). En esta misma línea de **la pertenencia grupal o categorial como estrategia de codificación y registro de la información sobre las personas,** el 24 de septiembre escribe: «Me parece muy curioso que los adultos se peleen tan fácilmente y por cosas pequeñas. Hasta ahora siempre he pensado que reñir era cosa de niños, y que con los años se pasaba». Judíos, cristianos, alemanes, hombres, mujeres, adultos y jóvenes. Tiene razón Henri Tajfel: **el mundo en el que transcurre nuestra existencia es un mundo plagado de grupos y categorías sociales, es una realidad multigrupal y multicategorial cuya existencia y singularidad solo adquiere significado por vía comparativa.** «Las pruebas de un grupo como un todo alcanzan su mayor significación cuando se las relaciona con las diferencias que se perciben respecto de los otros grupos y con las connotaciones de valor de esas diferencias (...). **La definición de un grupo no tiene sentido a no ser que existan otros grupos a su alrededor**» (Tajfel, 1984, p. 295). Traemos a colación estas consideraciones sobre el grupo por una razón de peso: **la singularidad y la significación del grupo afectan a la singularidad y la significación de las personas particulares que pertenecen a él,** como tendremos oportunidad de ver en el capítulo 5.

2.1.4. Los acontecimientos sociales

Junto a las personas, en sus diversas manifestaciones y modalidades, se encuentran los **acontecimientos sociales:** el acto de fin de curso, la guerra, los combates aéreos, los bombardeos, las alarmas aéreas, las discusiones con su madre, los campos de exterminio, la clandestinidad, etc., todas esas cosas que suceden debido al empeño que los seres humanos hemos puesto en ello, y pueden dejar de suceder cuando el empeño vaya dirigido en la dirección contraria. Huelga decir, pues, que en todos estos eventos y situaciones están presentes, de manera muy significativa, las personas, como protagonistas, como espectadores indiferentes o como víctimas. Así, apenas iniciado el *Diario* (el sábado, 20 de junio de 1942) escribe: «Después de mayo de 1940, los buenos tiempos quedaron definitivamente atrás: primero la guerra, luego la capitulación, la invasión alemana, y así comenzaron las desgracias para nosotros los judíos. Las medidas antijudías se sucedieron rápidamente y se nos privó de muchas libertades». La noticia del desembarco de Normandía (6/06/1944) la llena de alegría y de esperanza y le permite volver sobre algunas de sus representaciones cognitivas sobre los grupos: «¡Ay, Kitty, lo más hermoso es que me da la sensación de que quienes se acercan son amigos! Los malditos alemanes nos han oprimido y nos han puesto el puñal contra el pecho durante tanto tiempo que los amigos y la salvación lo son todo para nosotros».

El *Diario* de Ana Frank nos ofrece, pues, una imagen muy precisa de cómo está organizada en su mente la realidad en la que le tocó vivir, cuáles son sus contenidos más importantes (cabe añadir a ellos la presencia, ciertamente anecdótica, del plano de la casa donde están escondidos, los gatos, los horarios, las comidas, las camas, etc.), qué relación guardan entre ellos y cómo y en qué medida son dichos contenidos los que están guiando sus acciones (véase el cuadro 2.1.).

El ejemplo que tenemos entre manos parece indicarnos que nuestra protagonista organiza la información procedente de la realidad social en la que vivió en torno a cuatro

CUADRO 2.1. Marcos cognitivos en el *Diario* de Ana Frank

Esquemas sobre las personas	Esquemas del «yo»	Esquemas sobre grupos y categorías sociales	Esquemas sobre acontecimientos sociales
• Personas con sus rasgos y características distintivas. • Personas en sus acciones y comportamientos. • Personas como detentadoras de estatus y portadoras de roles. • Personas en sus relaciones mutuas. • Personas dentro de una situación. • Personas en relación con el «yo».	• En relación consigo misma: «yo» autorreflexivo. • En relación con personas particulares. • En relación con sus grupos de pertenencia. • En relación con otros grupos.	• Judíos. • Alemanes. • Hombres. • Mujeres. • Los escondidos. • Los mayores. • Las amigas. • La Gestapo. • Los optimistas y los pesimistas. • Los profesores.	• La guerra. • La capitulación de Italia. • Los bombardeos. • Las alarmas aéreas. • Los campos de concentración. • El desembarco de los aliados.

grandes ámbitos. Es evidente que las personas y los grupos de los que estuvo rodeada y los acontecimientos sociales de los que fue testigo y a los que se vio expuesta son muy propios del momento histórico y de su condición personal; pero cabe la sospecha de que los marcos que utiliza nuestra mente para archivar la información puedan ser muy parecidos a los que utilizó Ana Frank.

Para dos de los grandes estudiosos de la estructura de la cognición social, Robert Wyer y Donal Carlston, la información que proviene de la realidad social está organizada alrededor de tres grandes contenidos: a) representaciones mentales de estímulos personales (personas individuales) formados a partir de sus rasgos y de las características de sus conductas; b) representaciones de los grupos: la pertenencia grupal y categorial constituye una de las características más relevantes de las personas y es, por tanto, una de las informaciones más significativas a la hora de formarnos una impresión respecto a ellas y de hacer inferencias en torno a su conducta, y c) representación de eventos sociales, que Wyer y Carlston (1994) limitan a representaciones de personas-dentro-de-situaciones microsociales, y no tanto, como hemos visto en Ana Frank, de eventos a gran escala. Por su parte, Susan Fiske y Shelley Taylor, dos autoras muy a tener en cuenta en este campo, han distinguido cinco grandes marcos cognitivos: a) **esquemas sobre personas,** que nos permiten «la comprensión de la psicología de individuos particulares prestando atención a sus rasgos y a sus metas» (Fiske y Taylor, 1991, p. 118); b) **esquemas del «yo»** respecto a los que ambas autoras reiteran algo que hemos señalado en el primer capítulo: la manera como manejamos la información sobre el «yo» es muy parecida a la manera que tenemos de manejar la información sobre los otros; c) **esquemas de rol,** de conductas que se esperan de una persona en tanto que ocupa una determinada posición; d) **esquemas de eventos** («*scripts*») en los que, fieles a la más pura (y reduccionista) tradición norteamericana, las autoras prescinden de los acontecimientos sociales y se limitan a los esquemas de «personas-dentro-de-una-situación» siguiendo el manido esquema del restaurante que ha venido coleando en la psicología cognitiva desde la década de los setenta (véase Schank y Abelson, 1977); y e) **esquemas libres de contenido,** que tienen encomendada la tarea de establecer nexos y relaciones entre los contenidos de un mismo esquema o entre distintos esquemas, como es el caso de los esquemas causales de los que hablaremos en la teoría de la atribución (Fiske y Taylor, 1991, p. 118-120).

Resumamos

- La realidad en la que vivimos es muy rica en contenidos, en información, en acontecimientos.
- A la hora de procesar esa información nuestra mente utiliza una doble estrategia: primero, selecciona y presta atención solo a una parte de la información que recibe del medio, y después, o al mismo tiempo, la simplifica agrupándola por semejanza.
- Una lectura detenida del *Diario* de Ana Frank nos ha permitido observar cómo se organiza la información en la mente de una persona bajo el supuesto de que los contenidos del habla pueden estar reflejando los contenidos de la mente del hablante.
- Estos contenidos giran en torno a los cuatro siguientes temas: las personas, los grupos, los acontecimientos sociales, y el «yo».
- Los esquemas del «yo» son los principales protagonistas del *Diario* de Ana Frank.

2.2. EL PROCESO DE CATEGORIZACIÓN SOCIAL

Más allá de las muchas consideraciones a las que se presta la vida de Ana Frank como testigo y víctima de uno de los episodios más sanguinarios protagonizados por el ser humano, hay que volver a recordar que en cualquier momento de la historia **las personas** de cualquier edad y condición **han necesitado y necesitan poner un cierto orden en los contenidos de su mente.** Para ello, hoy como ayer, echan mano, sin preocuparse demasiado por sus consecuencias, de una estrategia contundente: simplificar, agrupar, ordenar y sistematizar la información que reciben del medio. Fue primero Gordon Allport, y Jerome Bruner poco después, dos insignes investigadores, quienes dieron las primeras pistas con ayuda de un sencillo argumento: **las personas nos vemos obligadas a pensar con ayuda de generalizaciones porque de otra manera nos resultaría muy difícil manejarnos de manera adaptativa** (manejarse con sentido y sin perecer en el intento) **en nuestra vida cotidiana** (véase el cuadro 2.2.).

CUADRO 2.2. Las limitaciones de la mente

- **El organismo humano «dispone de una amplitud muy limitada de atención y una amplitud muy limitada de memoria inmediata»** (Bruner, 1982, p. 144).
- Partiendo de esta sencilla consideración, parece sensato que **la mente humana tenga que «pensar con la ayuda de categorías»** (el término es equivalente aquí a *generalizaciones*). Una vez formadas, las categorías constituyen la base del pre-juicio normal. No hay modo de evitar este proceso. La posibilidad de vivir de un modo algo ordenado depende de él (Allport, 1955, p. 35).
- **Existe una base natural para esta tendencia.** «La vida es tan corta, y la exigencia de adaptaciones prácticas tan grande, que no podemos permitir que nuestra ignorancia nos detenga en nuestros asuntos cotidianos. Tenemos que decidir si los objetos son buenos o malos por clases. **No podemos tomar en consideración cada uno de los objetos del mundo. Tienen que bastarnos los rubros amplios y cómodos,** por más groseros y aproximados que sean» (Allport, 1955, p. 23).
- **La mayoría de nosotros está tratando continuamente de construir una imagen del mundo que sea ordenada, manejable y razonablemente simple.** La realidad exterior es en sí misma caótica; está llena de demasiados significados potenciales. **Tenemos que *simplificar* para poder vivir;** necesitamos cierta estabilidad en nuestras percepciones (Allport, 1955, p. 192). En el marco de la percepción, «el primer –y quizás más evidente– punto de reflexión es que **percibir o registrar un objeto o suceso de nuestro entorno comporta un acto de categorización.** "Colocamos" las cosas en categorías. Esto es un "hombre" y es "honesto", está "caminando", de manera "pausada" con la "intención" de "relajarse"» (Bruner, 1982, p. 152).
- **Las limitaciones de nuestro sistema cognitivo** nos conducen: a) a restringir la atención a aquellas cosas que consideramos esenciales para los asuntos de los que nos ocupamos; b) a recodificar (simplificar) la diversidad de acontecimientos ante los que nos encontramos en nuestra vida cotidiana a fin de que «nuestro limitado ámbito de atención y memoria quede protegido», y c) a echar mano de cualquier ayuda para paliar los déficits y las limitaciones de nuestro sistema cognitivo (Bruner, 1982, p. 114-115).
- **El establecimiento excesivo de categorías es quizá la trampa más frecuente en que cae la razón humana.** A partir de hechos insignificantes, nos lanzamos a hacer magníficas generalizaciones (Allport, 1955, p. 23), como ocurrirá en el caso de los estereotipos.

La estrategia de **simplificar lo diverso,** de **agrupar lo semejante** y de **sistematizar lo caótico es una necesidad tras la que se encuentra,** ya lo hemos comentado, **la incapacidad de nuestra mente para procesar toda la riqueza y diversidad de la información que recibe del medio.** La base natural de esa estrategia guarda un cierto paralelismo con la propuesta de otro de los grandes nombres de la psicología, Jerry Fodor: nuestra mente está dotada de «módulos cognitivos» (sistemas de entrada de *inputs* estimulares) funcionalmente autónomos que procesan información específica y son responsables de la computación de los *inputs* estimulares sensorio-perceptivos (oído, vista, tacto, gusto y olfato) y del lenguaje. En principio, todo bastante ajeno a los temas que interesan a la cognición social; pero si admitimos que **el proceso de categorización** propiamente dicho **puede ser asimilado a un proceso de entrada de *inputs* sociales** (categorización como la necesidad de simplificar y ordenar la entrada de estímulos sociales) y tenemos en cuenta lo que ha dado de sí la investigación en los treinta años transcurridos desde la publicación de *La modularidad de la mente,* ya no resultarían tan extraños algunos de los postulados que Fodor atribuía a esos sistemas de entrada somato-sensoriales. Por ejemplo: a) los sistemas de entrada visuales son procesos veloces, son tareas «que imponen una mínima demanda sobre las capacidades cognitivas» (Fodor, 1986, p. 94). Por su propia naturaleza, **la categorización es igualmente un proceso que no requiere la puesta en juego de excesivos recursos cognitivos,** tan es así, que en muchos casos se trata de un proceso automático, como tendremos oportunidad de ver en el capítulo 4; b) **los procesos sociocognitivos,** lo hemos señalado brevemente en el capítulo anterior y lo haremos con más detenimiento en el capítulo 6, **tienen tendencia al error.** Fodor lo había detectado de idéntica manera y por las mismas razones: «La rapidez de los sistemas de entrada se consigue a cambio de que estos ignoren buena parte de la información» (Fodor, 1986, p. 105) que reciben o a la que están expuestos; c) la codificación y el almacenamiento de **los contenidos de la cognición social quedan afectados por la información previa existente.** Fodor (1986) lo había enunciado de forma muy parecida: «Sin duda alguna, la información que los sistemas de entrada suministran debe ponerse, de algún modo, en consonancia con el conocimiento previo del sujeto» (Fodor, 1986, p. 109); d) la **preferencia de nuestros esquemas categoriales por información general y abstracta** se corresponde con la apreciación de que los productos de los sistemas de entrada se refieren a aspectos "superficiales" y de escasa concreción (Fodor, 1986, p. 124); e) en los sistemas de entrada somato-sensoriales, las categorías básicas, los objetos perceptivos básicos, juegan un papel muy relevante debido a la importancia psicológica que revisten, como es el caso de los prototipos en la cognición social; f) como tendremos oportunidad de ver en el próximo capítulo, **la correspondencia neurológica de algunos de los procesos sociocognitivos está fuera de toda duda.** Fodor (1986, p. 138) lo había señalado de manera prácticamente idéntica: «Los sistemas de entrada se hallan asociados a una arquitectura neural fija».

Sea como fuere, resulta evidente que **nuestra mente se ve obligada al agrupamiento y a la simplificación de la información que recibe del medio.** Eso parece que ocurre tanto en el caso de *inputs* estimulares somato-sensoriales como en el caso de informaciones más complejas que atañen y proceden de la realidad social. Esa va a ser una de las principales apuestas teóricas de Henri Tajfel. Al enfrentarse a los resultados de aquella emblemática investigación que Jerome Bruner y Cecile Goodman realizaron a finales de la década de los cuarenta (recordemos: los niños procedentes de los barrios más humildes de Boston sobreestimaban el tamaño de las monedas, es decir, las veían más grandes que los niños pertenecientes a estratos sociales más altos), Tajfel hace una reflexión de un indudable alcance teórico: no cabe duda de que el valor (el significado) del estímulo (las monedas son «dinero») juega un papel importante en la distorsión de su tamaño; pero esa «rareza perceptiva» también se produce en respuesta a estímulos que carecen de carga emocional. Por tanto, puede que no sea, o no sea siempre y únicamente, el significado y el valor lo que está afectando la percepción diferencial del tamaño de las monedas. **La distorsión perceptiva también se da cuando los estímulos están agrupados en clases, categorías o grupos.** Por ejemplo, si ponemos a los sujetos a estimar la longitud de un conjunto de líneas, cuando están perfectamente agrupadas según su tamaño, los sujetos perciben una mayor diferencia entre las líneas largas y las cortas; es decir, se produce un incremento en la diferencia real entre unas líneas y otras. Otro tanto ocurriría con el color de la piel, por ejemplo. **La pertenencia categorial es una de las estrategias que utilizan las personas a la hora de ordenar los *inputs* estimulares,** sobre todo, cabría añadir, aquellos que forman parte de la realidad social. **La lógica categorial como base de la arquitectura de la mente** es una apuesta de una gran relevancia teórica. Dicha apuesta se apoya en cuatro sólidos argumentos que se complementan y se asocian mutuamente.

En el primero de ellos, Tajfel se suma a la postura de Allport y Bruner: **la categorización de la información que recibimos del medio constituye una característica humana básica.** No es necesario insistir más en este punto. Pero Tajfel da un paso más: cuando agrupamos, lo que estamos haciendo es diferenciar unas cosas de otras en unos términos que son psicológicamente muy significativos: a) cuando agrupo, separo; y **cuando separo, estoy provocando que las cosas que separo sean percibidas de manera mucho más distinta de lo que realmente son,** tanto si se trata de objetos físicos (líneas largas y cortas trazadas en una cartulina) como si son objetos sociales (hombres y mujeres, por ejemplo); b) cuando agrupo por diferencias, percibo (creo) que lo que está junto es muy semejante entre sí (**se minimizan las diferencias entre los objetos que pertenecen a la misma categoría**) y muy diferente de los objetos pertenecientes a otra categoría (**incremento de las diferencias intergrupales o intercategoriales**); c) en todos estos procesos, ya lo hemos señalado, la comparación está jugando un papel decisivo.

El segundo vuelve su mirada sobre el recalcitrante individualismo que ha caracterizado a la cognición social. La psicología social tradicional (Tajfel estaba apuntando de manera directa a la psicología norteamericana) se ha olvidado de los marcos sociales «a gran escala» en los que se inserta el comportamiento y la experiencia humana. Lo hemos señalado en los comentarios al *Diario* de Ana Frank: los eventos sociales, sobre todo los macrosociales, han estado normalmente al margen en la investigación sobre los contenidos de nuestra mente. Estos marcos son muchos, son muy diversos y varían de acuerdo con el devenir histórico. Uno de los más relevantes en el campo de la cognición social nos lleva a algunas de las manifestaciones más preocupantes de las relaciones intergrupales; allí se dan cita los estereotipos, el prejuicio, la discriminación, la exclusión social, etc., que veremos en los capítulos 10 y 11, respectivamente. De hecho, «el curso de las relaciones entre los grupos humanos de distintas clases es *uno* de los problemas sociales fundamentales de nuestro tiempo» (Tajfel, 1984, p. 52). Nada ha cambiado desde entonces; todo lo contrario: se ha afianzado. Cabría decir, por tanto, que **una de las maneras de las que se sirve nuestra mente para ordenar sus contenidos es sencillamente echar mano de los grupos que componen la realidad social,** sobre todo su realidad más inmediata. La psicología social tradicional no siempre ha prestado la debida atención al hecho de que el mundo en el que vivimos está compuesto no solo por personas, sino por personas que tienen la particularidad, necesaria e inevitable, de estar y **pertenecer a grupos y categorías sociales.** Y menos atención ha prestado todavía al hecho de que los acontecimientos que más dolor, más sufrimiento y más destrucción han causado al ser humano a lo largo de su historia han sido, precisamente, los que se han protagonizado desde la pertenencia grupal o categorial: cristianos contra musulmanes, blancos contra negros, hombres contra mujeres, nazis contra judíos, nacionales contra republicanos, tutsis contra hutus, así en un interminable y sangriento rosario de desmanes. Es a partir de estas consideraciones como y cuando **el proceso de categorización emerge como el componente central en la arquitectura de la mente** de ese científico ingenuo que todos llevamos dentro. Dada, pues, su importancia en la estructura/arquitectura de la cognición social, acudamos a los maestros para dejar bien perfilada la naturaleza de este proceso (véase el cuadro 2.3.).

Finalmente, todas estas definiciones, y la que hemos visto en el cuadro 2.2. por parte de Allport y Bruner, parecen apuntar a una misma idea: **la categorización como proceso básico y general se pone en marcha a través de** unas herramientas cognitivas que han recibido el nombre de **esquemas, categorías y guiones;** es decir, estructuras cognitivas con un alto nivel de generalidad y abstracción que contienen información respecto a la naturaleza y el funcionamiento de un determinado ámbito de la realidad y que nos ayudan a darle sentido y significado, y actuar en consecuencia (véase el cuadro 2.4.).

Estas son, pues, las estrategias que la mente utiliza para organizar la información social. Todas ellas, sobre todo los esquemas y las categorías, comparten características muy importantes: a) agrupan por semejanza; b) simplifican la diversidad, y c) exageran la semejanza hacia el interior y la diferencia hacia al exterior. Desde el trabajo pionero de Frederic Bartlett, **el concepto de esquema está asociado al de organización de la experiencia pasada que,** convertida ya en conocimiento, **actúa como guía de la conducta actual,** bien en términos de procesamiento de la información o de su concreción conductual: «La determinación impuesta por los esquemas es el modo más esencial en el que nos vemos influidos por reacciones y experiencias que ocurrieron en algún momento de nuestro pasado» (Bartlett, 1995, p. 269). El concepto de **esquema como contenido de conocimiento sobre algún aspecto de la realidad** es equivalente al de categoría, un término «comúnmente usado para describir la totalidad de información que el perceptor tiene en su mente sobre una clase particular de personas» (Macrae y Bodenhausen, 2000, p. 96). Es necesario advertir, sin embargo, que el concepto de categoría va a ser utilizado con dos acepciones muy comunes y complementarias. La primera alude a un conjunto de personas que mantienen entre sí algún parecido, alguna semejanza en razón de su raza, etnia, género, etc. Hablamos, pues, siguiendo la tradición psicosocial, de categorías de personas. La segunda nos recuerda que las categorías siempre están llenas de contenido (ideas, opiniones, significados, apreciaciones valorativas, afectos o desafectos, etc.) que conforman una teoría (un esquema) sobre un aspecto de la realidad. Las personas que tienen el mismo color de piel pertenecen a una misma categoría (categoría como un conjunto de objetos que son considerados equivalentes, es la definición de categoría por parte

CUADRO 2.3. El proceso de categorización

- Henri Tajfel define **la categorización** «como el **ordenamiento del ambiente social en términos de agrupamiento de personas de manera que tenga sentido para el individuo.** Ayuda a estructurar la comprensión causal del ambiente social y por tanto sirve de guía para la acción» (Tajfel, 1978, p. 61).
- Tajfel y Forgas amplían esta primera definición con algunas consideraciones muy dignas de ser tomadas en cuenta. Como su mismo nombre indica, «la categorización debe ser entendida como un **proceso de ordenamiento del ambiente en categorías,** es decir, **agrupando personas, objetos y eventos en función de la semejanza o equivalencia mutua** en su relevancia para las acciones, intenciones o actitudes de una persona» (Tajfel y Forgas, 1981, p. 114). Más en concreto: a) la categorización es una herramienta de nuestra mente para la sistematización del ambiente con la mirada puesta en la acción; b) aunque quepa la sospecha de que el proceso de categorización tenga una base natural, como sostenía Allport, parece claro que **los contenidos que forman parte de las categorías y esquemas a los que da lugar son ya construcciones sociales** que afectan a la percepción y la interpretación de la información; c) **la categorización** es algo más que una clasificación de personas, eventos y objetos; la categorización **está impregnada de valores culturales y representaciones sociales,** y en ese sentido está sujeta a presiones y distorsiones procedentes de la cultura en la que se origina; d) se hace necesario, pues, recuperar su especial naturaleza normativa; e) la categorización se encuentra en el centro del sentido común y del conocimiento cotidiano de ese ciudadano de a pie que somos todos; f) **los prototipos, los estereotipos y la acción colectiva son ejemplos cotidianos de categorización social.**
- Tomando como punto de partida a Jerome Bruner, dos clásicos de la cognición social como son Nancy Cantor y Walter Mischel, hablan de la categorización: a) como un proceso que sirve para simplificar y reducir el abrumador número de estímulos a los que estamos expuestos; b) al mismo tiempo, nos permite prestar atención de manera selectiva a aspectos concretos de esos estímulos; c) los agrupa bajo un mismo rótulo, y d) finalmente nos permite anticipar características particulares de cualquiera de los miembros/componentes de dicha categoría. En una palabra, los esquemas de categorización nos permiten estructurar y dotar de coherencia al conocimiento sobre las personas, nos ofrecen la posibilidad de anticipar algunas de sus conductas típicas y las diferencias respecto a conductas características de otras categorías (Cantor y Mischel, 1979, p. 6).

CUADRO 2.4. Estructuras de la cognición social

Esquemas	Formas de organizar y procesar la infinita diversidad de la información procedente del medio, que comprende nuestro conocimiento general sobre cualquiera de los **objetos** que lo integran.
Categorías	Las categorías son también formas de organizar y procesar la información procedente del mundo social, sobre todo la relacionada con los otros, bien a título **individual** (procesamiento *bottom-up*) o en tanto que perteneciente a **grupos** o categorías sociales (procesamiento *top-down*).
Guiones	Forma de organizar y procesar la información respecto a una determinada **situación** y respecto a los acontecimientos que tienen lugar en ella, incluidas, como es obvio, las conductas de las personas.

de Eleanor Rosch) a la que se le atribuyen rasgos comunes (categoría como información sobre un grupo particular de personas). Tiene, pues, pleno sentido hablar de **esquemas categoriales** (sistemas de categorías, los denominó Eleanor Rosch, una pionera en el estudio de las arquitectura de la cognición) **como conocimiento (ideas, opiniones, valoraciones, etc.) sobre esa parte de la realidad que está formada por las personas, los grupos, y sus diferentes acciones y relaciones.** A partir de las consideraciones que hemos hecho en este capítulo y teniendo muy presente lo que ha dado de sí el *Diario* de Ana Frank, el panorama de la cognición social propuesto en el capítulo anterior (véase el cuadro 1.6.) se completaría según se muestra en la figura 2.1.

De acuerdo con los más cualificados investigadores en este campo (Susan Fiske, Robert Wyer, Hazel Markus, Nancy Cantor o Walter Mischel, por mencionar tan solo algunos de los más conocidos), **los esquemas categoriales** cumplen funciones muy relevantes de cara al funcionamiento de la cognición social.

1. De entrada, se trata de **estructuras cognitivas que contienen información** general (ideas, opiniones, hipótesis, argumentos, etc.; conocimiento, en una palabra) **sobre los atributos de un determinado ámbito de la realidad** (los migrantes, los refugiados, los partidos políticos, etc.) y sobre las relaciones que mantiene con otros aspectos, ámbitos y contenidos de dicha realidad (Fiske y Taylor, 1991, p. 98). **Los esquemas** son la consecuencia necesaria de las limitaciones que tiene nuestra mente a la hora de afrontar el procesamiento de la multiplicidad de estímulos a los que se ve expuesta; **son la herramienta de la que disponemos para agrupar y simplificar.**
2. **En los esquemas categoriales la información tiene una estructura piramidal** en dos aspectos: en su nivel de abstracción o inclusión, es decir, en la riqueza, distintividad y concreción de la información que se contiene dentro de ellos (Cantor y Mischel, 1979; véase también la figura 2.1.), y en la centralidad de sus contenidos: su prototipicidad. De acuerdo con Rosch (1978), uno de los principios en la formación de un sistema de categorías es el de estructura: la información percibida viene envuelta en un cierto orden.
3. Eso sucede porque, cuando en la mente está presente un determinado esquema categorial, la atención se dirige de manera preferente hacia aquellos objetos que forman parte o tienen alguna semejanza con los contenidos de dicho esquema. **Los esquemas señalan los objetos a los que se dirige de manera preferente la atención,** nos los hacen visibles y nos indican el tipo de información que va a ser codificada y almacenada en la memoria.
4. Las representaciones categoriales nos sirven de **guía para procesar la información a la que estamos** y vayamos a estar **inevitablemente expuestos;** esa es una de sus principales funciones (Macrae y Bondenhausen, 2000, p. 103).
5. Por lo general nos permiten **procesar de manera rápida,** y a veces de manera automática, **la información procedente de los *inputs* estimulares relacionada con el contenido del esquema** en cuestión (véase el capítulo 4). Más concretamente, este tipo de procesamiento nos permite: a) procesar la información de manera fluida y sin demasiado esfuerzo. El primer principio básico en la formación de cualquier sistema de categorías es ofrecer la máxima información con el mínimo esfuerzo cognitivo (Rosch, 1978); b) hacer inferencias de manera rápida; c) desplegar de manera

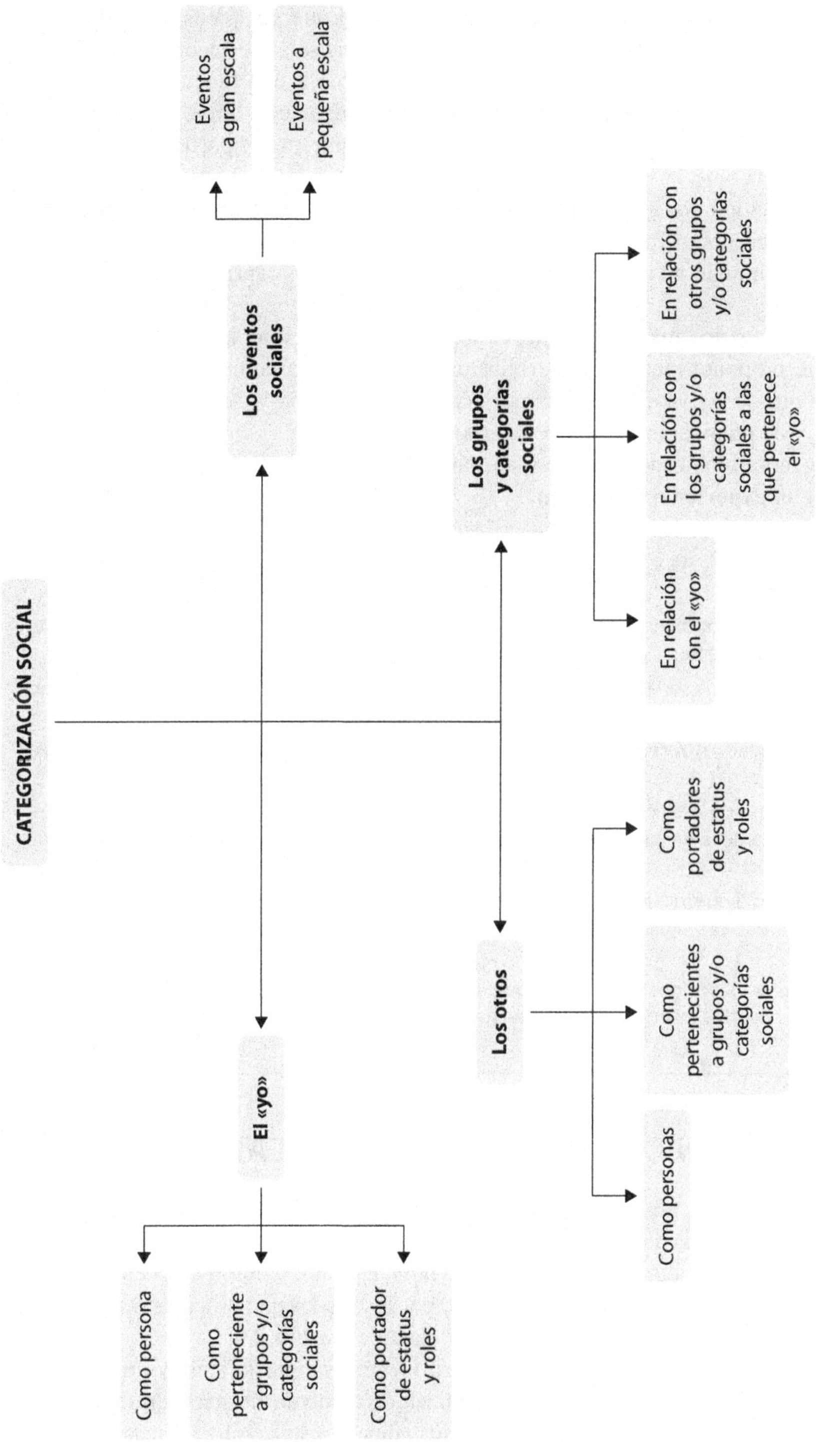

Figura 2.1. Componentes de la cognición social.

eficiente nuestros limitados recursos cognitivos sin que se aprecien nuestras limitaciones cognitivas; d) codificar la información consistente e inconsistente con los contenidos del esquema; y e) finalmente, puede cumplir una función protectora del «yo», normalmente utilizando estrategias comparativas con otros. Esa será una de las principales funciones del estereotipo, como tendremos oportunidad de ver en el capítulo 10.

6. Al mismo tiempo, **los esquemas** permiten **completar la información que recibimos del medio,** añadir, si fuera necesario, los datos que faltan en una determinada configuración estimular, no importa que sean reales o aportados caprichosamente por parte del sujeto.
7. **Los esquemas nos proveen de expectativas para anticipar la conducta propia y la ajena,** proponer metas y desarrollar rutinas de comportamiento. En una palabra, una vez que se activan, los esquemas sirven de predicción y de guía de las acciones propias y de predicción de las acciones ajenas.
8. Por lo general, **los esquemas** forman parte de nuestro proceso de aprendizaje, **son fruto de la experiencia personal.**

Para recordar

- En nuestra vida cotidiana, estamos expuestos a una amplia, diversa y variada información procedente del medio.
- Nuestra mente tiene serias dificultades para registrar, procesar y almacenar toda esa cantidad y diversidad de estímulos (información).
- Ante tal cantidad y diversidad de información, lo que hacemos es simplificar, agrupar, sistematizar a fin de poder darles algún sentido y actuar en consecuencia.
- Los esquemas son estructuras cognitivas que contienen información (conocimiento) sobre algún aspecto de la realidad, están asociados a la experiencia pasada y actúan como guía de la conducta actual.
- Los esquemas dirigen selectivamente nuestra atención, nos permiten procesar la información y hacer inferencias de manera rápida, y ponen las bases para anticipar la conducta propia y la ajena.
- Los esquemas más importantes de los que nos servimos en nuestra vida cotidiana son esquemas sobre nosotros mismos, sobre las personas, sobre los grupos y sobre los acontecimientos sociales.

2.3. Contenido de los esquemas categoriales

Llegados a este punto, nos preguntamos ahora por el tipo de información que tenemos almacenada en cada uno de esos esquemas y por la información a la que atendemos y codificamos cuando nos enfrentamos a un nuevo *input* estimular, por los aspectos a los que damos importancia y de los que prescindimos, por los rasgos que procesamos o dejamos de lado. La respuesta a estas cuestiones se refleja en el cuadro 2.5.

Una sencilla y rápida mirada a este cuadro viene a validar la idea, ya reiterada, de que los contenidos de nuestra mente se organizan de manera prioritaria en términos categoriales. «Más que considerar a los individuos como constelaciones únicas de inclina-

CUADRO 2.5. Niveles de organización de los contenidos sociales de la mente

Cantor y Mischel	Fiske	Smith y Zárate
• Prototipos. • Personas dentro de una situación. Prototipos de personas-en-situaciones.	• Prototipos. • Ejemplares. • Rasgos personales. • Estereotipos. • Historias y narrativas.	• Prototipos. • Ejemplares. • Prototipos y ejemplares.

ciones y atributos personales, preferimos considerarlos como miembros de las categorías sociales a las que pertenecen (por ejemplo: raza, género, edad), unas categorías respecto a las que nuestra memoria a largo plazo contiene abundante información» (Macrae y Bodenhausen, 2000, p. 95). **Prototipos, estereotipos, rasgos y ejemplares son conceptos que aluden al tipo de información que se encuentra almacenada en nuestra mente;** supuestamente, además, son los contenidos más frecuentes de la información que forma parte de los esquemas categoriales. Estos contenidos nos remiten a dos supuestos bien asentados ya en el campo de la cognición social a los que ya hemos hecho alusión: primero, a la existencia de **una cognición socialmente construida y compartida, que, segundo, se pone en marcha por comparación.**

2.3.1. Prototipos y ejemplares

Una primera propuesta mantiene que **la información de la que disponemos y archivamos en nuestra memoria consiste, de manera prioritaria, en rasgos, atributos, formas de conducirse, etc., que suelen ser características de las personas más representativas y más características de un grupo** o de una categoría social, de «miembros que comparten muchas características con otros miembros de su propia categoría y tienen poco en común con los miembros de otras categorías próximas (Cantor y Mischel, 1979, p. 30). Ana Frank nos ofrece un ejemplo: «La señora Van Daan y Dussel, mis principales acusadores, tienen fama ambos de carecer absolutamente de inteligencia y de ser, sí, digámoslo tranquilamente, "ignorantes". La gente ignorante no soporta por lo general que otros hagan una cosa mejor que ellos; el mejor ejemplo de ello son, en efecto, estos dos ignorantes, la señora Van Daan y el señor Dussel» (13/06/1944).

Supuestamente, **las personas que pertenecen a una misma categoría son percibidas semejantes entre sí** en algunos rasgos, conductas, actitudes o atributos básicos (estereotipos) que, a su vez, los diferencian de los miembros de otras categorías. Esa es una de las consecuencias del proceso de categorización que hemos visto en el epígrafe anterior (minimización de las diferencias intracategoriales y maximización de las diferencias intercategoriales). **Esta es la clave del prototipo:** el principio de economía cognitiva, dice Rosch (1978), dicta que las categorías sean percibidas claramente separadas entre sí. Hay dos maneras de conseguirlo: a) trazar con toda claridad los límites y las fronteras entre ellas, y b) definirlas con ayuda de sus casos más claros, más representativos. Dado que las fronteras entre las categorías son a veces borrosas, tendemos a utilizar como criterio los casos que la gente define (percibe) como los más representativos de una categoría (Rosch, 1978, p. 38). De hecho, solemos coincidir en lo característicos que son algunos casos de una determinada categoría incluso sin estar de acuerdo respecto a sus límites. En definitiva, «el conocimiento en torno a una determinada categoría se estructura y se representa en la memoria a largo plazo como un *prototipo* que encierra dentro de sí el significado de la categoría» (Cantor y Mischel, 1979, p. 35). En el caso de la categorización de personas, hay tres factores que pueden influir/definir la **prototipicidad:** a) el número de atributos que son (percibidos) comunes con la categoría (a mayor cantidad de atributos relevantes, más prototípica será la persona en cuestión respecto a la categoría, Cantor y Mischel, 1979, p, 32); b) la dominancia: grado en que los atributos coherentes con una categoría destacan en un determinado *input* estimular (en una persona); c) el número de atributos presentes en una persona que son incompatibles o inconsistentes con la categoría (a mayor cantidad de estos atributos, menos prototípica será la persona en cuestión respecto a la categoría), y d) número de atributos que pueda tener en común con los miembros de otra categoría (en este caso, a mayor cantidad de estos atributos, menos prototípica será también la persona en cuestión respecto a la categoría). En realidad, tal y como los definen los expertos, los prototipos guardan una estrecha relación con los estereotipos, que veremos con detalle en el capítulo 10.

Cantor, Mischel y Schwartz (1982) reivindican **el contexto a la hora de analizar las estrategias que utilizamos para almacenar la información** bajo un argumento que constituye el rasgo más característico de la perspectiva psicosocial: las personas y las situaciones no pueden ser consideradas como entidades independientes en la génesis de la conducta y del conocimiento social; de hecho, en el ciudadano de a pie dicho conocimiento no está organizado en torno a entidades discretas como «personas» y «situaciones». **Las estructuras sociocognitivas más ricas, las más comunes y las más útiles son esquemas en torno a «personas-dentro-de-situaciones,** o metas-que-tengo-en-situaciones, o guiones-de-conducta-en-situaciones» (Cantor, Mischel y Schwartz, 1982, p. 39). Estos esquemas categoriales contienen información en torno a los siguientes aspectos: a) sentimientos, actitudes y rasgos de las personas; b) contenidos relacionados con las conductas; c) características físicas; d) características de la situación en la que se encuentra la persona, y e) características que definen sus pertenencias grupales y/o categoriales. Este poderoso marco sociocognitivo ha recibido diversas denominaciones. Joseph Forgas habla de **«episodios sociales»** como «representaciones internas de rutinas de interacción recurrentes dentro de un determinado medio subcultural» (Forgas, 1981, p. 166), representaciones de episodios de interacción establecidos y consensuados en cada medio cultural. Roger Schank y Robert Abelson acuñaron en su momento el concepto de ***«script»*** para referirse a: «una estructura que describe la secuencia de eventos dentro de un contexto particular (...) Una secuencia de acciones predeterminadas, estereotipadas, que definen una situación conocida» (Schank y Abelson, 1977, p. 41).

Los contenidos de los esquemas categoriales incluyen datos, atributos, rasgos que hemos ido acumulando a lo largo de nuestras experiencias con los miembros de una determinada categoría. Eliot Smith y Michael Zárate señalan, sin embargo, que en muchas ocasiones, **la información que hemos registrado mentalmente proviene de personas concretas que son percibidas como modelos ejemplares de una determinada categoría.** Por ejemplo, «el señor Van Daan se queja de que tiene lumbago», comenta Ana

Frank. «También tiene unos dolores en la zona del corazón, los riñones y el pulmón. ¡Es un verdadero hipocondríaco! (se les llama así, ¿verdad?)» (2/09/1942). La diferencia con los prototipos reside en la procedencia de la información: **en los ejemplares, bastaría la información procedente de uno de los miembros de una categoría generalizando dicha información a la categoría propiamente dicha.** Las personas almacenamos informaciones y valoraciones (significados) en la memoria asociadas a determinados ejemplares de una categoría y generalizamos esos atributos a los nuevos estímulos sobre la base de su semejanza con la información previa procedente del ejemplar (Smith y Zárate, 1992, p. 5). Tres serían las proposiciones principales de este modelo de almacenamiento de información: a) almacenamos en la memoria representaciones de personas concretas que consideramos un buen ejemplar (el mejor) de una determinada categoría; b) utilizamos dicha información cuando nos enfrentamos a un *input* estimular semejante: la semejanza de un nuevo estímulo con el ejemplar almacenado en la memoria es la base para su identificación (atención) y su categorización, todo ello sin olvidar, c) que la atención prestada a las características de un determinado estímulo depende de factores sociales, motivacionales y contextuales.

Dicho esto, hay un acuerdo generalizado en que **el modelo mixto prototipos-ejemplares es el más común y el más eficaz:** las personas disponemos de la flexibilidad suficiente para utilizar una información prototípica o una información ejemplar bajo determinadas circunstancias (Smith y Zárate, 1990, p. 257). Esta es una manera suave de confesar la dificultad que entraña, en la vida real, saber qué tipo de información es la que una persona tiene en cuenta (qué tipo de archivo se activa en su mente) a la hora de emitir una opinión sobre otra. En una situación experimental podemos manipular el *input* estimular a nuestro antojo. Por ejemplo, en uno de los experimentos de Smith y Zárate (1990), a los participantes (32 estudiantes del curso introductorio de Psicología) se les presentó un material (una breve descripción) en el que recibían información sobre un grupo (condición de prototipo) o información de un grupo a través de una persona característica de él (condición de ejemplar). Esta investigación arroja algunos resultados de interés: a) el aprendizaje de una información prototípica suele ser muy frecuente entre las personas; así, cuando dicha información hace acto de presencia, el uso de atributos típicamente grupales (prototipo) se impone a la semejanza con personas concretas del grupo (ejemplar); b) cuando el prototipo está ausente, la información procedente de ejemplares pasa a jugar un papel importante; y c) la información procedente de la estrategia prototípica o ejemplar se almacena de manera independiente en la memoria. La pregunta es saber bajo qué condiciones usamos y almacenamos información prototípica procedente de los miembros de un grupo o categoría social, o información procedente de ejemplares individuales.

Las sucesivas investigaciones de Nancy Cantor y Walter Mischel marcaron la ruta en el estudio de los contenidos categoriales que definen la arquitectura de nuestra mente. Merece la pena, pues, que describamos los pasos y paradas que tiene esa ruta. Cantor y Mischel (1979) realizan un ejercicio de construcción de taxonomías de personas a lo largo de cinco pasos. En el primero de ellos, parten de cuatro categorías básicas y generales (nivel supraordenado) que aparecen de manera frecuente «como factores generales en las clasificaciones por pares que se llevan a cabo en los estudios de personalidad» (Cantor y Mischel, 1979, p. 16). Estas categorías son: personas extravertidas, personas cultas, personas comprometidas con una causa y personas emocionalmente inestables. Nos encontramos en un nivel supraordenado con un alto nivel de abstracción y de inclusión.

Dada la generalidad de estas grandes categorías, se hace necesario un segundo paso dirigido a la construcción de niveles con menor nivel de abstracción (niveles medios y subordinados) en los que estén contempladas categorías más concretas. Estas se construyen partiendo de lo que habla la gente en su vida cotidiana y tomando como referencia los estudios sobre estereotipos llevados a cabo en el seno de la psicología social. Ello da como resultado la aparición de 32 categorías que tienen como base roles sociales y ocupacionales (por ejemplo: humorista o vendedor puerta a puerta serían categorías perteneciente a personas extravertidas), atributos personales (por ejemplo: la sofisticación sería un atributo de las personas cultas), y trastornos psiquiátricos (por ejemplo: hidrófobo).

En un tercer momento se pidió a cinco jueces que distribuyeran cada una de las 32 categorías a lo largo de los cuatro marcos básicos y generales (supraordenados) y que posteriormente las subdividieran, a su vez, en categorías más concretas. Esa operación dio como resultado una clasificación «esperable» de las categorías. Por ejemplo, al humorista lo ubicaron dentro de la categoría «persona extrovertida», al hidrófobo lo colocaron dentro de la categoría «persona emocionalmente inestable», y así sucesivamente. Inmediatamente después, se procedió a un análisis de conglomerados que mostró la existencia de una estructura jerárquica que va de lo más abstracto, general e inclusivo (personas emocionalmente inestables, extravertidas, etc.) a lo más concreto, específico y restringido (claustrofóbico, hidrófobo, monje, vendedor puerta a puerta, payaso de circo, etc.). En definitiva, y este es el resultado que queremos destacar, **nuestro sistema de representación de personas contiene tres niveles de información:** a) un nivel supraordenado muy inclusivo y escasamente diferenciador; b) un nivel medio en el que se incluye, de manera preferente, información sobre grupos y categorías de personas y cuya riqueza, diferenciación y concreción resulta especialmente útil, y c) un nivel subordinado que alude a rasgos o conductas particulares que manifiesta una persona en una situación determinada. El análisis de conglomerados mostró: a) que las cuatro taxonomías propuestas eran un buen ejemplo del sistema que utiliza nuestra mente a la hora de clasificar personas; b) que las personas pueden ser incluidas en más de una categoría (ya lo hemos visto en algunos ejemplos tomados del *Diario* de Ana Frank) con distinto nivel de inclusión o abstracción; c) que estas taxonomías incluyen una amplia variedad de personas agrupadas de acuerdo a diversos criterios (roles, disposiciones personales, etc.), y d) la existencia de un importante paralelismo, siguiendo la propuesta de Eleanor Rosch, entre el sistema de clasificación de objetos y el de personas (Cantor y Mischel, 1979, p. 19-20).

Una vez validada la estructura jerárquica de las cuatro grandes taxonomías, surgió el interés por analizar el contenido de los rasgos atribuidos a cada una de ellas en cada uno de sus niveles (supraordenado, medio y subordinado). El análisis de este procedimiento puso de manifiesto que los contenidos de cada una de las categorías variaban en su nivel de riqueza, diferenciación y concreción en cada uno de los niveles de inclusión. En este sentido, concluyen los autores, **es el nivel medio de categorización de personas en el que la intersección de riqueza, diferenciación y concreción alcanza su mayor utili-**

dad: ese nivel es el mejor «para describir a quién se parece una persona, para diferenciar una persona de otra, al tiempo que nos ofrece un conocimiento teórico sobre tipos de personas en general, que nos permite hacer una descripción de una persona particular» (Cantor y Mischel, 1979, p. 25).

Si intentáramos trasladar esta propuesta al caso que nos ha servido de ejemplo a lo largo de este capítulo, el panorama que desde él se dibujaría queda reflejado en la figura 2.2.

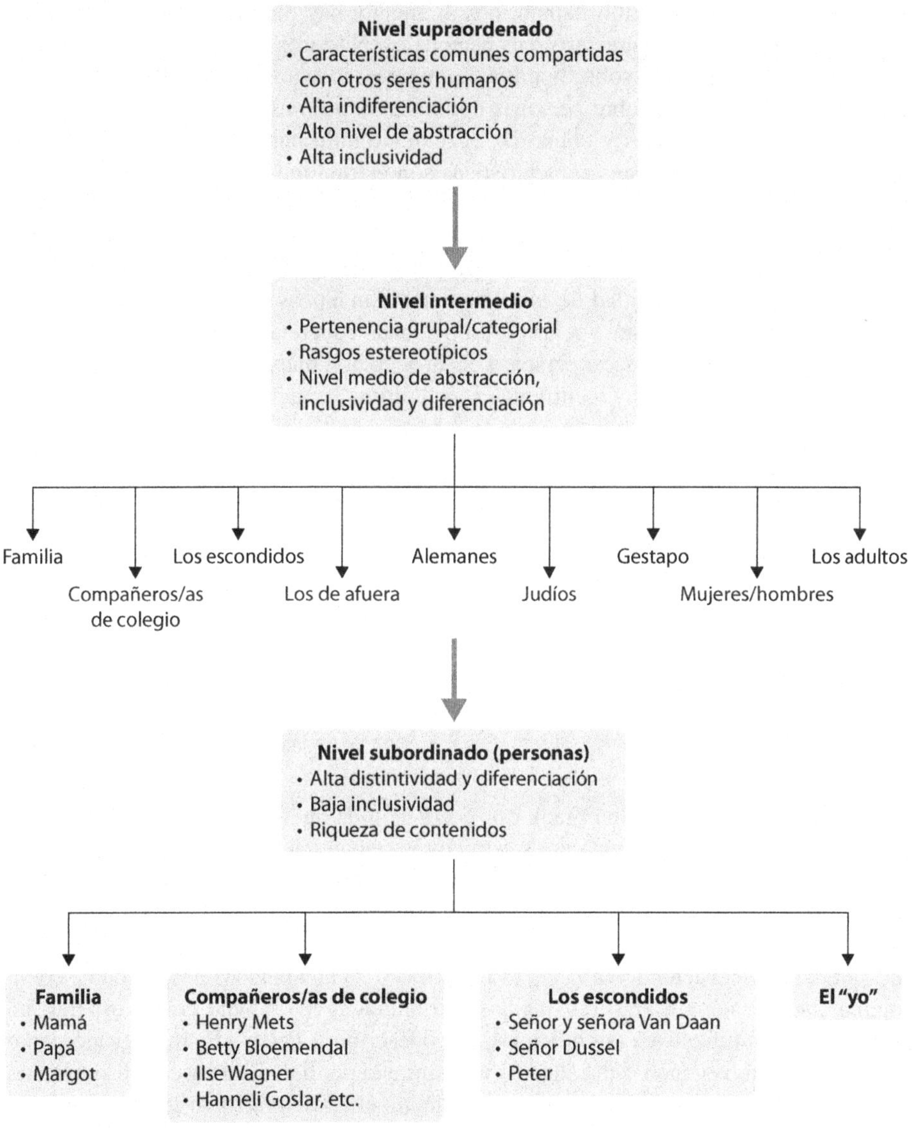

Figura 2.2. Los esquemas categoriales: el caso de Ana Frank.

2.3.2. Rasgos de personalidad

No debería pasarnos desapercibido que algunos de los contenidos que forman parte de las categorías **aluden directamente a rasgos de personalidad;** son, en realidad, teorías implícitas de la personalidad, nos recuerdan Nancy Cantor y Walter Mischel. La suya es una propuesta que se acerca de manera muy decidida a la estrategia de los prototipos: en realidad, **los rasgos de personalidad funcionan como prototipos a la hora de organizar la información sobre las personas.** Ciertamente, los rasgos nos diferencian a unos de otros; pero al mismo tiempo, nos asemejan: hay personas que comparten las mismas, o muy parecidas, características personales. Nuestros esquemas categoriales no solo contienen información sobre hombres y mujeres, jóvenes y adultos, judíos y nazis (categorías sociales), sino sobre personas optimistas y pesimistas, alegres y tristes, graciosas y aburridas, valientes y cobardes, decentes e indecentes (rasgos personales), y así sucesivamente. Todas estas características son estructuras semánticas (significados valorativos) que forman parte de nuestros esquemas categoriales, marcan el camino de la recogida y del uso de la información, permiten hacer predicciones sobre la conducta de los otros y, sobre todo, facilitan una comunicación eficaz entre los interlocutores (Fiske, 1993, p. 162). La particularidad de estas etiquetas semánticas de naturaleza psicológica es su flexibilidad: las aplicamos a grupos, a personas concretas en su calidad de miembros de determinados grupos y a personas en su acepción más individual. Ana Frank las utiliza de manera preferente y recurrente en esta última versión. Veamos un ejemplo.

Los rasgos como contenidos de los esquemas categoriales

J. R., a quien podríamos dedicar capítulos enteros, es una chica presumida, cuchicheadora, desagradable, que le gusta hacerse la mayor; anda siempre con tapujos y es una hipócrita. Se ha ganado a Jacqueline, lo que es una lástima. Llora por cualquier cosa, es quisquillosa y sobre todo muy melindrosa. Siempre quiere que le den la razón. Es muy rica y tiene el armario lleno de vestidos preciosos, pero que la hacen muy mayor. La tonta se cree que es muy guapa, pero es todo lo contrario. Ella y yo no nos soportamos nada.

La capacidad semántica de Ana Frank está fuera de toda duda. A lo largo del *Diario* encontramos con mucha frecuencia estas estructuras semánticas aplicadas a personas concretas. En el ejemplo recién mencionado hemos visto algunas de ellas, pero hay muchas más. Por ejemplo, su madre es «desnaturalizada» y «descuidada»; Ilse Wegner es «una niña alegre y divertida»; Lies «por lo general es tímida»; el señor Dussel es «una persona muy agradable»; «la señora Van Daan es insufrible (...) una persona desagradable como ninguna», su hermana Margot es «demasiado blandengue». Como era de esperar, no faltan adjetivos calificativos (significados) para describir a Peter: «Es muy guapo, tanto cuando se ríe como cuando está callado, con la mirada perdida. Es muy cariñoso y bueno y guapo», escribe, en plena fase de enamoramiento, el 22 de marzo de 1944.

La pregunta de cómo han llegado a nuestra mente esos contenidos es una pregunta atractiva, pero no es necesariamente una pregunta a la que la cognición social pueda responder de manera concluyente. Cuando Ana Frank dice que el señor Dussel es un «educador chapado a la antigua», cabe razonablemente la sospecha de que esté haciendo un ejercicio de comparación persona-a-persona, es decir, que esté utilizando la información procedente de un ejemplar. Ahora bien, cuando dice que a la señora Van Daan «se la conoce por su falta de modestia, su egoísmo y su astucia», que «Henry Mets es una chica alegre y divertida» o que J. R es «presumida, desagradable e hipócrita» ya no está claro si lo que se activa en su mente es un prototipo general al que se acogen los miembros de una determinada categoría o le basta un simple ejemplar para poder llegar a esta conclusión. De lo que no cabe duda es que siempre está presente la comparación. Podríamos pensar en la estrategia del prototipo más que en el ejemplar. Pero, de pronto, da un salto y, prescindiendo de la aplicación de sus teorías implícitas sobre la personalidad de cada una de los habitantes de la «casa de atrás», los agrupa en una sola categoría y exclama: «¡Qué idiotas y estúpidos son los mayores!» para dar paso de inmediato al uso de estructuras semánticas (rasgos) aplicadas a cada una de ellos en particular y volver sin solución de continuidad al prototipo grupal en términos comparativos: «Y nadie, sobre todo estos cretinos sabelotodos, nos comprende, porque somos mucho más sensibles y estamos mucho más adelantados en nuestra manera de pensar de lo que ellos remotamente puedan imaginarse» (2/03/1944). Parece, pues, que en nuestra mente conviven, sin demasiados conflictos, contenidos que contienen información sobre determinados grupos (prototipos), sobre rasgos de personalidad o, al menos, sobre rasgos personales, y sobre ejemplares. Nuestros juicios y opiniones pasan de un nivel a otro con agilidad; un mismo *input* estimular (ya lo hemos visto en el primer epígrafe) puede pertenecer a más de una categoría y, por tanto, puede ser definido de acuerdo a distintos contenidos categoriales (prototipos, pertenencia categorial, rasgos personales o ejemplares), no im porta el contacto y la experiencia directa que tengamos respecto a dicho *input,* que para eso sirven los estereotipos, para atribuir rasgos personales a gente con la que no hemos tenido contacto alguno.

El procedimiento usado por Ana Frank responde más a la propuesta de Jerry Wiggins que a la de Cantor y Mischel. Wiggins (1979) toma como punto de partida los términos que usa el ciudadano de a pie a la hora de describir la manera de ser de las personas (los 4.000 términos identificados en investigaciones previas) para elaborar una taxonomía de rasgos de personalidad, por entender que «una vía para diferenciarnos unos de otros es en términos de lo que hacemos unos respecto a otros» y que, por tanto, los rasgos más importantes son los rasgos interpersonales (Wiggins, 1979, p. 396). Estos rasgos se agrupan en torno a una estructura semántica de claras connotaciones psicológicas en cuyo espacio sería posible ubicar cualquier conducta interpersonal. Esta taxonomía resulta de especial utilidad de cara a la investigación de temas muy pertinentes en la cognición social, como puede ser la percepción interpersonal, la formación de impresiones, la atribución, el estudio de los estereotipos. Dicha estructura queda recogida en la figura 2.3.

Pasando por alto las complejas estrategias metodológicas utilizadas (aplicación de una lista de 128 adjetivos a tres muestras distintas: 152 sujetos procedentes de diversas titulaciones de la Universidad British Columbia en Canadá, 100 trabajadores de servicios sociales de la ciudad de Vancouver y 132 estudiantes de Psicología de la misma Universidad), traemos a colación este modelo porque sus ocho dimensiones discretas resultan muy familiares en el transcurso de la narración que Ana Frank hace de las per-

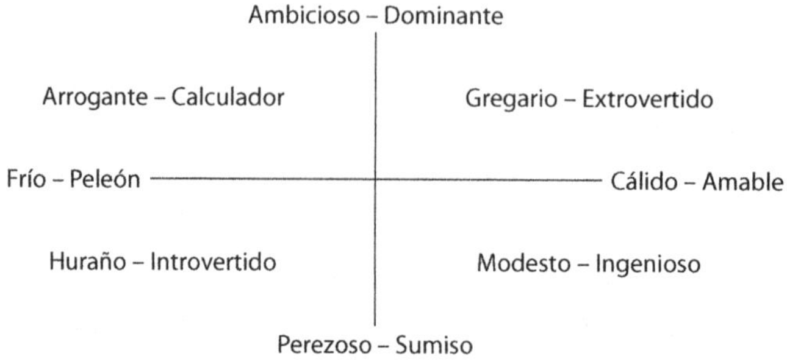

Figura 2.3. El espacio semántico de las relaciones interpersonales (Wiggins, 1979, p. 399).

sonas con las que convive en su particular vida cotidiana. Si tuviéramos la paciencia de hacer un estudio pormenorizado de todos los adjetivos (rasgos) interpersonales empleados en el *Diario* de Ana Frank para compararlos con los 128 adjetivos utilizados por Wiggins (1979, p. 405), encontraríamos una amplia equivalencia. Hagamos como alternativa un ejercicio algo más modesto. El lunes, 14 de junio de 1942, recién estrenados los trece años y recién estrenado el *Diario* como regalo de cumpleaños, Ana Frank pasa revista a algunos de sus compañeros de clase y de colegio; en concreto a 11 chicas y 16 chicos. El resultado de esta tarea, a la que ella se aplica con tanta satisfacción como solvencia, nos ofrece la siguiente información: a) la inmensa mayoría de los adjetivos empleados se encuentran entre los 128 utilizados por Wiggins (1979, p. 405); b) hay una mayor riqueza en la descripción de las chicas que de los chicos; c) apenas hay referencias prototípicas; no se define de manera expresa a ninguno de sus compañeros de clase y de colegio como miembros típicos de una determinada categoría; d) tampoco utiliza la estrategia de los ejemplares; f) parece claro que el modelo de procesamiento de información que utiliza de manera más frecuente es el de los rasgos. Es razonable que así sea; el contacto y la relación directa y permanente con las personas nos permite prescindir de su pertenencia grupal o categorial a la hora de enjuiciar su modo de ser o su manera de actuar, las personaliza, les devuelve su distintividad y su singularidad y las separa de esos confusos escenarios grupales y categoriales en los que todos parecen igual y donde se dan todas las condiciones para la discriminación, el prejuicio y la deshumanización que veremos en el capítulo 11.

Para recordar

- La información almacenada en la mente es diversa y obedece a determinados criterios y estrategias de almacenamiento.
- En unos casos, nos fijamos si un determinado *input* estimular contiene rasgos y características que suelen ser típicas de un determinado grupo de personas (prototipo).
- En otros casos nos fijamos en si un determinado estímulo social (una persona) se parece a otro que consideramos como ejemplo o modelo (ejemplar) de una determinada categoría.

- Parece claro que las personas utilizamos, indistintamente, ambas estrategias. En nuestra mente conviven, sin demasiado conflicto, estrategias que centran su atención en rasgos típicos propios de una determinada categoría o en algún o algunos ejemplares de dicha categoría.
- Parece que la comparación está presente en ambas estrategias.
- El «yo» no solo es un esquema claramente independiente, sino que aparece como el eje organizador del resto de los esquemas.

CAPÍTULO 3

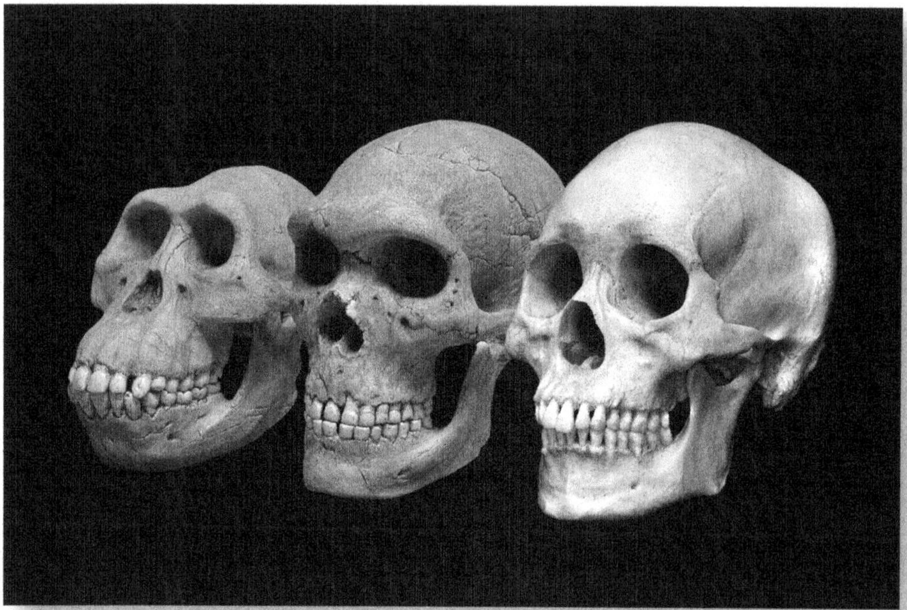

En el transcurso de la evolución de los primates, el cerebro se ha expandido desde su parte posterior hacia la anterior, de modo que la porción que más se ha desarrollado en los humanos modernos es el lóbulo frontal, que es donde se ubican las habilidades de cognición social más poderosas. Estas habilidades no aparecieron hasta que los humanos anatómicamente modernos entraron en escena apenas doscientos mil años atrás (Robin Dunbar).

El cerebro social

Las personas **somos capaces de dirigirnos e interactuar con nosotros mismos en términos «epistémicos» (saber, conocer, recordar, pensar, imaginar, creer, olvidar, etc.) y en términos «emocionales» (querer, desear, sentir, etc.).** A lo largo de los dos primeros capítulos ha quedado claro que todo eso es posible gracias a que somos capaces de hacer lo mismo respecto a los otros. O puede que sea al revés. Tanto da, ya que ambos procesos se necesitan, se acoplan y se complementan. Lo hemos visto: **la mente** no existe en el vacío, sino que **se predica de un sujeto que forma parte de una realidad social e histórica,** tanto en términos macro como microsociales, de la que forman parte constitutiva y constituyente los otros. Aquel ficticio filósofo de provincias creado por Antonio Machado, que fue Juan de Mairena, lo dejó sentenciado con una de sus frases lapidarias: **la incurable otredad del ser.** Otredad y mismidad son dos caras de una misma moneda, se necesitan, se acoplan y se complementan: «Quien razona afirma la existencia de un prójimo, la necesidad de diálogo, la posible comunión mental entre los hombres», y refuerza la imposibilidad del *solus ipse.* Las historias de Kaspar Hauser o Víctor de l'Aveyron, llevadas exitosamente al cine por Werner Herzog y François Truffaut, respectivamente, ofrecen numerosas pruebas de apoyo a la postura del filósofo. En el informe técnico sobre aquel adolescente encontrado en estado semisalvaje en l'Aveyron, Jean Itard relata cómo el médico que lo auscultó, el famoso Philippe Pinel, «no logró fijar ni un solo instante la atención del muchacho» y fue incapaz de descubrir en sus acciones «un movimiento de inteligencia o una muestra de sensibilidad» mostrándose reiteradamente «ajeno a toda operación reflexiva». Carecía, asimismo, de recursos comunicativos, de cualquier aptitud imitativa; «en una palabra, su existencia toda quedaba reducida a una vida puramente animal» (Itard, 1973, p. 114). La falta de los «otros» lo había condenado a una suerte de destierro y de soledad interior de la que el propio interesado probablemente no fue consciente hasta que no se enfrentó a su nueva realidad. Quizás no haya estirpes, como decía García Márquez, pero sí millones de personas que están condenadas a cien años de silencio y soledad porque son incapaces de dirigirse a sí mismas y dirigirse a los otros en términos epistémicos y emocionales.

3.1. CUANDO LAS MENTES SON INCAPACES DE CONECTAR

Ya que hemos mencionado a García Márquez, podríamos recordar uno de los lances más conocidos de su obra cumbre, *Cien años de soledad,* aquel en el que Prudencio Aguilar, tras perder en una pelea de gallos con José Arcadio Buendía, le dice alto y claro para que todo el mundo lo oiga: «–Te felicito. A ver si por fin este gallo le hace el favor a tu mujer. José Arcadio Buendía, sereno, recogió su gallo. –Vuelvo en seguida, dijo a todos. Y luego a Prudencio Aguilar: –Y tú, anda a tu casa y ármate, porque te voy a matar». No hace falta ser un experto en literatura comparada para entender que esta sencilla conversación (apenas tres frases) deja en el aire una hiriente sospecha convertida en insulto y una grave acusación a la que se responde con una amenaza terminante. Toda la gallera sabe a ciencia cierta lo que se esconde tras la «felicitación» de Prudencio Aguilar, y a qué es debida y qué significa la iracunda reacción de José Arcadio Buendía. Sin embargo, esta conversación encierra secretos difíciles de descifrar para muchos individuos, entre los que muy posiblemente se encuentren personas que tienen el diagnóstico de trastornos del espectro de autismo; resulta todavía un misterio para un niño, y probablemente se ha convertido ya en incomprensible para una persona aquejada de Alzheimer o aquejada de un proceso degenerativo del lóbulo frontotemporal. Por diversas razones, estas personas no sabrían (o no podrían) interpretar lo que está ocurriendo en la mente de los interlocutores; no vislumbrarían la maliciosa intención de Prudencio Aguilar (la acusación de impotencia), ni entenderían las razones que están detrás de la amenaza de muerte que lanza José Arcadio Buendía (la defensa del honor), aunque este último aspecto es, sin duda, más dependiente de las normas culturales que rigen en cada sociedad.

Desde el punto de vista de la cognición social surge una pregunta clave: **¿qué pueden tener en común un anciano aquejado de Alzheimer, un niño menor de cinco años, una persona con un diagnóstico de trastorno del espectro del autismo y alguien que ha sufrido unas determinadas lesiones cerebrales?** La respuesta que han dado los expertos y estudiosos tiene dos particularidades: primero, es bastante coincidente, y, después, es una respuesta que nos sitúa de lleno en el centro de la cognición social. Han venido a decir que **todas estas personas tienen en común dificultades variables en el manejo de una teoría de la mente, observándose en ellas alteración, retraso, pérdida o una falta de madurez de las capacidades y destrezas mentalistas y un déficit en las habilidades de comunicación.** Dejando momentáneamente al lado el desarrollo infantil, lo que tendrían en común unas mentes solitarias, apagadas o rotas debido a un accidente sería un fallo en los mecanismos más elementales de interacción y comunicación (la intersubjetividad): la palpable incapacidad para observar, advertir o analizar sus propias experiencias y para hacer lo propio con las experiencias de los demás, y, por tanto, para poder establecer una comunicación significativa con ellos. **Esa es la clave que venimos manejando desde el primer momento: leer e interpretar los propios estados mentales, y leer, interpretar y contagiarnos de los estados mentales y emocionales de los otros.**

En el transcurso de este complejo y sutil proceso del que apenas somos conscientes mientras nuestra mente lo pone en marcha cientos de veces al día, Colwyn Trevarthen, un reconocido estudioso del desarrollo comunicativo en la primera infancia, ha distinguido dos momentos: el de la **«intersubjetividad primaria» y el de la «intersubjetividad secundaria».** Ambos aluden a la existencia de un **reconocimiento intuitivo, y muy temprano** en el desarrollo ontogenético (primer año de vida), **de los estados mentales y emocionales del otro.** Dicho reconocimiento se inicia con esas **protoconversaciones en las que el adulto responde con interacciones verbales y no verbales** (interacciones gestuales que juegan un papel decisivo en el desarrollo del «yo», como tendremos oportunidad de ver en el capítulo 5: el otro como un espejo en el que el bebé empieza y aprende a mirarse) **a los movimientos corporales del bebé, a sus gestos, a sus vocalizaciones.** Ese juego tan sencillo, tan común, tan entrañable lleva impresa una elemental, pero psicológicamente muy significativa, coordinación de estados internos, que **será el punto de partida para el desarrollo de una teoría de la mente** en general, y particularmente de ese componente tan decisivo como es el «yo». **En la intersubjetividad secundaria** se da un paso más: **el vínculo se establece en un formato triádico, bebé-adulto-objeto,** en el que el primero empieza a dar muestra de su interés por los objetos, señalar algunas cosas con el dedo, tocar, dar un objeto al adulto con el propósito manifiesto de influir en él, para lo cual el bebé puede poner en juego un amplio conjunto de conductas sociales como la sonrisa, la imitación vocal, o la extensión de los brazos, las manos, los dedos (Trevarthen, 1977).

Acudimos, pues, al proceso de **intersubjetividad** para hacer referencia a ese **conjunto de destrezas y habilidades mentalistas** que, por razones bien distintas, han quedado inhabilitadas o no han tenido ocasión de desarrollarse, como en el caso de Víctor de l'Aveyron. En ambos casos, las secuelas desde el punto de vista psicológico se hacen muy evidentes y resultan muy difíciles de revertir. «Todo el mundo está de acuerdo en que **la ineptitud social de los autistas se manifiesta, sobre todo, en las interacciones recíprocas**», dice Uta Frith (1991, p. 193), una de las más reconocidas investigadoras en este campo. Y añade: «**La anomalía en las relaciones diádicas constituye el rasgo central y *sine qua non* para el diagnóstico del autismo**» (p. 199).

Autismo y teoría de la mente

La carencia de una teoría de la mente da sentido a ese conglomerado, aparentemente inconexo, de síntomas conductuales... Lo que suele presentarse como un problema del lenguaje, se comprende mejor como un ***problema de la semántica de los estados mentales.*** *De igual manera, lo que parece un problema de relación afectiva, puede entenderse como consecuencia de una incapacidad: la* ***incapacidad de percatarse de lo que significa tener mente y pensar, saber, creer o sentir de forma diferente a como piensan, saben, creen y sienten los demás.*** *Lo que suele presentarse como un problema de aprendizaje de competencias sociales, puede entenderse mejor si nos situamos exactamente en la misma perspectiva: no basta con un aprendizaje superficial de normas sociales, sino que se requiere la* ***capacidad de leer entre líneas y la de leer los pensamientos de los demás*** *(Frith, 1991, p. 238).*

El primero de los cinco criterios diagnósticos que el DSM-5 utiliza para definir el trastorno del espectro autista alude a «**déficits persistentes en la comunicación social y en**

la interacción social» que se manifiestan a través de: a) déficits en la reciprocidad socioemocional; b) déficits en las conductas de comunicación no verbal (pobre integración de la conducta verbal y no verbal, por ejemplo, o en el uso y la comprensión de gestos), y c) déficits en el desarrollo, mantenimiento y comprensión de las relaciones (dificultades para hacer amigos, por ejemplo). Los problemas en la semántica de los estados mentales; la incapacidad para pensar, saber y creer de forma diferente a como piensan, saben y creen los otros; las dificultades en las conductas comunicativas, los problemas a la hora de hacer amigos (pertenencia grupal) nos plantean el problema del conocimiento y de la imagen del «yo» en los autistas.

Hoy en día ya no cabe ninguna duda de que **esas alteraciones en procesos psicológica y socialmente tan decisivos** en la vida de cualquier persona **tienen «una causa biológica y son consecuencia de una disfunción orgánica»** (Frith, 1991, p. 107) en cuyo epicentro se encuentra la existencia de un daño cerebral, que, tras una precisa revisión de la literatura, Lindsay Oberman y Vilayanur Ramachandran lo han ubicado en unos «sistemas de simulación», que estarían en la base de nuestra capacidad de percibir a los otros «como si» fueran yo mismo (una suerte de imagen especular), y de simular (reproducir) sus acciones y sus estados internos en nuestro propio sistema de representación motor, cognitivo o emocional. Ese sistema de simulación estaría severamente perjudicado en el caso del autismo y explicaría los déficits en sus habilidades sociales, en la reciprocidad socioemocional, en las conductas comunicativas, etc. Ello supone que **la capacidad para leer la propia mente va indisolublemente unida a la capacidad para leer la mente de los otros** (a ello hemos aludido en el primer capítulo. Véase el epígrafe 1.3.), y que **todo ello se apoya en un circuito neurológico formado por el cerebelo, la amígdala, el córtex medial prefrontal y el córtex premotor,** que son los que forman los sistemas de simulación. Usamos nuestra propia mente como modelo y guía para introducirnos en la mente de los otros, para entender lo que piensan, para sentir lo que sienten, para intentar explicar lo que hacen y por qué lo hacen, como tendremos oportunidad de ver en el capítulo 7. Eso lo podemos llevar a cabo gracias a que, cuando vemos lo que hace una persona, se activan en nosotros los esquemas y representaciones motrices que poseemos para la realización de esa misma acción; es decir, nos imaginamos y nos «vemos» internamente realizando esa misma acción. Otro tanto ocurriría cuando escuchamos sus opiniones u observamos sus emociones: **usamos nuestros propios estados mentales para comprender los estados mentales de los otros,** lo que, al mismo tiempo, nos sirve de ayuda para entender nuestros propios estados mentales, en un juego recíproco que, como veremos en el capítulo 5, juega un papel decisivo en el conocimiento del «yo». Ahora bien, **ponerse en el lugar del otro** no **es** solo un juego, un esforzado ejercicio mental o una actitud moral, sino **la consecuencia de la activación del sistema de simulación que tiene lugar en el circuito de las neuronas espejo:** «Lo que el mono ve, el mono hace», es precisamente el título que Marco Iacoboni da al primer capítulo del libro en el que describe el funcionamiento de estos mecanismos neuronales.

Las neuronas espejo

Existen ciertos grupos de células especiales en el cerebro denominadas ***neuronas espejo, que nos permiten lograr entender a los demás:*** *algo muy sutil. Estas células (...)* ***nos vinculan entre nosotros, desde el punto de vista mental y emocional.*** *(...) nos brindan, por primera vez en la historia, una explicación neurofisiológica* *plausible de las formas complejas de cognición e interacción sociales. Al ayudarnos a reconocer las acciones de los otros, también nos ayudan a reconocer y a comprender las motivaciones más profundas que las generan, las intenciones de otros individuos» (Iacoboni, 2009, p. 15).*

Teóricamente, pues, las neuronas espejo adquieren un protagonismo indudable en una parte importante de los procesos sociocognitivos: comprensión de los estados mentales de los otros, empatía emocional e inferencia sobre las causas de su comportamiento. De acuerdo con Oberman, Vilayanur y Ramachandran (2007, p. 322), el deterioro en este sistema podría estar en el origen de los déficits en la teoría de la mente que muestran los autistas (la imitación, la empatía, la pragmática del lenguaje, la comunicación, etc.). Ese sería el origen de su soledad.

Para soledad, sin embargo, la de José Arcadio Buendía. Lo hemos dejado a punto de cumplir su promesa de acabar con la vida de Prudencio Aguilar por dudar de su hombría. Años después, lo volvemos a encontrar «bajo el castaño solitario» de la casa familiar. Había perdido «todo contacto con la realidad» y se hallaba «hundido en un abismo de inconsciencia» del que nunca volvería a recuperarse. Úrsula Iguarán, su esposa, había empezado a notarle algunas «rarezas»: hablaba con frecuencia con Prudencio Aguilar al que había matado en aquel lance de honor, se empeñaba en decir que todos los días de la semana eran lunes, lloraba desconsolado al recordar a los parientes muertos, mostraba un completo desinterés por sus máquinas y artefactos, que en otros tiempos fueron la razón de su existencia, hablaba «en un idioma altisonante y fluido pero completamente incomprensible», y tuvo un ataque de ira que estuvo a punto de destrozar la casa. En aquel mítico Macondo decidieron amarrarlo al castaño del patio. Luego, una vez desatado, «le construyeron un cobertizo de palma para protegerlo del sol y la lluvia». Era inútil que su esposa se esforzara en tenerle al tanto de las novedades de sus hijos, casi todas ellas calamitosas: «Era como hablarle a un muerto, porque José Arcadio Buendía estaba ya fuera del alcance de toda preocupación».

Alejamiento de la realidad, rarezas, pérdida de interés en actividades previamente muy apreciadas, escaso control emocional, conversaciones fuera de tiempo y de lugar, incapacidad de reconocer a las personas cercanas y los lugares habituales (la propia casa), desorientación geográfica. Nada de ello nos resulta extraño. Todo apunta a que José Arcadio Buendía había empezado a sufrir un imparable deterioro neurodegenerativo muy parecido a lo que hoy conocemos como enfermedad de Alzheimer, **«una enfermedad muy común propia de la vejez, que implica el deterioro de las neuronas»** atacando con ello **«al corazón de nuestra condición humana»**, en palabras de Janet Belsky, una especialista en la materia (Belsky, 2001, p. 215). Aunque su prevalencia depende de los criterios diagnósticos empleados, en España ronda el 4,5% entre los 65 y 74 años, y se dispara hasta el 12,5% a partir de los 85. Estamos ante un deterioro neuronal que va avanzando de manera implacable en ámbitos cognitivos, funcionales, conductuales y sensorio-motores hasta llegar a reducir la actividad cerebral a la mínima expresión en la fase terminal, caracterizada por pérdida de lenguaje, locomoción y conciencia, de acuerdo con la Escala de Deterioro Global de Reisberg. Estamos ante una enfermedad cerebral (una enfermedad neurodegenerativa) cuyas secuelas son palpables a nivel cognitivo, afectivo-emocional y conductual.

Aunque el **Alzheimer puede ser considerado como «la forma más habitual de demencia en los adultos»,** no es esta la única, y quizás tampoco sea la más devastadora desde el punto de vista psicosocial o, siendo más precisos, la más tempranamente devastadora. En la última década, los resultados de las investigaciones con técnicas de neuroimagen han permitido introducir un matiz que resulta especialmente importante de cara a los propósitos de este capítulo: la ruina de ese centro de operaciones de la condición humana parece que está mucho más relacionada con la **degeneración neurológica del lóbulo frontotemporal** (demencia frontotemporal) que con la región medial temporal, que sería la responsable de la enfermedad de Alzheimer. Se trata de una demencia neurodegenerativa que aparece alrededor de los 50 años, aunque con una prevalencia menor que el Alzheimer. Es importante su localización cerebral, porque, como tendremos oportunidad de ver en los próximos epígrafes, **el lóbulo frontal es el centro de operaciones de nuestra naturaleza como seres sociales y el que protagonizó un importante crecimiento como consecuencia del incremento del tamaño del grupo y de las demandas cognitivas asociadas a ello.** Cualquier trastorno en esta región supone una alteración importante en la personalidad, en el autoconcepto, en el campo del procesamiento y manifestación de las emociones y en la conducta interpersonal. **La demencia frontotemporal está asociada,** pues, **con conducta social inapropiada:** déficits en la empatía, fallo en la inhibición de conductas impropias, en el procesamiento y la regulación emocional (impulsividad), en el razonamiento social (inferencia sobre el estado mental propio y de los otros) y moral, etc.; es decir, en todas aquellas actividades especialmente relacionadas con la teoría de la mente de las que nos hemos ocupado en el capítulo primero. Chiara Cerami y Stafano Cappa, dos neurocientíficos italianos, han resumido recientemente las características principales de este trastorno neurológico: a) apatía y falta de motivación en actividades previamente gratificantes; b) aislamiento social, que frecuentemente coexiste con comportamientos desinhibidos, acciones impulsivas y conductas sociales desconcertantes; c) conductas compulsivas y repetitivas; d) dificultades en el reconocimiento de emociones; e) déficits en el procesamiento de información social, tanto la que atañe al propio sujeto como la que se refiere a los otros (creencias, emociones, intenciones, etc.) y en el razonamiento moral; f) disfunciones en los componentes cognitivos y emocionales de la empatía; y g) disfunciones, asimismo, en la memoria episódica (Cerami y Cappa, 2013). Los especialistas coinciden en señalar que alrededor de un 10% de los casos del total de demencias primarias corresponden a las demencias frontotemporales.

Una parte muy significativa de los trastornos cognitivos asociados a la demencia frontotemporal la volvemos a encontrar en algunas lesiones cerebrales. Antonio Damasio, uno de los nombres propios de la neurología, nos ofrece un ejemplo en las primeras páginas de uno de sus libros más emblemáticos, *El error de Descartes.* La historia es muy conocida: un día del verano de 1848, Phineas Gage, un joven al mando de una cuadrilla que trabajaba en la construcción del ferrocarril en algún lugar de Vermont (USA), sufre un grave accidente laboral. Una vara de hierro de las que se utilizaban para apisonar la pólvora y hacer los barrenos le penetra por la mejilla izquierda, le atraviesa el lóbulo frontal y sale a través de la parte superior del cráneo. Milagrosamente, el joven no muere, pero cuando se recupera de la herida, sus compañeros son testigos de un cambio profundo en su carácter: se torna irreverente, malhablado, irrespetuoso, procaz, pendenciero, etc., hasta el punto de ser despedido del trabajo y de cuantos fue logrando posteriormente: «Trabajaba brevemente en un lugar o en otro, y acababa dejando el trabajo en un arranque caprichoso o bien era despedido por falta de disciplina» (Damasio, 1996, p. 23). Anduvo enrolado en un circo por las tierras del Cono Sur, y acabó, de tumbo en tumbo, en los bajos fondos de San Francisco, donde muere el 21 de mayo de 1861 en medio de ataques epilépticos. Desde su accidente, Gage nunca volvió a ser el mismo.

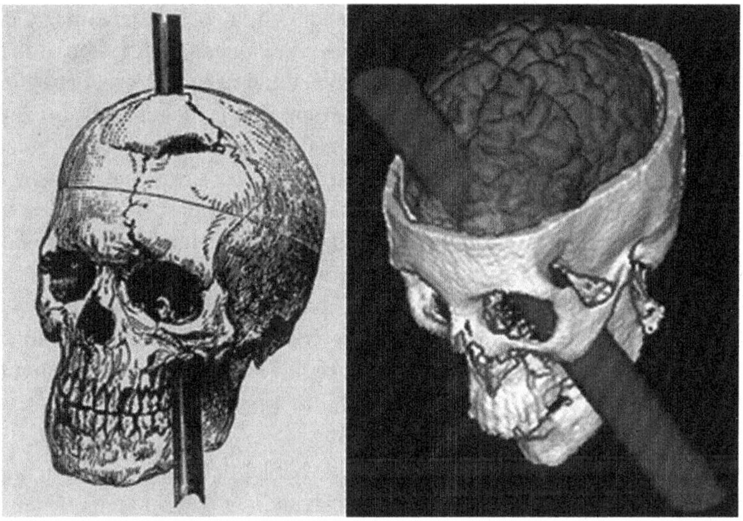

Figura 3.1.

El cerebro dañado

La historia de Gage daba a entender un hecho sorprendente: de algún modo, había ***sistemas en el cerebro humano dedicados*** *más al razonamiento que a cualquier otra cosa, y en particular* ***a las dimensiones personales y sociales del razonamiento. La práctica de las convenciones sociales y normas éticas*** *adquiridas previamente* ***podía perderse como resultado de una lesión cerebral*** *aun cuando ni el intelecto básico ni el lenguaje parecían hallarse comprometidos. Inadvertidamente, el ejemplo de Gage indicaba que* ***algo en el cerebro concernía específicamente a propiedades humanas únicas,*** *entre ellas la capacidad de anticipar el futuro y de planear en consecuencia dentro de un ambiente social complejo; el sentido de responsabilidad hacia uno mismo y hacia los demás, y la capacidad de orquestar deliberadamente la propia supervivencia y el control del libre albedrío de uno mismo (Damasio, 1996, p. 25).*

Historias de daño cerebral y sus consecuencias sobre la teoría de la mente las encontramos por doquier. Steven Pinker trae a colación otros dos casos estudiados también por el equipo de Antonio Damasio: el de una niña que fue atropellada por un coche cuando tenía un año y medio de edad, y el de un niño que había sufrido daños irreversibles en la corteza ventromedial y prefrontal orbital a consecuencia de un tumor detectado a los tres meses de edad. Siendo ya adultos, además de problemas de conducta (ambos eran unos cleptómanos y mentirosos compulsivos), mostraban escasa empatía, limitadas habilidades sociales y tenían dificultades para «reflexionar sobre problemas morales sencillos, pese a tener el coeficiente intelectual en los niveles normales».

Traemos a colación estos ejemplos porque de ellos podemos extraer algunas conclusiones muy pertinentes de cara a los propósitos de este capítulo. La primera de ellas se deja resumir de manera muy sencilla: **cuando el cerebro está dañado,** bien de nacimiento (el caso de los autistas), como consecuencia de la edad (Alzheimer y demencia frontotemporal) o a causa de un accidente (el caso de Phineas Gage), **se producen alteraciones irreversibles en la estructura cognitiva, en el carácter, en el razonamiento, en la conducta moral y en los procesos interpersonales.** La segunda es, quizás, mucho más importante: cuando eso ocurre, hay determinadas funciones y procesos psicológicos que quedan definitivamente deteriorados, mientras que hay otros que no parecen sufrir daño alguno. Las funciones motoras y el lenguaje, por ejemplo, no se vieron afectadas en Phineas Gage: **«El cambio de personalidad de Gage estaba causado por una lesión cerebral circunscrita en un lugar específico»** (Damasio, 1996, p. 31) situado en la región prefrontal ventromedial. De hecho, «fue **la lesión selectiva** en las cortezas prefrontales del cerebro de Phineas Gage **lo que comprometió su capacidad de planificar para el futuro, de conducirse según las reglas sociales que previamente había aprendido,** y de decidir sobre el plan de acción que eventualmente sería más ventajoso para su supervivencia» (Damasio, 1996, p. 45-46).

Con todas las reservas, cabría la posibilidad de hablar de **regiones cerebrales caracterizadas por una** especialización funcional que cuando se deterioran o quedan accidentalmente dañadas hay funciones mentales irreversiblemente afectadas: «**Cuando muere un trozo de tejido cerebral, puede desaparecer una parte de la mente**» (Pinker, 2003, p. 75), y con esa evidencia desaparece también y para siempre la dualidad mente-cuerpo, que había dominado la historia del pensamiento hasta bien entrado el pasado siglo. Todo parece indicar que esa es la postura de Antonio Damasio: **sistemas en el cerebro humano preferentemente dedicados a las tareas personales y sociales del razonamiento. La «modularidad» del cerebro humano** (la base anatómica de la modularidad de la mente) ya fue defendida, con abundante material probatorio, por Michael Gazzaniga hace treinta años para hacer referencia a «una forma de organización del cerebro consistente en **unidades de funcionamiento relativamente independientes** que actúan en paralelo» (Gazzaniga, 1993, p. 17) y se ocupan de tareas específicas. Ello no obstante, se trata de un tema ampliamente debatido. Luis Carretié, uno de nuestros mejores especialistas en este terreno, opta por una posición intermedia: «**Aunque la modularidad es indiscutible, es también cierto que las funciones mentales raramente involucran a un único módulo**» (Carretié, 2011, p. 19), ni siquiera en un tema históricamente recurrente como es el de la especialización hemisférica (el reparto de funciones mentales entre el hemisferio derecho y el izquierdo). En el caso concreto que nos ocupa cabrían las dos siguientes posibilidades: a) que la implicación de una determinada estructura cerebral esté claramente asociada a un único proceso (la corteza parietal en su relación con la atención), pero que ese proceso esté a su vez implicado en otros (la relación de la atención con la memoria, por ejemplo), o b) la posibilidad, más verosímil, de que algunas estructuras intervengan en dos o más procesos mentales distintos.

El tema de la modularidad del cerebro no es de nuestro especial interés. Pero sí nos importa, y mucho, la razón que apunta Ralph Adolphs, una autoridad en la materia, para la posible existencia de esa modularidad: **la «especialización cerebral» no es ajena a las particulares demandas de la organización y de la conducta social** (convenciones sociales, normas éticas, costumbres y tradiciones culturales, ideologías de todo tipo y de todo color, etc.). Es precisamente esta especialización la que nos abre el camino a otra importante consideración, no menos debatida que la anterior: parece haber **algunas zonas cerebrales que resultan especialmente importantes para las funciones sociales.** En algunos casos puede que exista, pues, **una conexión entre el deterioro y menoscabo de la conducta social y la lesión de alguna zona muy concreta de nuestro cerebro.** Hemos visto que esta conexión está fuera de duda en el caso del autismo, de la enfermedad de Alzheimer y, sobre todo, de la demencia frontotemporal y a resultas de algunas lesiones cerebrales. Es decir, está fuera de toda duda en millones de personas. Ello podría ser una prueba de la **existencia de una relación entre la vida social y la actividad cerebral** y, más en concreto, de la importancia del lóbulo frontotemporal, que es el que ha adquirido un especial protagonismo en los casos que hemos comentado. También podría apoyar la existencia de **zonas cerebrales que se activan cuando entran en juego los contenidos de la cognición social** (percepción de personas, atribución, interacción social, actitudes, prejuicio, procesos intergrupales, etc.). Durante décadas, recuerda Damasio, el debate sobre Phineas Gage nunca se centró «en la conexión entre la conducta social menoscabada y la lesión del lóbulo frontal», pero **hoy en día ya «no hay duda de que el cambio de personalidad de Gage estaba causado por una lesión cerebral circunscrita en un lugar específico»** (Damasio, 1996, p. 31). Parte de ese cambio de personalidad afectaba a las relaciones sociales.

Resumamos las ideas más importantes

- Hay millones de personas en el mundo que son incapaces de dirigirse a sí mismas y dirigirse e interactuar con los otros en los términos epistémicos y emocionales que hemos descrito en el capítulo primero. Es decir, son incapaces de leer e interpretar lo que ocurre en su propia mente y en la mente de los otros.
- Todas estas personas tienen en común un fallo en su intersubjetividad primaria y secundaria, que afecta al núcleo de aquellas características que definen nuestra condición como seres humanos, es decir, como seres sociales.
- El caso de Phineas Gage nos demuestra la posibilidad de un cambio radical en la conducta social a causa de una lesión cerebral.
- Ello podría indicar, con todas las precauciones, que existen zonas cerebrales dedicadas, como dice Antonio Damasio, a las dimensiones personales y sociales del razonamiento. El cambio en la personalidad de Phineas Gage estuvo causado por una lesión en la región ventromedial frontal.
- Cuando, por cualquier razón, muere un trozo de tejido cerebral, queda afectada una parte de la mente.
- No debemos dar por descartada la posibilidad de que haya zonas cerebrales que son especialmente importantes para la vida social y, como consecuencia de ello, para la cognición social.

3.2. La hipótesis del cerebro social

Robin Dunbar, como otros muchos, toma el ejemplo de Gage para recordar que la parte del cerebro que quedó dañada es precisamente aquella en la que «radica la base de la actividad mental consciente y que es la parte del cerebro que está íntimamente relacionada con todas las actividades inteligentes que asociamos con los humanos» (Dunbar, 2007, p. 74). Esta no dejaría de ser una opinión como cualquier otra si no fuera porque proviene de quien puede ser considerado como uno de los más prestigiosos psicólogos evolucionistas actuales. Sus investigaciones sobre la filogenia del cerebro humano son de obligada referencia. El supuesto del que parte es muy sencillo y muy coincidente con el de Ralph Adolphs: **a medida que aumentó el tamaño del grupo** en el que vivían nuestros ancestros **aumentó también el número de relaciones sociales y** con ellas **las demandas cognitivas** a las que se veían obligados a enfrentarse. Se produce, entonces, una relación de interdependencia mutua en la que el número y la complejidad de relaciones sociales se vieron facilitadas a medida que aumentaba el volumen del neocórtex, al mismo tiempo que el aumento del tamaño del grupo y las actividades sociales asociadas a dicho crecimiento iban requiriendo un mayor protagonismo del lóbulo frontal (véase el cuadro 3.1.).

Volvemos a la **complejidad del mundo social** y a las demandas que este conlleva en sus relaciones con el crecimiento del cerebro. Ralph Adolphs enumera las demandas: a) rápida identificación de los estímulos y las señales sociales, como podría ser el reconocimiento de las personas y de sus intenciones respecto a nosotros; b) integración de una gran cantidad de información en la memoria (recordar, por ejemplo, quién es amigo y quién nos ha puesto en peligro alguna vez); c) anticipación de la conducta de los otros

CUADRO 3.1. El tamano del cerebro humano y la importancia del lóbulo frontal

Robin Dunbar ha aportado algunos argumentos para considerar al lóbulo frontal como el centro de la teoría de la mente, y, por esa misma razón, de la cognición social: «Hoy en día hay muchas pruebas clínicas para defender la hipótesis de que el lóbulo frontal del cerebro debe jugar el papel crucial en la lectura de la mente» (Dunbar, 2007, p. 76). Veamos:

1. En el transcurso de la evolución filogenética de los primates, «el cerebro se ha expandido desde su parte posterior hacia la anterior, de modo que la porción que más se ha desarrollado en los humanos es el lóbulo frontal».
2. La sofisticada teoría de la mente de la que podemos presumir los humanos está directamente relacionada con el tamaño de nuestro neocórtex, una lámina de unos seis milímetros de espesor situada «alrededor del núcleo interno del cerebro primitivo de reptil que comparten todos los vertebrados». En los mamíferos, esta parte del cerebro ocupa entre el 10 y el 40% del volumen total del cerebro, en los primates no menos del 50%, y en los humanos llega a constituir el 80% del volumen total.
3. De acuerdo con complicados cálculos tomando como punto de partida el desarrollo de los niveles de intencionalidad y el tamaño relativo del lóbulo frontal, Dunbar llega a la conclusión de que el cerebro capaz de desarrollar una teoría de la mente (ser consciente de poseer mente y atribuir mente a los otros), con sus complejas destrezas sociocognitivas, entró en escena apenas hace doscientos mil años.

en escenarios unas veces recíprocos, otras competitivos, y en otros casos abiertamente violentos, y d) creación de pautas normativas, con sus correspondientes sanciones, que regulen la vida en común (Adolphs, 2009, p. 700). Hoy en día, la relación entre el mundo social, principalmente la cultura, y diferencias en la actividad cerebral constituye el eje de un nueva línea de investigación, la «neurociencia cultural», ocupada en el estudio de cómo las creencias, valores, significados y prácticas en contextos socioculturales específicos dan forma a los mecanismos neurológicos que subyacen a la cognición, a la emoción y a las acciones humanas (Han et al., 2013, p. 354).

La particularidad más llamativa de los primates, y, sobre todo, de ese primate superior que es el ser humano, es la variedad, la riqueza y la diversidad de las múltiples actividades asociadas a la vida en grupo y las demandas que ello conlleva: la defensa del territorio con sus exigencias de organización (distribución de tareas) y cooperación, los conflictos internos y los mecanismos para su solución, la búsqueda y las estrategias de emparejamiento, el cuidado de la descendencia, el desarrollo de códigos y normas de convivencia, las actividades de ocio y el juego social, los rituales, las sanciones sociales, las relaciones con otros grupos, la colaboración para obtener alimentos, etc. Nicholas Humphrey, un estudioso de la evolución de la conciencia humana, nunca dudó de que **el hecho central de la filogénesis fue el desarrollo de la «inteligencia social»,** (véase el cuadro 3.2.), cuyo principal resultado fue la organización de la vida en grupo (véase la figura 3.2.).

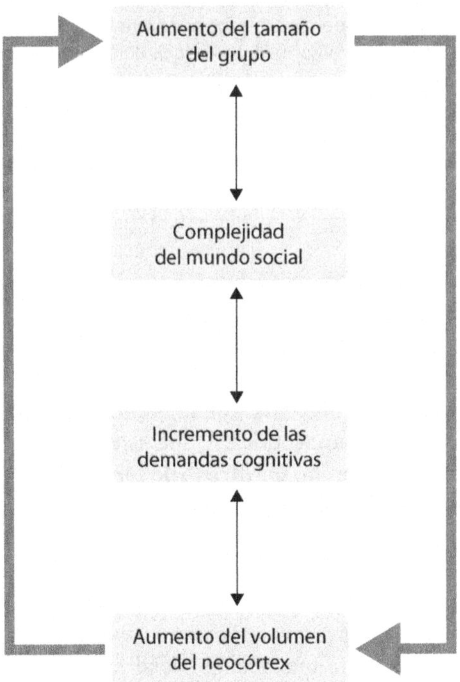

Figura 3.2. La hipótesis del cerebro social.

CUADRO 3.2. La mirada interior

África, hace unos veinte millones de años, era un lugar mucho más exuberante que ahora. Cálidas y húmedas selvas cubrían el continente, y en esas selvas vivía el ancestro común de los monos actuales y del hombre, un animal del tamaño de un babuino que comía fruta y moraba en los árboles. Después, el clima cambió y las selvas comenzaron a despoblarse, y a retroceder. Nuestros ancestros bajaron al suelo de la selva, crecieron de tamaño y sus cerebros se hicieron mayores, y casi con toda seguridad fue entonces cuando comenzaron a ser más dependientes socialmente, con una estructura familiar más o menos semejante a la de los chimpancés actuales (….). Más tarde, **hace unos seis millones de años, parece que se emprendió el primer experimento de vida social humana.** Mientras que un grupo de monos –los ancestros de los gorilas y los chimpancés actuales– permanecieron donde estaban, otro grupo –los animales de los que nosotros somos descendientes– se dirigió al campo abierto. Sus caminos se separaron. **Apareció un nuevo linaje de hombres-mono, con cuerpos y, lo que es más importante, con mentes que les permitirían sobrevivir y prosperar como cazadores y recolectores en la sabana.** Se ha mantenido que lo que distinguía a los primeros hombres-mono era su habilidad para andar sobre sus patas traseras, o para comer y asimilar una variedad mayor de comida vegetal, o para juntar los dedos con el pulgar. Todo eso era verdaderamente importante. Pero cuanto más aprendía de los descubrimientos que Glyn Isaac estaba realizando acerca de las primeras etapas de la vida social, más me convencía de que la respuesta se encontraba en otro lugar. No tiene que ver con la relación entre el pulgar y los otros dedos, sino con las relaciones de unas personas con otras. **El verdadero signo distintivo de un hombre-mono podría haber sido su habilidad para manejar a los otros monos que le rodeaban y relacionarse con ellos de forma humana.** No podemos estar seguros de cuándo comenzaron a dar su verdadero fruto estas nuevas destrezas sociales, pero hay pruebas arqueológicas suficientes para sugerir que **el patrón fundamental humano de vida social ya se había establecido hace dos millones de años.** Los seres humanos vivían en pequeños grupos comunales, alrededor de una casa central. Se dividían el trabajo y compartían la comida. Las relaciones sexuales eran probablemente monógamas y duraderas. Tanto el padre como la madre ayudaban a criar a los hijos. Las habilidades para la crianza eran responsabilidad de la comunidad y pasaban de generación en generación. Ya entonces, **la estructura social estaba tan avanzada** en comparación con cualquiera de las existentes entre los otros monos, **que suponía un salto en las habilidades *psicológicas*** subyacentes de la comunidad (Humphrey, 1993, p. 43-44).

Humphrey reitera la relación de interdependencia e influencia mutua entre el tamaño del cerebro y las exigencias de la vida social surgidas a raíz del aumento y la complejidad de los grupos sociales. Y además le pone fecha en unos términos cuyas cifras nos llevan por derroteros cercanos a una ciencia que cada día es menos ficción. Pero lo que más nos llama la atención es que hable más de la **mente como habilidad cognitiva** que del **cerebro como una cualidad anatómica,** y que asocie la primera a la **habilidad del hombre-mono para relacionarse con los otros «de forma humana», es decir, mediante el uso de herramientas (habilidades) psicológicas.** En los ejemplos que Humphrey trae a colación se confirma la sospecha de que esas misteriosas «habilidades subyacentes de la comunidad» están directamente relacionadas con la cognición social. Los bosquimanos, por ejemplo, apenas han cambiado su estilo de vida en el último millón de años: «Sus vidas se basan en la confianza, reciprocidad y división del trabajo entre los sexos y las generaciones»; a través de la interacción social aprenden las técnicas de supervivencia (cazar, tejer, cocinar, curar, etc.); se siguen estableciendo «relaciones de amistad, se discuten a fondo los problemas, se trazan planes, se comentan los asuntos amorosos»

(Humphrey, 1993, p. 46), etc. Esas «habilidades psicológicas», y otras muchas, las podemos encontrar en cualquier otra comunidad. Todas ellas forman parte del programa de la cognición social.

Aceptada ya la relación de interdependencia entre vida social y desarrollo cerebral, Ralph Adolphs da un paso más al preguntarse si son las regiones cerebrales que difieren de manera especial en tamaño entre el ser humano y los monos las que se corresponden con aspectos importantes de la cognición social. Los estudios llevados a cabo en este terreno han sugerido que la prevalencia de la **conducta prosocial, especialmente las relaciones de pareja** (el apareamiento monógamo), **explican más varianza en el tamaño del cerebro que otros tipos de complejidad social** (Adolphs, 2009, p. 699). John Morgan Allman, un experto mundial en el estudio de la corteza visual, pone el énfasis en el mismo aspecto que Adolhps, y eso nos tranquiliza porque significa que hemos encontrado un camino, pequeño pero relativamente seguro, en este laberinto que es el cerebro humano y la vida social: **la clave reside en la aparición de la familia humana.** Actuando como una red de protección y de apoyo, el grupo familiar (la familia extendida), sin ninguna otra connotación ni consideración (si está formada por personas del mismo o de distinto sexo, por ejemplo), jugó en su momento un papel decisivo para ayudar a sus miembros a afrontar **la incertidumbre ambiental,** convirtiéndose en **el verdadero desencadenante de la evolución del cerebro:** «Sin la familia ampliada, en los homínidos no habrían evolucionado cerebros grandes» (Allman, 2003, p. 209), obviamente en relación con su masa corporal. Por cierto, esa «**incertidumbre ambiental**» forma parte de la familia conceptual de la **claridad cognitiva** y la **necesidad de cognición** a las que hemos aludido en el capítulo primero. El desarrollo de esa estructura social sirvió, en primer lugar, para compartir comida con un resultado inmediato y espectacular, el incremento de la supervivencia, y requirió de un sistema de comunicación e información (capacidades lingüísticas) que propició el nacimiento de vínculos, la coordinación de actividades, la información sobre recursos alimenticios, la coordinación de estrategias de supervivencia y la transmisión de conocimiento de una generación a otra (el grupo como fuente de información). En una palabra, **«la historia del éxito evolutivo humano depende de dos grandes amortiguadores del infortunio, los cerebros grandes y la familia ampliada,** de modo que cada uno refuerza y potencia el valor del otro» (Allman, 2003, p. 210).

Todas estas son las razones que impulsan a Robin Dunbar a hablar del **tamaño cognitivo del grupo,** es decir, de las exigencias cognitivas asociadas a la vida social de los primates en general y, en particular, a las demandas y exigencias que lleva consigo la vida social de la especie humana (Dunbar, 1998, p. 186). Pero Ralph Adolphs y John Morgan Allman han aludido a un matiz que no debe pasarnos desapercibido: **la importancia y la complejidad del juego social, de la conducta de pareja, de la vida familiar y el alcance del aprendizaje social.** Lo que con ello se está insinuando son dos cuestiones de la máxima relevancia. Primero, que **existen diferencias entre los procesos cognitivos del ser humano y la cognición de otras especies cercanas,** y después que **las regiones cerebrales en las que mayor diferencia de tamaño existe entre los humanos y otros primates superiores se corresponden con las regiones más importantes para la vida social.** La mente humana apunta a una cierta exclusividad (eso es, al menos, lo que nos parece a los propios humanos), que nos remite a las sofisticadas y variadas particularidades de la vida social (véase el cuadro 3.3.).

CUADRO 3.3. Los rasgos exclusivos de la mente humana

Al comienzo de su obra, *Tropezar con la felicidad,* Daniel Gilbert sostiene que a quienes nos ocupamos del estudio, la investigación y/o la aplicación de la psicología algún día nos asaltará la tentación de encabezar alguna de nuestras publicaciones con la siguiente frase: «El ser humano es el único animal que...». No va muy desencaminada esta profecía. Para dar ejemplo, el propio Gilbert propone que **el principal rasgo distintivo de la especie humana reside en su capacidad para pensar en el futuro.** Ninguna exclusividad: a tenor de su afán por enterrar comida para el invierno, parece que las ardillas también lo harían. Gilbert lo sabe, pero insiste: «Nosotros pensamos en el futuro de una forma que ningún otro animal puede, hace ni ha hecho, y ese acto simple, constante y corriente es un rasgo definitivo de nuestra humanidad» (Gilbert, 2006, p. 24). Haciendo buena la predicción de Gilbert, Matthew Lieberman aventura otra hipótesis y, por tanto, señala otra exclusividad de la especie humana: «Aunque hay animales que presumiblemente tienen experiencias, **los humanos son la única criatura viva que puede pensar y representarse de manera explícita el carácter de esas experiencias**» (Lieberman, 2007, p. 267). Siguiendo los argumentos en los que apoya su teoría sobre la evolución del cerebro humano, John M. Allman sostiene que «**el rasgo exclusivamente humano que nos diferencia de los otros primates es nuestra capacidad para participar en una gran variedad de redes sociales,** cada una de las cuales comporta sus propios derechos y obligaciones» (Allman, 2003, p. 210). Gazzaniga (1993, p. 212) apuesta de manera decidida por una de las funciones mentales sin duda más significativas de la teoría de la mente: la capacidad de hacer inferencias. Fue eso **lo «que nos apartó de cualquier otra especie que haya existido anteriormente en el reino animal»**. Tras su revisión en torno a las bases neurológicas de la cognición social, Ralph Adolphs (2009, p. 709) se muestra algo más concreto. **Hay tres rasgos básicos que distinguen el sistema cognitivo humano** del que poseen otras especies: a) su destreza para llevar la propia experiencia a momentos y lugares distintos de aquellos en los que ocurrió y para trasladarla a la mente de otras personas; b) su capacidad para asociar las evaluaciones que hacemos de los otros con fuertes emociones morales que desencadenan conductas sociales, y c) la habilidad para usar esas destrezas de manera flexible en función del contexto, hacerlo también a lo largo de intervalos considerables de tiempo y con la ayuda de una prodigiosa memoria episódica que nos ayuda a recordar un gran número de personas así como su conducta pasada. Cris y Utha Frith (2012, p. 305), por su parte, se hacen una pregunta algo menos ambiciosa pero muy pertinente para los propósitos de este capítulo: ¿qué hay en la cognición social que sea específico de los seres humanos?: a) primero, la creación de procesos explícitos por medio del lenguaje; b) una mayor habilidad para ejercer control *top-down* sobre los procesos automáticos, lo que resulta particularmente importante cuando se da una competición entre diferentes componentes de la cognición social, y c) una extraordinaria habilidad para pensar y meditar sobre sus propios estados mentales, una capacidad de metacognición. Tory Higgins ha apuntado hacia una idea algo más general: lo que diferencia de manera especial al *animal* humano (así lo denomina) del resto de la especie animal son mucho más los contenidos y los procesos de su mente que los contenidos y los procesos de su sistema motivacional (el hambre, la sed, la autoconservación, el sexo, etc.). De manera especial, **la necesidad de comprender, administrar y compartir estados internos** (Higgins y Pittman, 2008).

Todo apunta, pues, en una misma dirección: **el estatus especial** (las demandas especiales) **de la vida social se correspondería con una configuración especial del cerebro humano.** Este estatus lo podríamos resumir, de la mano de algunos de los autores ya citados, todos ellos en la primera línea de investigación en sus respectivos campos, en los siguientes puntos:

1. Las particularidades de la teoría de la mente en general, y de la cognición social más en particular, corren paralelas con las particularidades del cerebro humano. No serían posibles las unas sin las otras.
2. La vida social hace demandas muy particulares, que requieren mecanismos de respuesta acordes.
3. Los humanos disponemos de una especial capacidad para pensar sobre nuestros propios pensamientos (metacognición). En el capítulo 5 daremos un paso más: la parte más decisiva de esa metacognición es el «yo».
4. Las regiones implicadas en la cognición social tienen un comportamiento distinto de aquellas otras que se activan con motivo de la percepción de los objetos físicos.
5. Cuando nuestra mente está atareada en actividades no sociales, la actividad en las regiones implicadas en la cognición social sufre un llamativo descenso.
6. Este descenso nunca supone inactivad absoluta porque las regiones implicadas en la cognición social están siempre en alerta, en un estado de permanente preparación para percibir y responder a los otros como agentes sociales.

Para recordar

- Existe una correlación positiva entre aumento del tamaño del grupo, ampliación de las relaciones sociales, demandas cognitivas asociadas y volumen del neocórtex.
- El tamaño cognitivo del grupo al que alude Robin Dunbar es el resultado de la complejidad del mundo social y los requerimientos asociados a ella en términos de actividades y relaciones sociales.
- Las relaciones interpersonales en cualquiera de sus manifestaciones y la aparición de los grupos primarios (la familia como el más significativo) juegan un papel especialmente distintivo en el tamaño de nuestro cerebro.
- La necesidad de hacer frente a la incertidumbre ambiental ha jugado, asimismo, un papel preponderante en la evolución del cerebro.
- Las regiones cerebrales que relativamente muestran una mayor diferencia de tamaño respecto a los animales son aquellas que están especialmente implicadas en las cuestiones más relevantes para la vida social.
- El listado de «rasgos exclusivos de la mente humana» es amplio. He aquí algunas propuestas: a) pensar en el futuro de un modo distinto y único; b) pensar sobre las propias experiencias; c) participar en una gran variedad de redes sociales; d) capacidad de hacer inferencias; e) capacidad para trasladar nuestra propia experiencia a otros y llevarla a situaciones y escenarios distintos de aquellos en los que surgió; f) capacidad para pensar en nuestros propios pensamientos y procesos cognitivos, etc.

3.3. La neurociencia social

La idiosincrasia, la particularidad y la complejidad del sistema y de las actividades sociales humanas respecto a la de los animales resultan muy fáciles de entender y de observar. Nos resulta bastante más complicado hacernos una idea de la particularidad neurológica, de la posible especialización de las zonas cerebrales para dar respuesta y/o poner en marcha determinados procesos cognitivos. Ese va a ser el escenario en el que se desarrolle la neurociencia social. Los casos brevemente comentados sobre el autismo, el Alzheimer o las lesiones cerebrales nos han dado una pauta, pero necesitamos pruebas de personas que no pertenezcan a ninguno de estos colectivos, que, por muy numerosos que sean, no dejan de ser una excepción. Echemos una ojeada para ello a la que se considera la primera investigación en este campo, la llevada a cabo por Elisabeth Phelps y otros colegas (2000).

La novedad de esta investigación reside en un detalle técnico: **el uso de las imágenes por resonancia magnética funcional (fMRI) para analizar la actividad neurológica implicada en la respuesta automática de un conjunto de personas** (todas ellas blancas) hacia grupos de blancos y afroamericanos. Es automática (lo veremos con detalle en el capítulo 4) porque la activación de las zonas cerebrales sucede de forma rápida y no deliberada en los participantes que forman parte del grupo experimental, produciéndose, además, sin que se pueda hacer nada en su contra. El grupo dirigido por Elisabeth Phelps analizó la activación de la amígdala, las respuestas a instrumentos indirectos de medida como el IAT (*Implicit Association Test*), las respuestas de parpadeo y las respuestas explícitas a una escala de racismo. Fueron dos los experimentos que se llevaron a cabo. En el primero de ellos participaron 14 personas (siete mujeres y siete varones) a los que se les presentaron caras de personas blancas y caras de afroamericanos, todas ellas desconocidas. A estas alturas ya sabemos que el color de la piel es un objeto al que le hemos dado un alto valor y un sólido significado. En el segundo de los experimentos participaron 13 participantes (seis mujeres y siete hombres) y la diferencia respecto al primero radicaba en que las caras de las personas de color eran muy conocidas y muy bien valoradas (Muhamed Ali, Denzel Washington, Magic Johnson, Martin Luther King, etc.). En la descripción y la discusión de los resultados, los autores mencionan algunas cuestiones de interés para este capítulo:

1. **La amígdala es una región cerebral que responde de manera inmediata a estímulos que tienen significado emocional.** Entiéndase bien: no es la amígdala la que define ni construye el significado emocional, sino que se activa ante un estímulo que tiene (porque así se lo hemos dado, conviene matizar) una fuerte carga emocional, como puede ser el color de la piel para un individuo racista, el rostro sonriente de un bebé para sus padres, o una de sus canciones favoritas para una pareja. El estudio de esas respuestas puede ser de utilidad para analizar la relación que guarda la amígdala con medidas conductuales del prejuicio sutil (véase el epígrafe 11.3.).
2. Los resultados de esta investigación muestran por primera vez que **las representaciones que las personas tenemos de los grupos raciales evocan una actividad diferencial de la amígdala** y que esa actividad es un reflejo (una prueba) de la *automaticidad* que caracteriza buena parte de nuestra actividad, como tendremos oportunidad de ver en el próximo capítulo. Por ejemplo: hay una mayor lentitud en las respuestas (una mayor latencia) y un mayor pestañeo nervioso cuando «afroamericano» (rostro de una persona de color) va unido a palabras positivas, y «blanco» va unido a palabras negativas que cuando el rostro afroamericano va unido a palabras negativas y

«blanco» a palabras positivas. Esa sería una muestra de la naturaleza involuntaria e incontrolada de las actitudes raciales.

3. La activación de la amígdala no estuvo relacionada con las respuestas *deliberadas* (controladas) que los participantes dieron al test de Racismo Moderno. Los resultados de las medidas implícitas y explícitas no muestran coincidencia.
4. Los resultados sugieren que la respuesta (activación) de la amígdala en los participantes de raza blanca a estímulos de personas blancas y negras «es función de la información culturalmente adquirida sobre los grupos sociales modificada por el conocimiento y la experiencia personal»: la mayor actividad de la amígdala ante rostros de personas afroamericanas desconocidas en comparación con la actividad ante caras de personas blancas desaparecía cuando los rostros afroamericanos eran de personas conocidas y muy valoradas (Phelps et al., 2000, p. 734).

A pesar de estos hallazgos tan relevantes, hemos de reiterar una vez más, y cuantas sean necesarias, que no son las regiones cerebrales las que definen los contenidos **de nuestra mente.** Por mucho que ante la presencia de determinados *inputs* estimulares se activen zonas cerebrales, el racismo, la homofobia o el antisemitismo son fruto del proceso de aprendizaje de personas concretas, que viven en un determinado momento de la historia dentro de un contexto macro y microsocial definido. La investigación de Elisabeth Phelps nos ofrece además algunas claves para acercarnos a la definición de este nuevo campo de investigación que es la neurociencia social. La más relevante, la que más acuerdo concita es que la nueva era en el estudio de la cognición social ha venido de la mano de nuevas técnicas de diagnóstico. De entre ellas, las imágenes por resonancia magnética funcional (fMRI) se han convertido en el método por excelencia en el estudio de la teoría de la mente. Lo que hacen las técnicas de **neuroimagen es detectar cambios en el metabolismo sanguíneo de una determinada zona del tejido cerebral que van asociados a un cambio en la actividad funcional de dicha zona.** Matthew Lieberman, uno de los más cualificados investigadores en este campo, ha reiterado que el campo en el que la cognición social confluye con los procesos neurológicos es un campo que «**utiliza las herramientas de la neurociencia para estudiar los mecanismos mentales que crean, enmarcan, regulan y responden a nuestra experiencia del mundo social** y nos ayuda a una mejor comprensión de nuestra mente social y de la mente social de las otras personas» (Lieberman, 2010, p. 143). Pero de inmediato añade que el uso de esta técnica no es la panacea; de hecho, para la mayoría de los grandes hallazgos en el campo de la psicología social hubiera sido una herramienta mucho menos útil que las tradicionalmente utilizadas. En las típicas sesiones de neuroimagen, a las personas que participan en los experimentos se les sitúa en condiciones artificiales muy alejadas de los contextos donde tienen lugar sus interacciones cotidianas. Es necesario, pues, llamar la atención sobre el uso de esta técnica y el significado de los resultados que a través de ella se obtienen. Héctor González y Marino Pérez lo han hecho en relación con los trastornos mentales bajo un argumento perfectamente aplicable a las investigaciones sobre cognición social: los estudios de neuroimagen no dan información sobre el origen biológico de la conducta normal ni de la conducta patológica, tienen «a lo sumo un valor de correlación entre el comportamiento y la función cerebral» (Gónzález y Pérez, 2007, p. 210) (véase el cuadro 3.4.).

CUADRO 3.4. El prisma tridimensional de la neurociencia social

(Ochsner y Lieberman, 2001)

Kevin Ochsner y Matthew Lieberman propusieron en su momento un modelo para la neurociencia social que goza todavía de una saludable vigencia. Ambos autores, reconocidos especialistas en la materia, parten de la siguiente premisa: los temas sobre los que versan, las hipótesis que se plantean, las tareas que se emprenden desde la psicología social y desde la neurociencia cognitiva son asuntos que sirven para el enriquecimiento mutuo: la psicología social puede usar las técnicas y la base de datos de la neurociencia para poner a prueba teorías sobre los procesos que subyacen a determinados fenómenos psicosociales. De otra parte, los sistemas cerebrales estudiados por la neurociencia cognitiva pueden operar de manera distinta para los estímulos sociales y los no sociales. Esta premisa da pie a definir **la neurociencia sociocognitiva como un espacio que integra diferentes niveles de análisis,** que van desde la experiencia y la conducta de los sujetos en contextos personalmente relevantes (nivel social) a los sistemas cerebrales que se activan en su transcurso (nivel neural) pasando por los mecanismos de procesamiento de información que están mediando esas experiencias y esas conductas (nivel cognitivo). Las relaciones entre estos tres niveles se pueden representar en un prisma tridimensional al que subyace la idea de que la neurociencia sociocognitiva tiene como objetivo el estudio de los contenidos de la cognición social desde diversos niveles de análisis a fin de descubrir cómo y cuándo los sistemas cerebrales entran en funcionamiento como mediadores de la conducta humana (p. 719).

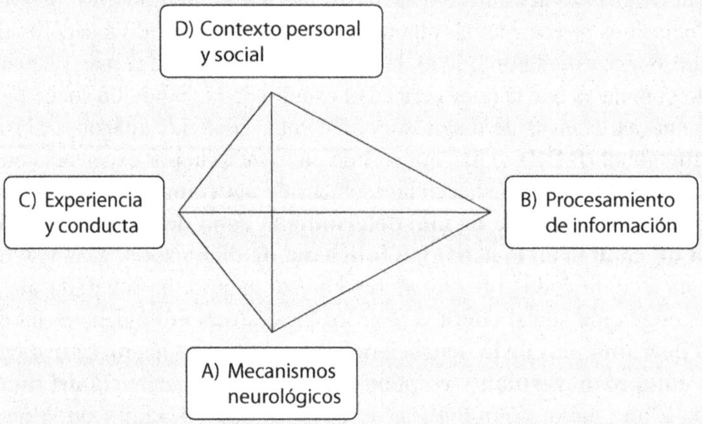

Dos son los matices sobre los que prestar atención. El primero resulta ya una obviedad: la idea que subyace a este modelo es la existencia de una permanente relación de interdependencia entre los cuatro vértices del prisma. El segundo merece una especial atención: la presentación por separado de los dos aspectos del nivel social (C y D. Esa es la razón por la que, a pesar de tener cuatro vértices, los autores le dan el nombre de tridimensional) pretende poner de manifiesto la importancia de la situación (pieza clave en el análisis psicosocial de la acción) en la que las personas actúan, piensan y sienten. Para terminar, dos advertencias respecto a sendas interpretaciones erróneas y un mensaje esperanzador. En cuanto a las advertencias: la neurociencia social no tiene como meta descubrir la existencia de «módulos sociales» en el cerebro, ni como único objetivo elaborar un mapa de los correlatos cerebrales de los fenómenos sociales y emocionales. El mensaje: los psicólogos sociales y los investigadores en neurociencia cognitiva deben ser conscientes de que dependen unos de otros y que el fruto de su interacción augura un futuro brillante y prometedor a ambas disciplinas.

La actividad cerebral es sencillamente la actividad de un organismo vivo. La detección y la localización de dicha actividad en el cerebro **no puede ser confundida ni asimilada con el contenido de los eventos o estímulos ante los cuales se activa,** y mucho menos considerada como el hecho que los causa; una cosa es la señal neurológica detectada en el cerebro ante determinados estímulos, y otra bien distinta los contenidos psicológicos que la provocan (los estereotipos, el racismo, la homofobia, etc.). **Cuando hablamos de correlatos entre activación de determinadas regiones del cerebro y funciones o procesos sociocognitivos, estamos muy lejos de establecer una relación de causa-efecto,** como de manera falaz, errónea y carente de rigor se (des)informa desde los medios de comunicación: «Tus genes deciden si eres de izquierdas o de derechas»; «Los abuelos están genéticamente predispuestos a desvivirse por sus nietos»; «El racismo y el machismo se pueden borrar del cerebro», son algunas de las «perlas» informativas que podemos encontrar en algunos de los periódicos de mayor tirada en nuestro país. Por decirlo de manera más sencilla: el prejuicio, el racismo, el fanatismo, los sesgos intergrupales, etc., son contenidos de nuestra mente. Se han incorporado a ella como consecuencia de procesos psicosociales en los que el ambiente (la cultura, la familia, los grupos a los que pertenecemos, etc.) ha jugado un papel primordial; la actividad cerebral que los acompaña nos permite un nivel de análisis complementario que enriquece el tradicionalmente empleado en la investigación psicosocial.

Lo que estamos diciendo es algo muy sencillo: **durante cualquier manifestación de la conducta humana hay actividad cerebral.** Si no la hubiera, sería una mala noticia: estaríamos muertos. Estamos diciendo, a su vez, que esa actividad cerebral tiende a estar localizada. Después de lo que hemos visto en el caso de los autistas, de los enfermos de Alzheimer y la demencia frontotemporal y en Phineas Gage, tampoco es una información que deba sorprendernos. También sería una mala noticia la ausencia de actividad neurológica en determinadas regiones del cerebro. Esa es, en opinión de algunos expertos, **la principal razón de ser** de la neurociencia cognitiva y **de la neurociencia social: la detección de las regiones neurológicas que se activan en los procesos psicosociales en los que está ocupada nuestra mente en la vida diaria.** Ello supone, sin duda, en tercer lugar, un enriquecimiento de las teorías que se han venido ocupando de estos temas. Por ejemplo, hay algunos estudios que han puesto de manifiesto que el dolor físico y el dolor social (la humillación, el rechazo, el desprecio, la exclusión social) activan la misma zona cerebral (el córtex cingular dorsal anterior y la ínsula). Naomi Eisenberger lo ha reiterado en investigaciones y revisiones posteriores: el solapamiento y superposición entre el dolor físico y el dolor social es algo más que una metáfora: ambos comparten un sustrato parecido desde el punto de vista vivencial y neurológico. Ese marco nos ayuda, por ejemplo, a hacer una interpretación distinta de la conclusión a la que llegan los expertos del Banco Mundial en su informe sobre la pobreza cuando dicen que «la pobreza duele», que las personas pobres «sufren dolor físico como consecuencia de comer poco y trabajar muchas horas; dolor emocional a raíz de las humillaciones diarias y dolor moral por verse obligadas a hacer elecciones» que les resultan extremadamente dañinas. Y nos ayuda a hacernos conscientes del verdadero alcance (la imborrable huella psicológica) del rechazo, la discriminación, la exclusión social y la deshumanización (véase el capítulo 11). Existe también una convergencia neurológica situada en los ganglios basales entre el refuerzo social (aprobación, respeto, valoración positiva, etc.) y la experiencia de una comida exquisita, una bebida refrescante o un chocolate suizo de primera calidad. Algunas de estas cosas son anecdóticas; otras, no lo son tanto.

Por ejemplo: los resultados de las investigaciones de Lasana Harris y Susan Fiske transmiten un mensaje descorazonador cuando muestran una escasa actividad en el córtex prefrontal medial (CPFM) ante la presencia de grupos negativamente valorados, grupos bajos en competencia y bajos en sociabilidad (véase el cuadro 10.3.). Eso significa que estamos a un paso de deshumanizarlos o, al menos, de considerarlos menos humanos que a otros, sobre todo que a los endogrupos. En un primer estudio con resonancia magnética funcional, a 10 estudiantes de la Universidad de Princeton con una media de edad de 19,5 años, se les presentaban durante seis segundos 48 imágenes/fotografías en color de 8 miembros de grupos sociales que forman parte de la realidad norteamericana. En el segundo estudio (12 estudiantes), las imágenes ya no eran de personas, sino de objetos (estímulos neutros). Tanto en un caso como en otro, las fotografías estaban avaladas como material experimental en estudios previos. En ambos estudios, a los participantes se les pedía que indicaran qué emoción experimentaban de manera más intensa ante la visión de los objetos-estímulos: orgullo, envidia, compasión o desprecio. Tras la sesión experimental, los participantes volvían a ver las fotografías en papel, ahora en blanco y negro, y se les hacía la misma pregunta: señalar, en una escala de 1 a 5, la intensidad con la que experimentaban las cuatro emociones. Los resultados muestran: a) los participantes asocian emociones diferentes a grupos distintos; b) existe una alta actividad del CPFM cuando está de por medio el orgullo, la envidia y la compasión; c) sin embargo, frente a aquellos grupos que provocan desprecio, la zona cerebral que se activa es la ínsula y la amígdala, las mismas que se activan frente a los objetos que nos causan repugnancia y aversión, y d) estos datos van un paso más allá de los que se obtienen mediante las técnicas de autoinforme en las que los participantes siempre quieren presentar una imagen positiva de sí mismos. La falta de actividad del CPFM y la activación de la ínsula y la amígdala ante estímulos (grupos) que provocan rechazo (asco) es, dicen los autores, la prueba fehaciente de la deshumanización, de que hay ciertos grupos a cuyos miembros les negamos cualidades humanas y los colocamos en un nivel infrahumano muy parecido a aquel en el que se encuentran algunos de los animales más repulsivos. En la medida en que pudieran replicarse, «este tipo de evidencias podrían empezar a ayudarnos a explicar nuestra inveterada capacidad para cometer atrocidades, como son los crímenes de odio, el abuso de los prisioneros y los genocidios contra personas deshumanizadas» (Harris y Fiske, 2006, p. 852).

A lo largo de todo el epígrafe hemos venido insistiendo en la actividad cerebral que acompaña al procesamiento de la información social, a las relaciones sociales, a cómo la gente da sentido a sí mismo y a los otros, a la comprensión del mundo social, etc. Ahora se abre una nueva línea de interés: la ausencia de respuesta neurológica, la falta de actividad cerebral en el CPFM ante determinados estímulos sociales. No es caprichoso ese interés, y no es banal esta ausencia porque hay un acuerdo muy generalizado respecto al papel central que juega esta zona del cerebro en los aspectos más distintivos de la cognición social, en el autoconcepto, sin ir más lejos.

No cabe duda, pues, de que la neurociencia social nos puede servir de ayuda para complementar y eventualmente **matizar los resultados procedentes de las investigaciones tradicionales, para enriquecer la teoría, para desarrollar nuevas teorías** o, como acabamos de señalar, para hacer una lectura menos metafórica de determinados resultados. Con su ayuda se puede arrojar luz o proyectar una nueva mirada sobre algunos de los procesos psicosociales más preocupantes, como pueden ser la discriminación, el prejuicio, la exclusión social, los sesgos intergrupales, el odio racial o religioso, etc.

John Cacioppo, que puede ser considerado como el antecesor más cualificado de la neurociencia social (en la actualidad forma parte del Centro de Neurociencia Social y Cognitiva de la Universidad de Chicago), entiende que este nuevo enfoque no solo nos ofrece nuevas técnicas y herramientas diagnósticas, sino que nos invita a tomar en consideración un nuevo nivel de análisis a la hora de estudiar los fenómenos y procesos psicosociales, como los que tenemos entre manos en este texto. «**La neurociencia social es el campo interdisciplinar dedicado al estudio de aquellos mecanismos neurológicos, hormonales, celulares y genéticos y, con ello, al estudio de las asociaciones e influencias entre los niveles de organización social y biológico**» (Cacioppo, Bernston y Decety, 2010, p. 675) (véase el cuadro 3.5.).

CUADRO 3.5. Vida social y actividad cerebral

A lo largo del capítulo ha ido haciendo acto de presencia la hipótesis, más que verosímil en la actualidad, de una relación entre vida social y actividad cerebral. La vida social se nos ha hecho presente a través de dimensiones especialmente pertinentes desde y para la cognición social en términos de destrezas y habilidades mentalistas en su significado más amplio (capacidad para conjugar verbos epistémicos y emocionales respecto a nosotros mismos y a los otros: capacidad para leer y comprender la mente propia y la mente de los otros), demandas cognitivas asociadas a la vida en grupo, inteligencia social, habilidades psicológicas subyacentes a la comunidad (Humphrey), tamaño cognitivo del grupo (Dunbar). Ello ha conducido a una configuración especial del cerebro humano que se tradujo en el crecimiento de la corteza prefrontal. De entrada cabe suponer que aquello que nos diferencia del resto de las especies animales (los rasgos exclusivos de la mente humana que hemos visto en el cuadro 3.3.) es debido, entonces, al mayor desarrollo de nuestro lóbulo frontal («la parte pensante del cerebro», en palabras de Robin Dunbar). Esta es ya una evidencia respecto a la que existe un acuerdo prácticamente sin fisuras entre los investigadores de diversos campos, incluido el de la cognición social. Pero junto a la distintividad anatómica del cerebro y la consiguiente exclusividad de la mente humana, hay también semejanzas con el resto de la especie animal, que juegan un papel significativo en algunos aspectos de la cognición social. Semejanzas y diferencias entre la vida social, la actividad cerebral y la actividad mental entre el ser humano y el resto de la especie animal: ese es el escenario en el que se mueve la cognición social.

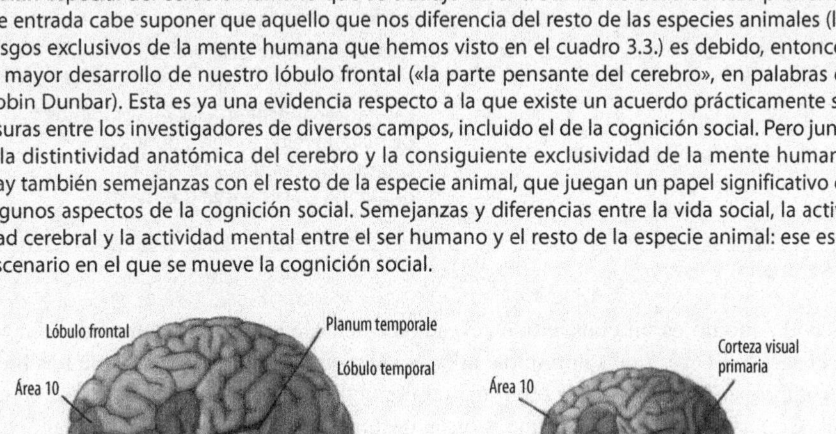

Figura 3.3. Cerebro humano-cerebro chimpancé.

Continuación

Partiendo de estas sencillas consideraciones, cabría la posibilidad de identificar las regiones cerebrales de los procesos sociocognitivos que se abordan en este manual, siendo conscientes del debate, a día de hoy inconcluso, que rodea la modularidad del cerebro humano.

Mapa cerebral de la cognición social	
Región cerebral	**Proceso sociocognitivo**
Amígdala	• Procesamiento estados emocionales: reconocimiento de emociones • Procesamiento inconsciente y automático de estímulos sociales • Prejuicio, discriminación y deshumanización
Córtex prefrontal	**Córtex cingular anterior** • Dolor físico • Dolor social: rechazo y exclusión social • Empatía • Relaciones cercanas **Córtex prefrontal medial** • Metacognición • Conciencia autorreflexiva • Autoconcepto • Razonamiento moral • Procesamiento deliberado
Neuronas espejo	Las neuronas espejo, a las que aludimos de manera reiterada en algunos de los capítulos, están ubicadas de manera prioritaria en la corteza prefrontal.

David Amodio es un consagrado investigador en algunos de los temas de la neurociencia social. Él cree que su principal aportación reside en la posibilidad que nos brinda para comprobar hipótesis que, con la metodología tradicional, resulta imposible de contrastar. Con esta apreciación se une a otros destacados investigadores para elaborar un **listado de las aportaciones hechas desde la neurociencia social:**

1. Ha puesto de manifiesto que la cognición social provoca de manera consistente una actividad cerebral (activa zonas cerebrales) acorde con la naturaleza de las especiales demandas de la vida social.
2. Ha averiguado que las zonas o regiones implicadas en la cognición social tienen un estatus especial: tienen un alto nivel de actividad, incluso cuando nos encontramos en reposo.

3. Nos ha dado la oportunidad de conocer, de manera algo más concreta, qué es lo que está sucediendo en la «caja negra», sobre todo respecto a fenómenos que no pueden ser evaluados por medio de medidas tradicionales. Dicho con más precisión: las técnicas de neuroimagen han contribuido a clarificar los procesos cognitivos automáticos y a diferenciarlos de aquellos otros que están bajo nuestro control y nuestra deliberación.
4. Ha posibilitado la integración con otras áreas de investigación, dentro y fuera de la psicología, y ha abierto una vía de comunicación entre la psicología social y otros campos de la neurociencia.
5. Ha abierto las puertas al uso de nuevas técnicas para el análisis de variables psicológicas.
6. Nos ha dado la oportunidad de contrastar, matizar, refrendar o actualizar algunas teorías psiosociales.

A pesar de los inconvenientes y las limitaciones de las técnicas utilizadas en el campo de la neurociencia social, especialmente de las técnicas de neuroimagen, Matthew Lieberman destaca algunas de las aportaciones hechas desde esta línea de trabajo a las que «deberían prestar atención incluso aquellos psicólogos sociales poco interesados en el cerebro» (Lieberman, 2010, p. 173).

1. *Mapeo del cerebro.* En los comportamientos sociales están presentes de manera simultánea múltiples procesos. Identificar la implicación de las regiones cerebrales puede ayudarnos a identificar qué procesos psicológicos concretos son los que están contribuyendo de manera especial en una determinada actividad mental. Una de las ventajas de la neuroimagen es la posibilidad de estudiar varios sistemas de manera simultánea y poder analizar con posterioridad aquellas regiones especialmente implicadas en un determinado proceso.
2. *Convergencias.* Probablemente se trata de uno de los hallazgos más esperanzadores para el futuro de la investigación: el descubrimiento de que experiencias alejadas entre sí o cercanas solo desde el punto de vista metafórico comparten el mismo proceso neurológico, como hemos tenido ocasión de ver en el caso del dolor físico y el dolor social causado por la exclusión, el rechazo o la discriminación: la ausencia de lazos sociales y vínculos afectivos causa un tipo de dolor parecido al que causa el hambre, la sed, el frío, etc. Una segunda línea de convergencia es la activación del CPFM cuando uno piensa sobre sí mismo o en los otros.
3. *Disociaciones.* El mapeo cerebral nos permite observar si un determinado estímulo activa una zona cerebral concreta. Pero todavía cabe dar un paso más: los estudios sobre lesiones cerebrales nos pueden señalar qué tareas han quedado dañadas y qué otras han salido indemnes. Recordemos que ese fue uno de los hallazgos a raíz del accidente de Phineas Gage a partir del cual se refuerza la idea, siempre controvertida, de la localización cerebral de las funciones mentales. De entre los muchos datos que ha aportado la investigación, hay dos que merecen una especial atención: la distinta localización cerebral de los procesos automáticos y controlados, que veremos en el capítulo siguiente, y la especial ubicación neurológica del autoconcepto, que abordaremos en el capítulo 5.

A pesar de ello, es necesario ser cautos y no dejarse llevar por las apariencias, por muy espectaculares que puedan ser algunas de ellas (véase el cuadro 3.6.).

CUADRO 3.6. Guía para el uso pertinente de la neurociencia social (Amodio, 2010)

- Es conveniente comenzar con una pregunta formulada en términos psicológicos. De no ser así, la neurociencia social no tiene muchas posibilidades de enriquecer el conocimiento psicosocial.
- Pregúntate si realmente necesitas echar mano de una técnica de neuroimagen para poner a prueba tus hipótesis. Mostrar que el cerebro está implicado en nuestras actividades cognitivas, emocionales y conativas no es decir casi nada.
- El cerebro es un mecanismo, un proceso de cómputo, no es un resultado, un contenido, una respuesta.
- La validez de constructo en las medidas utilizadas mediante las imágenes por resonancia magnética funcional no es precisamente la característica más sobresaliente de las investigaciones en neurociencia social. Desde ese punto de vista, es conveniente interpretar la actividad cerebral en términos de procesos y funciones psicológicas elementales (atención, inhibición, activación, vigilancia, etc.) que pueden posteriormente contribuir a la comprensión de procesos psíquicos superiores (identidad, empatía, prejuicio, etc.). La activación neurológica no puede ser interpretada como si se correspondiera directamente con un proceso psicológico.
- Es recomendable usar tareas conductuales psicológicamente válidas para analizar su asociación con la actividad cerebral medida a través de alguna de las técnicas de neuroimagen y asegurarse de que los participantes en el experimento están realmente implicados en ese proceso psicológico.
- En el campo de la neurociencia social es recomendable echar mano de la neuroanatomía y de los sistemas neuroquímicos que interactúan con las estructuras neurológicas para describir nuestras hipótesis en torno a los mecanismos sociocognitivos.
- Dado que este campo de investigación se encuentra en su infancia, es necesario estar atentos a las novedades y actualizaciones en la interpretación de la activación cerebral. Por ejemplo, la asociación entre la activación de la amígdala y las emociones negativas es demasiado simple.

CAPÍTULO

4

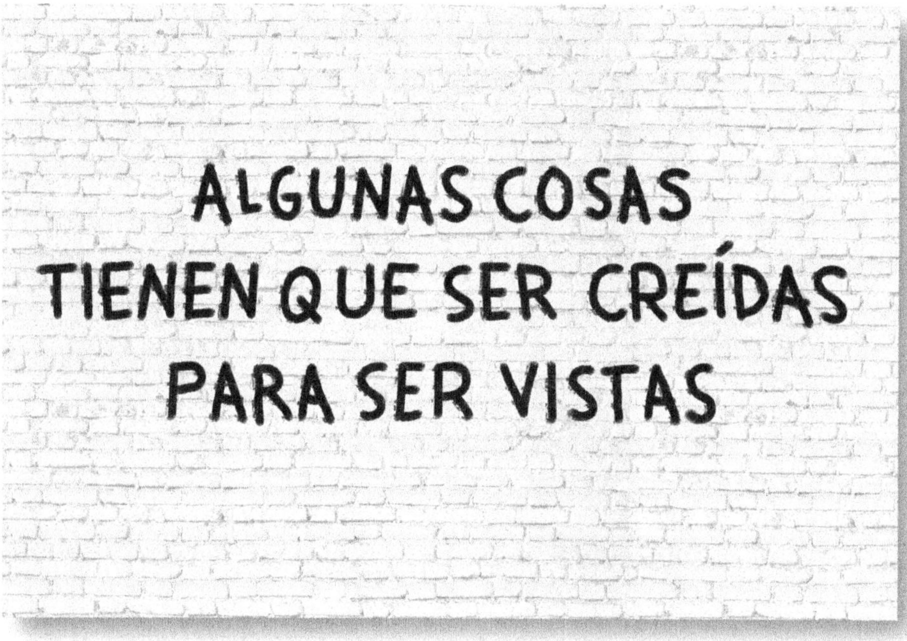

Algunas veces somos conscientes de las contingencias entre los estímulos y de la influencia que ejercen sobre nuestra conducta. En otros casos, somos conscientes del estímulo, pero nos pasa desapercibida su influencia. En ocasiones resulta que no somos conscientes ni del estímulo ni de su influencia. Lo que no se ve, también existe y se convierte en real a través de su influencia.

El modelo dual de la cognición social

Ana Frank, lo hemos comentado en el capítulo 2, era una adolescente con una alta necesidad de cognición. La mejor prueba de ello es que prácticamente no hay día en el que no se plantee alguna duda, pida una explicación, muestre su acuerdo o su disconformidad respecto a algún tema, o haga alguna pregunta. El día 22 de enero de 1944, por ejemplo, le hace a Kitty, su amiga imaginaria, las siguientes: «¿Serías capaz de decirme por qué todo el mundo esconde con tanto recelo lo que tiene dentro? ¿Por qué será que cuando estoy en compañía me comporto de manera tan distinta de como debería hacerlo? ¿Por qué las personas se tienen tan poca confianza? ¿Por qué será que estoy tan cambiada?». De entre estas cuatro preguntas, hay una que a cualquier estudioso de la psicología social le trae a la memoria, de manera rápida, espontánea y sin el más mínimo esfuerzo, una de las más reputadas y conocidas investigaciones: la de John Darley y Bib Latané sobre la conducta de ayuda. Respecto a las otras tres, habría que pensar un poco más y tomarse un tiempo antes de indicar qué teoría psicosocial podría ser capaz de dar una respuesta. Estas cosas nos ocurren a diario: leemos, vemos, escuchamos algo, y de inmediato, como un resorte, nos viene a la mente el recuerdo de una persona, el título de una canción, el escenario de un determinado evento, el personaje de una novela o de una película, e incluso la hipótesis de una teoría. Hay cosas que se nos hacen presentes sin darnos cuenta y sin buscarlas (sin intención por nuestra parte), y otras que necesitan tiempo y esfuerzo. Esa es la clave de este capítulo: **nuestra mente se sirve de dos maneras complementarias de procesar la información: una es automática y no requiere esfuerzo; la otra lleva su tiempo y requiere pausa, deliberación y esfuerzo (procesamiento controlado).**

4.1. Cuando la situación nos pasa desapercibida

Cuando Bib Latané y John Darley comentan los resultados de sus experimentos, se sorprenden de que los participantes en ellos no quisieran admitir que el desencadenante de su inhibición frente a la situación de emergencia en la que se encontraba una persona fue la mera presencia de otras personas. Preferían pensar que su conducta había sido el resultado de su manera de interpretar la situación, sin querer aceptar que la manera de hacerlo había estado definida por la presencia de los otros. Su negativa a admitir este hecho no es del todo caprichosa; lo que ocurrió es que **las personas que participaron en los experimentos no fueron conscientes de la influencia que tal presencia ejerció sobre**

su conducta. Creemos, concluyen los autores, que este tipo de procesos son los que pueden dar cuenta de esos casos de apatía que muestran los espectadores ante situaciones de emergencia que a veces cuentan los periódicos (Latané y Darley, 1970, p. 89). No cabe duda de que los participantes fueron conscientes de la presencia de otras personas, pero **lo que verdaderamente importa,** dice John Bargh, a quien veremos con mucha frecuencia en este capítulo, no es tanto la presencia del estímulo, sino **si somos conscientes de la influencia potencial que puede tener sobre la experiencia o la conducta subsiguiente** de las personas expuestas a él; «**existen todo tipo de influencias de las que no tenemos un conocimiento consciente**» (Bargh, 1994, p. 15). Muy probablemente eso es lo que le ocurre a Ana Frank cuando observa que su comportamiento en presencia de otras personas es distinto a cuando está sola.

Otro tanto ocurre en los experimentos de Solomon Asch sobre la presión de grupo. Quizás parezca arriesgado decir que quienes participaron en ellos no eran conscientes de dicha presión, pero leyendo sus testimonios tampoco hay ninguna razón para creer lo contrario. En la entrevista postexperimental que realizaron los investigadores, las personas que habían formado parte de la investigación aludían a su incertidumbre, a su convicción de estar en lo cierto o de estar errados respecto a cuál de las líneas de las dos cartulinas eran idénticas, pero **el hecho clave de la presión grupal parece haberles pasado desapercibido,** como si no se percataran de que sus dudas, primero, y sus opiniones después (el juicio sobre el parecido de la longitud de las líneas) habían sido el resultado de la insistente y rocosa opinión de los otros miembros del grupo. Asch describe una serie de reacciones que son susceptibles de ser leídas en términos de las **dificultades que los participantes en los experimentos muestran a la hora de ser conscientes de la influencia que la situación puede tener sobre su conducta.** Por ejemplo, algunos localizan la dificultad en ellos mismos («muchos de los participantes notan una perturbación no creada por la mayoría, sino por ellos mismos»); son ellos quienes hacen el esfuerzo para superar el disenso en la apreciación del tamaño de las líneas (se preguntan por qué están equivocados); se concentran en el objeto de juicio (las líneas) como si ese fuera el causante de su desacuerdo con el grupo; en su mayoría muestran deseo de estar de acuerdo con el grupo y su preocupación por «poder parecer extraños y absurdos a los ojos de los demás». La principal conclusión que Asch extrae de sus experimentos es bien conocida: **cuando alguien está formando parte de un grupo, ya no se siente indiferente respecto a él. A lo que deberíamos añadir: la influencia de este hecho puede pasarnos desapercibida.**

No son estos los únicos ejemplos que se podrían traer a colación. Los experimentos de Stanley Milgram sobre la obediencia a la autoridad resultan igualmente pertinentes. Como es bien sabido la reacción de obediencia predominó de manera preocupante e inesperada; baste recordar que en el primero de los experimentos el 65% de los participantes llegaron a asestar 450 voltios a una persona por el simple hecho de equivocarse en la memorización de un conjunto de palabras. La relación de quienes participaron en sus 18 experimentos (la nada despreciable cantidad de 620 personas) con la figura de autoridad sufre un cambio (un desplazamiento crítico, dice Milgram) a resultas del cual ya no se ven como dueños de su propia conducta, sino como meros ejecutores de los deseos de otra persona (la figura de autoridad), **anulando** con ello **su iniciativa y la posibilidad de actuar de manera consciente, deliberada y autónoma,** siguiendo el dictamen de su propia voluntad. Donald Wagner y John Bargh comentan también el famoso estudio de la cárcel de Stanford, llevado a cabo por Philip Zimbardo y algunos otros colegas a finales de los sesenta: **los participantes** en este estudio (recordemos que unos hacían de presos y otros de carceleros) **se mostraron incapaces de controlar o inhibir el poderoso efecto del rol que se les había asignado** de manera aleatoria, hasta tal punto que parecían haber olvidado que estaban participando en un experimento que podían abandonar cuando lo desearan (Wegner y Bargh, 1998, p. 448).

Lo que estos ejemplos tienen en común no es solo **la fuerza de la situación** (en este caso, una situación artificialmente creada por los investigadores), sino que esa fuerza **pasa desapercibida para las personas presentes en ella** y resulta, por tanto, difícil de controlar y de modificar. Con ello, **la situación deja en un lugar secundario la influencia que la persona pueda ejercer sobre su comportamiento,** algo que no hace sino reforzar el error fundamental de atribución que veremos en el capítulo 7. No ser consciente de aquello que resulta ser el desencadenante de una determinada acción es algo que ocurre con mucha más frecuencia de la que nos gustaría admitir, porque cuando lo hacemos, estamos confesando que nuestro comportamiento no es siempre fruto de nuestra voluntad, o al menos no lo es de manera completa; estamos dando a entender que, a veces, las acciones que llevamos a cabo están fuera de nuestro control, y ese hecho no parece dejar precisamente en un buen lugar a ese ufano y poderoso ser racional que supuestamente somos. Las influencias situacionales presentes en estos estudios comparten las siguientes características: a) son involuntarias por parte de los participantes: ellos no las han buscado, no las han planificado; sencillamente, les han venido dadas; b) los participantes no son conscientes de ellas; c) a quienes participan en los experimentos no se les ofrece la posibilidad de pensar sobre su respuesta: tienen que hacerlo en el momento, y d) por todo ello, se trata de influencias que resultan difíciles de identificar y de controlar (Wegner y Bargh, 1998, p. 447).

Veamos ahora otro ejemplo. Este es menos conocido; por eso lo vamos a describir con algo más de detalle. Imagínate que estás participando con otros compañeros de clase en un experimento. Un profesor te dice que quiere analizar tu competencia lingüística y para ello te pide que completes una serie de frases usando las palabras que encuentras en un cuadernillo. Terminadas las instrucciones, te quedas solo en el laboratorio. Nadie te molesta y nada interfiere en la tarea que tienes que realizar. Cuando terminas, el responsable del experimento te da las gracias y te señala el camino del ascensor. Nada de lo que ha ocurrido hasta el momento te ha llamado la atención. Pero aunque no te hayas dado cuenta, algo ha sucedido. Había dos versiones de la tarea: una de ellas contenía varias palabras relacionadas con el estereotipo de «anciano» (solo, jubilado, antiguo, indefenso, tradicional, olvidadizo, etc.); la otra no. La primera lista pretendía activar dicho estereotipo mediante palabras alusivas a rasgos que, según la investigación, lo caracterizan y lo definen. A este primer paso se le ha dado el nombre de «*priming*»: de manera ocasional, y sin que se percaten de ello, hemos preparado a unas personas para que respondan en una determinada dirección, hemos despertado sus ideas, opiniones, sentimientos sobre un determinado objeto social, normalmente una persona o un grupo. En el otro grupo se ha suprimido toda alusión al estereotipo de «anciano»; los participantes tuvieron que construir sus frases con palabras neutras. En la puerta del laboratorio había una persona. Parecía un alumno que estaba esperando una tutoría, pero lo que realmente hacía era cronometrar el tiempo que tardaban en llegar desde esa puerta al ascensor cada uno de los participantes en el experimento. El resultado sorprendente es que aquellos que completaron las frases con palabras relacionadas con ancianidad, tardaban significativamente más en llegar que aquellos otros en cuya tarea de completar frases estaban ausentes esas palabras. La hipótesis explicativa de lo que ocurrió es que **los participantes del grupo experimental recuperaron inconscientemente una información previamente procesada y almacenada, inconscientemente también, en su memoria** (Bargh, Chen y Burrows, 1996). Esa información, conviene subrayarlo, es fruto de la experiencia y del aprendizaje. Este último caso tiene una particularidad respecto a los anteriores: las personas no son conscientes ni de la información que procesan ni de la información que recuperan. Y tiene también algo en común: primero, la fuerza del contexto creado por medio de la manipulación experimental; y después, la ausencia de control; en este caso por partida doble: no hay posibilidad de ejercerlo en los sistemas de entrada de la información ni en su recuperación; ambos procesos suceden sin participación voluntaria y activa de los interesados (véase el cuadro 4.1.).

CUADRO 4.1. El efecto *priming*

En 1989, Patricia Devine, una de las más reconocidas expertas en la investigación sobre procesos intergrupales, da a conocer los sorprendentes (y preocupantes) resultados de tres estudios sobre los componentes automáticos de los estereotipos y el prejuicio. En esos estudios utiliza el procedimiento tradicionalmente empleado en la psicología para el estudio de los procesos automáticos: el uso de una tarea de *priming* semántico consistente en analizar la influencia de una o de varias palabras, que nos pasan desapercibidas debido a la velocidad de su presentación, sobre la recuperación de otras palabras alusivas a rasgos asociados a un determinado grupo o categoría social en una tarea de decisión léxica. Lo que Patricia Devine hace en uno de sus estudios es presentar en el taquistoscopio una serie de palabras que normalmente se asocian con los afroamericanos (jazz, esclavitud, Harlem, gueto, desempleado, musical, etc.). Estas serían las *prime words*. Con ellas se pretendía despertar de manera involuntaria un estereotipo cultural fuertemente arraigado en la cultura norteamericana (véase el cuadro 10.5). Unos años antes, John Bargh y Paula Pietromonaco habían utilizado una estrategia muy parecida: a 108 estudiantes de grado (todos ellos varones) les presentaron durante 100 milisegundos palabras semánticamente relacionadas con hostilidad (hostil, rudo, desconsiderado, odio, daño, golpe, etc.) para analizar la formación de impresiones sobre una persona de la que se les daba una breve descripción y a la que tenían que caracterizar a lo largo de una serie de dimensiones. Estas son dos muestras del que podríamos definir como procedimiento clásico. Ambos casos están jugando con la presentación subliminal de estímulos relacionados con rasgos que activan esquemas categoriales almacenados en la memoria (previamente aprendidos) haciéndolos más accesibles y, por tanto, con más probabilidad de ser usados para interpretar la conducta ambigua que se les presenta después (Bargh, 1994, p. 8). Dicho procedimiento se desarrollaría de acuerdo con los siguientes pasos: en primer lugar, a los sujetos se les propone la realización de una determinada tarea (leer un relato, adivinar o recordar las palabras que aparecen en la pantalla de un ordenador, localizar dónde aparecen las palabras en la pantalla, etc.). En el transcurso de esa tarea, en un grupo (grupo experimental) se estimulan y activan de manera inconsciente (sin que el sujeto que realiza la tarea se percate de ello y, por tanto, sin que tenga la intención de utilizar dicha información, como en el caso del estudio de Bargh y Pietromonaco) o conscientemente (por encima del umbral de la conciencia) determinadas representaciones, estereotipos, actitudes, etc. Estos son los estímulos activadores (*prime stimulus*). Con esta maniobra se pretende que estos estímulos estimulen las representaciones mentales de estos sujetos sobre el fenómeno que se quiera estudiar, por ejemplo, un estereotipo. En otro grupo (grupo de control) no tiene lugar dicha activación. En segundo lugar, se les pide que realicen otra tarea aparentemente desconectada con la anterior: formarse una impresión o emitir un juicio sobre alguna persona neutra (*priming* semántico), o realizar una determinada acción (*priming* conductual). Finalmente, se analiza qué es lo que ha ocurrido en ambos grupos, dando por supuesto que las posibles diferencias son debidas a haber estado expuestos a distintos estímulos, a la distinta información que han recibido. En el capítulo 8 tendremos oportunidad de ver este mismo procedimiento aplicado al estudio de las actitudes, utilizando, por ejemplo, la fotografía de una persona. El *priming* conductual es el que hemos visto en la investigación de Bargh, Chen y Borrows (1996). En el *priming* semántico se activan atributos categoriales, rasgos supuestamente característicos de un determinado grupo o categoría social. En el caso de Patricia Devine, se activaron estereotipos raciales; en el de Bargh y Pietromonaco, se activaron rasgos que posteriormente van a definir la impresión que los participantes en el experimento se formaron sobre una persona. En este caso, «los resultados sugieren de manera firme que la impresión que los participantes se formaron de la persona estaba directamente relacionada con la cantidad de información hostil a la que habían estado expuestos sin ser conscientes de ello. Cuantas más palabras hostiles (0%, 20% u 80%) contenía esa información, más negativamente era percibida la persona» (Bargh y Pietromonaco, 1982, p. 446).

Todavía hay algo más. En los primeros experimentos que hemos comentado, a los participantes no se les ofrece la posibilidad de pensar en su respuesta; se les pide que respondan de inmediato (lo vamos a ver con más detalle en el capítulo 8). Pero en otros muchos casos, somos nosotros mismos quienes no nos concedemos esa posibilidad, ni nos tomamos la pausa y el tiempo necesarios antes de emitir un juicio o llevar a cabo una determinada acción. A la hora de tomar una decisión, por ejemplo, no siempre nos preocupamos de buscar información, de atender a la información más cualificada, contrastar datos, consultar a los expertos, etc. Daniel Kahneman, quien junto a Amos Tversky es un referente obligado en el estudio de la cognición, pone el siguiente ejemplo: «Un bate y una bola cuestan en total $1,10. El bate cuesta 1$ más que la bola. ¿Cuánto cuesta la bola». La respuesta no se hace esperar: obviamente, 10 céntimos. Esto es lo que dirían más del 50% de nuestros estudiantes universitarios (lo mismo que respondieron los estudiantes de las Universidades de Princeton y Michigan). **Nos dejamos llevar por la ley del mínimo esfuerzo: no estamos acostumbrados a pensar con la suficiente calma, y confiamos en una respuesta que tiene una apariencia convincente, pero que es la primera que nos ha venido a la cabeza** (Kahneman, 2013, p. 184).

En una primera aproximación, cabría la posibilidad de acercarnos al estudio de los procesos automáticos y controlados entendiendo que la mente humana se sitúa frente a la realidad siguiendo los pasos del más elemental procedimiento científico: analizando los **antecedentes** de un fenómeno, estudiando los **procesos** implicados en él, para pasar, finalmente, al examen de sus **consecuencias.** Puestos en esta situación, podemos **ser conscientes (o inconscientes) de cada uno de estos tres aspectos** (véase la figura 4.1.), y podemos serlo de uno y no de otro a lo largo de un mismo fenómeno, ante un mismo evento, frente a una misma situación.

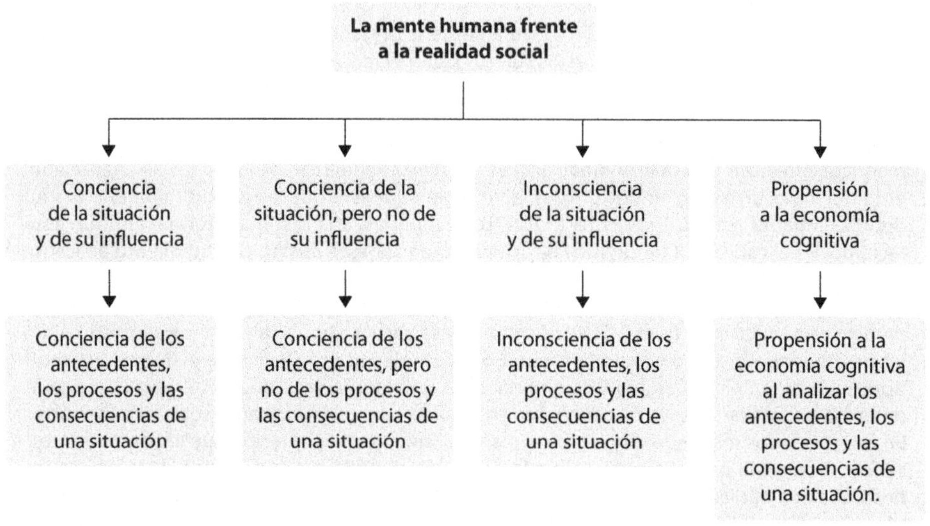

Figura 4.1. La mente humana frente a la realidad social.

4.2. LOS PROCESOS DUALES EN NUESTRA MENTE

Hagamos un alto para analizar lo que estos ejemplos, tomados todos ellos de la más pura tradición psicosocial, nos muestran.

1. En primer lugar nos indican que **muchas veces no somos conscientes o no le concedemos importancia a los componentes y características del contexto en el que nos movemos.** A consecuencia de ello no somos capaces, o no nos preocupamos, de controlar la influencia que puedan ejercer, y de hecho ejercen, sobre nuestro comportamiento.
2. En otros casos, igualmente frecuentes en la vida de cualquier persona, lo que ocurre es que no **somos conscientes de haber almacenado en nuestra mente determinada información; tampoco la recuperamos de manera intencional y voluntaria;** esa información, normalmente aprendida en el transcurso de nuestra experiencia social, se sitúa, por tanto, fuera de nuestro control, pero no por ello deja de afectar a algunos de nuestros comportamientos e incluso algunos aspectos de nuestra vida.
3. Finalmente, como tendremos oportunidad de ver en el capítulo 7, cabría señalar que, a la hora de actuar en una determinada dirección, de tomar determinadas decisiones, de opinar sobre la vida y la existencia de alguno de nuestros congéneres, etc., **con no poca frecuencia nos dejamos guiar por nuestra «intuición»,** por nuestro «sexto sentido», por nuestros estereotipos o prejuicios que de forma espontánea (automática) nos marcan un modo determinado de acción.

Con los matices y las precauciones de rigor, todos estos ejemplos parecen girar en torno a un proceso (y a su ausencia o a su ilusión) de una larga tradición en la psico-

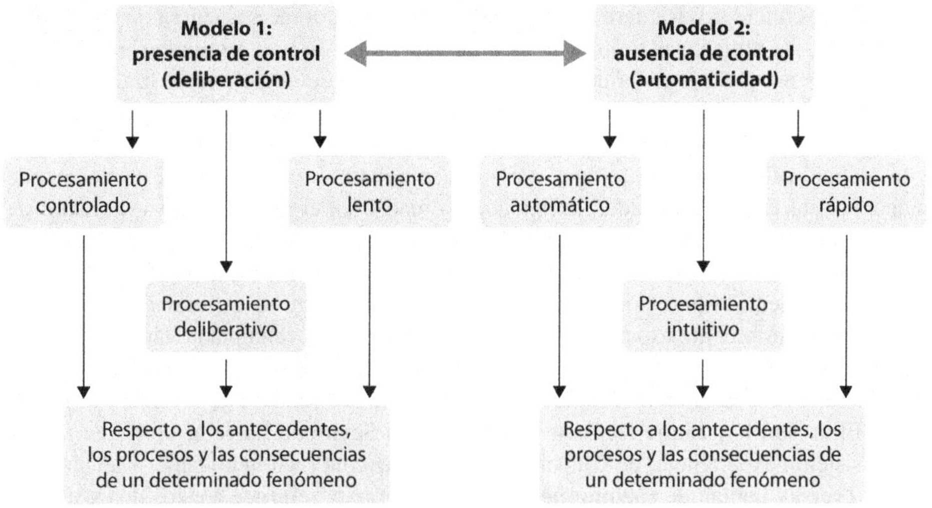

Figura 4.2. Modelo dual del procesamiento de información.

logía: el control. Aplicado a la cognición en general, y particularmente a la cognición social, cabría entonces suponer la existencia de dos maneras de procesar y de recuperar la información: una, regida por el control, y la otra carente de él (automaticidad) (véase la figura 4.2.).

El control se asocia, por lo general y sin entrar en matices que no vienen al caso en este momento, **a conciencia, intención, planificación y atención explícitas, deliberación y razonamiento. La ausencia de control, por su parte, se vincula con lo intuitivo, automático, involuntario, implícito, y, con frecuencia, inconsciente.** Ambas maneras de pensar y de actuar son comunes y frecuentes en nuestra vida cotidiana; ambas forman parte constituyente de nuestros procesos cognitivos. La psicología las ha agrupado en torno a dos grandes categorías descriptivas: procesamiento controlado (control) y procesamiento automático (automaticidad). Respecto a este modelo, hay **dos coincidencias básicas.** La primera es la **dificultad de trazar una clara división entre ambos tipos de procesamiento;** ambas maneras de procesar, almacenar y utilizar la información (automaticidad y control, deliberación e intuición y cognición implícita y explícita) pueden estar presentes al mismo tiempo en cualquiera de los procesos que tendremos la oportunidad de ver en los próximos capítulos: formación de impresiones, atribuciones, actitudes, etc. **Automaticidad y control no son dos procesos** excluyentes, sino **que se encuentran y se cruzan en muchos puntos de sus respectivos caminos.** La práctica totalidad de los expertos en este campo coinciden: los rasgos del control y la automaticidad son cuestión de grado (**principio de gradualidad**), de mayor o menor presencia de uno u otro. La segunda coincidencia es, si cabe, más importante: **nuestra mente tiene preferencia por lo automático y lo intuitivo,** por aquello que es **maquinal e indeliberado,** que es una de las acepciones de «automático» de acuerdo con el diccionario de la Real Academia de la Lengua Española.

Walter Schneider y Richard Shiffrin hablaban de una doble secuencia que la memoria utiliza para almacenar la información. Disponemos de una **secuencia automática** (conexiones asociativas en la memoria a largo plazo) **que se activa de manera involuntaria «sin necesidad de control activo o atención por parte del sujeto».** Paralelamente, nuestra memoria utiliza una **secuencia que se pone en marcha bajo el control y la atención de la persona,** y que, por su misma naturaleza, solo puede producirse de manera serial dada la capacidad limitada del almacén en el que se archiva (la memoria a corto plazo). Esta limitación se compensa con la posibilidad de iniciar, detener, modificar, recuperar, etc. a nuestro antojo los procesos en marcha (Schneider y Shiffrin, 1977, p. 2). En un sentido parecido se han manifestado desde entonces numerosos autores: existe un procesamiento asociativo basado en la experiencia acumulada, tanto de manera consciente como inconsciente, que opera de manera automática, y hay otro que sigue un determinado procedimiento normativo y que ponemos en marcha de manera voluntaria, dicen Eliot Smith y Jamie DeCoster. Otros, como Seymour Epstein, prefieren hablar de un sistema experiencial de conocimiento y un sistema racional. Daniel Kahneman y Amos Tversky hablan de **razonamiento e intuición** para referirse a estos dos sistemas. El **razonamiento es algo deliberado, requiere esfuerzo,** sus operaciones son lentas, consecutivas y están controladas de forma deliberada. El **razonamiento deliberado es el responsable de nuestros juicios** y opiniones explícitas e intencionales, no importa si se expresan abiertamente o no. El **pensamiento intuitivo es espontáneo, no requiere cálculo alguno, y se realiza sin esfuerzo (o con mucho menor esfuerzo);** sus operaciones son rápidas, mecánicas, automáticas, asociativas, suelen ir acompañadas de un componente emocional y muy asociadas a los hábitos, por lo que no se dejan controlar o modificar fácilmente. **El pensamiento intuitivo es más frecuente en nuestra vida que el pensamiento deliberado:** «El razonamiento se hace deliberadamente y con mucho esfuerzo, mientras que el pensamiento intuitivo parece que se presenta de forma espontánea en la mente, sin cálculo o búsqueda consciente, y sin esfuerzo. La observación superficial y la investigación sistemática indican que la mayor parte de los pensamientos y las acciones son normalmente intuitivas en este sentido» (Kahneman, 2003, p. 183).

En resumen: a) intuición y razonamiento son dos vías alternativas de las que se sirve nuestra mente en su vida cotidiana, sobre todo a la hora de resolver problemas; b) la intuición se corresponde, por ejemplo, con las impresiones rápidas o espontáneas, y el razonamiento con los juicios y opiniones más deliberados; c) con frecuencia, «la gente se enfrenta a una pregunta difícil sustituyéndola por otra más fácil» (Kahneman, 2003, p. 215) y acude al hábito, a la costumbre, al ojo clínico; d) por lo general, el procesamiento de información que la gente emplea es superficial; e) este procesamiento es preferentemente prototípico (véase el epígrafe 2.3. y el cuadro 2.5.); y f) en todo este proceso se hace necesario introducir la emoción, y la influencia/efectos que esta puede tener. El papel que juegan las emociones se nos hará presente sobre todo en el caso de las actitudes y, especialmente, del prejuicio, que abordaremos en los capítulos 8, 9 y 11, respectivamente.

La intuición, la espontaneidad, o el hábito como estrategia de conocimiento no siempre llevan a un puerto seguro, aunque lo hagan con rapidez y sin demasiado esfuerzo y coste cognitivo. En el *Informe sobre ciegos,* una extraordinaria novela de Ernesto Sábato, Fernando Vidal, su protagonista, exclama en un determinado momento de su indagación policial: «¡Cuántas estupideces cometemos con aire de riguroso razonamiento! Claro, razonamos bien, razonamos magníficamente sobre premisas A, B y C, pero sin tener en cuenta la D, la E, y la F. Mecanismo en virtud del cual esos astutos inquisidores del psicoanálisis se quedan muy tranquilos después de haber sacado conclusiones correctísimas de bases esqueléticas». En ciertos momentos, Fernando Vidal somos todos: «¡Cuánta reserva de imprevisión y de estupidez había aún en mi espíritu! Pensar que yo me consideraba como un lince, que creía no dar un paso sin examinar previamente el terreno, que me consideraba un razonador potente y casi infalible. Pobre de mí».

Y aquello que nos parece tan lógico no es sino el fruto de la impaciencia, de la ingenuidad o de una simplista visión de la realidad. Daniel Kahneman y Amos Tversky «han explorado la psicología de las decisiones y creencias intuitivas» y examinado «su racionalidad limitada», y **el uso de atajos mentales, de errores (sesgos) en los que incurrimos a la hora de seleccionar o de integrar la información que nos sirve de base para tomar decisiones, emitir juicios o llevar a cabo una determinada acción,** sea esta la de invertir en Bolsa, la de cambiar de coche, o la de decidir si pasar las vacaciones en la playa o haciendo senderismo en los Picos de Europa. **Esos «atajos mentales» son los heurísticos.** Lo que ambos investigadores han hecho ha sido comparar «los sesgos sistemáticos que distinguen las creencias que tiene la gente y las elecciones que realiza respecto a las creencias y elecciones óptimas supuestas en los modelos del agente racional» (Kahneman, 2003, p. 182), partiendo de la hipótesis de que **la mayor parte de los juicios y de las elecciones se efectúan de manera intuitiva.** La gente reduce las tareas complejas a operaciones más sencillas mediante una operación de economía cognitiva (véase la figura 4.1.) consistente en analizar o valorar un «atributo objetivo» de un determinado objeto social (Jonatan Gabriel es muy ruidoso) sustituyéndolo por otra propiedad de ese objeto, el «atributo heurístico» (Jonatan Gabriel es un inmigrante suramericano), que nos resulta más accesible y nos viene más rápidamente a la cabeza. Las principales operaciones de sustitución de atributos quedan recogidas en el cuadro 4.2.

El modelo dual de la cognición

Un proceso mental automático ha sido definido como aquel que ocurre sin necesidad de que exista intención de que ocurra, sin conciencia de su inicio ni de su proceso, y sin hacer uso de recursos cognitivos ni interferir con otros procesos mentales en curso. *En otras palabras, en un proceso automático concurren ausencia de intención, involuntariedad, facilidad (no consume la capacidad limitada de procesamiento), autonomía y falta de conciencia...* ***Los procesos conscientes o controlados,*** *por su parte, son aquellos que* ***se encuentran bajo el control flexible e intencional del sujeto,*** *aquellos de los que somos conscientes, que requieren esfuerzo y ponen en marcha los recursos atencionales disponibles en el momento. De acuerdo con el modelo dual de la cognición, pues, cualquier proceso cognitivo puede ser controlado o automático, aunque* ***la mayoría de las tareas de procesamiento son lo suficientemente complejas como para implicar una combinación de componentes controlados y automáticos*** *(Bargh, 1989, p. 3-4).*

Siguiendo la propuesta de la que hemos partido (véanse las figuras 4.1. y 4.2.), la automaticidad y el control se podrían dar a lo largo de los tres momentos que definen el abordaje de cualquiera de los fenómenos sociocognitivos: sus antecedentes, los procesos

CUADRO 4.2. Heurísticos	
Disponibilidad	Hay situaciones en las que las personas evalúan la frecuencia o la probabilidad de un acontecimiento teniendo únicamente en cuenta la facilidad con la que le vienen a la mente casos o ejemplos relacionados con él. Creemos que aquello que nos resulta familiar o que recordamos con más facilidad sucede con más frecuencia. Percibimos la probabilidad de un evento como algo directamente vinculado a la facilidad con la que disponemos de su información, vulnerando con ello las más elementales leyes de la probabilidad: creemos que cuanto más fácilmente recordemos una información, más impacto tendrá sobre nuestros juicios y decisiones (si recuerdo una cosa, es que debe ser importante).
Representatividad	El heurístico de representatividad activa uno de los principales mecanismos de la cognición social: la pertenencia grupal o categorial y, más en concreto, el prototipo. Es ahí donde con más claridad se produce la sustitución del atributo objetivo por el atributo heurístico. Cuando una persona posee algún rasgo o manifiesta algún comportamiento que guarda alguna semejanza con el contenido de algún esquema categorial, de manera automática pasa a formar parte de dicho esquema. El ejemplo por excelencia nos lo ofrecen los estereotipos.
Anclaje	Cuando disponemos de un marco de referencia, de un dato, de una información inicial, nos dejamos llevar fácilmente por ella en nuestros juicios y valoraciones subsiguientes. Una vez que hemos hecho una primera valoración, hemos emitido una primera opinión, nos hemos formado una primera impresión sobre un determinado objeto, esta se muestra muy resistente a la información posterior, reacia a formas alternativas de razonamiento e incluso a la evidencia en su contra. El efecto de la primera impresión hacia una persona es el ejemplo más palpable del anclaje.
Optimismo ilusorio	Tendencia a creer que tenemos más probabilidades que la media de que nos ocurra algo positivo y menos probabilidades de que nos ocurra algo negativo (accidente de automóvil, enfermedad grave, divorcio, etc.). Creemos, sin razón alguna, que somos más propensos a que nos ocurran cosas buenas.
Sesgo de negatividad	Tendencia a prestar más atención a la información negativa o indeseable (gestos, expresiones, tonos, conductas) que a la positiva, también llamado vigilancia automática.

que desencadenan y sus consecuencias. El principio de gradualidad que hemos comentado en páginas anteriores nos indica que la automaticidad y el control pueden formar parte de cualquiera de estos tres momentos. El modelo dual no es una cuestión de blanco o negro; entre ambos polos del continuo hay muchos grados de control-automaticidad. Lo que intentamos dilucidar es en qué tipo de tareas está presente de manera preferente cada uno de ellos. Ello no obstante, aunque automaticidad e inconsciencia vayan de la mano

CUADRO 4.3. La doble estrategia para procesar, almacenar y recuperar la información

Control	Automaticidad
• **Intencionalidad** • **Atención** • **Planificación** • **Voluntariedad** • **Meta:** un proceso es en alguna medida controlado (es decir, puede ser iniciado, detenido, modificado, etc.) cuando la meta (que puede ser iniciada, detenida, modificada, etc.) forma parte necesaria del conjunto de condiciones para que dicho proceso surta efecto (para que ocurra, cambie, se interrumpa, etc.) (Moors y De Houwer, 2006, p. 308). • **Conciencia:** a) de la influencia que puede tener un estímulo, un evento y disposición y capacidad de contrarrestar dicha influencia (Bargh, 1994, p. 28); b) del estado mental propio, de lo que uno hace y de lo que uno piensa y puede dejar de pensarlo y de hacerlo (Wegner y Bargh, 1998, p. 453; c) la conciencia es, por definición, lenta, secuencial y de capacidad limitada por su relación con la memoria de trabajo. Es una modalidad de pensamiento bajo control intencional, que requiere el acceso al sistema de memoria operativa que tiene una capacidad limitada (Evans, 2008, p. 258). • **Procesamiento secuencial** • **Lentitud** • **Razonamiento:** «El razonamiento se hace deliberadamente y con mucho esfuerzo, mientras que el pensamiento intuitivo parece que se presenta de forma espontánea en la mente, sin cálculo o búsqueda consciente, y sin esfuerzo» (Kahneman, 2003, p. 183). • **Lógico:** basado en reglas. • **Sistemático** • **Filogenéticamente reciente** • **Vinculado al lenguaje** • **Exclusivamente humano** • **Abstracción** • **Limitado por la capacidad de la memoria de trabajo** • **Conciencia reflexiva** • **Regiones cerebrales especialmente activas:** córtex prefrontal, córtex cingular anterior e hipocampo.	• **Proceso espontáneo** • **Involuntario:** ocurre sin intención explícita y en ausencia de un objetivo. Un proceso es, en alguna medida, incontrolado cuando la meta no es una parte necesaria de las condiciones para que dicho proceso ocurra (Moors y De Houwer, 2006, p. 308). • **Autónomo tanto en su activación como en sus efectos.** • **Contextualizado:** dependiente del medio, de circunstancias que lo posibilitan y lo activan. • **Intuitivo** • **Heurístico** • **Categorial:** utiliza información y significados asociado a la pertenencia categorial. • **Impulsivo** • **Sin esfuerzo** • **Procesamiento paralelo** • **Opera de manera rápida** • **Pragmático** • **Asociativo** • **Filogenéticamente remoto** • **Típicamente sensorial** • **Independiente de la memoria de trabajo** • **Aprendizaje:** muchos de los procesos automáticos se originan y se asientan en la experiencia constante, en la huella que deja la experiencia pasada, en la rutina de la vida cotidiana. La práctica reiterada «conduce al aprendizaje, que se ve acompañado de cambios en la atención, en la conciencia, en el control, en la rapidez y en la precisión» (Moors y De Houwer, 2006, p. 302). • **Regiones cerebrales especialmente activas:** córtex lateral temporal, amígdala y ganglios basales.

en muchas ocasiones, consideramos que no conviene definir una en función de la otra. Lo automático se caracteriza por ser más rápido, espontáneo, intuitivo y menos controlable por la persona; de ahí que hemos contrapuesto automaticidad a control. En el cuadro 4.3. quedan recogidas las principales características de cada uno de los caminos que sigue nuestra mente a la hora de enfrentarse a la riqueza de estímulos del mundo en el que vive.

Para que no se olvide

- A veces, a las personas, independientemente de lo que opinen, les pasan desapercibidas las características de la situación en la que se encuentran. En otros casos, no les prestan atención.
- Con mayor frecuencia ocurre que no somos conscientes de la influencia que el contexto, o alguno de sus componentes, tiene sobre nuestro comportamiento.
- A consecuencia de ello, en todos estos casos se produce una ausencia de control sobre nuestra conducta quedando esta al arbitrio de la influencia del contexto.
- En otras ocasiones, igualmente frecuentes, lo que sucede es que no somos conscientes de haber procesado un determinado estímulo, una información, etc., y también nos pasa desapercibida su recuperación. Con ello llegamos al mismo punto que en el caso anterior: las acciones que llevamos a cabo están fuera de nuestro control.
- En otras ocasiones, sin embargo, sucede todo lo contrario: prestamos atención, ponemos los cinco sentidos en lo que hacemos, planificamos, hacemos una previsión de las consecuencias, etc.; es decir, nuestros pensamientos, emociones y acciones las canalizamos de manera controlada.
- Nuestra mente se sirve, pues, de dos estrategias para procesar, interpretar, almacenar y usar la información: una estrategia basada en el control (intención, voluntariedad, atención, deliberación, esfuerzo, etc.), y otra apoyada en la automaticidad (intuición, espontaneidad, rapidez, etc.). Ambas suelen estar presentes en muchos, si no en todos nuestros procesos sociocognitivos.
- Nuestra mente tiene preferencia por la automaticidad.

4.3. Intención, conciencia y acción

El texto que tienes entre manos es fruto de un pormenorizado plan elaborado hace un par de años con el propósito y la intención explícita de ofrecer, principalmente, a los estudiantes un apoyo para la asignatura de Cognición Social que se incluye en algunos planes de estudios de grado en Psicología, y a su vez, también para otras asignaturas de grado o de posgrado que abordan el análisis de algunos fenómenos recogidos en el presente libro. Cada uno de los capítulos que lo componen ha sido escrito con la máxima atención, y tomando decisiones de manera permanente: cómo organizar los contenidos, qué epígrafes incluir, a qué autores acudir, qué investigaciones citar, etc. Todo el proceso está enmarcado en una serie de reglas, comenzando por las meramente gramaticales y ortográficas, siguiendo por la confección del texto (tamaño, tipo de letra, espacio interlineal del texto y de los cuadros, etc.), y terminando por la estructura de cada uno de los capítulos (número máximo de páginas, resumen al final de cada epígrafe, tratamiento diferenciado de los autores clásicos, etc.). Claro es que, en el transcurso de su ejecución, es posible que hayamos tomado algunas decisiones sin tener en cuenta toda la información a nuestro alcance, que nos hayamos dejado llevar por nuestras preferencias respecto a determinados autores, que no hayamos prestado la debida atención a algunos detalles de los experimentos comentados, etc. Además, en el transcurso de su redacción hemos echado mano del piloto automático para trasladar a la pantalla del ordenador palabras, ideas, conceptos, esquemas, sin pedirle permiso a nuestros dedos ni prestar demasiada atención al teclado. Y un buen día, preparando el borrador del primer capítulo, alguno de nosotros recordó de manera espontánea e involuntaria aquello de que la literatura puede sernos de utilidad para explicar algunos fenómenos psicológicos, que decía Fritz Heider, y como un resorte, y con la misma espontaneidad, facilidad y sencillez fueron apareciendo en su cabeza, sin pararse a pensar y sin el más mínimo esfuerzo, Cervantes, García Márquez, Fran Kafka, Ana Frank, etc., cuya presencia, especialmente la de esta última, es permanente a lo largo del texto, sobre todo en los primeros capítulos. Control y automaticidad una vez más de la mano en el transcurso de una misma tarea, de una misma acción, de un mismo proceso.

Los estudiantes que utilizan este libro para preparar una asignatura, o cualquier otro lector interesado en los temas que se incluyen en él, y que en este momento leen estas páginas, pensarán también que sus acciones cotidianas están influidas por esta dualidad de control y automaticidad. También para los estudiantes, por ejemplo, llegar a tener este libro entre sus manos es el resultado último de un proceso de decisión que tuvo lugar hace algunos años, que les llevó a optar por la Psicología como carrera académica y opción profesional después de revisar con la máxima atención las opciones que ofrecían otros estudios, otras universidades, sus posibilidades reales, la relación entre estas y sus expectativas y deseos. Pero en este momento, frente a este libro, pensarán que, después de tanta zozobra, muchas cosas se han vuelto automáticas, quizá demasiado (llegar a clase, sentarse casi siempre en el mismo sitio, recopilar material, organizarlo, etc.), y otras siguen requiriendo mucho control y deliberación.

De la misma manera, cuando leemos el *Diario* de Ana Frank, la autobiografía de cualquier personaje o escuchamos un relato de vida, tenemos la sensación de que detrás de todo ello hay alguien que ha llevado a cabo de manera premeditada y planificada determinadas acciones, las recuerda con mayor o menor detalle, es consciente de haberlas realizado él o ella misma, y traza con entusiasmo planes de cara al futuro: «Hace mucho que sabes», le cuenta Ana Frank a su inseparable amiga Kitty (su *Diario*) el día 11 de mayo de 1944, «que mi mayor deseo es llegar a ser periodista y más tarde una escritora famosa...». Y como eso no deja de ser un desiderátum, concreta: «De todos modos, cuando acabe la guerra quisiera publicar un libro titulado *La casa de atrás;* aún está por ver si resulta, pero mi diario podrá servir de base». También Charles Darwin, en su *Autobiografía,* se muestra perfectamente consciente de las consecuencias de algunas de sus erróneas decisiones de juventud: «Durante los tres años que pasé en Cambridge desperdicié el tiempo tan absolutamente como en Edimburgo y en la escuela, en lo que a los estudios académicos se refiere. Traté de estudiar matemáticas y hasta fui a Barmouth durante el verano de 1828 con un profesor particular, pero avanzaba muy despacio... Años después he lamentado profundamente no haber avanzado al menos lo suficiente para comprender algo de los grandes principios fundamentales de las matemáticas, ya que las personas que tienen ese don parecen tener un sexto sentido». Tomar de manera voluntaria decisiones (control), pensar que han sido erróneas (metacognición), ser consciente de ello (conciencia) y ser capaz de señalar las consecuencias, forma parte de la vida de cualquier persona. No es necesario insistir más en ello.

Tampoco lo es acudir a las memorias y biografías para confirmar un hecho del que somos protagonistas diariamente: **hacemos planes a corto y a largo plazo, los definimos de manera explícita, nos comprometemos en su cumplimiento,** a veces hasta por escrito, **y damos los pasos que creemos pertinentes y necesarios para conseguirlos.** No cabe duda, pues, de que **hay acciones intencionalmente planificadas** que llevamos a cabo siguiendo un cierto plan con el propósito consciente, claro y decidido de conseguir un determinado objetivo. **Nuestra vida está plagada de acciones que cumplen las siguientes condiciones: intención, atención, planificación y meta.** Estas acciones son las que se han asociado al pensamiento consciente y deliberado. Otra cosa es lo que ocurra en el transcurso de su desarrollo e implementación, y otra bien distinta es que demos por supuesto que todas nuestras acciones siguen esta misma pauta.

El control es, por tanto, **un rasgo de nuestra mente y de una parte importante de las acciones que la caracterizan.** Los procesos controlados son aquellos que se encuentran bajo el control flexible e intencional del individuo, aquellos de los que tenemos conciencia y nos exigen poner en marcha recursos atencionales. John Bargh, probablemente el investigador más cualificado en este campo, es el autor de esta definición (Bargh, 1989, p. 4), que sucesivamente va completando en los siguientes términos: a) el **control** psicológico es simplemente **un proceso que produce una conducta** (siguiendo una metáfora cibernética, diríamos que es un mecanismo autorregulador de sus propias acciones; b) **control** significa **influencia** en una determinada dirección; c) **actuar sobre algo** para que o hasta que consiga una determinado objetivo; d) control implica **vigilancia constante o repetida;** e) control va unido a autoconciencia o autoconocimiento; f) control es **seleccionar entre diferentes alternativas** de acción; g) el control está estrechamente **relacionado con la meta,** bien en su momento inicial, en su desarrollo, o en su resultado final. Por tanto, se da por supuesto que, una vez desencadenada una acción, se tiene dominio sobre el proceso que conduce a la meta hasta el punto de poder ser modificado o detenido. Hay, pues, **procesos conscientes dependientes y asociados a una meta. Existe una última característica del control;** una característica que es, al mismo tiempo, inmensa, confusa, atractiva, maravillosa: **la conciencia** (Wegner y Bargh, 1998, p. 453). No es posible, ni necesario, abordar este tema en su enorme complejidad en este modesto capítulo, pero no podemos obviar sus relaciones con el control, que es el tema que tenemos entre manos. Dichas relaciones discurren a lo largo de cinco características.

En primer lugar, **la conciencia es inherente a la especie y a la vida humana.** Ese va a ser el argumento central de otro de nuestros maestros, José Luis Pinillos: por el mero hecho de serlo y como parte de su razón de ser, **el ser humano «posee conciencia inmediata de que siente, piensa, quiere o imagina»,** de suerte que «**la subjetividad consciente es una propiedad** tan **objetiva de la especie humana** como la corporalidad; ambas le son connaturales» (Pinillos, 1983, p. 15). Pero lo son con un matiz probablemente polémico, como tantos otros en la teoría psicosocial, pero muy pertinente para las relaciones entre conciencia y control: «El acto de conciencia remite siempre primariamente a lo conocido en él; **el acto de conciencia es ante todo *conciencia de,*** y solo secundariamente, o por reflexión, es conciencia de sí mismo, autoconciencia» (Pinillos,

1983, p. 16). En segundo lugar, William James atribuye a la conciencia varias funciones; entre ellas hay una que se encuentra en estrecha relación con el control: **la conciencia,** dice, no solo tiene una función cognoscitiva, sino que **nos permite ser conscientes de lo que conocemos;** la conciencia «no solo conoce las cosas que se presentan a ella; sabe que las conoce. Este estado de condición de reflexión es, más o menos explícitamente, nuestro estado mental habitual adulto» (James, 1989, p. 218), y el que abre el camino a otra de sus principales funciones y características: **la conciencia es también conciencia del «yo»,** como tendremos oportunidad de ver en el próximo capítulo. En tercer lugar, **la conciencia no es un esquema,** no es un receptáculo de contenidos mentales, «**se trata de un acto, no de una entidad en la que se depositan pasivamente las copias de las cosas**» (Pinillos, 1983, p. 38). Es un acto, ya lo hemos visto, voluntario, intencional, deliberado, esforzado, etc., entre cuyas funciones se encuentra la de selección. La conciencia tiene, pues, una función selectiva: elige, decide, muestra preferencias: «La mente es, en todo momento, un teatro de posibilidades simultáneas. La conciencia consiste en la comparación recíproca de ellas, en la selección de algunas y en la eliminación del resto por medio de la acción reforzadora e inhibidora de la atención» (James, 1989, p. 231). Finalmente, Stanislas Dahaene, actualmente el autor de referencia en este campo, sostiene que «la ciencia contemporánea de la conciencia distingue tres conceptos: a) *la vigilancia:* el estado de vigilia, que varía cuando nos quedamos dormidos o nos despertamos; b) *la atención:* la focalización de nuestros recursos mentales sobre determinada información, y c) *el acceso consciente:* información a la que se le ha prestado atención y que ingresa en nuestra percepción consciente y es posible comunicarla a los otros. Y añade: «Lo que cuenta como conciencia genuina es el acceso consciente» (Dehaene, 2015, p. 26).

Volvamos al primer epígrafe y veamos de nuevo los ejemplos con los que comenzábamos el capítulo. Parece evidente la **ausencia de conciencia de la influencia del contexto** (la conciencia es, sobre todo, «conciencia de», nos acaba de decir Pinillos) entre quienes participaron en los distintos experimentos que citamos al inicio de este capítulo. Esa falta de «conciencia de» tiene como consecuencia más inmediata que una información decisiva de cara al comportamiento de los participantes no ingresara en su «percepción consciente», por seguir la línea trazada por Stanislas Dehaene. Las personas que formaron parte de las muestras utilizadas por los investigadores pudieron estar vigilantes, prestaron atención sin duda a lo que acontecía a su alrededor, pero no parece que esa información, o al menos parte de ella, acabara ingresando en su percepción consciente, al menos en lo que se refiere a la influencia que dicha información podría tener sobre su conducta. De hecho, como hemos visto, no solo no fueron capaces de comunicarlo a los demás (a los experimentadores), sino que fueron incapaces de comunicárselo a sí mismos: se negaban a aceptar su influencia.

El pensamiento consciente

El pensamiento consciente es algo más que un canto de sirena o un epifenómeno. ***La conciencia debe ser considerada como uno de los fenómenos más distintivos y singulares que se han dado en la vida y una de las características más distintivas de la condición humana.*** *Nuestros resultados sugieren que, después de todo y a pesar del escepticismo de la psicología actual, el pensamiento consciente puede tener todavía un importante valor funcional. Una persona cuya conducta no se* *origine, al menos en parte, en el nivel consciente de nuestro sistema cognitivo, no sería una persona en el pleno sentido de la palabra (Baumeister, Masicampo y Vohs, 2011, p. 354).*

Estas son, en parte, las razones que han impulsado en los últimos años a algunos investigadores a reivindicar y recuperar no tanto la conciencia como constructo teórico, sino **la existencia de pensamientos y acciones intencionalmente programadas que se llevan a cabo siguiendo un plan, en cuyo desarrollo ponemos toda nuestra atención y que persiguen un objetivo definido** y, en muchos casos, en una fecha fija. Las **funciones ejecutivas** serían el más acabado ejemplo. Se trata de un conjunto de **competencias involucradas en la generación, supervisión, regulación, ejecución y ajuste de conductas especialmente dirigidas a la consecución de un determinado objetivo.** Un proceso mental de alto nivel, que permite dirigir el comportamiento hacia el logro de metas novedosas y complejas en una extensa variedad de situaciones. Entre los componentes de la funciones ejecutivas se cuenta, entre otros, la planificación (capacidad para anticipar, ensayar, prever y ejecutar secuencias de acción complejas), la atención selectiva y la emisión de respuestas pertinentes para cada situación (flexibilidad), la adquisición de nuevas informaciones para resolver problemas más o menos complejos (actualización), la toma de decisiones (selección de la opción más ventajosa de entre varias alternativas), o la supresión activa de información no relevante (Portellano y García, 2014, p. 147).

Existen sobradas pruebas a favor de la hipótesis de que, en ocasiones, **la conciencia define la conducta,** de que existe una **causalidad consciente: la gente traza planes** de futuro y actúa de acuerdo con ellos. Estos planes impelen a la acción cuando: a) se detallan las razones que la motivan; b) lo planificado está relacionado con las habilidades de la persona; c) los planes se asocian con eventos específicos futuros, y d) se da forma a las imágenes conscientes de la acción (Wegner y Bargh, 1998, p. 455). Cuando se simula mentalmente una acción, luego se realiza más eficaz y exitosamente; cuando las intenciones se trasladan a planes concretos de acción, se acaba por ejecutarlos (el efecto de las intenciones de implementación, véase el cuadro 8.3.); cuando se anticipan determinadas emociones (el arrepentimiento, por ejemplo) se modifica el curso de la acción; hablar sobre eventos pasados, sobre todo si se trata de eventos traumáticos, puede tener efectos sobre conductas futuras, y así sucesivamente. En una palabra, **existe una amplia, profunda y empíricamente bien fundamentada evidencia de que, con mucha frecuencia, la conducta está causada de manera consciente en los niveles y fases de planificación, intención y supervisión;** es decir, que está bajo la percepción de control por parte de quien la ejecuta hasta el punto de permitirnos tener acceso consciente a las razones que la han impulsado, variar su curso de manera flexible en respuesta a la retroalimentación que recibamos, y anticipar sus consecuencias. Stanislas Dehaene da un paso más, que nos retrotrae a algunas de las consideraciones hechas en el capítulo anterior: «Siempre que nos volvemos conscientes de una determinada información, el cerebro repentinamente parece entrar en un patrón de actividad a gran escala. Mis colegas y yo denominamos "ignición global" a esta propiedad» (Dehaene, 2015, p. 167). **El pensamiento consciente deja cuatro marcas o huellas en el cerebro:** a) una activación repentina de los circuitos parietal y prefrontal; b) en el trazado encefalográfico provoca una onda P3 (un potencial evocado) un tercio de segundo después de la presentación del estímulo cognitivo; c) provoca actividad prolongada en una amplia extensión de la corteza prefrontal, y d) una sincronización masiva de las señales electromagnéticas a lo largo de dicha corteza, como si las neuronas se pusieran de acuerdo en gritar al unísono.

Para recordar

- Es necesario volver a recuperar el papel de la conciencia en el estudio de los fenómenos psicológicos, muy silenciado por la avalancha de investigaciones en torno al procesamiento automático de la información.
- El ser humano no solo piensa, recuerda, siente, desea, etc., sino que es consciente de todo ello.
- La conciencia es una propiedad y una característica primordial de la especie humana.
- La vida de las personas está plagada de acciones que son intencionales, en las que ponemos toda nuestra atención y con las que pretendemos conseguir un determinado objetivo.
- La conciencia es un acto en el que concurren las condiciones del control: intención, atención, planificación y meta.
- Entre las principales funciones de la conciencia destaca la selección: elige, decide y muestra preferencias.
- De acuerdo con la nueva aproximación al estudio de la conciencia, es el acceso consciente lo que cuenta como conciencia en el estricto sentido del término.
- Existen sobradas pruebas que apoyan la idea de que la conciencia define la conducta en no pocas ocasiones y circunstancias, de que existe una relación de causalidad consciente entre la persona y los actos que realiza.
- El pensamiento consciente deja una huella palpable en la actividad cerebral.

4.4. INTUICIÓN, ESPONTANEIDAD Y ACCIÓN

En páginas previas hemos señalado la dificultad de trazar una línea clara entre control y automaticidad; ambas maneras de procesar, almacenar y utilizar la información suelen estar presentes en los procesos sociocognitivos: automaticidad y control, razonamiento e intuición, y procesamiento implícito y explícito suelen formar parte de los mismos procesos psicológicos y de las mismas acciones llevadas a cabo en nuestra vida diaria. Mientras intentamos llegar a tiempo a una entrevista de trabajo para la que nos hemos preparado a conciencia, que nos ha obligado a adelantar la hora del despertador y a decidir qué ponernos para causar una buena impresión, hemos cambiado de marcha y hemos pisado el freno, el acelerador y el embrague cientos de veces prácticamente sin darnos cuenta, de manera espontánea y sin el más mínimo esfuerzo. Si todas estas acciones requirieran un procesamiento controlado, jamás llegaríamos a tiempo a una clase, a una reunión o a coger un vuelo para cruzar el Atlántico. No podemos perder de vista que **hay procesos automáticos que se desencadenan a raíz de un proceso controlado, intencional y voluntariamente iniciado** por parte de la persona. Podríamos decir algo más: en todo proceso controlado hay, la mayoría de las veces de manera necesaria, momentos y operaciones automáticas. Hablamos entonces de una **automaticidad voluntaria dependiente de meta,** que en el caso de los estudios experimentales se ha puesto de manifiesto cuando, por ejemplo, a las personas se les pide que hagan una descripción de sí mismas o de otros, sobre todo si dicha tarea tienen que llevarla a cabo en términos de pertenencia grupal o categorial. En las personas depresivas, por ejemplo, se activan de manera automática rasgos muy negativos cuando se les pide que piensen en ellos mismos. Ciertamente, como observa John Bargh, resulta paradójico hablar de **una automaticidad controlada,** pero lo podemos entender fácilmente cuando pensamos en lo que supondría que todos los procesos iniciados voluntariamente tuvieran que desarrollarse en su totalidad bajo las condiciones de control. Lo que estamos diciendo es que, una vez iniciados, **muchos procesos controlados se acompañan de operaciones automáticas en alguna parte de su discurrir.** Bargh (1989, p. 25) propone que les demos el nombre de **«procesos semiautomáticos».**

Por otra parte, el procesamiento controlado, y todo lo que lo acompaña, convive con algunos de los más acendrados hábitos de ese hombre de la calle que somos todos. A la hora de tomar una decisión, por ejemplo, no siempre le dedicamos el tiempo preciso, ni siquiera cuando se trata de decisiones complejas e importantes; no acostumbramos a tomar en consideración todos los hechos relevantes; nos dejamos llevar por las primeras impresiones; prescindimos casi por completo del uso de conceptos y procedimientos derivados de la estadística elemental; buscamos no tanto la decisión más conveniente, sino aquella con la que nos sentimos más cómodos o nos hace más felices, lo que no la convierte en la más conveniente. Y lo peor de todo no es eso, sino que «resulta que las decisiones de los médicos, generales, ingenieros, jueces, hombres de negocios, etc., no son más racionales que las que usted o yo tomamos, aunque sus efectos son más devastadores» (Sutherland, 1996, p. 7). Tampoco esta es una opinión caprichosa. Su autor, Stuart Sutherland, fue un eminente catedrático de Psicología en la Universidad de Sussex. En una monografía de gran éxito (*Irracionalidad. El enemigo interior*), hace una lectura de los experimentos de Milgram o Asch en unos términos complementarios a los empleados en el primer epígrafe, pero igualmente coincidentes con la automaticidad: la obediencia y la conformidad son hábitos automáticos. «**Actuar por obediencia es un hábito automático:** la gente obedece sin darse cuenta de que la obediencia es la causa de sus acciones. Si la obediencia no se pone en tela de juicio y se ha convertido en un hábito, no hay posibilidad de decidir si es racional, porque para eso sería necesario pensar» (Sutherland, 1996, p. 59). Actuar al margen de la conciencia es, por tanto, una de nuestras frecuentes maneras de conducirnos; probablemente, la más frecuente de todas ellas.

Actuar al margen de la conciencia

Al sostener que la conciencia desempeña una función decisiva en la vida del hombre, queremos decir que su mediación es indispensable para que el ser humano se realice como tal, pero ni por asomo se nos ocurre negar que ***una gran parte de la conducta acontezca al margen de la conciencia, maquinalmente, sin que el sujeto se aperciba formalmente de ella.*** *Más aún, también hemos apuntado aquí y allá que* ***la conciencia puede ser disfuncional, puede entorpecer de muchos modos el curso de la vida.*** *En ocasiones interfiere con los actos automáticos y los desorganiza al prestarles atención; no hay como ponerse a reflexionar sobre la forma en que nos anudamos la corbata para no dar pie con bola. Los sentimientos pierden también su espontaneidad si se concentra la atención sobre ellos... Asimismo, la toma de conciencia de un acto corriente, o de una motivación inadvertida, puede provocar inhibiciones notables» (Pinillos, 1983, p. 110).*

Quizás sea bueno aceptar **que la mayor parte de las cosas que hacemos en nuestra vida cotidiana no obedecen a una intención deliberada y consciente, sino a procesos mentales que se ponen en marcha a resultas de alguna particularidad del ambiente y que operan al margen de nuestros deseos, de nuestra voluntad, de nuestra conciencia y de nuestro control** (Bargh y Chartrand, 1999, p. 462). En efecto, nos puede resultar insoportable ver al orgulloso y arrogante ser racional como una marioneta a merced de la situación; puede incluso resultar dolorosa esta conclusión, pero no por ello deja de ser cierta. Ap Dijksterhuis, otro de los nombres propios en este campo, insiste en esta misma idea:

1. Está fuera de toda duda que **algunas de nuestras acciones** no siguen las directrices de nuestra voluntad, sino que, como hemos visto, **pueden estar causadas, seamos o no conscientes de ello, por la influencia que suele ejercer sobre nuestra manera de actuar la situación en la que nos encontramos,** la presencia de los que Richard Nisbett y Timothy Wilson denominan «estímulos críticos» (la presencia de los otros, la figura de autoridad, la opinión del grupo, etc.). Con frecuencia, las personas encontramos verdaderas dificultades a la hora de identificar la existencia de un estímulo crítico, como en el caso de la presión de grupo o la mera presencia de los otros.
2. La manifestación de actos y comportamientos al margen de la voluntad constituye un tema de crucial importancia para la psicología social, al tiempo que alude a uno de los grandes dilemas filosóficos, el del libre albedrío.
3. **Nuestra capacidad consciente es limitada** y hay estímulos que nos pasan incomprensiblemente desapercibidos aun revistiendo gran importancia para nosotros. Charles Darwin nos ofrece en su *Autobiografía* un ejemplo con el que nos podemos sentir identificados: «Pasamos muchas horas en Cwm Idwal, examinando con extremo cuidado todas las rocas, pues Sedgwick estaba empeñado en hallar fósiles en ellas; pero ninguno de los dos vio ni un rastro de los maravillosos fenómenos glaciales a nuestro alrededor; no advertimos ni las rocas claramente estriadas, ni los cantos rodados detenidos en posiciones poco estables, ni las morreras laterales y terminales. Sin embargo, estos fenómenos eran tan evidentes que una casa arrasada por el fuego no expone tan claramente su historia como aquel valle». Es esta conocida limitación de nuestra mente para procesar la información procedente del medio donde los procesos inconscientes se hacen imprescindibles, dice Dijksterhuis.
4. También es limitado el conocimiento que tenemos de nosotros mismos. **Disponemos de unas habilidades introspectivas insuficientes,** que con frecuencia oscurecen las principales razones de nuestras acciones, sentimientos y elecciones. A veces, no sabemos por qué hacemos o dejamos de hacer determinadas cosas, y otras tantas no sabemos cómo las hemos hecho. En definitiva, «no tenemos acceso a los procesos en los que se apoyan muchas de nuestras conductas, pensamientos y sentimientos, y **muchas veces realmente no sabemos por qué pensamos, sentimos y actuamos como lo hacemos**» (Dijksterhuis, 2010, p. 231).
5. Debido a nuestra escasa habilidad introspectiva, **podemos equivocarnos respecto al origen de nuestras emociones.**

Ciertamente no hay vida sin conciencia, pero **muchas de nuestras acciones no necesitan** de la conciencia, **del control,** del razonamiento, para ponerse en marcha y para llegar a buen puerto, es decir, **para formar parte de la vida misma.** Son acciones sobre todo automáticas y, en algunos casos, inconscientes. Ciertamente, muchos procesos automáticos pueden pasar desapercibidos a la atención consciente y, por ello, no son pocos los autores (y muy significativos) que han planteado la automaticidad asociada a procesos también inconscientes; pero conviene no equiparar conceptualmente ambos conceptos. La automaticidad no conlleva necesariamente inconsciencia. Soy perfectamente consciente de que en estos momentos estoy tecleando el ordenador, pero lo hago de manera maquinal, sin necesidad de deliberar, razonar y planificar el movimiento de cada uno de los dedos; y mientras lo hago, mi mente está deliberando si este será un ejemplo suficiente y adecuado, o conviene buscar algún otro.

4.4.1. Automaticidad y cognición inconsciente

De acuerdo con John Bargh (1994), **uno de los rasgos definitorios del procesamiento automático es la falta de intencionalidad.** Lo hemos visto en el primer epígrafe a la hora de describir la investigación realizada por Bargh, Chen y Borrows (1996): las personas pertenecientes al grupo experimental no tenían la intención de caminar más lentamente hacia el ascensor. En otra de las investigaciones de esos mismos autores, las palabras con las que los participantes tenían que completar frases eran alusivas a «rudo», o «educado». Quienes fueron asignados al grupo en el que 15 de las 30 palabras que contenía el cuadernillo eran alusivas a «rudo», una vez terminado el ensayo, interrumpían la conversación del experimentador (esa era la variable dependiente, la conducta que intentaba estudiar) de manera más rápida que quienes fueron asignados al grupo que contenía palabras alusivas a «educado». Se puede suponer que tampoco estaba en la intención de esos estudiantes interrumpir bruscamente al investigador, pero lo hicieron. La automaticidad la encontramos en la activación de un estereotipo (anciano), o en la facilitación de un comportamiento determinado (rudeza), pero los participantes de estos estudios podrían haber sido conscientes (o no) de haber contestado de un modo «tajante» o rudo en su interacción con el investigador, por ejemplo. De hecho, con no poca frecuencia, nos podemos sorprender a nosotros mismos manifestando un comportamiento que ha sido activado de forma automática, pero que, en el momento que se produce, tomamos conciencia de él y analizamos deliberadamente lo apropiado o inapropiado que puede resultar en esa situación. No teníamos la intención, el comportamiento se ha desencadenado al margen de nuestra voluntad y de nuestro control en línea, por ejemplo, con la activación de un estereotipo, pero somos conscientes del comportamiento que estamos teniendo. En algunos casos, incluso, este comportamiento puede controlarse si la persona tiene la suficiente motivación y capacidad (u oportunidad) de hacerlo, como, por ejemplo, cuando a alguien se le activa automáticamente un prejuicio hacia otra persona por el mero hecho de su pertenencia categorial, y, sin embargo, puede «ocultar» ese prejuicio o manifestarlo de manera más sutil (véase el epígrafe 11.3.) y mostrar un comportamiento similar al que tendría hacia otra persona que no le activa dicho prejuicio.

Definitivamente, hay comportamientos y procesos cognitivos que podemos controlar y otros que ocurren sin quererlos, sin buscarlos, sin intención por nuestra parte de que ocurran y que se escapan a nuestro control. Cuando hablamos de **intencionalidad,** nos estamos refiriendo, pues, al **control que ejercemos** sobre la instigación o el inicio de un determinado proceso psicológico (Bargh, 1994, p. 16): una acción, una opinión, una reacción emocional, etc. Cabe preguntarse de dónde procede y dónde se sitúa el inicio de la acción cuando esta ocurre sin que la persona la haya pretendido. Desde la teoría de otro de los grandes maestros, Kurt Lewin, se nos da una respuesta: del ambiente. Esa es la clave para entender que hagamos, que pensemos o que sintamos cosas sin querer: la existencia en el ambiente real, o en el experimentalmente creado por los investigadores, de algún estímulo crítico que desencadena automáticamente nuestra conducta en una determinada dirección y provoca que pensemos y actuemos de una determinada manera. La psicología clínica nos ofrece un sinfín de ejemplos en personas que sufren depresión, cualquier tipo de fobias, drogodependencias, o han estado expuestos a una experiencia traumática. Ahora bien, desde un punto de vista psicosocial, ese ambiente siempre interactúa con la persona; puede desencadenar (o ser el resultado de) una forma determinada de procesarlo e interpretarlo de acuerdo con estructuras y contenidos cognitivos previos. Así, **la mera existencia en el ambiente más inmediato de información relevante respecto a elementos que forman parte de nuestra manera de percibir, interpretar y sentir la realidad** (constructos sociales crónicamente accesibles, en palabras de Bargh, 1989, p. 12, como pueden ser las creencias, los valores, las actitudes, los estereotipos, etc.), pertenecientes a nuestra propia experiencia o historia de aprendizaje, **pueden poner en marcha, al margen de nuestra voluntad, procesos cognitivos respecto a los que apenas tenemos capacidad de control.** Los datos de la investigación son muy claros al respecto: la mera presencia en el ambiente de un determinado objeto es suficiente para activar de manera automática la evaluación (la actitud) asociada con ese objeto e, incluso, desencadenar una conducta determinada.

Una segunda característica del procesamiento automático es la eficiencia, entendida no tanto en términos de logro de objetivos, sino en relación a los recursos cognitivos que utiliza. **Un proceso se define como más eficiente cuanto menos recursos consume o cuanta menos atención requiere,** de suerte que **la eficiencia suele provocar la experiencia subjetiva de un procesamiento fácil y sin esfuerzo** (Moors y De Houwer, 2006, p. 317). Por su parte, no eficiente sería todo aquello que requiere la aplicación y el empleo de recursos cognitivos: atención, energía, tiempo, dedicación, etc. Sobre todo, atención: la eficiencia se refiere a la atención que demanda cualquier proceso cognitivo, de suerte que cuando las demandas de la situación son altas, nos inclinamos hacia un proceso controlado (Bargh, 1994, p. 24). **Eficiente y sin esfuerzo, y no eficiente y con esfuerzo, son conceptos estrechamente relacionados, intercambiables.** Los datos de la investigación ponen de manifiesto que es mucho más clara la relación entre la eficiencia y el ahorro de recursos cognitivos, que entre la eficiencia y la conciencia. Esto está relacionado con **la rapidez o lentitud de los procesos cognitivos.** Un proceso rápido es sencillamente un proceso de corta duración. La rapidez está garantizada en la presentación de los estímulos en las condiciones experimentales de algunos de los estudios mencionados. En la mayoría de los casos en que se utiliza el *priming* (semántico o conductual), el *prime* se presenta en milisegundos, buscando la activación automática de constructos o procesos. Cuando se realiza tan rápido que está por debajo del umbral de la conciencia (*priming* subliminal), la persona no es consciente de la existencia de dicho estímulo. En este caso, además de automaticidad, se puede hablar de cognición inconsciente. La duración del proceso es igualmente rápida ya que la instrucción que se les suele dar a las personas que participan en este tipo de experimentos es la de responder sin tomarse demasiado tiempo, e incluso responder rápidamente lo primero que les venga a la cabeza (véanse ejemplos en el capítulo 8). En todo caso, y más allá de los inevitables debates y de los resultados no siempre coincidentes, **el procesamiento automático es, por su propia naturaleza, un procesamiento rápido.**

Siguiendo con la investigación que nos ha servido de ejemplo desde el primer epígrafe sería bueno atender a lo que nos dicen los autores: «La exposición de las personas a una serie de palabras vinculadas con un estereotipo influye de manera no consciente en la conducta. Esa influencia no proviene de las palabras-preparadoras, sino del contenido del estereotipo que estas han activado. (…) Los resultados del estudio sugieren que los estímulos despertaban el estereotipo de anciano en la memoria y los participantes actuaban de manera consistente con el estereotipo» (Bargh, Chen y Burrows, 1996, p. 237). **El pensamiento categorial es el ejemplo por excelencia de la automacidad, especialmente en términos de eficiencia.** En el epígrafe sobre el proceso de categorización social del capítulo 2 (véase el epígrafe 2.2.) hemos descrito los rasgos más sobresalientes de este proceso, y en el capítulo 10 lo dedicaremos por completo a una de las principales manifestaciones del pensamiento categorial, los estereotipos, particularmente sensibles a la activación automática. **Las razones para poner en marcha el pensamiento categorial tienen que ver con su rapidez, su eficiencia, su sencillez, su escaso consumo de recursos, su consistencia con esquemas cognitivos ya adquiridos, su función protectora del «yo» o justificadora de un determinado sistema social.**

Una tercera característica para describir y explicar la automaticidad se refiere a la controlabilidad. Si la intencionalidad se situaba en el inicio, **la controlabilidad se ubica en el transcurso del desarrollo del proceso propiamente dicho, en la posibilidad** (o en la habilidad) **de paralizar el proceso una vez que ha echado a andar, o de anular, regular o invalidar su influencia.** John Bargh insiste: la cuestión crucial no es la presencia de estímulos inconscientemente procesados (rasgos estereotípicos de un determinado grupo, por ejemplo), sino la posibilidad de controlar o no su potencial efecto, el interés o la motivación para poder contrarrestarlo, o el esfuerzo por buscar información adicional que anule la influencia de los efectos pasivos del *priming* en la formación de impresiones. La teoría de Fiske y Neuberg (1990), que veremos con más detalle en el capítulo 6, nos ofrece un excelente argumento: en las estrategias que las personas utilizamos para formarnos una impresión de los otros cabe la posibilidad de dejar a un lado la pertenencia categorial y recabar información adicional sobre la persona en cuestión, prestar atención a atributos y rasgos más personales (recategorizar), etc. antes de llegar a emitir la opinión final respecto a ella.

Finalmente, un aspecto que se ha asociado con frecuencia a la automaticidad es la falta de conciencia. Si bien muchos de los fenómenos de automaticidad que hemos mencionado a lo largo del capítulo podrían venir acompañados de una falta de conciencia por parte de sus protagonistas, **pueden darse procesos automáticos que sean conscientes.** Por ejemplo, en el capítulo 8 veremos que algunas medidas de las actitudes se basan en respuestas que las personas dan de forma muy rápida, tratando de registrar los aspectos más automáticos de la cognición. Sin embargo, que una persona clasifique unas determinadas palabras (adjetivos negativos) más rápido cuando han sido precedidas de fotografías (*primes*) de individuos afroamericanos (en comparación con fotografías de individuos de aspecto caucásico), no significa que esa persona sea *inconsciente* de que tiene un prejuicio hacia los individuos de color. Es decir, sus respuestas son automáticas; pero su prejuicio puede ser consciente (explícito, si la persona sabe que lo tiene) o inconsciente (implícito, si la persona lo desconoce; véase el capítulo 8). Igualmente, pueden producirse fenómenos de procesamiento inconsciente que se traduzcan en (o desencadenen) procesos controlados y deliberados. Por ejemplo, Robert Zajonc (1968) mostró que la exposición a estímulos (símbolos) que los participantes no eran capaces de reconocer conscientemente (es decir, desconocían su significado y les pasaban aparentemente «inadvertidos») daba lugar posteriormente a juicios deliberados y conscientes de mayor preferencia por dichos estímulos frente a otros estímulos similares a los que no habían sido expuestos previamente, dando lugar a lo que se conoce como «efecto de mera exposición». En consecuencia, es necesario enfatizar que, aunque puedan estar relacionadas, la automaticidad y la cognición inconsciente pueden ser analizadas separadamente y ninguna de ellas es condición absolutamente necesaria y suficiente para que se produzca la otra. Tomemos, finalmente, como ejemplo la investigación de Darley y Latané y llevémoslo a nuestra vida cotidiana: las personas pueden desconocer (ser inconscientes de) que la mera presencia de otros reduce la probabilidad de que muestren una conducta de ayuda; sin embargo, su comportamiento de ayudar o no ayudar puede ser plenamente consciente, deliberado y controlado; es decir, las personas deciden no ayudar porque «otros pueden hacerlo», «otros lo harán seguramente», «¡cómo no van a hacerlo!». Por tanto, la decisión de ayudar (o no ayudar) puede ser tomada con plena conciencia, analizando deliberadamente la responsabilidad de tal acción y teniendo pleno control para hacer una cosa o la contraria: lo que se desconoce es que hay un factor situacional que está determinando el modo en que se analiza tal decisión y la propia decisión que se toma.

Existen todo tipo de influencias de las que no tenemos un conocimiento consciente, pero de cuyos efectos no tenemos por qué dudar. Eric Hobsbawm, uno de los más reconocidos historiadores del pasado siglo, hace la siguiente reflexión con motivo de la muerte de sus padres, siendo él todavía un adolescente: «Estoy completamente seguro», escribe en sus memorias (*Años interesantes. Una vida en el siglo* XX), «de que también llevo las cicatrices de aquellos sombríos años en algún lugar de mi corazón. Y, sin embargo, no creo que entonces fuera consciente de ellas... Quizás la realidad de la situación me pasó desapercibida porque vivía casi todo el tiempo alejado en cierto sentido del mundo real». En los años setenta, Gregory Bateson, el padre de la Escuela de Palo Alto, en una obra de culto (*Pasos hacia una ecología de la mente*) desarrolló la «teoría del doble vínculo». En ella sostenía que una de las raíces de la esquizofrenia radicaba no tanto en la existencia de una experiencia traumática, sino en la repetida inconsistencia entre los mensajes verbales y no verbales (posturas, gestos, tono de la voz, etc.) transmitidos en el seno de la instancia familiar. La persona solo sería consciente de los primeros, pero el contenido de los segundos (negando la información de los primeros) puede tener un efecto letal sobre nuestra salud mental. Otro tanto ocurre con la mera exposición, o con el efecto de facilitación social al que acabamos de aludir. En ambos casos, no percatarse del «estímulo crítico» o de su influencia no era obstáculo para que pudiera incrementar o reducir el rendimiento en una determinada tarea (facilitación social) o crear determinadas impresiones o formar determinadas actitudes respecto a ese objeto (mera exposición). De acuerdo con Bargh la ausencia de conciencia se manifiesta de tres maneras: a) a una persona le puede pasar desapercibido el estímulo propiamente dicho (o variable **antecedente**), como ocurre en la percepción subliminal y en los experimentos en los que se maneja el «efecto *priming*»; b) se puede no ser consciente del **proceso** o **constructo** que el estímulo ha activado, es decir, cómo la mente lo procesa, lo interpreta o lo categoriza (un ejemplo de ello podemos encontrarlo en la activación de los estereotipos); y finalmente, c) cabe la posibilidad de que seamos conscientes del estímulo crítico, o del constructo activado, pero no de su influencia, de sus efectos (o **consecuencias**) como hemos visto en el caso de la conducta de ayuda, la presión de grupo o la obediencia.

La existencia de una «cognición inconsciente», de una cognición sin conciencia, o del inconsciente cognitivo como **algo que acontece al margen de la atención (cognición inconsciente carente de atención)**, que es ejecutada sin un aparente esfuerzo mental y, con frecuencia, sin la posibilidad de recordar lo que se ha hecho forma parte de la psicología del siglo XXI. Tras todas estas denominaciones laten ideas ya conocidas: las limitaciones de la mente, el aprendizaje mediante repetición de la rutina de múltiples conductas que realizamos sin prestar atención (la extraordinaria fuerza del hábito), etc. A todas ellas es común un mismo argumento: **la existencia de contenidos psicológicamente activos y relevantes que se inician sin mediar voluntad por nuestra parte y que se producen al margen de nuestra conciencia.** Por decirlo en pocas palabras, ayudados de nuevo por nuestros expertos: «El sistema mental humano, debido a sus limitaciones, no tiene conocimiento consciente de muchos procesos y contenidos cognitivos que, pese a ello, siguen operativos y tienen incidencia psicológica mediante operaciones automáticas» (Froufe, Sierra y Ruiz, 2009, p. 4). El campo del «inconsciente cognitivo» se remontaría a Freud, pero la investigación científica sobre este apasionante tema es mucho más reciente y está muy alejada de los supuestos de la teoría dinámica. Hoy en día contamos con un sólido cuerpo de datos en torno a la percepción, la memoria, el aprendizaje y el pensamiento inconscientes, que ha conducido a los autores previamente citados a un esbozo provisional de «la mente oculta» (véase el cuadro 4.4.).

Ap Dijksterhuis inició hace unos años, en 2006 para ser más precisos, una línea de investigación en torno al pensamiento inconsciente por falta de atención (teoría del pensamiento inconsciente [*unconscious-thought theory,* UTT por sus siglas en inglés]). Su paradigma experimental opera con la toma de decisiones: seleccionar la mejor opción entre cuatro alternativas que varían en diversas dimensiones relevantes, por ejemplo, en consumo, seguridad, precio, etc., a la hora de elegir el mejor coche. Primero, todos los participantes reciben de manera explícita información sobre las diferentes opciones, de modo que una opción acumula más atributos positivos que negativos y otra al revés, resultando intermedias las dos opciones restantes. Además, se manejan pocos atributos por opción en una condición experimental y muchos en otra, para crear versiones sencilla y compleja de la tarea. A continuación, mientras los participantes sometidos a la condición de pensamiento consciente disponen de un tiempo para analizar comparativamente las diferentes alternativas antes de seleccionar la que consideran mejor opción (deliberación con atención), a los participantes en la condición UTT se les distrae durante ese tiem-

CUADRO 4.4. La mente oculta

Manuel Froufe, Benjamín Sierra y Miguel Ángel Ruiz (2009) esgrimen los siguientes argumentos para justificar la existencia de una «mente oculta»:

1. La mente humana está integrada por ***módulos cognitivos*** (véase el capítulo 2) encargados de procesar la información relativa a aspectos específicos del conocimiento, y una ***red central*** de propósito general, que se ocupa de generar las representaciones subjetivas (los contenidos de la conciencia) a partir de la información que recibe de los distintos módulos.
2. Mientras que los módulos especializados operan automáticamente (de forma rápida y pueden trabajar en paralelo), la red central, que construye nuestros contenidos de conciencia mediante operaciones mentales de selección e integración de la información modular, es muy limitada en términos de amplitud de aprehensión y de resolución temporal. Esta red constituye un complejo sistema integrador unitario, que construye nuestras representaciones conscientes de forma lenta y secuencial. Por eso, muchas veces resulta selectivo, y deja fuera del plano subjetivo buena parte de la información recibida por los diferentes módulos.
3. No obstante, las personas procesamos a través de los módulos especializados (y nos vemos afectadas por) contenidos informativos que no acceden a la conciencia por diversas razones: por falta de atención, por sobrecarga de información en la red central, por lesiones cerebrales que dañan las estructuras de las que depende la operación correcta de la red central, aun cuando sigan operativos los módulos especializados y otras estructuras neurocognitivas... La cognición sin conciencia de contenidos mentales que resultan psicológicamente activos es también una realidad empíricamente avalada.

po con una tarea exigente (resolver anagramas, por ejemplo), para que en esta fase no puedan ponderar y evaluar de forma expresa las diferentes opciones (deliberación sin atención). Al término de esta fase todos los participantes deben tomar algunas decisiones: entre ellas, elegir la que, en su opinión, es la mejor opción, valorar todas las opciones de forma puntual, etc. Las variables dependientes están vinculadas con la calidad de la decisión: porcentaje de acierto a la hora de elegir correctamente la mejor opción, diferencia en la evaluación entre la mejor opción y la peor, etc. El resultado general de esta línea de investigación es que **el procesamiento consciente es más eficaz para las tareas y decisiones simples, mientras que el procesamiento inconsciente lo es ante tareas, decisiones y problemas complejos.** Sin duda, la segunda parte de estos resultados constituye una observación bastante contra-intuitiva. En la revisión que John Bargh realiza de estas investigaciones, se enumeran las siguientes razones: a) mayor capacidad del procesamiento inconsciente (procesamiento en paralelo en vez de serial), que le permite sopesar de manera más precisa y fiable las alternativas; b) el sistema cognitivo a nivel de procesamiento consciente está saturado ante la ingente cantidad de información que recibe, de modo que no siempre es capaz de procesarla toda, ni dilucidar cuál es la más pertinente; c) debido a sus limitaciones, el procesamiento consciente focaliza su atención en unas dimensiones más que en otras dando lugar a una polarización, que acaba definiendo muchas veces la decisión de manera poco acertada (Bargh, 2011, p. 633).

Para recordar

- Nuestra capacidad consciente es limitada.
- La automaticidad de nuestra mente es un hecho ampliamente comprobado y muy fácilmente comprobable; tanto, que resulta innegable que una parte de nuestra conducta acontece al margen de nuestra conciencia y no sigue las directrices de nuestra voluntad.
- La manifestación de acciones que ocurren al margen de nuestra voluntad no solo es un tema de interés para la psicología, sino que limita con uno de los grandes dilemas filosóficos, el del libre albedrío.
- El procesamiento automático es un procesamiento espontáneo, intuitivo, rápido y eficiente.
- Muchos procesos automáticos pueden pasar desapercibidos a la atención consciente, pero la automaticidad no conlleva necesariamente la ausencia de conciencia.
- Uno de los rasgos definitorios del procesamiento automático es la falta de intencionalidad, la ausencia de control sobre el inicio de un determinado proceso.
- Desde la más sólida tradición psicosocial, en ausencia de intencionalidad por parte del actor para el inicio de una conducta, es el contexto (el ambiente externo a la persona) el que toma el mando.
- El procesamiento automático es eficiente en el sentido de que no consume recursos en el transcurso de su procesamiento o ejecución.
- Los procesos automáticos son procesos de corta duración.
- Existe también una cognición inconsciente, una cognición (memoria, percepción, aprendizaje, etc.) sin conciencia (el inconsciente cognitivo).

CAPÍTULO 5

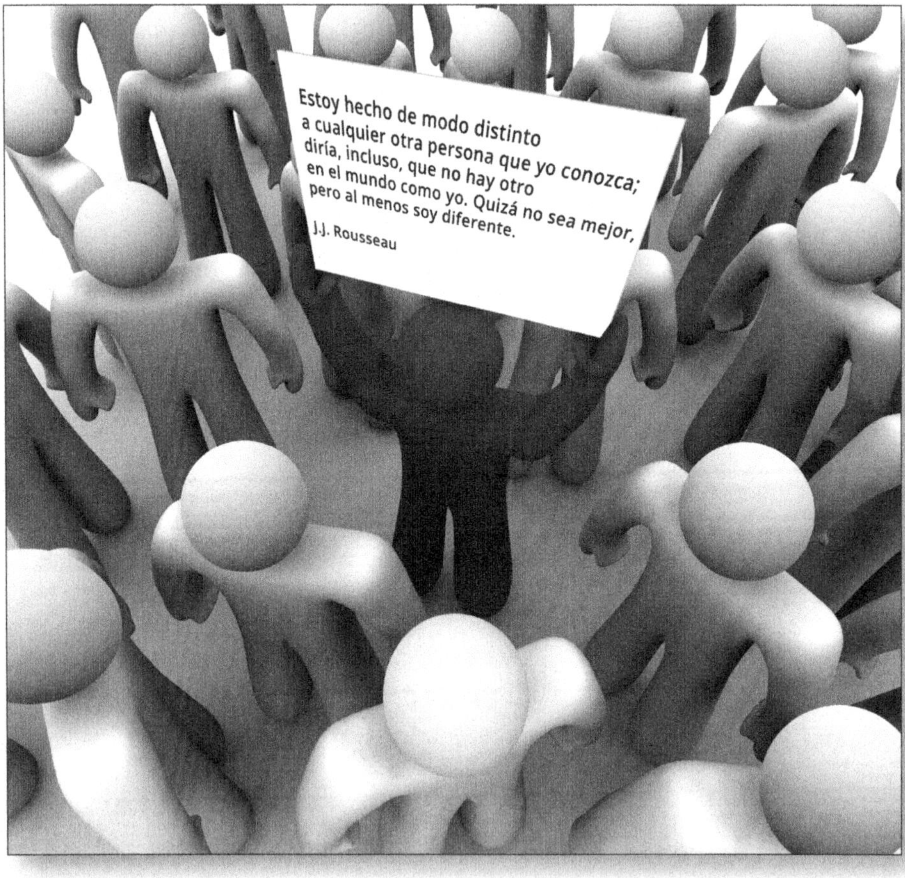
Estoy hecho de modo distinto
a cualquier otra persona que yo conozca;
diría, incluso, que no hay otro
en el mundo como yo. Quizá no sea mejor,
pero al menos soy diferente.
J.J. Rousseau

La naturaleza multidimensional del «yo»

INTRODUCCIÓN

«Es difícil para un hombre hablar por extenso de sí mismo sin pecar de vanidad; por lo tanto, seré breve». Así comienza su autobiografía el gran filósofo David Hume. Y cumplió su promesa: el relato de su vida apenas ocupa 10 páginas. El detalle de la brevedad llama poderosamente la atención, tanto como el hecho de comenzar el relato de su vida hablando de su familia: «Pertenecí a una buena familia, tanto por parte de padre como de madre», razones poderosas para sentirse orgulloso de su cuna. Pero de inmediato matiza: «Mi familia, sin embargo, no era rica. Y siendo yo un hermano menor, mi patrimonio, de acuerdo con los usos de mi país, fue, lógicamente, exiguo». Eric Hobsbawm, uno de los más reputados historiadores del pasado siglo, es todavía más explícito: «De los dos pilares sobre los que se ha fundamentado mi vida, la familia ha sido, con mucho, el más relevante». García Márquez va todavía más allá: «Creo, dice en *Vivir para contarla,* «que la esencia de mi modo de ser y de pensar se la debo en realidad a las mujeres de la familia y a las muchas de la servidumbre que pastorearon mi infancia».

Hablar de **la familia** en una autobiografía suele ser algo habitual. Cualquiera de nosotros lo haría en una situación parecida; de hecho lo acostumbramos frecuentemente a hacer a manera de presentación del «yo», y lo hacen los otros para identificarnos. La presencia de la familia no es una novedad; la hemos visto en el capítulo 2 formando parte del sistema de categorías en el caso de Ana Frank, y ha vuelto a hacer acto de presencia en el capítulo 3 acompañando a la hipótesis del cerebro social. Ahora aparece en una nueva dimensión: como algo de nuestra propiedad, como algo que nos pertenece y a lo que nos sentimos pertenecientes. **Pertenencias y, sobre todo, sentimiento y valor emocional de las pertenencias grupales y categoriales son dos dimensiones del «yo».**

Ahora bien, **la pertenencia categorial no es la única manera que tienen las personas de presentarse a sí mismas. Los otros,** decíamos en el primer capítulo, **también conjugan verbos epistémicos y emocionales respecto a nosotros,** a lo que somos, a cómo nos comportamos, al papel que jugamos en la vida, a los grupos a los que pertenecemos, etc. Y no cabe duda de que la manera de hacerlo influye sobre el conocimiento del «yo» y la imagen que acabemos de forjarnos sobre nosotros mismos. El *Diario* de Ana Frank nos ofrece numerosos ejemplos: «Todos dicen que hablo de manera afectada, que soy ridícula cuando callo, descarada cuando contesto, taimada cuando tengo una buena idea, holgazana cuando estoy cansada, egoísta cuando como un bocado de más, tonta, cobarde, calculadora, etc. Todo el santo día me están diciendo que soy una tipa insoportable, y **aunque me río de ello y hago como que no me importa, en verdad me afecta, y me gustaría pedirle a Dios que me diera otro carácter, uno que no haga que la gente siempre descargue su furia sobre mí»** (30/01/1943).

Pero no se acaba ahí la manera como acostumbramos a vernos, a percibirnos y a presentarnos. Charles Darwin, por ejemplo, comienza su autobiografía refiriéndose a su «afición por la historia natural», a su pasión por descifrar los nombres de las plantas, por «coleccionar todo tipo de cosas, conchas, lacres, sellos, monedas y minerales». Es posible que para Darwin la familia fuera tan importante como para Hume o para Hobsbawm, pero a la hora de presentarse prefiere hacerlo en términos más personales: «Cuando pequeño», escribe, «era muy dado a inventar historias falsas, y lo hacía siempre para causar admiración». Es decir, otro de los supuestos con los que nos venimos manejando desde el primer capítulo es que **las personas somos capaces de conjugar verbos epistémicos y emocionales respecto a nosotros mismos,** y que eso lo hacemos de manera continuada, y muchas veces, automática, como hemos tenido oportunidad de ver en el capítulo anterior.

Cuando hablamos o nos referimos a nosotros mismos lo acostumbramos a hacer, pues, **de diversas maneras:** hablando de los nuestros en el más amplio sentido del término, refiriéndonos a lo que otras personas piensan de nosotros, comentando lo que pensamos de nosotros mismos o recordando eventos y acontecimientos de nuestra propia vida. En último término, como muy bien dicen William Swann y Jennifer Bosson en la exhaustiva revisión que hacen sobre este tema, «la cantidad de **cosas que uno conoce de sí mismo –creencias, pensamientos, recuerdos y sentimientos sobre el «yo»–** es teóricamente ilimitada en cantidad y en amplitud» (Swann y Bosson, 2010, p. 591). Esa es la razón del título de este capítulo: el «yo» está presente en la práctica totalidad de nuestras actividades mentales y sociales (el «yo» como un objeto extenso), pero no siempre lo hace de la misma manera (el «yo» como un objeto con diversos rostros).

Esta primera aproximación a la naturaleza multidimensional del «yo» viene a apoyar, con ayuda de los ejemplos mencionados, dos tradicionales hipótesis. La primera de ellas fue formulada en los siguientes términos: **cuando una persona habla de sí misma suele utilizar principalmente dos marcos de referencia: sus pertenencias grupales o categoriales (*consensual references*),** como hemos visto en Hume, Eric Hobsbawm y García Márquez, **o sus rasgos y características más personales (*subconsensual references*),** como hemos visto hacer a Darwin, Manfred Kuhn y Thomas McPartland, los autores de esta propuesta, creían, además, que cuando las personas se enfrentaran a una hoja en blanco en la que tuvieran que responder a la pregunta *¿Quién soy yo?,* usarían de manera preferente y en primer lugar referencias sociales (grupales y categoriales) más que personales, y que el número de referencias que utilizarían se situaría en un rango entre 1 y 20. De hecho, a esta prueba la denominaron el «Test de las veinte afirmaciones» (*«Twenty Statement Test»* [TST]; Kuhn y McPartland, 1954).

La segunda de las hipótesis en las que se podrían enmarcar los ejemplos mencionados la formuló Daryl Bem en el primero de sus postulados sobre la teoría de la autopercepción: **las personas llegan al conocimiento de sus propias actitudes, emociones y otros rasgos y características internas,** parcialmente, **a partir de las inferencias que hacen de la observación de su propia conducta y de las circunstancias en las que dicha conducta se ha manifestado,** como hemos visto hacer a Darwin, por ejemplo. El segundo de los postulados también nos interesa porque alude a la percepción interpersonal, es decir, a la percepción que los otros tienen del «yo» y con cuya ayuda pueden forjarse una impresión de nosotros o hacer inferencias respecto a nuestro comportamiento o a nuestra manera de ser, como tendremos oportunidad de ver en el capítulo 7: en la medida que la información procedente del propio sujeto sea débil, ambigua o difícil de interpretar, nos encontraremos en la posición de un observador externo, esto es, dependeremos de la información externa para inferir estados internos (Bem, 1977, p. 2).

Cuando uno habla de sí mismo, lo que hace es sencillamente usar verbos epistémicos y emocionales (querer, desear, recordar, olvidar, imaginar, pensar, etc.) referidos a sus propias experiencias, ideas, deseos, etc. La conjugación de esos verbos denota la existencia de complejos procesos metacognitivos que nos permiten pensar sobre nuestros propios pensamientos, verlos y analizarlos en el transcurso de nuestra peripecia biográfica («De repente», escribe Ana Frank en su *Diario* el 22 de enero de 1944, «todas esas discusiones, disputas y demás, ya no las miro con la misma predisposición que antes. ¿Por qué será que estoy tan cambiada?». Y en un añadido reitera esa misma sensación: «Ahora que releo mi diario después de un año y medio, me sorprendo de que alguna vez haya sido tan cándida e ingenua»), viajar hacia el pasado, proyectar nuestras metas y objetivos hacia el futuro («Debo seguir estudiando para no ser ignorante, para progresar, para ser periodista, porque eso es lo que quiero ser», escribe nuestra protagonista el día 5 de abril, de 1944), tener conciencia de nuestros más recónditos deseos, esos que están al abrigo de las miradas ajenas, etc. En una palabra, esos verbos nos sirven para tener conciencia de ser (pienso, recuerdo, imagino, deseo, luego existo), para tener una imagen de cómo somos, para compararla con el pasado, y para hacer planes de cara al futuro. **El «yo» es,** por tanto, el **fruto de nuestra capacidad para conjugar verbos epistémicos y emocionales respecto a nosotros mismos, a lo nuestro, y a los nuestros.** Estamos ante el «yo» como objeto activo de conocimiento (el «yo» como proceso: véase la figura 5.1.) gracias a la capacidad de la mente humana para desdoblarse y ser al mismo tiempo objeto y sujeto, para mirarse a sí misma mientras conjuga verbos epistémicos y emocionales sobre el «yo». Es el «yo empírico» de William James. El resultado de ese proceso es el autoconcepto, la identidad, la autoestima, que veremos en los últimos epígrafes del capítulo. La línea divisoria, advierte el propio James, es inapreciable. «**En su acepción más amplia, el yo de un individuo es la suma total de todo lo que PUEDE llamar suyo,** no solo su cuerpo y sus facultades psíquicas, sino su ropa y su casa, su esposa e hijos, sus antepasados y amigos, su reputación y sus obras, sus tierras y caballos, y su yate y su cuenta en el banco. Si crecen y prosperan, se siente triunfante; **si menguan y se acaban,**

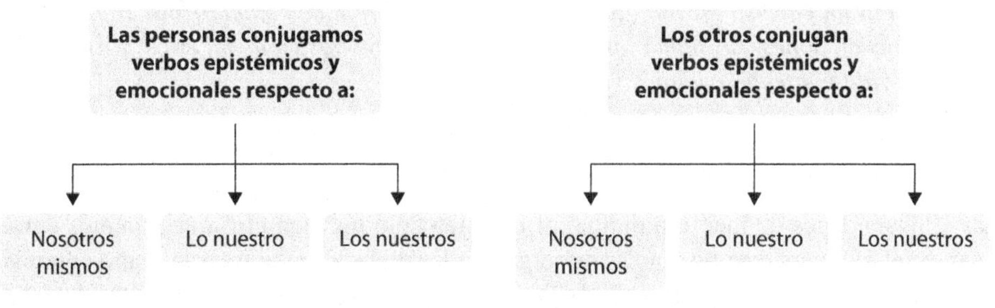

Figura 5.1. El «yo» como proceso y el «yo» como producto.

se siente empobrecido» (James, 1989, p. 233). En este proceso también toman parte los otros; ellos también conjugan verbos epistémicos y emocionales respecto a nosotros. Sus efectos sobre el «yo» se dejan sentir en términos de autoestima e identidad, como tendremos oportunidad de ver a lo largo de este capítulo.

De entrada, ya estamos en disposición de ofrecer una primera aproximación al estudio del autoconcepto partiendo de una idea que nos viene acompañando desde el primer capítulo: los objetos con mente somos capaces de conjugar verbos epistémicos y emocionales respecto a nosotros mismos y respecto a los otros.

5.1. El «yo» como organizador de la cognición social

Ana Frank no tenía ni yate ni cuenta en el banco. No le hicieron falta para mostrarnos con toda claridad, como hemos tenido ocasión de ver en el capítulo 2, que el esquema categorial del «yo» ocupa un lugar privilegiado en su sistema cognitivo. No nos cabe duda de que lo mismo hubiera ocurrido de haber analizado cualquier otro relato autobiográfico, y eso nos permite anticipar que ese mismo esquema ocupa el mismo lugar de privilegio en cualquiera de nosotros. La última página de las memorias de Mario Bunge (*Entre dos mundos*), un filósofo de gran renombre en el ámbito de habla hispana, podría servirnos de ejemplo, uno de los muchos que podríamos haber traído a colación. Nos ha parecido muy interesante este testimonio porque, al final, la vida intensa de un aciano de 96 años se cierra aludiendo de manera prioritaria al «yo».

El «yo» como centro de la cognición social

«He vivido mucho, bien y con bastante suerte. Tuve padres afectuosos, tolerantes e interesantes. He estado casado con dos mujeres que me amaron y ayudaron, y tengo cuatro hijos afectuosos y admirables, así como muchos amigos competentes, discutidores y dispuestos a formular y contestar preguntas interesantes. He trabajado en una decena de países diferentes. Tomé partido por varias causas, casi todas justas, y organicé y colaboré en varias organizaciones de bien público en un puñado de países diferentes. Construí un sistema filosófico que, a mi modo de ver, es claro, coherente, y aún está al día con la ciencia. Critiqué el oscurantismo, la pseudociencia y la pseudofilosofía, lo que me atrajo enemigos académicos, pero no enemigos políticos. Siempre preferí la autoridad intelectual a la burocrática. Fui un curioso afortunado, ya que casi siempre hice coincidir mis trabajos con mis aficiones. En suma, intenté cumplir la norma básica de mi ética: disfruté de la vida e intenté ayudar a vivir».

Tanto en el diario de una adolescente en los tiempos del nazismo como en las memorias de un anciano profesor que ha tenido ocasión de explicar su sistema filosófico en las Universidades de medio mundo, por citar tan solo los ejemplos que tenemos entre manos, el «yo» aparece no solo como organizador de la cognición social, sino como la sala de máquinas de la vida social. Tiene bien merecida, pues, su relevancia como marco teórico. Fue Hazel Markus la primera que se percató de ello al hablar de la existencia de **esquemas del «yo»** y definirlos como «**generalizaciones cognitivas sobre el sí mismo derivadas de la experiencia pasada, que organizan y guían el procesamiento de la información a la que se enfrenta la persona en el transcurso de sus experiencias sociales**» (Markus, 1977, p. 64). Estos esquemas: a) incluyen **representaciones cognitivas de eventos y situaciones específicas** en las que está presente la persona, que son propios de la memoria episódica: «Llegué a Inglaterra», cuenta Eric Hobsbawm, «a punto de que diera comienzo la guerra... Al cabo de un minuto de que la voz, seca y cansada, del primer ministro declarara la guerra, empezamos a oír el sonido ondulante de las sirenas, que todavía hoy trae a la memoria de cualquier ser humano que viviera en una ciudad durante la Segunda Guerra Mundial el recuerdo de las bombas nocturnas»; b) representaciones y evaluaciones de las **regularidades de la conducta** hechas por la propia persona o por otros («¡Qué aplicada soy!, ¿verdad?», exclama Ana Frank un día de octubre de 1942); c) describen cómo **el «yo» articula y organiza en la memoria los eventos de su vida,** que tendremos ocasión de ver en el próximo epígrafe; d) actúan como mecanismos selectivos de la información que se procesa, de la importancia que se le concede y de cómo dicha información se estructura en nuestra mente; e) nos permiten completar la información sobre el «yo»; y finalmente, f) hacer predicciones sobre el futuro: la información disponible sobre el «yo» puede ser utilizada como base para juicios, decisiones o inferencias sobre el futuro. De nuevo, Darwin: «Durante mi último año en Cambridge, leí con atención y profundo interés *Personal Narrative* de Humboldt. Esta obra y la *Introduction to the Study of Natural Philosophy* de Sir J. Herschel suscitaron en mí un ardiente deseo de aportar aunque fuera la más humilde contribución a la noble estructura de la ciencia natural». En realidad, los esquemas del «yo» cumplen funciones muy parecidas, cuando no prácticamente idénticas, a los esquemas categoriales que hemos visto en el capítulo 2, bien que referidos a asuntos que atañen de manera directa al «yo». Pero esos asuntos son lo suficientemente importantes como para que este tipo de esquemas cuenten con algunas particularidades diferenciales respecto al resto de los esquemas cognitivos. La propia Hazel Markus las ha enumerado: a) *amplitud y complejidad* en los términos previamente comentados: de nada ni de nadie sabemos más que de nosotros mismos; b) *interrelación* entre la información y los datos de que disponemos sobre el «yo»; c) *frecuencia de activación:* innumerables veces al día, todos los días de nuestra vida, nuestra mente conjuga verbos epistémicos y emocionales referidos a nuestra propia persona; y d) *emocionalidad:* los esquemas del «yo» tienen una fuerte carga afectivo-emocional; en realidad, son esquemas en torno a los cuales gira una parte decisiva de nuestras experiencias personales.

El «yo» ocupa el centro de la de la estructura y de los contenidos de nuestra cognición o, lo que viene a ser lo mismo, de nuestra mente. Esa es también la propuesta de Anthony Greenwald, un autor que hay que tener muy en cuenta en todos los temas relacionados con la cognición social. El núcleo central de la estructura social del conocimiento (SKS: *Social Knowledge Structure*) está conformado por contenidos relacionados con las actitudes, los estereotipos, el autoconcepto y la autoestima. Todos ellos forman parte de la cognición social. Dicha estructura se sustenta sobre tres asunciones básicas:

1. Una parte muy significativa del conocimiento social puede representarse en una red de asociaciones de distinta intensidad entre conceptos relacionados con las personas

(incluido el «yo» y sus respectivos roles), los grupos y los atributos pertenecientes a cada uno. Tres serían los matices a los que prestar atención en este primer supuesto: a) la distinta relevancia (importancia) que tienen para el «yo» personas, grupos y atributos; b) la inclusión del rol como parte del conocimiento y representación del «yo»; y c) la presencia de los estereotipos (la asociación del «yo» con los grupos y categorías a las que pertenece, que veremos al hablar de la identidad social).

2. Hay un acuerdo generalizado en considerar al «yo» como una entidad central en la estructura social del conocimiento. En una red asociativa de esquemas, la centralidad del «yo» queda representada a través de sus asociaciones con personas, grupos y atributos que están fuertemente conectados entre sí.
3. Estos conceptos mantienen entre sí relaciones de equilibrio cognitivo, que operan tanto deliberada como automáticamente; relaciones que se pueden predecir en términos de equilibrio cognitivo.
4. **Para la mayoría de las personas, el esquema del «yo» está asociado con atributos de valencia positiva** (véase también el cuadro 5.3.). El «yo social» de William James se corresponde con este supuesto teórico en unos términos muy precisos que conviene recordar en su literalidad: «**No solo somos animales gregarios** a quienes gusta estar a la vista de nuestros compañeros, **sino que además tenemos la propensión innata a procurar que se nos vea, y que se nos vea de modo favorable**» (James, 1989, p. 235). Y por si quedara alguna duda, añade: «No podría haber peor castigo, en caso de que fuera físicamente posible, que dejar libre a un individuo en la sociedad, pero que todos los demás miembros de ella no le hicieran el menor caso». Esa será también una de las consecuencias de la identidad social, que veremos a lo largo de este mismo capítulo.

Este último supuesto constituye una interesante e importante novedad: el autoconcepto se alimenta de manera preferente de informaciones, contenidos o atributos de valencia positiva. **Los contenidos que codificamos y almacenamos en nuestra mente son contenidos que buscan aportar un significado positivo con el esquema del «yo».** Ana Frank nos ofrece, uno tras otro, ejemplos muy pertinentes: «No soy tan tonta, tan creída y tan haragana como piensan "los de arriba"», exclama un día (28/09/1942). «Quisiera patalear, gritar, sacudir con fuerza a mamá, llorar y no sé qué más, por todas las palabras desagradables, las miradas burlonas, las recriminaciones que como flechas me lanzan todos los días con sus arcos tensados y que se clavan en mi cuerpo sin que pueda sacármelas», escribe enrabietada el 30 de enero de 1943. Charles Darwin nos ofrece otro excelente ejemplo: «Mi padre me dijo una vez algo que me mortificó profundamente: "No te gusta más que la caza, los perros y coger ratas, y vas a ser una desgracia para ti y para toda tu familia"».

Las consideraciones sobre los esquemas del «yo», así como los tres principios básicos de la estructura social de conocimiento, nos permiten enriquecer teóricamente nuestro primer esquema para entender el **«yo» como un proceso en continuo devenir que se muestra,** a su vez, **con una cierta regularidad a lo largo del tiempo, cuyo conocimiento procede de distintas fuentes** (características personales, grupos a los que pertenecemos, roles que desempeñamos, situaciones a las que nos enfrentamos, etc.) **y que busca asociarse** (o que le asocien) **con atributos positivos** (véase la figura 5.2.).

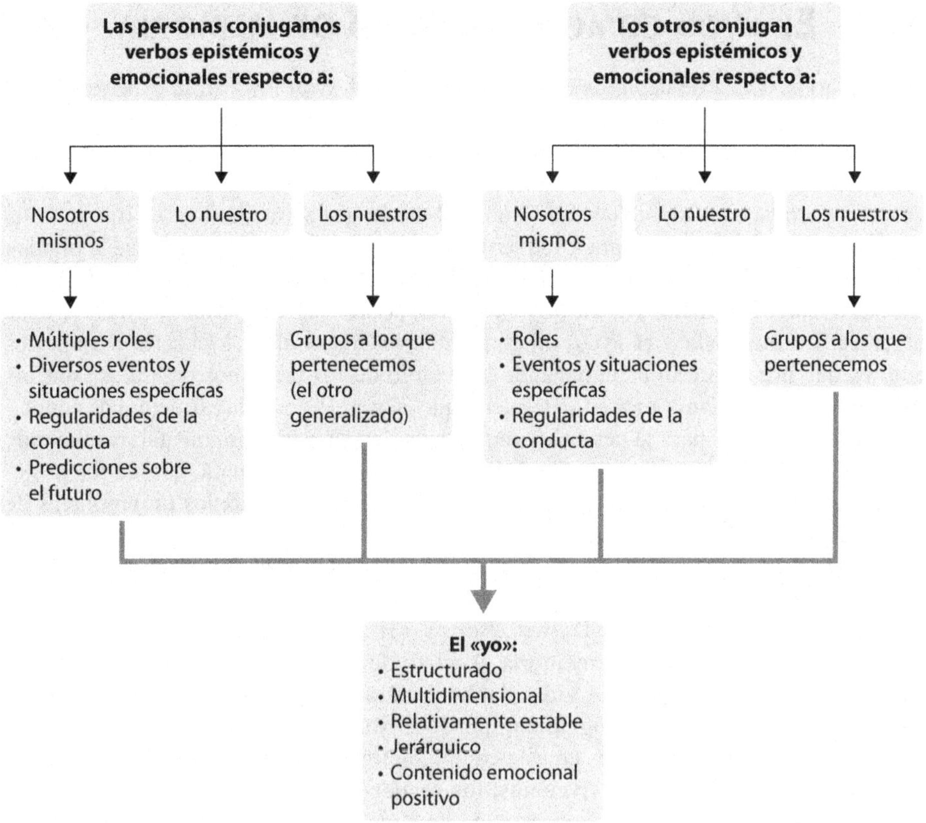

Figura 5.2. El espacio multidimensional del «yo».

Para recordar

- La pertenencia categorial, los otros a título personal y las inferencias que hacemos respecto a nuestra propia conducta, son las principales fuentes de información y conocimiento sobre el «yo».
- Es necesario hacer una distinción entre el conocimiento del «yo» (la capacidad que la mente humana tiene para ser al mismo tiempo sujeto y objeto de su propio conocimiento) y el resultado de ese proceso: el autoconcepto, la identidad, la autoestima.
- El «yo» es fruto de nuestra capacidad de conjugar verbos epistémicos y emocionales respecto a nosotros mismos, lo nuestro y los nuestros.
- El esquema del «yo» (generalizaciones cognitivas sobre el sí mismo derivadas de la experiencia pasada) se sitúa en el centro de la cognición social.
- En líneas generales, y para la mayoría de las personas, el esquema del «yo» está asociado con atributos de valencia positiva en torno a los tres siguientes aspectos: nosotros mismos, lo nuestro y los nuestros.

5.2. El «yo» como un sistema de memoria

Hazel Markus acaba de decirnos que los esquemas del «yo» invocan la experiencia pasada. Charles Darwin recuerda con nitidez su amistad con el profesor Henslow; Eric Hobsbawm, el día que Inglaterra declaró la guerra a Alemania; Mario Bunge, el momento preciso en que su maestra de la escuela primaria le castigó severamente cuando se enteró de que no estaba bautizado; García Márquez el día en que su madre llegó a Barranquilla para pedirle «que la acompañara a vender la casa» familiar; a Ana Frank no se le olvidan los reproches de su madre y las dolorosas invectivas del matrimonio Van Daan, y así sucesivamente. **Sin memoria no hay «yo»:** esa podría ser una primera conclusión de urgencia. **La memoria y el «yo»,** dijeron Anthony Greenwald y Mahzarin Banaji, dos autores que nos seguirán acompañando a lo largo de los próximos capítulos, **son las dos caras de una misma moneda,** de suerte que, al ser el «yo» una estructura de conocimiento muy familiar para la persona y muy nuclear en su estructura mental, resulta muy útil para codificar con eficacia estímulos relacionados con él, y para recordarlos posteriormente sin esfuerzo (Greenwald y Banaji, 1989): son los **beneficios mnemónicos de codificar ítems relacionados con el «yo».**

Lo que Ana Frank nos ha legado en su *Diario* es un **relato autobiográfico de un periodo muy concreto de su vida,** los dos años que estuvo escondida para librarse de la persecución nazi; lo que Darwin, Bunge o Hobsbawm hacen en sus respectivas autobiografías es confiar a su memoria el relato de su vida, compartir con los lectores su apasionante **historia de vida.** Ambos relatos tienen algo en común: **forman parte de la memoria autobiográfica,** que José María Ruiz Vargas, uno de nuestros más cualificados investigadores en este campo, define como **aquella «que guarda las experiencias personales, las vivencias, los recuerdos llenos de significado»** (Ruiz-Vargas, 2010, p. 323). Más en concreto, como aquella: a) que nos permite evocar experiencias íntimas y cargadas de significado que nos identifican, nos singularizan, nos diferencian: «Es a través de los recuerdos autobiográficos como percibimos nuestro yo», nuestra identidad personal; b) nos ayuda a recordar acontecimientos en los que hemos participado; c) juega un papel importante en el desarrollo de la conciencia, de la subjetividad consciente, cabría matizar: «Saber quiénes somos, de dónde venimos y a dónde queremos ir»; d) el escenario en el que confluyen las emociones, las motivaciones, los deseos y aspiraciones, los valores y las creencias de cualquier persona. Todo ello tiene un final feliz: «la conciencia de identidad personal» (Ruiz-Vargas, 2010, p. 324) en cuyo devenir colaboran las pertenencias grupales y categoriales, las ideas y opiniones procedentes de los otros, el autoconocimiento y los eventos que hayan rodeado nuestra vida. **La memoria autobiográfica es, en toda su extensión, una memoria relacionada con el «yo».**

Historias de vida y periodos de la vida forman parte del modelo «yo-memoria» (*Self-Memory System* [SMS]) que ha venido desarrollando, y modificando, desde hace más de una década Martin Conway. En su última versión (Conway y Williams, 2008), el SMS estaría compuesto por un aspecto dinámico y ejecutivo del «yo» (**el «yo» operativo**), **y el conocimiento autobiográfico.** Del primero forman parte: a) la necesidad de mantener un registro coherente y estable entre el pasado y el presente del «yo», b) el «yo conceptual», y c) las imágenes del «yo». Al segundo pertenecen el conocimiento autobiográfico

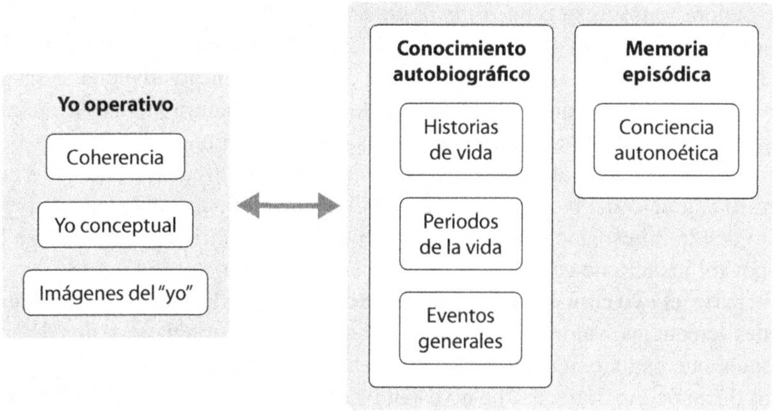

Figura 5.3. La memoria autobiográfica (adaptado de Conway y Williams, 2008).

propiamente dicho, y la memoria episódica (véase la figura 5.3.). Veamos brevemente cada uno de ellos.

La coherencia es el trazo mnemónico que une el presente con el pasado y nos permite reconocernos a lo largo del tiempo, seguir nuestra propia huella sin fisuras prolongadas y procurar que encaje sin demasiadas estridencias con el presente. Ciertamente, los hechos del pasado son ya inalterables, pero nuestra memoria puede modificar su recuerdo; de hecho «las personas alteran con frecuencia los recuerdos de su pasado a fin de conectarlos y encajarlos en su presente», los interpretan a la luz de las circunstancias actuales del «yo» con un objetivo muy concreto: justificarlo y fortalecerlo (Ruiz-Vargas, 2010, p. 357).

La coherencia nos remite, pues, **a dos condiciones complementarias: la alteración de los recuerdos y el fortalecimiento del «yo».** Recordando las peripecias de su infancia, Héctor Abad Faciolince, un extraordinario escritor colombiano, dice que la «memoria es un espejo opaco y vuelto añicos, o, mejor dicho, está hecha de intemporales conchas de recuerdos desperdigadas sobre una playa de olvidos». No es la opinión de un sesudo investigador, sino la sincera confesión de una persona a la hora de recordar su infancia. La misma que muestra Eric Hobsbawm tras glosar la figura de su madre: «Estas –dice– son las reconstrucciones de un hombre ya mayor», muy probablemente, idealizadas por la nostalgia, que, como apuntaba García Márquez en *Vivir para contarla,* borra los malos recuerdos y magnifica los buenos. Ya lo hemos señalado al comienzo del capítulo: los esquemas del «yo» buscan la asociación con atributos de valencia positiva, con una identidad social positiva, según veremos en el último epígrafe del capítulo. «**El hombre es feliz porque sabe olvidar.** La memoria siempre está dispuesta a borrar lo malo y solo recordar lo bueno», escribe Varlam Shalámov, un superviviente del Gulag, en el primero de los volúmenes de sus estremecedores *Relatos de Kolimá.* Olvidamos o reinterpretamos lo que fuimos para acomodarlo a lo que ahora somos en un ejercicio de ingeniería cognitiva respecto al que la Psicología social ha observado la presencia de: a) una necesidad de consistencia: la creencia de que poseemos cualidades y metas que permanecen y permanecerán relativamente estables a lo largo del tiempo; b) una necesidad de mejora y progreso (*«need for improvement»*) que se apoya en la comparación social ascendente); y, sobre todo, c) una necesidad de mantener una imagen positiva del «yo» (*«self-enhancement»*), que nos conduce a una imagen positivamente sesgada de nosotros mismos sobre la que se instala la autoestima. Echando la vista hacia atrás tan solo un par de años, Ana Frank muestra la necesidad de pasar página: «Cuando me pongo a pensar en la vida que llevaba en 1942, todo me parece tan irreal... Veo a esa Ana Frank como una niña graciosa, divertida, pero superficial, que no tiene nada que ver conmigo... No quiero admiradores, sino amigos, no quiero que se maravillen por mi sonrisa lisonjera, sino por mi manera de actuar y mi carácter» (7/03/1944).

Por su parte, **el «yo conceptual» está formado por aquellos rasgos y características personales** (creencias, valores, actitudes, etc.) **que nos singularizan y nos diferencian** (ya sabemos que eso siempre lo hacen por comparación) de los otros. Son estructuras abstractas de autoconocimiento que no están ligadas a eventos y/o momentos específicos de nuestra biografía, ni tienen una ubicación temporal o espacial concreta y que conforman los componentes semánticos de la memoria autobiográfica. «**El "yo" conceptual es un conocimiento abstracto sobre el "yo"** contextualizado por el conocimiento autobiográfico de la propia vida y fundamentado en la memoria episódica de nuestras propias experiencias» (Conway et al., 2004, p. 500). David Hume nos ofrece un bello ejemplo: «He sido un hombre de disposición afable, dueño de su temperamento, de una abierta, sociable y alegre manera de ser, capaz de encariñarse con las personas, poco susceptible de enemistad y de una gran moderación en todas sus pasiones. Y ni siquiera mi deseo de fama literaria, mi pasión dominante, llegó jamás a agriarme el carácter, a pesar de mis frecuentes desengaños». Ana Frank, por su parte, utiliza los siguientes adjetivos para describirse a sí misma: miedosa, aplicada, cándida, ingenua, curiosa, solitaria, sentimental, insensata, segura de sí misma, reflexiva, independiente, feliz, coqueta, soñadora, desdichada, valiente. Y ya hemos visto cómo Darwin se describía como mentirosillo, pero más tarde nos dice que era también un chico travieso y compasivo.

El tercero de los componentes del «yo operativo» son las imágenes del «yo» en el pasado, en la actualidad, y lo que puede llegar a ser en el futuro. En realidad, son pequeñas historias de la vida de una persona, que juegan un papel decisivo en la organización del conocimiento personal.

Las imágenes del «yo» (Eric Hobsbawm)

El álbum mental de mi infancia está plasmado en apenas media docena de imágenes, todas ellas, creo, pertenecientes a los años que pasamos en Ober St. Veit: papá vestido con un traje de tweed *(tejido poco habitual en Viena); papá llevándome a un partido de fútbol de aficionados; yo haciendo de su recogepelotas durante unas partidas de tenis a dobles mixtos en una cancha situada entre nuestra casa y el Lainzer Tiergarten, el antiguo coto imperial de caza; papá entonando canciones del teatro inglés de variedades; una escena corta pero muy precisa en la que paseamos los dos juntos por las colinas de las cercanías. Y luego un par de ellas menos agradables: papá intentando –naturalmente sin conseguirlo– enseñarme a boxear y otra mucho más concreta, en el jardín de la Einsiedeleigasse, en la que papá se enfurece mucho.*

El **«yo operativo»** tiene como referencia el presente psicológico y **actúa como mediador entre la memoria episódica y el conocimiento acumulado sobre el «yo» a lo largo de los diversos escenarios y acontecimientos de nuestra vida,** opera como un **sistema de control de la rica y variada información a la que estamos** permanentemente **expuestos;** es el «yo autoritario» al que se refirió en su momento Anthony Greenwald, que impone su ley (su sistema de valores, sus creencias, sus actitudes, sus representaciones sociales) a la hora de lidiar con la información procedente del medio (acepta, rechaza, prioriza, valora, etc.). Los esquemas del «yo», nos ha dicho Markus, son los encargados de seleccionar la información a la que se presta atención y que, posteriormente, se procesa. **El «yo operativo» cumple una función defensiva;** a través de su sistema de creencias, actitudes y valores, sirve para justificar y mantener el orden social, el *statu quo* y, muy particularmente, su propio lugar en ambos espacios, como tendremos oportunidad de ver en los dos últimos capítulos; **está animado,** dice Martin Conway, **por un principio conservador que intenta protegernos contra posibles cambios que se viven como amenazas a nuestra integridad personal, a nuestras tradiciones, creencias, sistema de valores,** etc. Ahí reside precisamente una de las fuentes del prejuicio, como veremos en el último capítulo. Por eso es muy recomendable prestar atención a estas cosas aparentemente ingenuas desde el punto de vista teórico.

El segundo de los componentes del SMS es el conocimiento autobiográfico, el **conocimiento y la experiencia sobre el «yo» que hemos ido acumulando** (almacenando) **a lo largo del tiempo,** una especie de «yo a largo plazo» (el «*long term self*»), que nos permite hacer un diagnóstico sobre nuestra manera de ser y de actuar, y hacer un pronóstico sobre cómo nos conduciremos en el futuro. Aunque se trate de una adolescente de apenas 14 años, Ana Frank vuelve a servirnos de ejemplo: «Tengo una cualidad que sobresale mucho y que a todo aquel que me conoce desde algún tiempo tiene que llamarle la atención, y es el conocimiento de mí misma. Sin ningún prejuicio y con una bolsa llena de disculpas me planto frente a la Ana de todos los días y observo lo que hace bien y lo que hace mal. Esa conciencia de mí misma nunca me abandona y en seguida después de pronunciar cualquier palabra sé: esto lo tendrías que haber dicho de otra forma, o: esto está bien dicho» (15/06/1944). El conocimiento autobiográfico se despliega en: a) un conocimiento general e inespecífico de acontecimientos vividos por la persona a lo largo de un corto periodo de tiempo (una semana, un día, etc.) o en torno a un aspecto biográfico muy concreto (así, el *Diario* de Ana Frank está plagado de ejemplos: el día que llega la citación de las SS; el día en que se esconden en la «casa de atrás»; la llegada de una nueva familia al escondite; los bombardeos de Amsterdam, etc.); b) información sobre distintos periodos de nuestra vida (nuestra infancia, los años como estudiante Erasmus, los primeros años de vida en pareja, aquel verano de 2005, etc.), que han dejado en nuestra memoria una huella especial. «En general», cuenta Darwin, «los tres años que pasé en Cambridge fueron los más gozosos de mi afortunada vida, pues tenía una salud excelente y casi siempre estaba de buen humor». Héctor Abad Faciolince nos vuelve a ofrecer otro ejemplo muy oportuno no solo de periodos de la vida que han dejado huella, sino de la proyección del «yo» hacia el futuro: «Creo que esos meses, febrero, marzo, abril, leyendo por las tardes la gran saga proustiana de *En busca del tiempo perdido* fueron algo que marcaría para siempre mi vida como persona. Ahí confirmé que yo quería hacer exactamente lo mismo que Proust: pasar las horas de mi vida leyendo y escribiendo». Por otra parte, conviene recordar que el *Diario* de Ana Frank sería el ejemplo paradigmático del conocimiento autobiográfico sobre determinados periodos de nuestra vida; y c) historias de vida (*life story schema*) «que contienen conocimiento general sobre el mundo y conocimiento evaluativo sobre el individuo» (Conway, 2005, p. 608) e imágenes (información) sobre las distintas dimensiones que tiene el «yo» de cualquier persona: como padre-madre, hijo/a, estudiante, profesor, investigador, etc.

La **memoria episódica,** probablemente el componente más importante de la memoria autobiográfica, es la encargada de la «información relativa a los sucesos personales y eventos de nuestro pasado que han ocurrido en un momento y en un lugar específico» (Ruiz-Vargas, 2010, p. 325). «Al regresar a casa tras mi breve excursión geológica por el norte de Gales», cuenta Darwin, «encontré una carta de Henslow informándome de que el capitán Fitz-Roy deseaba ceder parte de su camarote a un joven voluntario que quisiera ir con él en el viaje del *Beagle* como naturalista, sin recibir ninguna retribución». Ahí dio comienzo uno de los acontecimientos más influyentes en la historia de la ciencia. Héctor Abad Faciolince recuerda vívidamente el día, la hora y el momento preciso en el que se encuentra frente al cuerpo sin vida de su padre, un reputado médico asesinado en Medellín por unos sicarios a sueldo: «Sé que le cojo la mano y que le doy un beso en la mejilla y que esa mejilla está todavía caliente. Sé que grito y que insulto, y que mi mamá se tira a sus pies y lo abraza... Mi mamá le quita la argolla de matrimonio y yo saco los papeles de los bolsillos. Más tarde veré lo que son: uno es una lista de los amenazados de muerte, y el otro, el epitafio de Borges copiado de su puño y letra, salpicado de sangre: *Ya somos el olvido que seremos*».

De acuerdo con Endel Tulvin, la gran autoridad en el estudio de la memoria: a) la memoria episódica es una cualidad psicológica reciente en la historia filogenética; b) es más vulnerable que cualquier otro tipo de memoria a las disfunciones neuronales (por ejemplo, lesiones cerebrales, enfermedades neurodegenerativas, etc.); c) nos permite viajar en el tiempo desde el presente hacia el pasado posibilitando volver a experimentar (revivir), mediante la conciencia autonoética, nuestras experiencias previas; d) necesita el concurso de la memoria semántica, pero va varios pasos más allá; e) se apoya en una red de regiones corticales y subcorticales que se solapan con las redes de otros sistemas de memoria; f) su esencia reside en la conjunción del «yo», la conciencia autonoética y el tiempo subjetivamente vivido, y g) la identidad personal, la manera como nos vemos a nosotros mismos en el transcurso del ciclo vital, forma parte de la conciencia autonoética.

La conciencia autonoética

La especificidad de la memoria episódica y de la conciencia autonoética reside en entender que el viaje a través del tiempo incluye no solo la conciencia de lo que ha sucedido, sino de lo que está por suceder. *Esta conciencia permite a los seres autonoéticos reflexionar, interesarse y trazar planes para su futuro y para el futuro de sus descendientes imposibles de trazar y de realizar por quienes carezcan de esta habilidad. Tomando como punto de partida la conciencia de su continuidad a lo largo del tiempo, el homo sapiens ha transformado el mundo natural en una realidad cultural, que nuestros predecesores más distantes, sin hablar de los miembros de otras especies, posiblemente no pudieron ni siquiera imaginar (Tulvin, 2002, p. 20).*

CUADRO 5.1. Correlatos neurológicos del «yo»

A día de hoy no cabe duda de que parte de la singularidad del «yo» viene definida por la localización y las características de la actividad cerebral correspondiente a las actividades y tareas en las que está implicado este esquema categorial. Esa es la razón por la que algunos autores se han preguntado si el «yo» es un caso especial en la estructura cognitiva, si la información sobre el «yo» es procesada de la misma manera que cualquier otra y si ese procesamiento activa una zona cerebral específica. La postura de Gillihan y Farah (2005) es claramente partidaria de la exclusividad al señalar la existencia de cuatro criterios que hacen distintivo al «yo»: a) **criterio anatómico:** las técnicas de neuroimagen en personas con lesiones cerebrales han identificado áreas específicas del cerebro relacionadas con el «yo»; b) **criterio funcional:** en el procesamiento de información relevante relacionada con el «yo» están implicados mecanismos neurales distintos (distintas áreas cerebrales) de los que actúan cuando procesamos información sobre los otros; c) **independencia funcional:** el reconocimiento del «yo» es independiente del reconocimiento de los otros y del reconocimiento de los objetos, y d) solo el ser humano ha sido capaz de desarrollar sistemas lingüísticos muy diversos capaces de describir la variedad y riqueza de los rasgos que definen al «yo». Endel Tulvin hace referencia a la asimetría codificación-recuperación (HERA: *hemispheric encoding/retrieval asymetry*). Las investigaciones procedentes de las técnicas de neuroimagen parecen haber ofrecido una cierta regularidad en la siguiente dirección: el córtex prefrontal izquierdo sería el que se activa en la codificación de la memoria episódica, mientras que en las tareas de recuperación estaría más presente el córtex prefrontal derecho. Por otra parte, el córtex prefrontal medial (CPFM) sería el área relacionada con todo lo que atañe al «yo». En ella se ha observado una notable actividad durante la realización de tareas en las que a las personas se le pide que piensen sobre sus rasgos y características personales, sobre sus creencias, sobre sus experiencias personales o sobre su vida pasada, o cuando reconocen su propio rostro o partes de su propio cuerpo, cuando oyen su nombre, cuando alguien habla de él, etc. Una parte importante de la investigación llevada a cabo con técnicas de neuroimagen ha llegado a esta misma conclusión. Ello no obstante, a la hora de hacer una valoración global, William Swann y Jennifer Bosson introducen un par de matices que resultan especialmente significativos desde y para la cognición social: a) ningún sistema o área específica por sí misma parece ser la responsable de nuestro sentido del «yo»; este, advierten, es un punto clave; b) en su lugar, son diferentes las áreas cerebrales que se ponen en marcha cuando los sujetos experimentales realizan tareas en las que se les pide pensar en sus experiencias pasadas, seleccionar los adjetivos que mejor definen su personalidad, o recordar alguno de los episodios más significativos de su vida; y c) la actividad en el CPFM también se observa cuando las personas piensan en los rasgos y características mentales de personas cercanas, lo que sugiere «que el CPFM forma parte de una red que media el conocimiento social en general» (Swann y Bosson, 2010, p. 598).

Para que no se olvide

- El «yo» es un sistema de memoria de la que forman parte las experiencias personales, las vivencias, los recuerdos y las imágenes del «yo» en el pasado, en el presente y su proyección futura. Esta es la memoria autobiográfica.
- Los hechos del pasado son inalterables, pero nuestra memoria puede modificar su recuerdo a fin de que encajen en el presente con el objetivo de justificar y fortalecer al «yo» actual.
- Las personas tienen un conocimiento general y abstracto sobre el «yo» definido en términos de rasgos y características de carácter personal.

Continuación

- El «yo» cumple una función defensiva y de control. Sirve para defender y justificar el lugar que ocupa dentro de un determinado orden social (el *statu quo* personal) y para proteger de supuestas amenazas los valores y creencias que lo definen y a las que no está dispuesto a renunciar.
- La memoria episódica es el componente más decisivo de nuestra memoria autobiográfica, no en vano es la que nos diferencia del resto de la especie animal.
- El rasgo más característico de la memoria autobiográfica es la conciencia autonoética, que nos permite no solo reflexionar sobre el presente, sino trazar planes de futuro para nosotros y para nuestros descendientes.

5.3. Los otros como precondición del «yo»

En realidad, el debate sobre la especificidad o la generalidad de los circuitos neuronales relacionados con el conocimiento, la representación y el procesamiento de asuntos relacionados con el «yo» es un asunto marginal para los propósitos de este capítulo. En muchas de estas propuestas, el «yo» queda reducido a dimensiones psicofísicas (reconocimiento del rostro, reconocimiento del cuerpo, y reconocimiento de ser el agente de sus propias acciones) o psicológicas (rasgos que nos definen y nos caracterizan, hechos y acciones que reconocemos como propias, eventos en los que hemos participado y perspectiva de primera persona). Por mucho que se aluda a sofisticadas investigaciones neurológicas, con ello se traza un perfil del «yo» en el vacío social, se dibuja la imagen de un «yo» irreal, incapaz de dar cumplida cuenta de su riqueza, de su diversidad, de su multidimensionalidad.

En la figura 5.1. ya hemos señalado que los otros también piensan, opinan, creen, recuerdan, sienten sobre nosotros y sobre todo lo nuestro, incluidos los grupos y las categorías sociales a las que pertenecemos. Pero al mismo tiempo también debemos recordar que el «yo» conjuga verbos epistémicos y emocionales: a) respecto a sus propias ideas, creencias, actitudes, valores, etc.; b) respecto a lo suyo: sus logros, sus títulos y posesiones, sus metas y aspiraciones, y c) respecto a los suyos en el más amplio sentido del término: sus pertenencias grupales y categoriales. Ese es el espacio psicosocial en el que se ubica el «yo». Solomon Asch lo detectó con su lucidez característica: **el «yo» no es el mero reflejo de las influencias sociales como tampoco es «una entidad absoluta que gira en torno a su propia órbita».** Es ambas cosas a la vez. Este será el argumento de los próximos epígrafes. Y para ello, nada mejor que acudir, como tantas otras veces, a un clásico, a Norbert Elias, otro de los grandes pensadores europeos del pasado siglo.

Los otros como precondición del «yo»

Puesto que los seres humanos particulares son en tal grado susceptibles de ser coordinados a y por otros, y puesto que, además, precisan de ese modelado social, el tejido formado por sus relaciones, su sociedad, no puede ser comprendido únicamente a partir de seres humanos individuales, como si cada uno de ellos constituyera un cosmos por sí mismo. A la inversa, el individuo solo puede ser comprendido a partir y dentro de su convivencia con otros. (…) Estas ideas pue-

den resultar fáciles o difíciles de comprender, pero los hechos a los que aluden son bastante sencillos: ***el ser humano particular solo es capaz de decir «yo» porque y si es al mismo tiempo capaz de decir «nosotros». Ya la idea de «yo soy», cuanto más la idea «yo pienso», presuponen la existencia de otras personas y la convivencia con otras personas; en suma, presuponen un grupo, una sociedad.*** *(...) Las funciones y relaciones personales que expresamos con partículas como «yo», «tú», «él» y «ella», como «nosotros», «vosotros», «ellos» y «ellas», son interdependientes. Ninguna de ellas existe sin las otras (Elias, 1990, p. 81-82).*

Norbert Elias, Peter Berger, Thomas Luckman, Solomon Asch, Karl Mannheim, por citar solo algunos de los más destacados científicos sociales, se muestran unánimes en la imposibilidad del *solus ipse,* en la irrealidad del sujeto cognitivamente autosuficiente y aislado como sujeto y objeto de su propio conocimiento (conocimiento del «yo»). «El ser humano no se concibe dentro de una esfera de interioridad estática», habían escrito Berger y Luckman, en esa obra incombustible que es *La construcción social de la realidad;* no puede ser concebido como un cosmos por sí mismo, acaba de decirnos Norbert Elias. Ahí reside la originalidad y la novedad del «yo»: que no existe por sí mismo, que su contenido no está escrito en CPFM (véase el cuadro 3.5.), que los adjetivos que lo definen, los rasgos que lo caracterizan, las creencias y asunciones básicas que caracterizan su existencia y las experiencias personales que atesora están asociadas a su vida social, a las relaciones que ha mantenido y mantiene con otras personas, especialmente con aquellas que forman parte de su núcleo más cercano (sus grupos primarios). Volvemos de nuevo, en compañía de Juan de Mairena, a la **incurable otredad del ser.** En definitiva, **los otros no solo son necesarios para saber quién soy, sino que son, todavía más, un espejo en el que todos los días me veo, me miro y en el que se refleja mi imagen.**

Fue Charles Cooley quien en una obra emblemática (*Human Nature and Social Order*), publicada en 1909, se ayudó de esta metáfora (*«looking-glass self»*) para definir el «yo»: **no hay sentido** (*«sense»*) **del «yo», sin sentido del «tú», del «él» o del «ellos»;** de cómo el «yo» se refleja y aparece en las mentes particulares de las otras personas y de las actitudes que provoca en los otros (*each to each a looking-glass/reflects the other that doth pass*). **Cuando nos vemos en el espejo,** todo lo que nos devuelve nos genera interés porque se refiere a nosotros, lo consideramos como propio, como si nos perteneciera. «He visto mi cara en el espejo», escribe Ana Frank el día 7 de enero de 1944, «y ha cambiado tanto... Tengo una mirada bien despierta y profunda; mis mejillas están teñidas de color de rosa, algo que hacía semanas que no sucedía; tengo la boca mucho menos tirante, tengo aspecto de ser feliz, y sin embargo tengo una expresión triste, y la sonrisa se me desliza de los labios». De inmediato se produce una doble reacción; hacia dentro, un sentimiento de agrado o desagrado, y hacia afuera **nuestra mente** se pone en marcha **imaginando lo que las otras personas piensan de nuestra apariencia,** modales, acciones, carácter, etc. En concreto: a) **cómo nos imaginamos que nos ven los otros,** b) cómo nos imaginamos **que juzgan y opinan sobre nuestra apariencia,** y c) el sentimiento personal, **las actitudes y sentimientos hacia nosotros mismos surgidos a consecuencia de ello:** orgullo, preocupación, vergüenza, etc. El resultado sería esa *«self-idea»* que a todos nos concierne y que a todos nos preocupa. Cooley señala como especialmente decisivos los juicios y opiniones imaginadas en los otros a consecuencia de lo que ven en nosotros, y hace algo que entraña una apuesta muy valiente desde el punto de vista psicosocial: señalar el papel que juegan en las ideas y los sentimientos que la persona tiene sobre sí misma, no solo los otros, sino los acontecimientos y las condiciones sociales e históricas en las que se desenvuelve su vida, algo que, como hemos recordado en algún otro momento, suele pasar desapercibido para cualquier psicología que conciba la existencia de la persona en el vacío social.

Las neuronas espejo han convertido la metáfora de Cooley en una realidad. Se trata de un grupo de células, decíamos en el capítulo tercero, que nos permiten entender a los demás, es decir, conjugar verbos epistémicos y emocionales respecto a su manera de ser, de pensar, de actuar, etc. Contrariamente a la visión parcial, unidimensional y socialmente descontextualizada del «yo» que ha ofrecido una parte de la neurociencia social, la propuesta de Marco Iacoboni nos reconcilia con la naturaleza multidimensional del autoconcepto en los siguientes términos:

1. **Sin el «yo» casi no tiene sentido definir a un «otro», y sin ese otro, no tiene mucho sentido definir el «yo».** En esta relación de interdependencia, las neuronas espejo juegan un papel importante tanto para entender los estados mentales de los otros como para construir un sentido del «yo».
2. Las neuronas espejo comienzan a tomar forma en el cerebro gracias a un juego repetido de interacción gestual entre el bebé y el adulto (la intersubjetividad primaria a la que hemos aludido en el capítulo 3): «**Las neuronas espejo del cerebro infantil *son formadas por las interacciones entre el yo y el otro.*** Es este el concepto clave que debemos recordar para entender el papel que desempeñan en el comportamiento social de los humanos» (Iacoboni 2009, p. 134). Autorreconocimiento e imitación van de la mano.
3. Las investigaciones sobre autorreconocimiento llevadas a cabo con monos han ofrecido un dato inicial revelador: tan solo los criados en un entorno humano, en un contexto abundante de estímulos y con frecuentes interacciones, fueron capaces de reconocerse en un espejo, estableciéndose, así, una relación entre el entorno social y el sentido del «yo». Tanto en animales como en humanos «**el desarrollo del sentido del "yo" se ve facilitado por un contexto social rico**» (Iacoboni, 2009, p. 152).
4. El «yo» es una moneda de dos caras. La cultura occidental, dominada por un recalcitrante individualismo, ha puesto su mirada principalmente en una de ellas dando por buena la posibilidad de que pueda haber una completa separación entre el «yo» y el «otro». «Contra esta visión dominante, **las neuronas espejo vuelven a reunir al "yo" y al otro**» (Iacoboni, 2009, p. 153). En un artículo de obligada referencia, Hazel Markus y Shinobu Kitayama citan varios estudios en los que se pone de manifiesto la existencia de diferencias culturales en la manera que usan las personas para autodefinirse. En las culturas individualistas el «yo» se entiende, se vive, se define como una entidad independiente («yo» independiente), mientras que en las colectivistas, como la nuestra, la definición del autoconcepto se hace por referencia a los otros («yo» interdependiente). **El «yo» independiente es un «yo» autónomo, individualista, egocéntrico,** en el que los rasgos más importantes son los psicológico-individuales. **En la concepción interdependiente,** por su parte, **el «yo» está unido al contexto social,** y, por tanto, entra en escena la pertenencia, la conectividad («*connectedness*»)

de unas personas con otras, las relaciones entre los actores, la identificación con otros, la pertenencia común. **Las relaciones con los otros juegan un papel primordial en la definición del «yo».** Ello no obstante, como ocurriera en el caso del control y la automaticidad que hemos visto en el capítulo anterior, también aquí es necesario aplicar el principio de gradualidad.

Muchos de estos argumentos estaban claramente presentes en la propuesta de George Herbert Mead, un autor que ya nos resulta familiar. En el capítulo 1 han quedado explicitados los principales supuestos en los que se apoya a la hora de definir la reflexividad de la mente, su capacidad para convertirse en sujeto y objeto de su propio conocimiento, en ser al mismo tiempo el sujeto que conjuga los verbos epistémicos y emocionales y el objeto de la conjugación, el «yo» perceptor y el «yo» percibido, todo ello como paso previo y necesario para poder convertirse en un significado para sí mismo. Ahora nos ofrece nuevos argumentos: en ese proceso (**en la ontogenia del «yo») están presentes los otros,** tanto a título personal, como formando parte de entidades supraindividuales (el «otro generalizado»: el grupo), de suerte que **el individuo llega a construir una imagen de sí mismo solo a través de un proceso que implica a otro «yo».**

La autoconciencia no es algo que se le dé de antemano al sujeto. Son los otros (los *socii*) quienes se convierten en su verdadera precondición: ellos son los objetos sociales primigenios, aquellos en cuya compañía aprendemos el juego del espejo. Solo a través de la relación y de la comunicación con ellos cabe la posibilidad de iniciar el camino hacia la construcción y el acceso a nuestro propio «yo». Primero, a través del gesto, que ya permite una cierta modalidad de comunicación (intersubjetividad primaria), y después, a través del lenguaje; solo entonces estamos en disposición de dirigirnos a nosotros mismos, de actuar por referencia a nosotros mismos, de pensar y evaluar nuestros propios pensamientos y quedar afectados por lo que pensamos, por lo que sentimos y por lo que hacemos, como quedamos afectados por lo que piensan, sienten y hacen los otros respecto a nosotros.

El otro generalizado y el «yo»

He señalado, pues, que ***existen dos etapas generales en el desarrollo completo del «sí mismo». En la primera, el «yo» individual vendría a ser el reflejo de las actitudes particulares de los otros hacia nosotros*** *y de las actitudes de los unos hacia otros en el transcurso de las acciones conjuntas. Pero* ***en la segunda etapa del «yo», este sería ya el resultado y el reflejo no solo de las actitudes de personas particulares, sino también, y sobre todo, de las actitudes del otro generalizado,*** *del grupo social como un todo al cual pertenece la persona. Estas actitudes sociales o de grupo son incorporadas al campo de nuestra experiencia directa e incluidas en la estructura del «yo», del mismo modo que las actitudes de otros individuos particulares (Mead, 1982, p. 187-188).*

La posición de Mead es diáfana: el «sí mismo» se nutre no solo de los comportamientos y actitudes hacia la persona procedentes de individuos particulares, sino de los comportamientos y actitudes de los grupos en los que estamos, y, más aún, de los grupos a los que pertenecemos y, sobre todo, de los grupos con los que nos identificamos. Con ello queda abierta la puerta a la identidad social.

CUADRO 5.2. El «yo», los otros y el otro generalizado

- El «sí mismo» no existe desde el nacimiento, «sino que surge en el proceso de la experiencia y de la actividad social» de la persona. El «yo» emerge en la conducta y no como algo previamente dado al sujeto.
- La pregunta clave de la psicología reside en dilucidar «cómo puede un individuo salir de sí mismo (experiencialmente) y convertirse en un objeto para sí mismo» (Mead, 1982, p. 170). La respuesta de Mead es bien conocida: «**El individuo se experimenta a sí mismo como tal, no directamente, sino solo indirectamente, desde los puntos de vista de los miembros particulares de su mismo grupo social o desde el punto de vista del grupo al que pertenece como un todo [el otro generalizado]**» (Mead, 1982, p. 170).
- En una primera etapa, el «yo» surge a partir de las actitudes de personas particulares (los otros), pero **el completo desarrollo del «yo» requiere la implicación del «otro generalizado»,** es decir, de las actitudes del grupo o de la comunidad hacia él, de suerte que solo en la medida en que adopte las actitudes del grupo social organizado al que pertenece podrá desarrollar de manera adecuada un «sí mismo».
- **El «sí mismo» es, esencialmente, una estructura social que se origina y surge en el transcurso de la experiencia social:** «Resulta imposible concebir el "yo" surgido fuera de la experiencia social», es decir, de la comunicación: «No conozco ninguna otra forma de conducta, aparte de la lingüística, en la que el individuo sea un objeto para sí, y, hasta donde puedo ver, el individuo no es una persona en el sentido reflexivo, a menos que sea un objeto para sí» (Mead, 1982, p. 173).
- El «sí mismo» no es, de manera prioritaria, un organismo fisiológico, pero ese organismo le es esencial porque el primer paso para su desarrollo se da a través del gesto, el principal indicador del componente orgánico del «sí mismo».
- **El gesto es el inicio de la actividad y de la conducta social;** no solo nos pone en contacto con los otros, sino que pone en relación las conductas, las ajusta. Los gestos se convierten en símbolos significantes (en significados) cuando provocan implícitamente en quien los emite las mismas reacciones que provoca en las personas a quienes van dirigidos.

Resumamos las ideas más importantes

- Los otros también piensan, opinan, sienten y actúan respecto a nosotros, es decir, conjugan verbos epistémicos y emocionales respecto al «yo», a lo nuestro y a los nuestros.
- La idea «yo soy», o «yo pienso», presupone muchas veces la existencia de otras personas, ya que el ser humano no puede ser concebido en una esfera cerrada y estática.
- Los otros son un espejo en el que queda refleja nuestra imagen: cómo nos ven, cómo nos juzgan, cómo se dirigen a nosotros, etc. Las neuronas espejo vuelven a reunir al «yo» y al «otro»; vuelven a definir al «yo» por referencia al «otro».
- Las personas llegamos a construir una imagen de nosotros mismos a través de un proceso que implica al otro, y al «otro generalizado» (al grupo).
- La interacción, la comunicación, la actividad social se erige en la vía para llegar a construirse una imagen del «yo».

5.4. IDENTIDAD PERSONAL, IDENTIDAD SOCIAL E IDENTIDAD COLECTIVA

Hagamos un sencillo ejercicio: tomemos una hoja en blanco e intentemos responder a la sencilla pregunta de *¿quién soy yo?* en los términos planteados por el TST. Ya hemos tenido ocasión de ver cómo hubieran respondido a ella Ana Frank, David Hume o Charles Darwin. Todos ellos tuvieron claro, como lo tenemos cada uno de nosotros, cuáles eran los rasgos más distintivos de su «yo» personal. Y, muy probablemente, los adjetivos que utilizaron para autodefinirse no son muy distintos a los que podríamos utilizar cualquiera de nosotros. Pero ya hemos visto que también aluden a sus grupos de pertenencia (a los «suyos»). En realidad la identidad personal ha protagonizado buena parte de este capítulo. Es la protagonista de los dos postulados de la teoría de la autopercepción de Bem, del criterio consensual (las «*consensual references*») que utilizamos a la hora de responder al TST de Kuhn y McPartland, la que califica y evalúa las regularidades de nuestra conducta en los esquemas del «yo» según Hazel Markus y, sobre todo, se erige en la protagonista principal del «yo conceptual». En línea con lo que todas estas propuestas defienden, en el marco de su modelo SAMI (*A Self-Aspects Model of Identity*), Bern Simon define la **identidad personal** como la **interpretación valorativa que la persona hace de sí misma basada en una configuración compleja de aspectos del «yo» que nos diferencian de otros y que no son redundantes** (Simon, 2004, p. 50). La identidad es el principio organizativo de la personalidad. Ana Frank nos ha dado buena muestra de ello a lo largo de los primeros capítulos. Dejemos que sea uno de nuestros mejores expertos, Bernardo Moreno, quien nos lo explique.

Identidad y personalidad (Moreno, 2007, p. 472)

El autoconcepto es la representación mental global que el sujeto hace de sí mismo. En esta acepción tiene sentido la identidad subjetiva, la que el sujeto se atribuye de forma explícita. *La imagen que nos hacemos de nosotros mismos incluye las habituales dimensiones o rasgos de personalidad: amable, extravertido, responsable, inteligente, tranquilo, etc., de forma que el sujeto puede hablar de sí mismo en términos o aspectos de personalidad. Por ello, el autoconcepto no es un elemento más de la personalidad, otro rasgo, sino la representación cognitiva que los engloba a todos.* ***El autoconcepto, aunque está formado por la adscripción personal de múltiples aspectos,*** *tiene su propia unidad, es único y es vivido y representado como un todo.*

Dimensiones o rasgos personales que convierten al «yo» en algo único, irrepetible, singular; en una red de distintividades que nos acercan a la exclusividad, de suerte que, sumadas todas ellas, es posible que no haya dos personas idénticas entre sí, algo que debería hacernos sentir muy ufanos aunque sin olvidar que **el valor de esas dimensiones** de personalidad **tiene su razón de ser** y adquiere su verdadero significado psicológico para el «yo» **por comparación,** es decir, en el transcurso de la vida social y de las relaciones interpersonales e intergrupales. Detrás de la comparación se encuentra el impulso de autoevaluación: esa es la primera de las nueve hipótesis que Leon Festinger maneja en su

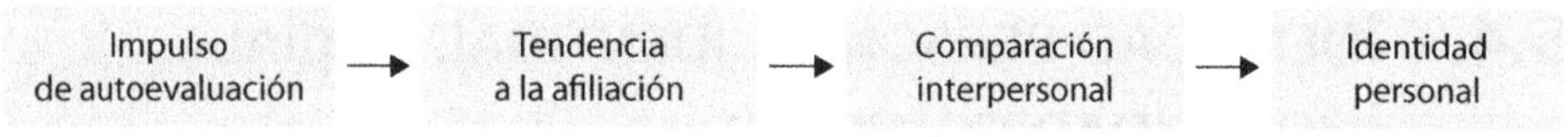

Figura 5.4. La identidad personal.

bien conocida y ampliamente citada teoría de la comparación social: «**En el organismo humano existe un impulso a evaluar sus opiniones y sus habilidades**» a resultas del cual, estas opiniones y habilidades adquieren significado tanto para el propio sujeto como para los otros (véase la figura 5.4.).

Dada por supuesta e incuestionable la existencia de un autoconcepto personal e intransferible, no cabe pensar en un «yo» que se agota en rasgos que nos hacen únicos y exclusivos en comparación con otras personas, porque eso supondría pasar por alto uno de los supuestos más sólidos de la cognición social (véase el cuadro 1.8.), el de que la pertenencia a grupos y a categorías sociales es uno de los criterios más importantes que utilizamos para conjugar los verbos epistémicos y emocionales respecto a nosotros y a los otros, como tendremos oportunidad de ver en los capítulos 10 y 11. Quizás podríamos decir que **algunos de los atributos que colaboran para hacernos diferentes provienen de los grupos a los que pertenecemos,** o, lo que es lo mismo, que algunos de los rasgos y características que nos atribuyen tienen su razón de ser en los grupos a los que pertenecemos. Resulta difícil inferir cuánto pudo influir en los 16 rasgos del «yo conceptual» de Ana Frank su condición de mujer, adolescente, judía, y su momentánea situación de «escondida», pero desgraciadamente sabemos que, independientemente de la relevancia psicológica que para ella tuviera la pertenencia étnica, la suerte que corrió no fue debida a ser aplicada, cándida o ingenua, sino a ser judía. Este es un hecho que no puede pasarnos desapercibido en la cognición social y en sus posibles consecuencias (véase el epígrafe 11.5.), porque ya no estamos discutiendo si es el córtex prefrontal izquierdo o el derecho el que activa la memoria episódica, sino que nos estamos debatiendo entre la inclusión y la exclusión, la aceptación o el rechazo, la empatía o la deshumanización. Volvamos a Asch: el «sí mismo» no es «una entidad absoluta que gira en su propia órbita». Tampoco es el mero reflejo de las influencias sociales. Es ambas cosas a la vez.

La propuesta de Asch la encontramos convertida en la línea argumental de la que hoy en día podemos considerar como **la más sólida teoría sobre el «sí mismo»: la teoría de la identidad social.** Su autor, Henri Tajfel, ya nos resulta conocido. Lo hemos visto al final del epígrafe 1.1. defendiendo la importancia que reviste la pertenencia categorial en los contenidos de la cognición social. Lo hemos vuelto a encontrar en un asunto capital, el proceso de categorización social y de diferenciación categorial. En todos estos casos entra inevitablemente en escena un proceso que también nos resulta familiar desde las primeras páginas del capítulo 2, el de la comparación social. Es en este espacio conceptual donde se ubica **la identidad social como nexo entre el funcionamiento cognitivo y los procesos sociales,** entre lo social y lo psicológico, entre lo grupal y lo individual, dando así cumplida satisfacción a una de las principales tareas y aspiraciones de la psicología social: el interés «por las relaciones entre el funcionamiento psicológico humano y los procesos y acontecimientos sociales a gran escala que moldean este funcionamiento y son moldeados por él» (Tajfel, 1984, p. 23), que tan desapercibidas han pasado en la investigación tradicional.

Volvemos, pues, sobre un esquema ya conocido, que partiendo de la categorización desemboca en la identidad social, pasando por la mediación de la diferenciación categorial y la comparación. Dicho de otra manera, **el proceso de categorización** no solo agrupa, simplifica, sistematiza y ordena la realidad que nos rodea, sino que **señala** e **indica el lugar que cada uno de nosotros ocupa dentro de ella,** nos sirve como autorreferencia social. Se trata de un lugar que algunos quieren conservar a toda costa, y otros olvidar cuanto antes, o cambiar: «con gran pena e indignación por nuestra parte nos hemos enterado de que la actitud de mucha gente frente a los judíos ha dado un vuelco. Nos han dicho que hay brotes de antisemitismo en círculos en los que antes eso era impensable. Este hecho nos ha afectado muchísimo a todos» (24/05/1944). El 11 de abril fue un día muy ajetreado: hubo bombardeos, entraron a robar en la casa, la policía hizo un registro, etc., y los escondidos volvieron a tomar conciencia de que eran judíos condenados y encadenados. «¿Quién nos ha impuesto esto? ¿Quién ha hecho entre nosotros la excepción entre los pueblos? ¿Quién nos ha hecho sufrir tanto hasta ahora? **Algún día volveremos a ser personas y no solamente judíos**». En una situación menos dramática, pero igualmente significativa desde la cognición social, Eric Hobsbawm confiesa: «aunque no éramos en absoluto religiosos, sabíamos que éramos, y no podíamos dejar de ser, judíos… En resumidas cuentas, simplemente no había modo de olvidar que uno era judío, aunque no puedo recordar ningún tipo de antisemitismo contra mi persona». Los ejemplos pueden ser interminables. Todos ellos acabarían por mostrarnos que formar parte de determinados grupos puede afectar nuestro autoconcepto, bien por el significado que esos grupos tengan para nosotros o para los otros: **hay una parte del «yo» que se nutre y se alimenta de la pertenencia a grupos sociales.**

Categorización social e identidad social

*Para los fines de esta discusión, entenderemos por **identidad social aquella parte del autoconcepto de un individuo que deriva del conocimiento de su pertenencia a un grupo (o grupos) social junto con el significado valorativo y emocional asociado a dicha pertenencia…** No hay duda de que la imagen o concepto que un individuo tiene de sí mismo es infinitamente más complejo, tanto en sus contenidos como en sus derivaciones, que la "identidad social" tal como se define aquí de forma restringida… Partimos de la hipótesis de que, por muy rica y compleja que sea la idea que los individuos tienen de sí mismos en relación con el mundo físico o social que les rodea, **algunos aspectos de esta idea son aportados por la pertenencia a ciertos grupos o categorías sociales. Algunas de estas pertenencias resultan más relevantes que otras; y algunas pueden variar en relevancia con el tiempo y en función de una variedad de situaciones sociales** (Tajfel, 1984, p. 292).*

En la definición de identidad social que acabamos de citar hay varios asuntos de interés. El primero de ellos apunta a la complejidad del autoconcepto, de sus múltiples caras, de sus diversas manifestaciones, de las fuentes distintas de las que se alimenta, etc. La mejor prueba de ello es el desarrollo del capítulo que tenemos entre manos. El rótulo «iden-

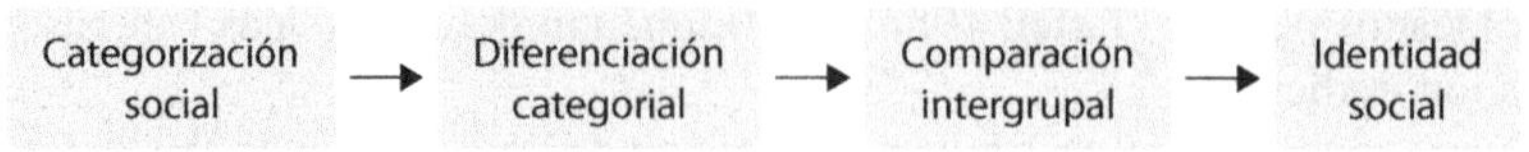

Figura 5.5. La identidad social.

tidad» se despliega además en múltiples acepciones, todas ellas de gran interés para los investigadores: identidad nacional, identidad lingüística, identidad regional, identidad autonómica, identidad europea, identidad latinoamericana, identidad étnica, identidad etnolingüística, identidad cultural, identidad de género, y así sucesivamente. A todas ellas subyace una misma idea: la pertenencia a cualquiera de esos grupos puede ejercer algún tipo de influencia sobre nuestro autoconcepto, sobre la manera como definimos, percibimos y evaluamos nuestro propio «yo». Esta visión amplia del autoconcepto contrasta con la más reducida que hemos visto por parte de los teóricos de la personalidad (véase la figura 5.5.).

El segundo punto que se debe destacar es de especial interés ya que en él se refleja la naturaleza de la identidad social: **algunos aspectos del conocimiento y de los pensamientos que las personas tenemos de nosotros mismos provienen de los grupos a los que pertenecemos.** Pertenecer a grupos no es una opción, sino una necesidad básica y universal: la necesidad de contacto, aceptación, inclusión, relación, cuidado, afecto, protección, etc. Los grupos son un hecho psicológicamente decisivo en la vida de cualquier persona. A veces, uno puede elegir los grupos a los que quiere pertenecer; otras, la pertenencia se nos da como un hecho irremediable a través del género, la raza, la etnia, la nacionalidad, etc. La influencia de ese hecho, y pasaríamos al tercero de los aspectos que hay que tomar en consideración, se da a través de la valoración social (significado) que esos grupos hayan alcanzado: **la información que procesa nuestra mente se refiere a hechos, objetos, personas y acontecimientos que tienen para nosotros un significado** y a los que atribuimos un valor, decíamos en el primer capítulo. Los grupos a los que pertenecemos son uno de esos objetos; no es un objeto cualquiera, sino un objeto especial en la medida que contiene el «yo». En el capítulo 10, cuando hablemos de los estereotipos, volveremos sobre este tema. Finalmente, no todos los grupos a los que pertenecemos tienen la misma importancia para nosotros. Ese valor se lo da la propia persona, pero **casi todos coincidimos en otorgarle una gran importancia a los grupos primarios;** se lo da también el contexto cuando hace saliente la pertenencia a un determinado grupo (por ejemplo, ser judío en la época nazi o ser considerado un «subversivo» en cualquiera de las dictaduras pasadas y presentes), se la da y se la quita la cultura cuando rodea de connotaciones negativas ser mujer, homosexual, inmigrante, etc. (véase la figura 5.6.).

El valor que le hemos concedido a los grupos afecta a la valoración que hacemos y que los otros hacen de nosotros mismos en tanto que pertenecientes a ellos. El intento de asociar al «yo» con atributos positivos (uno de los tres supuestos del SKS de Greenwald) y el juego de cintura que hace nuestra memoria para interpretar de manera favorable al «yo» actual los recuerdos del pasado (el supuesto de coherencia en la memoria autobiográfica) tiene su continuidad en la búsqueda de una identidad social positiva (véase el cuadro 5.3.).

Identidad individual e identidad social son dimensiones del autoconcepto de cualquier persona. El predominio de una o de otra es distinto en (y para cada) una de ellas,

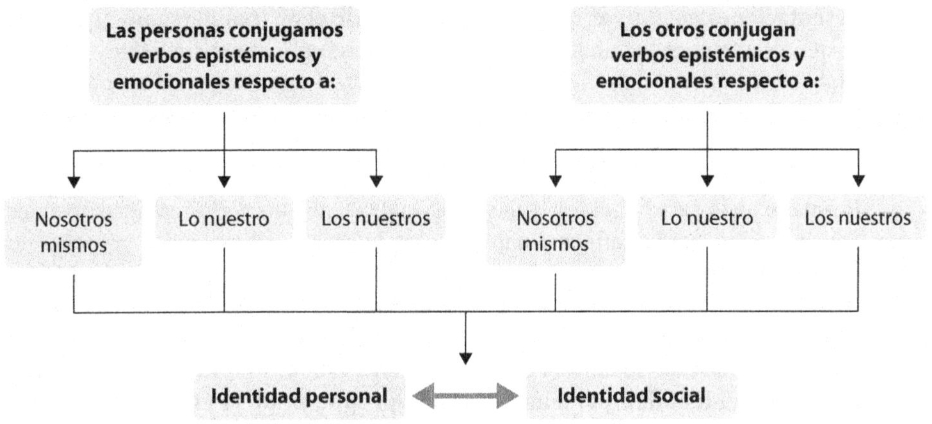

Figura 5.6. El «yo» como producto: identidad personal e identidad social.

CUADRO 5.3. La búsqueda de una identidad social positiva (Tajfel, 1984, p. 293)

- **Las personas permanecerán dentro de un grupo y buscarán la pertenencia a nuevos grupos siempre y cuando estos grupos aporten aspectos positivos de su identidad social,** aquellos aspectos que les satisfacen y les gratifican. La investigación posterior ha señalado que buscamos la pertenencia a grupos que son percibidos de manera positiva y distintiva como una vía para el autoensalzamiento (*self-enhancement*).
- Cuando un grupo no satisface este requisito, hay una tendencia a abandonarlo, a no ser que: a) sea imposible hacerlo por razones «objetivas» (uno no puede dejar de ser blanco, mestizo o de color), o b) abandonarlo pueda entrar en conflicto con valores importantes que son una parte de nuestro autoconcepto.
- Ante estas dificultades hay dos salidas: a) cambiar la interpretación y evaluación de las características y atributos del grupo o justificarlas de manera positiva, o b) intentar cambiar la situación en la que se encuentra el grupo o los atributos que lo definen.
- Los rasgos, atributos y características aplicadas a un grupo son fruto de un hecho incuestionable: ningún grupo es una isla; la realidad social es una realidad multigrupal que convierte a la comparación social en la clave para entender el significado atribuido a los grupos.

y depende del entorno cultural en el que se haya desarrollado, de su grado de identificación con los grupos a los que pertenece, etc. Los resultados de la investigación no han sido muy clarificadores, salvo en un aspecto: **el peso de la pertenencia grupal sobre la identidad personal es mayor en personas pertenecientes a grupos socialmente estigmatizados y devaluados.** Cuando hablemos del estereotipo, del prejuicio y de la discriminación veremos las razones. Pero la pertenencia grupal no es la única fuente de información y de conocimiento del «yo». John Turner, estrecho colaborador de Henri Tajfel, llama la atención sobre una importante ausencia: en el afán por diferenciarnos parece que nos ha pasado desapercibida la existencia de una categoría omnicomprensiva: la de seres humanos. En concreto, si definimos el **autoconcepto «como el conjunto de**

las representaciones cognitivas del "yo" de las que dispone una persona», será fácil convenir que esas representaciones se sitúan, al menos, en los tres siguientes niveles: a) *nivel supraordenado,* el más olvidado a la hora de trazar una imagen de nosotros mismos: «categorizaciones del yo basadas en la propia identidad como ser humano», que conlleva «características comunes compartidas con otros miembros de la especie humana» y que se significa por un alto nivel de abstracción y de inclusión; b) *nivel intermedio* del «yo» cimentado en la pertenencia grupal o categorial: «semejanzas y diferencias sociales entre seres humanos que le definen a uno como miembro de determinados grupos y no de otros»; y c) *nivel subordinado* que se corresponde con un mínimo nivel de inclusión, alto nivel de diferenciación y con rasgos muy concretos «basados en diferencias entre uno mismo como individuo único y otros miembros del propio grupo, que le definen a uno mismo como persona individual específica» (Turner, 1990, p. 77). **Identidad humana, identidad social e identidad personal: esa es la propuesta de la «teoría de la autocategorización del "yo"».** El autoconcepto es una categoría cognitiva: a) que incluye componentes muy diversos: cualquier individuo posee múltiples conceptos del «yo» (naturaleza multidimensional); b) que se activa (se pone en marcha) en «situaciones específicas que producen imágenes del "yo" también específicas», que hacen más o menos saliente alguna de sus múltiples dimensiones; c) que forma parte de un sistema jerárquico de clasificación al que acabamos de referirnos; d) que suele variar a lo largo de un continuo en uno de cuyos extremos se encuentra el «yo» como persona única («máxima identidad intrapersonal y máxima diferencia percibida entre el propio "yo" y los miembros del endogrupo») y en el otro la percepción del «yo» como categoría endogrupal (máxima semejanza con los miembros del endogrupo y máxima diferencia con los del exogrupo); y e) que alcanza su máxima expresión en **la despersonalización de la percepción del «yo».**

Identidad social y despersonalización del «yo» (Turner, 1990, p. 84)

La despersonalización se refiere al proceso de estereotipación del «yo» mediante el que las personas se perciben a sí mismas más como ejemplares intercambiables de una categoría social que como personalidades únicas definidas por sus diferencias individuales en relación con los otros... La despersonalización, *no obstante,* ***no consiste en la pérdida de la identidad individual, ni la pérdida o sumersión del «yo» en el grupo...*** *Es el cambio desde el nivel de identidad personal al social, cambio en la naturaleza y en el contenido del autoconcepto correspondiente al funcionamiento de la percepción del «yo» en un nivel más inclusivo de abstracción.*

De entre los diversos supuestos y múltiples hipótesis con las que Turner se maneja, hay tres sobre las que queremos llamar la atención:

1. **El autoconcepto de cualquier persona se ubica a lo largo de un continuo en uno de cuyos extremos se encuentra el «yo» puramente personal (el «yo conceptual») y en el otro el «yo» social.** Es necesario recuperar la dimensión social del «yo» y poner un cierto límite al recalcitrante individualismo que ha dominado su concepción en el marco de la psicología.

2. **En el conocimiento que las personas tienen de sí mismas** hay un punto de estereotipia, de **atributos generales que nos aplicamos y nos aplican por el mero hecho de pertenecer a determinados grupos.** Cuando hablamos de estereotipos (lo veremos en el capítulo 10), estamos hablando de rasgos compartidos, y desde ahí nos vamos acercando paulatinamente a un concepto de identidad que se sitúa un paso más allá del significado personal de la pertenencia o pertenencias grupales y abre la puerta a la identidad colectiva.
3. Finalmente, la autocategorización del «yo» pretende dar respuesta a una pregunta que a buen seguro nos ha venido inquietando desde el comienzo del epígrafe: aceptando la hipótesis central de la identidad social y teniendo en cuenta la diversidad de los grupos y las categorías sociales a las que pertenecemos, ¿cuál o cuáles son las que más peso tienen en *mi* autoconcepto? Ante este tipo de preguntas, la psicología suele salirse casi siempre por la tangente: eso depende de cada persona. Ciertamente, no es mucho decir. Turner intenta dar un paso más: **las más decisivas para nuestro autoconcepto son aquellas pertenencias que se desprendan de los grupos psicológicos,** grupos a los que las personas «se remiten subjetivamente para la comparación social y para la adquisición de normas y valores..., al que aceptan pertenecer personalmente y que influye sobre sus actitudes y comportamiento» (Turner, 1990, p. 24). Cada uno sabrá cuáles son esos grupos, pero parece que hay algunos de ellos en los que casi todos coincidiríamos en que cumplen, o han cumplido, con creces ese requisito: los grupos primarios. Los ejemplos están, pues, al cabo de la calle; cada uno de nosotros tiene los suyos, pero todos ellos comparten, al menos, las siguientes características: intereses comunes, contacto cotidiano cara a cara, relaciones positivas, confianza a prueba de los imponderables desacuerdos, apoyo y protección en todo momento y circunstancia. Ese es un escenario en el que confluyen un sinfín de grupos a los que pertenecemos. Es ahí donde la despersonalización alcanza su expresión más nítida y donde abre de par en par las puertas a dos procesos que vienen a apoyar de nuevo la riqueza y multidimensionalidad del «yo»: la existencia de una identidad colectiva y la posibilidad de que la identidad personal quede sepultada en la identidad de grupo. Veamos, por ejemplo, la siguiente confesión de Eric Hobsbawm comentado su conocida militancia en el Partido Comunista inglés.

Identidad personal e identidad grupal

El Partido (siempre pensábamos en él en mayúsculas) tenía derecho de preferencia, o mejor dicho era el único que realmente tenía un derecho sobre nuestras vidas. Sus exigencias tenían prioridad absoluta. Aceptábamos incondicionalmente la obligación de seguir «la línea» que nos proponía, incluso cuando discrepábamos con ella, aunque hacíamos esfuerzos heroicos para convencernos de su «corrección» intelectual y política con el fin de «defenderla», como se esperaba de nosotros... Hacíamos lo que se nos mandaba... Si el Partido mandaba que abandonaras a tu amante o a tu esposa, la dejabas... Era impensable mantener una relación con alguien que no fuera del Partido o estuviese preparado o preparada para ingresar (o volver a ingresar) en él... El trabajo de Partido se anteponía a todo lo personal.

Parece clara su «despersonalización», en los términos definidos por John Turner, pero cuando esa despersonalización atañe a varias personas, hemos entrado en el terreno de la **identidad colectiva: atributos definitorios del autoconcepto compartidos por las personas pertenecientes a un grupo** en términos micro o macrosociales. Recordemos que la identidad social nos remite a atributos definitorios del «yo» procedentes de la pertenencia categorial y del significado emocional que la persona le conceda a dicha pertenencia; un significado que puede ser diferente para cada una de las personas pertenecientes al grupo. Esa es la diferencia con la identidad colectiva. La mejor manera de definir esta última sería recurrir a la clásica definición de **personalidad básica** de quien fuera su máximo exponente, Mikel Dufrenne: «**Una configuración psicológica particular propia de los miembros de una sociedad dada** y que se manifiesta en un cierto estilo de vida sobre el cual los individuos bordan sus variantes singulares», desarrollan y construyen su personalidad individual (Dufrenne, 1972, p. 115). Los estereotipos son la mejor prueba de que esa identidad colectiva está presente en nuestra manera de definir y evaluar a los otros. La identidad colectiva no se agota en esos significados del «yo» que comparto con un determinado grupo de personas en virtud de cualquiera de las muchas pertenencias comunes que tenemos los humanos. Todavía cabe la posibilidad de dar un paso más: **la desaparición de la identidad personal** propiamente dicha, **la dilución de la persona dentro del grupo, la fusión de la identidad personal con la identidad grupal.**

Aunque no con esa denominación, este fenómeno no supone ninguna novedad en la investigación psicosocial. La «metamorfosis letal» de la que hablan Zimbardo y sus colegas en el experimento de la prisión de Stanford, y, sobre todo, la descripción que hace Stanley Milgram de la obediencia de los soldados en la guerra de Vietnam (muchos de ellos estudiantes universitarios conocedores de sus experimentos sobre la obediencia), son un ejemplo de cómo **la persona puede «desaparecer» devorada psicológicamente por el grupo o por la organización.** En el capítulo anterior hemos señalado que, además de poner de manifiesto que la obediencia puede ser un hábito automático de conducta, estos experimentos también son una prueba de la **anulación de la autonomía y voluntad de la persona bajo la influencia de la figura de autoridad.** Eso es lo verdaderamente preocupante, dice Milgram: la capacidad que el ser humano tiene para dejar de lado su humanidad, y lo inevitable que resulta hacerlo cuando funde su singularidad personal dentro de una estructura organizativa más amplia. Entonces, una nueva criatura reemplaza al ser autónomo e independiente quedando libre de las normas y estándares morales que guían nuestra conducta (véase el cuadro 11.11.) y atendiendo únicamente a las sanciones de la autoridad (Milgram, 1980, p. 168).

En la actualidad, la fusión de la identidad ha alcanzado un estatus propio. Ángel Gómez, nuestro mejor experto en este tema, la ha definido **como un «sentimiento visceral de unidad con el grupo en el que el "yo" personal** (las características de los individuos que los hacen únicos) **se une con el "yo" social** (las características de los individuos que los vinculan con un grupo), **de modo que los límites entre los dos se vuelven porosos»** (Gómez y Vázquez, 2015, p. 496), hasta el punto de estar dispuesto a hacer los máximos sacrificios en su beneficio aún a costa del propio bienestar e incluso de la propia integridad física. Las sectas, los grupos terroristas, los fundamentalismos de cualquier signo político o religioso, las pandillas violentas tipo «maras» (Latin King, Dominican Don't

Play, Trinitarios, etc.), los «ultras» organizados de cualquier equipo de fútbol, los grupos «Pro-Ana» y «Pro-Mía», etc., serían algunos de los ejemplos. Bastaría leer *Diario de un skin* para hacernos una idea muy cabal de lo que significa la fusión de la identidad. Detrás de esta desaparición del «yo» en el magma confuso de una identidad colectiva (o la equivalencia plena entre la identidad personal y la identidad grupal) están algunos procesos psicosociales bien conocidos: a) plena identificación con el grupo (sinergia de la identidad) en virtud de la cual «las identidades social y personal de las personas fusionadas se combinan sinérgicamente para motivar una conducta favorable al grupo» (Gómez y Vázquez, 2015, p. 496); b) existencia de lazos «familiares» entre sus miembros (lazos con un fuerte contenido emocional), percepción de que los miembros del endogrupo son como la familia y que, por tanto, «valga la pena morir por ellos» (Gómez y Vázquez, 2015, p. 503); c) satisfacción plena de las necesidades de relación (afiliación, pertenencia, identidad, protección y apoyo); d) percepción de atributos y características comunes que son consideradas no solo como irrenunciables, sino como impresas en la «naturaleza» del grupo; y e) sentimiento de un destino histórico común, altos niveles de conformidad y de cohesión por pertenencia, por un profundo sentimiento de «nosotros», que conduce a estas personas a sentirse «responsables de lo que pueda suceder al grupo y también de las acciones del mismo» (Gómez y Vázquez, 2015, p. 502).

Los estudios llevados a cabo en este campo han ofrecido algunos datos de interés. Por ejemplo: a) el fenómeno de la fusión grupal se da en una amplia variedad de culturas; b) se observa una mayor proclividad a este fenómeno en el marco de grupos pequeños, por ejemplo, la familia, es decir, en el marco de los grupos primarios; c) la activación de características comunes (no importa su valencia) que se consideran exclusivas y distintivas desencadena de manera especial la fusión de la identidad; d) la percepción de esa «comunión» con el grupo promueve el sentimiento de intimidad y de unión, y activa el autosacrificio a favor del grupo, principalmente mediante la percepción de la existencia de «lazos familiares». Esta es la clave: la fusión de la identidad favorece la percepción del grupo como una familia activando a partir de ahí el autosacrificio.

William Swann, en colaboración con otros autores, ha propuesto una sencilla medida de la fusión de la identidad en la que se pide a los participantes que indiquen el grado en el que se sienten identificados con alguna de las siguientes figuras en su relación con el grupo (véase la figura 5.7.).

La fusión de la identidad es un hecho psicológicamente muy relevante en la medida que entraña la renuncia al propio «yo», y por esa misma razón se convierte en un hecho psicológicamente dañino y socialmente destructivo. Merece, pues, la pena llamar brevemente la atención sobre ello con ayuda de la siguiente hipótesis: **la reducción de la naturaleza diversa, distintiva y multidimensional de la identidad a una sola categoría puede estar en la base de las «identidades asesinas».** Esa es la propuesta de Amin Maalouf, uno de los más respetados intelectuales en la Europa actual: «Si los hombres de todos los países, de todas las condiciones, de todas las creencias, se transforman con tanta facilidad en asesinos, si es igualmente fácil que los fanáticos de toda laya se impongan como defensores de la identidad, es porque **la concepción *tribal* de la identidad** que sigue dominando en el mundo entero favorece esa desviación» (Maalouf, 1999, p. 37). Amartya Sen, que fuera Premio Nobel de Economía en 1998 y hoy en día es considerado uno de los más influyentes pensadores, ha calificado este proceso como «empequeñe-

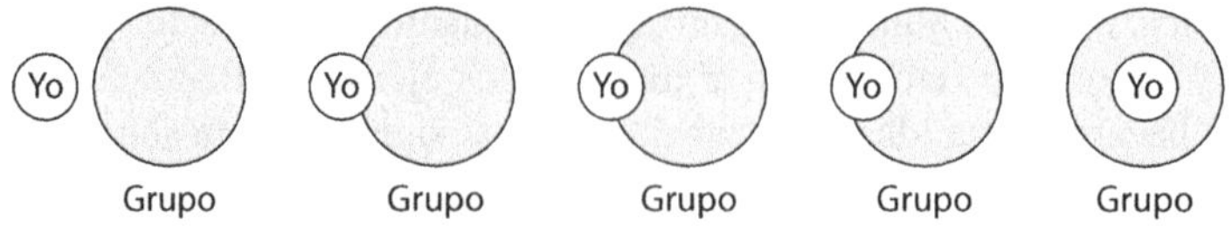

Figura 5.7. Medida de la fusión de la identidad (adaptada de Swann, et al. 2009, p. 998).

cimiento del sujeto»: «**Muchos de los conflictos y las atrocidades se sostienen en la ilusión de una identidad única que no permite elección. El arte de crear odio** se manifiesta invocando **el poder mágico de una identidad supuestamente predominante que sofoca toda afiliación** y que, en forma convenientemente belicosa, también puede dominar toda compasión humana o bondad natural que, por lo general, podamos tener. El resultado puede ser una rudimentaria violencia a nivel local o una violencia y un terrorismo globalmente arteros» (Sen, 2007, p. 16), del que ya tenemos pruebas más que fehacientes. En el último capítulo, cuando hablemos sobre la deshumanización volveremos sobre alguno de estos argumentos.

La fusión de la identidad, con todas sus secuelas, tanto a nivel personal como social, vendría a ser, entonces, el otro extremo del continuo identidad personal-fusión de la identidad (véase el cuadro 5.4.).

CUADRO 5.4. El continuo identidad personal-fusión de la identidad	
Identidad personal	• Conocimiento de las actitudes, creencias, rasgos y características que nos conceden distintividad y diferenciación individual.
Identidad social	• Aquellos aspectos del autoconcepto que tienen su origen en la pertenencia a grupos o categorías sociales junto con sus correlatos evaluativos y emocionales. • Influencia de la pertenencia grupal en el autoconcepto. • Despersonalización (Turner).
Identidad colectiva	• Atributos definitorios del autoconcepto compartidos por las personas pertenecientes a un grupo micro o macrosocialmente definido. • Significado del «yo» compartido con personas pertenecientes al mismo grupo o categoría social.
Identidad humana	• Categorizaciones del «yo» basadas en la propia identidad como ser humano. • Características comunes compartidas con otros miembros de la especie humana.
Fusión de la identidad	• El «yo» fusionado con el «nosotros». • Visceral sentimiento de unidad del «yo» con el grupo. • Dilución de la identidad personal en la identidad grupal.

Para recordar

- La identidad personal vendría a ser el resultado de la interpretación valorativa que hacemos de nosotros mismos en términos de rasgos que nos diferencian de los otros y nos convierten en algo singular y exclusivo.
- Algunos de los rasgos que nos diferencian provienen de las características propias de los grupos a los que pertenecemos.
- La identidad social sería aquella parte del «yo» que se deriva de la categorización y valoración social que se hace de los grupos a los que pertenecemos y del significado emocional de dicha valoración.
- La identidad personal y la identidad social son, pues, dimensiones que están presentes en el autoconcepto de cualquier persona.
- Identidad humana (identificación con la especie), identidad social e identidad personal son los tres componentes de la autocategorización del «yo».
- La identidad social puede derivar en una identidad colectiva, definida por un conjunto de atributos definitorios del «yo» que compartimos con las personas pertenecientes a un grupo o a una categoría social.
- La fusión de la identidad supone la práctica desaparición del «yo» en el grupo, la unión completa del «yo» con el grupo hasta llegar a confundirse con él.

CAPÍTULO 6

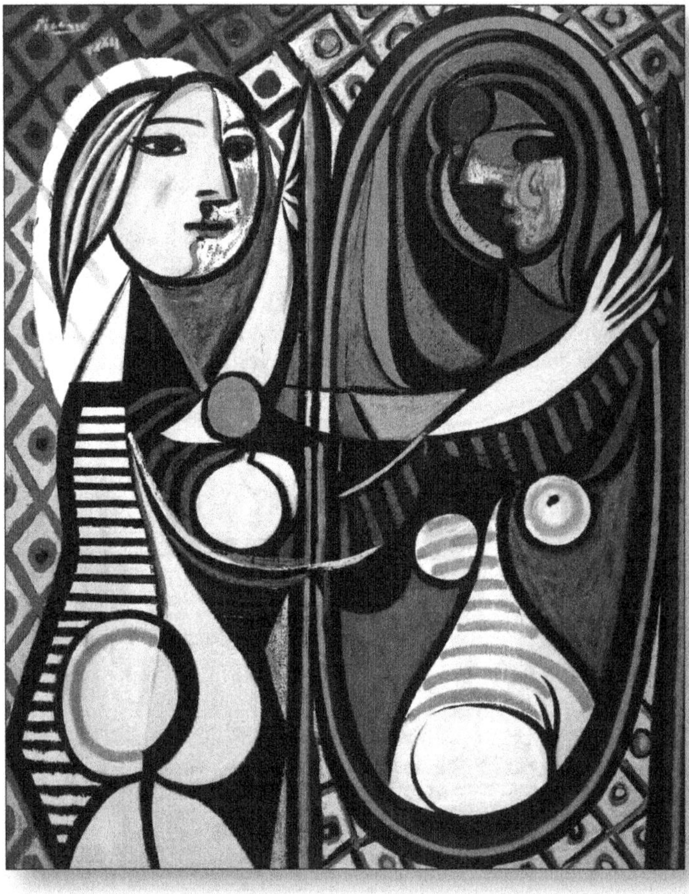

Les miramos y nos miran. Actuamos y nos comportamos ante los demás, acompasando nuestra conducta verbal y no verbal con el fin de que se formen y nos devuelvan, como si fueran un espejo, la imagen que de nosotros mismos queremos contemplar. Dejamos, o no, que lean en nuestra cara y en nuestro cuerpo las emociones que sentimos, quienes somos y quienes nos gustaría ser.

Percepción de personas y formación de impresiones

*Yo soy Malala. Cuando nací, los habitantes de nuestra aldea se compadecieron de mi madre y nadie felicitó a mi padre. Llegué al alba, cuando se apaga la última estrella, lo que los pashtunes consideramos un buen augurio. Mi padre no tenía dinero para pagar el hospital o una comadrona, así que una vecina ayudó a mi madre. Era una niña en una tierra en la que disparan rifles al aire para celebrar la llegada de un hijo varón, mientras que a las hijas se las oculta tras una cortina y su función en la vida no es más que preparar la comida y procrear. Para la mayoría de los pashtunes, cuando nace una niña es un día triste. Mi padre, Ziauddin, es distinto a la mayoría de los hombres pashtunes. Cuenta que, cuando nací, me miró a los ojos y se enamoró. Decía a la gente: «Sé que esta niña es distinta». Incluso pidió a los amigos que echaran frutas secas, dulces y monedas en mi cuna, algo que solo se hace con los hijos varones. A la edad de siete años ya estaba acostumbrada a ser la primera de la clase. Era la que ayudaba a otras alumnas cuando tenían dificultades. «Malala es un genio», decían mis compañeras de clase. Como mi padre, soy soñadora. Desde que era pequeña me interesaba la política y me sentaba en las rodillas de mi padre escuchando todo lo que él y sus amigos decían. Soy de un país que nació a medianoche. Cuando estuve a punto de morir era poco después del mediodía. Un hombre barbudo, vestido de blanco y con un gorro que se estrechaba hacia arriba, subió al autobús en el que volvía del colegio. Mis amigas dicen que disparó tres veces… No quiero que se me vea como la joven a la que dispararon los talibanes, sino como la joven que luchaba por la educación. Es mi derecho poder sentarme en una silla y leer mis libros con mis amigas del colegio. Yo soy Malala. Mi mundo ha cambiado pero yo no. (*Yo soy Malala, *por Malala Yousafzai, 2013. Premio Nobel de la Paz, 2014).*

6.1. La importancia de las presentaciones

La formación de impresiones forma parte del proceso de percepción de personas, al que también pertenecen los procesos de atribución (véase el capítulo 7). **La percepción de personas es un proceso cognitivo que nos permite tomar conciencia de la presencia y existencia de los otros de la misma manera que ellos la tienen de nosotros.** Es un proceso que se traduce en algún tipo de impresión, juicio o valoración de la persona percibida, que puede ocurrir de forma automática, sin implicación ni del actor ni del observador o perceptor (que son y van a ser en este capítulo los personajes que encarnan el proceso). También ocurre de forma deliberada, cuando el actor busca que los demás conformen una determinada imagen o impresión sobre él o ella (a él o ella nos referimos cuando hablamos tanto del actor como del observador) o cuando ambos están inmersos en un proceso de manejo de impresiones. La formación y el manejo de impresiones son dos aspectos de la percepción de personas que vamos a tratar en este capítulo.

La formación de impresiones empieza por las presentaciones que las personas hacen de sí mismas ante los demás (autopresentaciones). Esto es lo que hace Malala para mostrar pública e intencionadamente su identidad; va presentando distintas imágenes de sí misma: niña pobre, buena estudiante, soñadora, política, luchadora, etc., que van intercalándose para conformar e integrar una imagen global. Malala es **consciente de quién es,** de cómo es; de hecho, su relato, su autopresentación, construida desde un conocimiento de sí misma parecido al que nos ha mostrado Ana Frank, pareciera dictada por Barry Schlenker para mostrar autonomía, autoconfianza, seguridad y claridad de ideas (Schlenker y Weigold, 1990). En las pocas frases que hemos seleccionado de su presentación podemos reconocer también algunos indicios del proceso de formación de su identidad personal, acordes con lo analizado en el capítulo 5.

Podríamos aventurar que la **primera impresión** («esta niña es distinta») y los sentimientos que tuvo su padre hacia ella («dice que se enamoró»), pusieron en marcha una relación especial con él, que ha debido de influir para construir la imagen que tiene de sí misma en la actualidad. No obstante, aunque esta primera impresión pueda haber sido importante, habría que tener en cuenta el papel que ha jugado en el desarrollo de la identidad de Malala haber sido desde niña testigo del compromiso con la educación que su padre y su abuelo han mostrado a lo largo de su vida. Con esto queremos decir que **las primeras impresiones son importantes, pero también lo es el contexto social en el que aparecen y se desarrollan los juicios posteriores.**

La autopresentación que hace Malala busca transmitir una imagen concreta, reivindicar una identidad en la que ella se reconoce («la joven que luchaba por la educación») frente a la imagen que de ella tienen los demás: «Cuando la gente habla sobre cómo me dispararon y lo que ocurrió, creo que es la historia de Malala –una niña a la que dispararon los talibanes– la que cuentan; no me parece que sea una historia sobre mí». A fin de influir en la percepción y en la imagen que se formen de ella quienes la lean, quienes conozcan su caso, utiliza algunas de las tácticas de manejo de impresiones (ensalzamiento, ejemplificación, justificaciones, etc.) que describiremos en el apartado 6.4., y que hacen referencia al uso de conductas específicas, verbales y no verbales, en las autopresentaciones para influir en el perceptor de una manera concreta (Tedeschi y Norman, 1985). La utilización de estas tácticas tendría como fin manejar de una manera determinada la información que presenta sobre sí misma para conseguir transmitir una imagen que deje atrás la compasión o la empatía que puede inspirar una adolescente que sufre un atentado terrorista del que se salva milagrosamente, y resalte la imagen de una luchadora por el derecho de las niñas a la educación. Lo que hace Malala se parecería mucho a lo que haría cualquier persona para ir **de la identidad o imagen que nos devuelven los otros a la configuración de la identidad o imagen ideal** (Goffman, 1959) **que nos gustaría que compartiesen;** de hecho, de lo que menos habla Malala es del atentado terrorista que sufrió.

Las impresiones y evaluaciones de los otros pueden estar influidas por las características o atributos específicos de la persona (estado emocional, rasgos de personalidad, atractivo físico) **o por las categorías sociales a las que pertenece** y por los estereotipos asociados a esas categorías. El caso de Malala es único; quizá por ello impresionó al mundo. Artistas, personajes públicos de relevancia reconocieron y valoraron su desafío a favor de la educación de las niñas de su país pese a las prohibiciones de los talibanes. Los medios de comunicación contaron su historia y ayudaron a construir una imagen global de ella («me di cuenta de que los talibanes habían hecho mi campaña global», dice Malala). La visibilidad que se dio a su caso acentuó la importancia de la persona y de su historia (Forgas, 2015) convirtiéndola en un modelo, al menos para una parte del mundo: «Después del discurso en la ONU recibí mensajes de apoyo de todo el mundo, pero en mi país fue recibido sobre todo con silencio, excepto en Twitter y Facebook, donde vimos a mis hermanos y hermanas pakistaníes volverse en contra mía». **Detrás de las impresiones y juicios sobre las personas suele haber respuestas, acciones.** En el caso de Malala también las ha habido.

Usted, nosotros, que no somos personajes famosos, también hacemos de manera continua autopresentaciones ante los demás mostrando a través de nuestras acciones y conductas quiénes somos, buscando que los demás perciban lo que en cada momento consideremos que son los aspectos más favorables o de mayor interés de nuestro «yo». «Cuando un individuo se presenta ante otros, habrá por lo general alguna razón para que movilice su actividad de tal forma que transmita la impresión que le interesa transmitir» (Goffman, 1959, p. 16). Siguiendo a Erving Goffman, podríamos decir que **toda autopresentación en público tiene un carácter intencional;** siempre tiene un objetivo: normalmente, aportar valor sobre uno mismo.

Nuestra trayectoria vital, personal y profesional se va construyendo sobre las impresiones que conseguimos transmitir a los demás. Una impresión positiva, un juicio favorable, nos va colocando en distintas líneas de salida: en el colegio, en las relaciones personales, en los procesos de selección, en los equipos de trabajo. Hay una serie de impresiones básicas que buscamos transmitir porque la sociedad las valora positivamente: **persona de confianza, persona atractiva** (dos de las dimensiones más estudiadas en el ámbito de la percepción de personas), persona inteligente, honesta, etc. **Somos el resultado de las impresiones, que** de manera intencional o involuntaria, **hemos transmitido a los demás, y de las impresiones que a resultas de ello los demás se han formado de nosotros.**

El proceso de formación de impresiones concluye cuando los otros se han formado una imagen global e integrada de la persona percibida. **Las impresiones, juicios y valoraciones que intentamos hacer llegar a los demás son un asunto de vital importancia;** pero no lo son menos las impresiones y juicios que los demás se forman sobre nosotros. Quizá usted y nosotros estamos leyendo hoy un libro como este, porque ya durante la escuela primaria tuvimos el aprecio de aquel profesor, del que ya no recordamos ni su rostro, que nos valoró intelectualmente de manera positiva y nos fue presentando a los demás de una manera sesgadamente favorable, como hacen los amigos (Schlenker y Britt, 1999). Cada uno de nosotros ha ido encontrando personas que le han dado su confianza, que se formaron primeras impresiones sobre las que construyeron juicios a los que les siguieron acciones de apoyo, rechazo, etc. En los epígrafes siguientes analizamos cómo se forman y cómo se manejan y se controlan las impresiones.

Las primeras impresiones

Se asume que **las primeras impresiones son importantes;** que las personas anclan en ellas sus acciones y decisiones posteriores; que algunas de estas impresiones vinculan o separan a unas personas de otras, porque a partir de ellas vamos construyendo juicios meditados los unos sobre los otros. **Las primeras impresiones están asociadas a la primera vez que vimos a alguien, que lo escuchamos, que nos hablaron de alguien.** Recordamos de manera especial esa primera impresión cuando se convirtió en la continuación o en el punto final de una relación. **Las primeras impresiones reflejan sensaciones, emociones** o, más bien, **sentimientos;** es decir, la toma de conciencia de la emoción que nos provoca percibir a otra persona (Damasio, 2003), y ser impresionados por ella, convendría añadir. Las personas forman detalladas impresiones de otros con fragmentos de información o breves observaciones de su conducta, y a partir de aquí hacen conjeturas sobre su personalidad (grado de neuroticismo, apertura a la experiencia o agrado; Carney, Colvin y Hall, 2007), y sobre sus posibles trastornos de personalidad (Friedman, Oltmannsadn Turkeimer, 2007). No obstante, **las primeras impresiones no garantizan juicios precisos;** de hecho, algunos estudios apuntan la nula relación entre la confianza en sus juicios de los perceptores y la precisión de estos (Ames, Kammrath, Suppes y Bolges, 2010); esto es, hay personas que no merecen la buena o mala impresión que causan.

Para recordar

- El proceso de formación de impresiones puede empezar con una autopresentación o con la presentación o información que puede aportar alguien sobre otras personas. Con muy poca información (visual, auditiva, escrita) se puede construir una imagen global de una persona concreta.
- Toda autopresentación en público tiene un carácter intencional; siempre tiene un objetivo; normalmente aportar valor a quien se presenta. El actor proporciona información que define aspectos relevantes de la identidad asumida o ideal que quiere transmitir.
- El proceso de formación de impresiones concluye cuando los otros se han formado una imagen global e integrada de la persona que se ha presentado o ha sido presentada.
- Las primeras impresiones sirven de punto de anclaje a los juicios que posteriormente se harán sobre la persona y reflejan las sensaciones y sentimientos que provoca.
- Las primeras impresiones no siempre garantizan juicios precisos sobre las personas.

6.2. Las impresiones y los modelos de formación de impresiones

Vean –susurró Guiñazú, retrocediendo en la silla de hierro. –Miren, pero no miren demasiado. Por lo menos, no miren con avidez y, en todo caso, tengan la prudencia de desconfiar. Si miramos indiferentes, es posible que la cosa dure, que no se desvanezcan... Estábamos sudorosos y maravillados, mirando hacia la mesa frente al café. La muchacha era diminuta y completa; llevaba un vestido justo, abierto sobre el pecho, el estómago y un muslo. Parecía muy joven y resuelta a ser dichosa, le era imposible cerrar la sonrisa. Aposté a que tenía buen corazón y le predije algunas tristezas. Con un cigarrillo en la boca, ansiosa y amplia, con una mano en el peinado, se detuvo junto a la mesa y miró alrededor... Hasta a nosotros nos miró. Tal vez la luz la ciegue. Pero son las intenciones las que cuentan.

El texto de Juan Carlos Onetti (*Historia del caballero de la rosa y la virgen encinta que vino de Liliput*) ilustra lo que puede definirse como una impresión, y apunta hipótesis sobre cómo podría haberse formado. Veamos sus principales componentes. El observador o **perceptor,** que en este caso también es el narrador, describe verbalmente su **impresión** de una mujer. Lo sabemos porque hace un **juicio o valoración global,** en este caso positiva respecto a ella («tenía buen corazón»). Y también lo sabemos porque nos describe los **sentimientos** asociados a tal impresión: «Estábamos sudorosos y maravillados». Vemos que la impresión se corresponde con un **proceso de inferencia** en el que, a partir de **características externas y observables** (diminuta, completa, vestido justo, abierto sobre el pecho, sonríe), **se deducen características no observables** (resuelta a ser dichosa, con buen corazón). Además, se aprecia la condición necesaria para que surjan las impresiones: dos personas toman conciencia de la existencia mutua y generan cierta interdependencia (intercambio de miradas e identificación de intenciones) dentro de un **contexto social.** Una vez formada la impresión, el perceptor va más allá y es capaz incluso de anticipar y hacer **predicciones** sobre la persona percibida («le predije algunas tristezas»). **Inferencias, juicios, sentimientos y acciones son componentes principales de las impresiones.**

Para explicar la formación de impresiones, el contenido del capítulo 2 nos remite a dos procesos diferentes, aunque complementarios: primero, a los esquemas sobre personas concretas de acuerdo con la percepción de rasgos y características individuales (individualización), y después, a los esquemas categoriales que activan en el perceptor ideas, juicios y opiniones sobre una persona prestando atención a su pertenencia grupal o categorial. **Categorización e individualización son dos procesos básicos que subyacen a la formación de impresiones, y en general a la percepción de personas.** Ambos conformarían lo que en su momento algunos llamaron **teorías implícitas de personalidad** desarrolladas por Jerome Bruner y Renato Tagiuri.

6.2.1. Modelo de configuración o gestáltico

Algunas de nuestras impresiones parecen formarse como resultado de la configuración que adoptan en un momento concreto la información o los atributos que, por primera vez, percibimos en una persona. Una explicación sobre cómo ocurre este proceso nos la proporciona el modelo de configuración de Solomon Asch (1946). Su principal propuesta es que **tendemos a formarnos una impresión única de la persona;** esta sería el resultado de haber captado, o de haber creído captar, su **singularidad.** Si esto ocurre, los rasgos y atributos personales serían percibidos unos en relación a otros en una imagen global e integrada, en una configuración que reflejaría la personalidad del actor. El perceptor no se detiene en rasgos aislados que por sí mismos carecen de significado. Tener la impresión de que uno está delante de una persona de buen corazón es una sensación de quien percibe; no es el resultado de sumar los rasgos particulares, ni coincide con ninguno concreto de los que pudieran haber contribuido a su formación (la mirada, el movimiento corporal, la vestimenta, etc.). **La impresión global,** única, **es la percepción de una forma particular de relación entre los rasgos que,** supuestamente, **descubre la esencia de la persona:** «Aposté que tenía buen corazón». No obstante, hay características o atributos personales con un significado cognitivo determinante en la impresión final: son los **rasgos centrales** (¿podría haber sido la mirada el elemento de información que actuó como rasgo central y orientó la impresión?). Junto a ellos, hay **rasgos periféricos** (la vestimenta, la forma de moverse, etc.) que acompañan. En la propuesta de Asch, cada uno de los elementos de información podría aportar un significado concreto y diferenciado a la impresión formada en un contexto determinado; pero **son los rasgos centrales los que organizan y acaban por definir la configuración y significado del resto de la información** y generan la imagen o impresión de la persona. A priori, se desconoce qué rasgo es central y cuál periférico; eso va a depender de la configuración y relación que mantengan entre sí en un momento y en un lugar concreto. La información que puede ser determinante en un contexto, como la «mirada inquietante» de alguien con quien te cruzas de noche en una calle oscura, puede ser irrelevante de día, cuando aparece entre otros elementos de información (luz, gente alrededor, etc.). «La centralidad no es una propiedad que tengan ciertos rasgos, sino más bien una función de la inferencia que se hace de las relaciones entre un conjunto de rasgos» (Zanna y Hamilton, 1972, p. 354). La interdependencia entre la configuración de información y el contexto explicaría que, desde el modelo de Solomon Asch, **las impresiones no se pueden predecir de antemano porque se viven en el momento en que ocurren,** son experiencias irrepetibles.

La configuración gestáltica de rasgos como modelo de formación de impresiones se construyó sobre una serie de experimentos, replicados posteriormente con asiduidad, donde se manipulaba la presentación de rasgos de personalidad. En los experimentos originales, a dos grupos de estudiantes universitarios se les leían dos listas de 7 rasgos cada una que describían a personas imaginarias. Seis de los rasgos eran comunes a ambas listas (inteligente, habilidoso, trabajador, decidido, práctico, cauto), pero en una de las listas se añadía el rasgo «cálido» (*warm*) y en la otra el rasgo «frío» (*cold*). Los resultados mostraron que: a) los participantes eran capaces de construir una **imagen o impresión unificada e integrada** a partir de estos rasgos discretos; b) la imagen era distinta para cada una de las listas, siendo más positiva la impresión de la persona cuya lista contenía el rasgo «cálido» que la de la persona descrita a partir de la lista que contenía el rasgo «frío». Como consecuencia, «cálido» y «frío» fueron identificados como los rasgos centrales; aquellos en torno a los cuales se organizaban el resto de los rasgos, que pasaban a ser rasgos periféricos en cada una de las listas. El efecto no se mantenía cuando «cálido» y «frío» fueron sustituidos por otros rasgos («cortés» o «descortés»); estos perdían su carácter de centralidad en la nueva configuración de información. A su vez, las personas «cálidas» son valoradas significativamente como más generosas, listas, felices, calmadas, con humor, sociables, altruistas que las personas «frías». «Cálido» y «frío» se corresponderían con una dimensión emocional, mientras que el resto de los rasgos (inteligente, habilidoso, trabajador, etc.) podrían corresponder a una dimensión más instrumental. Estos han sido los argumentos para explicar los resultados de los estudios de Asch. Es, pues, **el contexto,** en su sentido más amplio, el que **permite la configuración de la imagen integrada** que corresponde a una impresión particular. Las impresiones tienen un carácter subjetivo e interpretable. Por ello, describir a alguien como una persona con «buen corazón» implicaría una valoración positiva para unas personas; otras podrían interpretarla como una característica de personalidad negativa en la medida en que valoren como no deseable la candidez y la ingenuidad.

6.2.2. Modelos de combinación lineal

Las impresiones también se construyen paso a paso, combinando los atributos y rasgos de personalidad individuales que solemos manejar para describir a las personas y de acuerdo con la valoración y probable significado que le damos a cada uno de esos rasgos. Esta es la propuesta de Norman Anderson (1965, 1974). **Las impresiones se construirían pieza a pieza,** encajando los atributos y rasgos de personalidad en imágenes globales que describen y valoran a las personas de una manera integrada. Cada rasgo o pieza de información está definida por un valor y un peso. El **valor** sería **la valencia más o menos positiva o negativa de los atributos individuales** y podría representarse en una escala que va de muy positivo (P++) a muy negativo (N−−). El **peso** representaría **la importancia psicológica,** el significado emocional o instrumental **de cada rasgo** en un momento dado. El mismo atributo o picza dc información puede tener un valor y una importancia diferentes para personas distintas.

Cuando describimos o verbalizamos la impresión que nos ha causado alguien, estamos expresando a su vez una valoración (positiva o negativa) y una intensidad (alta o baja) de la imagen global que hemos construido, que dependerá del valor previo asignado a cada uno de los atributos o rasgos de personalidad que se hayan considerado. Esta integración de rasgos se llevaría a cabo sumando, multiplicando o dividiendo el peso y valor de los rasgos, tal como muestran los tres modelos definidos por Anderson (1965 y 1974): el modelo de suma, el modelo de promedio y el modelo de media ponderada. Veamos cada uno de ellos.

El modelo de suma

La impresión es igual a la suma de los valores de cada uno de los rasgos personales que definen a la persona (véase el cuadro 6.1.). Percibir que alguien tiene características positivamente valoradas generará una impresión notablemente positiva, que iría mejorando con cada rasgo positivo que se añadiera. Cuantos más rasgos con valor positivo se añadan, más positiva será la impresión final.

El modelo de promedio

La impresión o imagen global de una persona es el resultado de sumar el valor de cada uno de los rasgos o atributos personales que se consideren **y dividirlo por el número de rasgos.** En este caso, al considerar rasgos que tienen un valor moderadamente positivo, la impresión empeora relativamente. En el cuadro 6.1. se aprecian las diferencias que generan en las impresiones las estrategias propuestas por los modelos de suma y pro-

CUADRO 6.1. Modelos suma y promedio

• Perspicaz (8)	• Perspicaz (8)
• Ingenioso (7)	• Ingenioso (7)
• Expresivo (6)	• Expresivo (6)
• Astuto (7)	• Astuto (7)
• Atractivo (5)	• Atractivo (5)
• *Suma: 33*	• Alto (2)
• *Promedio: 6,6*	• *Suma: 35*
	• *Promedio: 5,83*

medio. El modelo de promedio parece coincidir más con lo que sabemos sobre el funcionamiento de los procesos cognitivos, esto es, **los aspectos negativos también cuentan en los juicios y valoraciones que hacemos de los otros.** Es más, sabemos de la tendencia a prestar una especial atención a la información negativa que percibimos y a incorporarla a los juicios y decisiones (véase, p. ej., Smith y Collins, 2009). De hecho, tomando como referencia este modelo, una persona que pretendiera transmitir una impresión positiva debería ocultar al perceptor los rasgos que este pudiera valorar negativamente.

El modelo de media ponderada

El modelo de media ponderada aporta un valor diferencial a los anteriores porque considera que **el valor de los rasgos puede variar en función del contexto social en el que se desarrollan las impresiones.** La contrapartida de esta aportación más psicosocial es que la impresión depende de una fórmula que tiene cierta complejidad (véase el cuadro 6.2.). Imagine el lector que alguien está valorando la posibilidad de que una persona conocida pueda ser su acompañante en una fiesta o el compañero con el que podría hacer un trabajo académico, y para tomar la decisión analiza algunas de sus características personales. Los rasgos de personalidad que utilizaría para valorar a la persona tendrían un valor estable aunque se consideren situaciones distintas (p. ej., la creatividad vale 8 en una escala de 1 a 10); pero puede que le conceda más importancia a la creatividad a la hora de realizar un trabajo académico que cuando se trata de acudir a una fiesta, y por ello le asigna un peso diferente (pondera) a este rasgo en cada situación (,9 vs ,7). Si va haciendo lo mismo con cada uno de los rasgos, al final tendrá una imagen o valoración global ligeramente diferente de la persona dependiendo de la situación en la que imagina interactuar con ella. Además de ponderar los rasgos, que es el elemento fundamental de este modelo, el proceso de combinación que da lugar a la impresión final se vería afectado por la primera impresión (que podría ser un anclaje de las valoraciones posteriores) y la importancia o ponderación que el perceptor le da a las primeras impresiones en el proceso de percepción y valoración de las personas. Esto quiere decir que alguien que tenga como principio de actuación fiarse de sus primeras impresiones, le daría más peso a estas (imagínese a un reputado académico que se muestra convencido de que la primera vez que ve entrar a un estudiante en su despacho sabe si este va a ser un buen investigador).

CUADRO 6.2. Modelo de media ponderada

Impresión: $p_0 I_0 + \Sigma\, pi / p_0 + \Sigma\, p$

Impresión inicial: I_0 (valoración general de la persona)

Ponderación impresión inicial: p_0. Peso o importancia de la impresión inicial

Valor de cada rasgo: i

Peso de cada elemento informativo o rasgo: p. Ponderación del valor del rasgo según contexto

Acompañante en una fiesta	Compañero de trabajo en clase
• Creativo (8) • Ingenioso (7) • Expresivo (6) • Atractivo (5) • Perspicaz (7)	• Creativo (8) • Ingenioso (7) • Expresivo (6) • Atractivo (5) • Perspicaz (7)
Impresión: (,5)6+8(,7)+7(,7)+6(,7)+5(,5)+7(,5)/(,5)+3,1 = 6,58 Primera impresión I_0 Peso de la primera impresión p_0	Impresión: (,5)6+8(,9)+7(,7)+6(,7)+5(,8)+7(,2)/(,5)+3,3 = 6,50 Rasgo i Peso rasgo p

El modelo de media ponderada fue propuesto por Anderson una década después que el modelo de suma o el modelo de promedio, y en su formulación se nota la influencia de las prescripciones del paradigma del procesamiento de la información que dominó la psicología a partir de los años 70. En realidad, estamos ante un modelo de procesos en la formación de impresiones, donde se adivinaría una primera etapa automática coincidente con la primera impresión, y una segunda de elaboración de la información que tiene en consideración el contexto. Nos encontramos ante un esquema similar al propuesto para la realización de atribuciones (véase la figura 7.3.), y con alguna coincidencia con el modelo continuo de formación de impresiones elaborado por Fiske y Neuberg (1990) que veremos a continuación.

6.2.3. Modelo continuo de formación de impresiones

Prestar atención a alguien más allá de haber percibido que es hombre o mujer, que vende libros o conduce un autobús, que es alto o bajo, etc., nos lleva a un proceso de validación y comprobación de esta categorización básica e inicial, pero sin dejar de prestar atención a los rasgos y atributos personales (categorización e individualización al mismo tiempo). Esa es la propuesta formulada por Susan Fiske y Steven Neuberg. **La formación de impresiones se mueve en un continuo entre la categorización y el análisis e inte-**

gración pieza a pieza de atributos o características individuales. Estamos ante un modelo de procesos o etapas en la formación de impresiones (véase la figura 6.1.).

El modelo propone que hay una **categorización inicial** a partir de características físicas (edad, sexo, color de la piel, vestimenta, estilo de andar), roles, conductas salientes o alguna otra forma de información que activa automáticamente el proceso de categorización (por ejemplo, es un conductor de autobús). Si existe interés por la persona percibida, el perceptor prestará atención a los atributos individuales y características personales buscando una **confirmación de la categorización.** Al atender a información adicional sobre la persona percibida, se intentará determinar su tipicidad como ejemplar o la tipicidad de sus atributos en relación con la categorización inicial. En el caso de que la información adicional sea interpretada como no consistente o adaptable a la categoría inicial elegida, el perceptor se moverá hacia la **recategorización:** encontrar una categoría diferente que considere adecuada para organizar la información disponible sobre esta persona, ya sea accediendo a una subcategoría (es un conductor de autobús simpático) que permita retener muchas de las características de la categoría inicial y, a la vez, algunas de sus características particulares, bien recurriendo a ejemplares concretos (se parece a...), bien por comparación con los autoesquemas (se parece a mí), o accediendo a una nueva categoría (conductor de autobús sin experiencia). Si la recategorización no permite una asignación fiable de la persona a una categoría concreta, el perceptor pasa a realizar **una integración pieza a pieza,** atendiendo a los atributos individuales. El resultado final de este proceso estará más o menos cerca de **una impresión basada en alguna categoría,** y con ello probablemente se apoyará en estereotipos y prejuicios, o más o menos cerca de una **impresión más individualizada** donde las características particulares adquieren mayor relevancia. El lugar donde se situaría la impresión final en este continuo dependería de la información disponible, las motivaciones y metas del perceptor y las exigencias del entorno para llegar a un determinado juicio. En general, la impresión se definirá de forma bastante automática a partir de la categorización, que es la vía más rápida y menos exigente cognitivamente (**juicio de acción**); si por intereses personales o requerimientos externos se requiere un juicio más justificado (**juicio de diagnóstico**), el perceptor puede atender y situar en el mencionado continuo información sobre atributos individuales. A partir de aquí, y una vez concluido el análisis, y tras la valoración que haga de los juicios alcanzados y de las emociones experimentadas, el perceptor decidirá si se requiere una **evaluación adicional,** lo que llevaría a reiniciar el proceso. Los estudios llevados a cabo por Fiske y Neuberg (1990) les llevan a concluir, también a ellos, que **la formación de impresiones basadas en esquemas categoriales tiene prioridad sobre los procesos basados en atributos personales.** Ya lo hemos adelantado: nuestra mente tiene preferencia por lo categorial (capítulo 2), y por lo automático y espontáneo sobre lo controlado y razonado (capítulo 4).

Una parte importante del conocimiento teórico y empírico sobre formación de impresiones, incluidos los modelos que hemos comentado, ha sido obtenido en experimentos o estudios con cierto grado de control, presentando listas de palabras que los participantes tenían que ordenar o clasificar de alguna manera, analizándose posteriormente sus valoraciones, reacciones emocionales y conductuales ante las etiquetas semánticas. Son tareas aparentemente sencillas que muestran que, a partir de unos atributos,

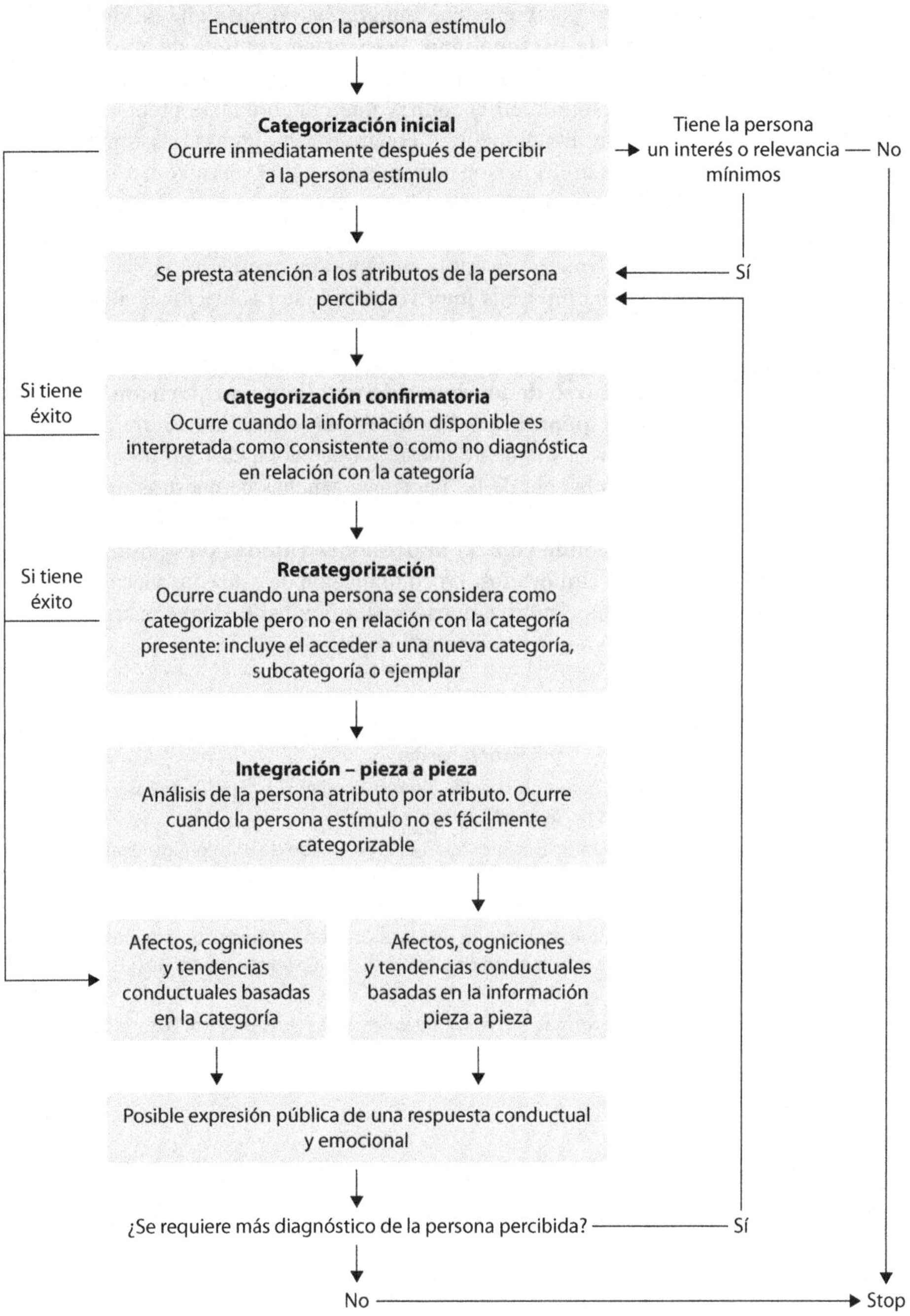

Figura 6.1. Modelo continuo de formación de impresiones (Adaptado de Fiske y Neuberg, 1990).

las personas generan imágenes complejas que integran y van más allá de dichos atributos, haciendo **juicios sobre la personalidad.** Pero cuando se trata de aplicar tal conocimiento a la explicación de las impresiones que se forma cualquier persona en su vida cotidiana, no siempre resulta fácil encontrar una concordancia precisa entre las impresiones que describe y un modelo teórico concreto. En algunas ocasiones, la impresión y la reacción que relatan las personas responden a una sensación, a un pálpito, a un sentimiento que de pronto ocurrió y que, al ser consciente de él, se transformó en una idea, en una impresión (Laird y Bresler, 1991, p. 230), sin saber muy bien cómo se ha llegado a ella. Desde la cognición social, y teniendo en cuenta lo que hemos visto en el capítulo 4, se maneja una hipótesis muy verosímil: son actuaciones automáticas de la mente.

En los capítulos previos encontramos argumentos que nos ayudan en la comprensión de estos efectos. **En el transcurso de nuestra vida cotidiana, nos formamos impresiones de manera directa y espontánea sobre otras personas.** Ello ocurre de manera automática y en muchas ocasiones lejos de nuestra conciencia, casi sin darnos cuenta; a veces, simplemente mirando la cara de las personas. Muchas de nuestras impresiones están más relacionadas con el pensamiento intuitivo que con el procesamiento elaborado. **La intuición se corresponde con las impresiones rápidas o espontáneas, y el razonamiento con los juicios elaborados.** La combinación de estos dos mecanismos en la formación de una impresión permitiría entender la dificultad de la reconstrucción del proceso cognitivo que condujo a una determinada impresión.

Para recordar

- Una impresión es el resultado de un proceso de inferencia en el que, a partir de características observables, se deducen otras no observables.
- De acuerdo con el modelo gestáltico, la impresión es el resultado de una configuración donde los rasgos y atributos personales serían percibidos de manera interrelacionada dando lugar a una imagen global que capta la singularidad de la persona.
- Los modelos de combinación lineal proponen que la impresión se puede construir integrando pieza a pieza los elementos de información procedentes de la persona percibida hasta conseguir una imagen global.
- Según el modelo continuo de formación de impresiones, estas pueden estar basadas en categorías y/o en atributos individuales.

6.2.4. De la formación de impresiones a la percepción de personas: el valor de la cara

La descripción de Juan Carlos Onetti, que encabeza el epígrafe 6.2., hace referencia a **la cara** (la sonrisa, la boca, la mirada...), **el cuerpo** (diminuto, completo...), el movimiento (la mano en el peinado), elementos estos que, tanto en este caso como en general, son las **fuentes básicas de información** para construir las impresiones, aunque la cara, como veremos, recibe una consideración especial. Algunos de los modelos teóricos revisados ponen el acento en cómo se integran las **etiquetas verbales** que describen estos elementos de información en una imagen global que se traduce en valoraciones y **juicios sobre la personalidad** (cómo es y cómo puede ser) de la persona observada. Analizar los juicios de personalidad derivados de la percepción y la formación de impresiones sería una característica general de la investigación que se ha realizado desde los años cincuenta. Este tipo de investigación contrasta con la que se está llevando a cabo en la actualidad desde la perspectiva de la neurociencia social, cuyo interés principal se centra en la **identificación de las estructuras neuronales de la percepción de personas** (Macrae y Quadflieg, 2010, para una revisión). En el caso de la descripción de Onetti, el objetivo de este tipo de estudios sería la identificación de las mecanismos neuronales que procesan la sonrisa y la mirada de la mujer observada, su cuerpo de enana, su movimiento y los demás elementos de información que pudiera haber tenido en cuenta el observador. Volviendo a las fuentes de información, la literatura teórica y empírica apunta a la **cara como el núcleo básico de la percepción de las personas y la formación de impresiones,** aunque el cuerpo también tenga su importancia en el proceso. **A través de la cara leeríamos la mente de las personas: esta sería la clave.**

La cara tiene un papel fundamental en la percepción de personas y la formación de impresiones, tanto desde la perspectiva individualizadora (impresiones a partir de atributos) como desde la perspectiva categorial. La investigación sobre los rasgos faciales como activadores de las impresiones que nos formamos sobre las personas, en la que se requiere **de manera explícita a los participantes observar caras y realizar juicios,** apunta tres conclusiones: a) a partir de la cara es fácil **identificar a las personas** y las categorías a las que pertenecen; b) hay una tendencia clara a **realizar inferencias referidas a características personales** que van más allá de los indicadores faciales, y c) la observación de determinados indicadores faciales lleva a hacer **predicciones sobre el comportamiento** futuro de las personas observadas. En relación con la primera conclusión, los estudios muestran, y cada uno de nosotros sabe (o así lo cree), que décimas de segundo y una simple y deliberada mirada a la cara de una persona permiten obtener rápidamente información sobre quién es y cómo es; su edad, género, raza; sus estados mentales (aturdida, confusa); las **emociones y estados de ánimo** que experimenta (Ekman, 2003); su atractivo y algunos indicadores de su identidad (altura, peso, pelo). En la cara, se le presta una especial atención a **la mirada,** pues su dirección orienta sobre las intenciones o la conducta inmediata de la persona observada, a la vez que denota su interés por otras personas o por otros asuntos. En relación con la segunda conclusión, la observación de determinadas características faciales lleva a **establecer inferencias sobre rasgos o atributos de personalidad;** de la cara se deduce la confianza que merece una persona (Todorov, 2012); y ciertos indicadores faciales denotan la capacidad de liderazgo que alguien posee (Van Vugt y Grabo, 2015), entre otras muchas características; de su atractivo se infiere su competencia intelectual, su integridad y su equilibrio personal, al igual que sus actitudes. Las inferencias sobre personalidad y otras características personales, tan habituales y derivadas de forma tan automática a partir de la cara, pueden servir a su vez para justificar atribuciones previas sobre las intenciones de las personas observadas (Ames, Fiske y Todorov, 2011). No obstante, hay datos que cuestionan esta habilidad para identificar a los otros y sus características más singulares a partir de la apariencia facial, dado que las impresiones formadas adolecen de precisión y consistencia (Olivola y Todorov, 2010). Aun así, la tercera conclusión apunta que la observación de los rasgos faciales y las impresiones subsiguientes tienen continuidad en predicciones, a veces bastante inauditas, sobre el comportamiento futuro o lo que puede acontecer en la vida de las personas observadas; predicciones, que, según el caso, alcanzan a las sentencias judiciales que les esperan, el éxito laboral que van a tener, o los resultados electorales que van a conseguir, entre otras muchas. En síntesis, se constata una proliferación de estudios sobre la formación de impresiones que reiteradamente constatan que las impresiones generadas a partir de la observación de rasgos faciales entrañan un acentuado sesgo disposicional, sesgo que como tal no tiene una correspondencia directa con datos objetivos, pero que puede tener algún valor funcional (véase el apartado 7.3.).

Por otra parte, desde el punto de vista neurocientífico, la cara es considerada una pieza clave en la percepción de las personas, dado que su observación activa patrones de activación cortical diferenciados de los que producen los objetos, y se han identificado estructuras neuronales específicas para la percepción de la cara. Ese es el caso de la amígdala (Todorov, 2011, p. 105) implicada concretamente en la evaluación de la cara y en la identificación y procesamiento de emociones y de indicadores faciales que indican algún tipo de daño, miedo o amenaza. La mayoría de los estudios se han centrado en la valoración de la confianza o en el atractivo percibido en la cara (dos dimensiones relevantes en la percepción de personas y en la formación de impresiones) y en el papel que la amígdala tiene en esta valoración. Los resultados de estos estudios todavía no son suficientemente concluyentes, por lo que se aconseja tomarlos con prudencia. Un dato de interés es que las neuroimágenes que se obtienen muestran gran número de inconsistencias en las respuestas de activación registradas en la amígdala, pues en algunos casos no se activan las regiones del cerebro esperadas y aparece la activación en núcleos cerebrales no contemplados a priori (Todorov, 2012, p.104), o se observa activación de la amígdala tanto ante caras que son evaluadas externamente como caras que transmiten confianza como ante aquellas otras que no transmiten esa impresión. Otro dato relevante señala que, en un mismo estudio, los indicadores de confianza que activarían la amígdala podrían ser diferentes de los indicadores que atienden los mismos participantes cuando son instruidos para observar y evaluar las mismas caras, dado que las valoraciones que se pueden deducir de la activación de la amígdala sobre la confianza que transmite una cara no coinciden con las valoraciones que hacen los observadores, como ocurre, por ejemplo, en el estudio de Engell, Haxby y Todorov (2007).

En resumen, los estudios sobre la cara hechos desde la perspectiva de la neurociencia vendrían a ilustrar el carácter complementario que les hemos conferido a lo largo del libro en el análisis de la conducta social. «La percepción de la cara es holística y no reducible a características particulares» (Todorov, 2012, p.107); «la cara de una persona puede llevar a diferentes impresiones en función del contexto en que se presenta» (Todorov y Porter, 2014, p. 1404), son afirmaciones de autores de referencia en la investigación neurocientífica sobre percepción de personas. Solomon Asch había apuntado a las mismas ideas por otros medios: «La impresión general de una persona no es un factor añadido a los rasgos particulares, sino más bien la percepción de una forma particular de relación entre los rasgos en un contexto determinado» (Asch, 1946, p. 259). Aunque no se refiriese explícitamente a la cara, los rasgos que maneja en sus estudios podrían deducirse de la cara. Ambas conclusiones guardan una estrecha correspondencia y complementariedad: Asch nos enseñó cómo se forman las impresiones, y los estudios de la neurociencia social apuntan a los mecanismos neuronales que podrían intervenir en la formación de esas imágenes únicas integradas, que son las impresiones. Asch supo describir con precisión lo que significa formarse una impresión y la neurociencia está intentando identificar los núcleos del cerebro implicados en esta tarea.

Para recordar

- Las personas muestran una gran habilidad para extraer información de la cara e identificar los atributos y categorías que definen a los individuos. Por otra parte, muestran una tendencia a establecer inferencias sobre disposiciones estables a partir de rasgos faciales y, aún más, a establecer predicciones de mucha trascendencia y escasa precisión.
- La neurociencia social se interesa por el estudio de las estructuras cerebrales implicadas en la percepción de personas, especialmente de la cara. La evaluación que se hace de la información de la cara se corresponde con la activación de estructuras cerebrales (como la amígdala) que funcionan automáticamente.
- La valoración que, a partir de la activación de la amígdala, produce la percepción automática de la cara, por ejemplo en confianza, no coincide con la valoración manifestada verbalmente por las personas que valoran la misma cara. Aún así, tales inferencias se utilizan para hacer predicciones sobre la conducta futura de las personas observadas.

6.3. Impresiones, juicios y emociones

Cada uno de nosotros sabemos, ya antes de leer estas líneas, que las impresiones, juicios y valoraciones que formamos sobre los demás están influidas, en unas ocasiones más que en otras, por nuestras emociones o estados de ánimo. La interdependencia entre la emoción y el pensamiento, entre el afecto y la cognición no está en discusión desde hace tiempo. **Existe una contundente evidencia empírica y teórica sobre la relevancia del papel del afecto sobre la cognición en distintos ámbitos de la vida cotidiana** (en la salud, en las relaciones interpersonales, en el ámbito laboral, etc.), entre los que sin discusión figura la percepción de personas y la formación de impresiones (Brewer, 1988). Recordamos aquí algunas ideas generales que podrían ratificar que las impresiones y los juicios que hacemos sobre otros están influidos por los afectos de quien los hace. El término **afecto** se utiliza como una categoría o denominación general que incluye las **emociones** o respuestas afectivas intensas de corta duración con las que se responde a la conducta de otras personas o a las circunstancias de una situación (ira, alegría, asco, etc.), y los **estados de ánimo** o respuestas afectivas de baja intensidad (sentirse desilusionado) que se mantienen en el tiempo y que pueden no tener un estímulo antecedente muy definido. Modelos como el que se describe a continuación, el modelo de infusión afectiva (MIA), muestran cómo algunas estrategias de análisis de información se combinan con la experiencia emocional a la hora de hacer juicios o valoraciones sobre otras personas.

6.3.1. El modelo de infusión afectiva (MIA)

El MIA (véase la figura 6.2.) describe cuatro estrategias de procesamiento de la información (acceso directo, motivado, heurístico y sustantivo) que pueden seguirse en la formulación de juicios, opiniones, evaluaciones o valoraciones sobre otras personas. Estas estrategias incorporan en mayor o menor medida la información de carácter afectivo en el proceso de pensamiento (**infusión afectiva**), de tal manera que esta información influye sobre la construcción o reconstrucción de los juicios y eventualmente sobre el carácter afectivo de los mismos (Forgas, 1995, p. 39). Según el autor, la infusión afectiva tendrá mayor probabilidad de ocurrir cuando se construyen nuevos juicios o valoraciones sobre las personas que cuando se recuperan valoraciones precisas respecto a personas o grupos. Los afectos podrían influir tanto en las valoraciones o juicios deliberados como en aquellos que son formulados de manera automática. El MIA identifica dos procesos o mecanismos alternativos de infusión afectiva, que, a su vez, son principios básicos de influencia de los afectos sobre la cognición. En el primer caso, **las emociones** o los estados de ánimo **actúan como un atajo heurístico** (véase el cuadro 4.2.) y determinan de forma automática la impresión o juicio sobre otras personas; el afecto es la información más relevante y actúa de forma directa sobre los juicios o valoraciones. En el segundo caso, **la activación y experiencia, más o menos consciente, de estados afectivos puede influir en los juicios o valoraciones** que hace la persona; la influencia del afecto es indirecta y podría darse sin que la persona fuese consciente de ello (*priming* afectivo). La elección de una estrategia u otra por quien hace una valoración sobre una persona depende de los objetivos y características personales de quien valora, de las demandas de la situación y de las características e información disponible sobre la persona valorada. Veamos cada una de estas estrategias y el impacto que puede tener el afecto sobre los juicios.

La estrategia de acceso directo a valoraciones que ya están disponibles se corresponde con un bajo impacto del afecto sobre la cognición, en la medida en que los juicios o decisiones sobre una persona que resulta **familiar o típica** se hacen recuperando y aplicando opiniones o valoraciones previas sobre el grupo o categoría a las que esta persona pertenece (estereotipos), valoraciones consolidadas que tienen menos posibilidades de verse influidas por el estado afectivo puntual de quien las emite (**baja infusión afectiva**), aunque la evaluación puede incorporar las emociones (positivas o negativas) asociadas a la categoría o estereotipo correspondiente. Por ejemplo, alguien con prejuicios negativos sobre los inmigrantes opinará rápidamente sobre la adecuación de un inmigrante para un determinado puesto de trabajo a partir de su valoración sobre ellos en correspondencia con sus estereotipos y prejuicios (no me gustan este tipo de personas para atender al público), sin necesidad de procesar ninguna otra información específica de este inmigrante en concreto, y siendo la valoración ajena a lo que puede estar sintiendo en el momento en que expresa la opinión.

La estrategia de procesamiento motivado para llegar a una determinada opinión se asocia a un bajo impacto del afecto en una opinión o valoración, dado que quien opina parte de orientaciones para emitir una valoración concreta sobre una persona, y como consecuencia de ello hará una búsqueda y un procesamiento selectivo de la información que soporte la valoración que ha de hacer. Las emociones que pudiera estar

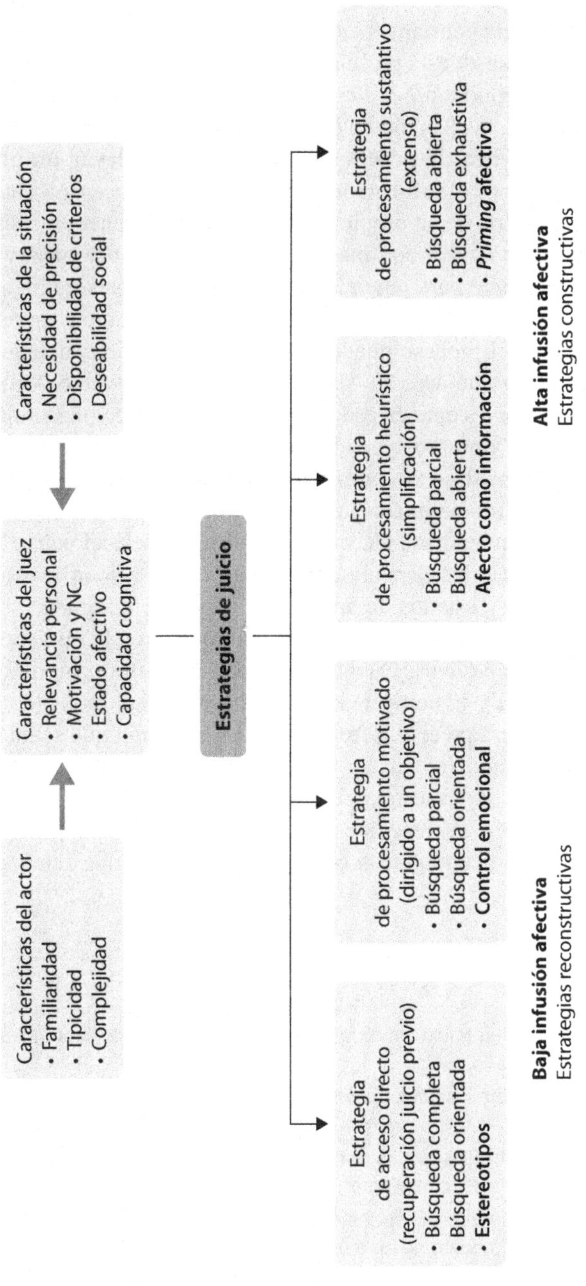

Figura 6.2. MIA. Modelo de infusión afectiva .(Adaptado de Forgas, 1995).

sintiendo quien hace tal análisis quedan en un segundo plano (**baja infusión afectiva**) dado que está motivada principalmente por cumplir un objetivo, que es atender la orden o indicación de alguien que tiene la autoridad (*autoritas* o *potestas*) de dársela. Ejemplos para ilustrar esta estrategia podríamos encontrarlos en procesos de selección de personal cuando el candidato al puesto está preseleccionado, y quien hace la valoración formal de los candidatos sigue un guión que le lleva a atender e interpretar datos concretos de los solicitantes hasta llegar a la elección de la persona señalada.

La estrategia heurística de procesamiento puede conllevar un alto impacto del afecto en las impresiones o valoraciones, porque quien hace una valoración de otra persona se limita a inferirla de su propio estado afectivo sin tener en cuenta al otro (**alta infusión afectiva**). Esto ocurre con más probabilidad si la persona evaluada no tiene ninguna relevancia personal para quien la valora y no se demanda ninguna precisión en el juicio o valoración. Por ejemplo, en las entrevistas de selección, a veces, el estado de ánimo del responsable del proceso puede llevar a descartar directamente a un candidato con independencia de lo que acredite su currículum, simplemente porque el estado de ánimo o las emociones que siente en ese momento quien selecciona anulan el interés por el candidato o candidata y no prosigue el análisis de la información.

La estrategia deliberada o sustantiva de procesamiento puede implicar un alto impacto del afecto cuando se hacen juicios o valoraciones nuevas sobre una persona. Esto ocurre porque quien hace las valoraciones ha de seleccionar, estudiar y valorar información nueva sobre otras personas, tarea que requiere tiempo, esfuerzo y dedicación, con las emociones y estados de ánimo que experimente quien está haciendo esta tarea y pueden influir de forma indirecta en la información a la que atiende, selecciona y valora (**alta infusión afectiva**). Cuando se aplica esta estrategia, quien hace la valoración tiene la capacidad y la competencia para hacerla, está motivado e interesado en realizar su tarea de manera precisa, pero aun así la valoración que se haga puede acabar contaminada por sus estados afectivos, y posiblemente sin que sea consciente de ello. Podríamos imaginar este tipo de estrategias asociadas a procesos de selección de personal o participación en jurados, evaluaciones académicas, etc., donde la experiencia afectiva de quien evalúa puede contagiar la opinión o valoración que finalmente hace sobre otras personas.

Para recordar

- Los afectos podrían influir tanto en los juicios deliberados como en las impresiones espontáneas.
- Los afectos influyen sobre los juicios cuando constituyen una información disponible y accesible.
- Los afectos influyen sobre los juicios por un efecto de *priming* o activación emocional de la que la persona puede no ser consciente.
- El modelo de infusión afectiva propone 4 estrategias de elaboración de la información que pueden condicionar el impacto de los afectos sobre los juicios que se realicen: acceso directo, procesamiento motivado, estrategia heurística de procesamiento, y estrategia deliberada o sustantiva de procesamiento. El afecto se puede incorporar a los juicios de manera directa (como una información más) o de manera indirecta (*priming*).

6.4. Control y manejo de impresiones

Como hemos tenido ocasión de ver en el capítulo anterior, **casi todos tenemos la necesidad de que los demás nos perciban de manera positiva y se formen (primeras) impresiones favorables de nosotros y construyan juicios congruentes con las mismas que permitan proseguir con las relaciones y desarrollando una identidad positiva,** como veíamos en el caso de Malala. Es una necesidad más que añadimos a otras que ya hemos recordado en los capítulos previos, y que veremos en los capítulos sobre actitudes. Como apuntábamos para el caso de Malala, **el manejo de impresiones consiste en crear** (intencionadamente) **una imagen o identidad deseada para influir sobre la percepción de otras personas** (Goffman, 1959; Schlenker, 2012). Manejar las impresiones es controlar la información que sobre nosotros mismos presentamos a los demás con el fin de crear y añadir algún tipo de valor al conocimiento que tienen sobre nosotros. Como ya hemos señalado, toda autopresentación tiene su objetivo. Cómo afrontamos esta necesidad, cómo **manejamos nuestra conducta verbal y no verbal para crear una imagen o identidad deseada influyendo sobre la percepción de los demás** ha sido un tema que, impulsado por autores que son referencia obligada como Erving Goffman y Barry Schlenker, ha inspirado y sigue generando una inabarcable investigación empírica (véase Johnson, Griffith y Buckey, 2016).

En la metáfora que propuso Goffman, las situaciones de la vida cotidiana son el escenario donde los **actores,** con sus máscaras, **definen una situación** y dramatizan ante una **audiencia** una **presentación acorde con la identidad** o imagen que pretenden que se forme de ellos. La persona (máscara) se transforma en el escenario buscando aparecer como el personaje que pretende ser en cada ocasión, en cada representación, disponiendo de tantas máscaras como personajes o identidades percibe en sí mismo o quiere proyectar. El actor, la audiencia y el escenario de Goffman los podemos renombrar como **actor, perceptor y contexto o situación social. Estos elementos conforman una dinámica interactiva,** donde actor y observador, cada uno desde su rol, y en cada momento de la interacción, juegan un papel activo en el proceso de formación de impresiones, pues cada uno estaría en disposición de conjugar la lectura de la conducta, los pensamientos y las emociones del otro con las suyas propias (véase el capítulo1).

El proceso de manejo de impresiones puede entenderse como un proceso de comunicación entre un actor y un observador, que podría llevarse a cabo de una manera semejante a como lo describen Johnson et al. (2016) y la figura 6.3. **La formación de impresiones es un intercambio de información y de percepciones entre dos o más personas que discurre dentro de un contexto social.** Habría una fase previa de definición y preparación de las autopresentaciones, en la que el actor define sus metas y objetivos en función de la identidad o imagen que pretende que el observador le devuelva. El éxito o manejo efectivo de impresiones ocurre cuando el actor logra sus metas, y esto incluye que el perceptor reaccione (verbal y no verbalmente) en consonancia con ellas. Por ejemplo, si usted se presenta como una persona cercana, amable y colaboradora, esperaría que su interlocutor corresponda a esta presentación, mirándole, sonriéndole o tendiéndole la mano amablemente. **La formación y el manejo de impresiones se dan en un contexto social donde las acciones y las reacciones de actor y observador son interdependientes.** El actor va ajustando su actuación y las tácticas de presentación que

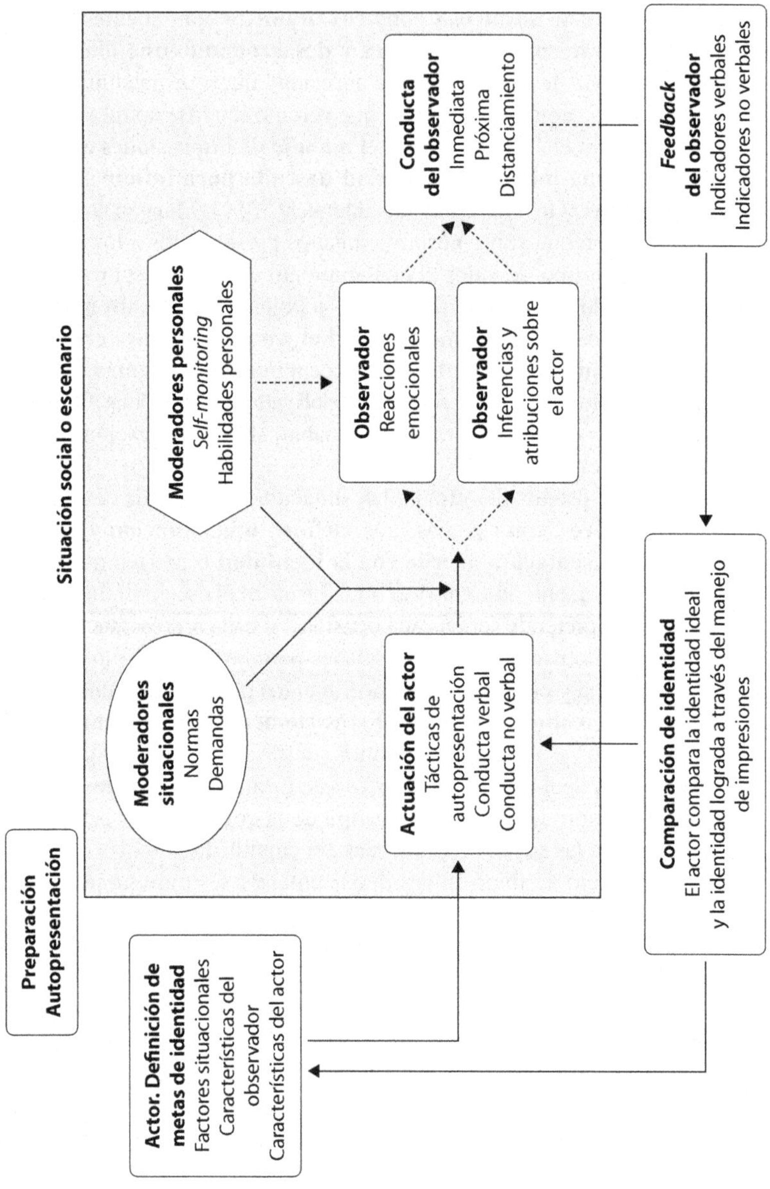

Figura 6.3. El proceso de control y manejo de impresiones. (Adaptado de Johnson et al. 2016).

maneja en función de la retroalimentación o *feedback* del observador, que le permite ir comparando si la impresión que el observador va construyendo, según se expresa verbal y no verbalmente, se va correspondiendo con la imagen o identidad que busca transmitir. En este proceso podrían actuar como factores moderadores variables relacionadas con la situación (normas sociales explícitas o implícitas) o con características personales de los actores, como el «*self-monitoring*» –la regulación de la conducta social (Snyder, 1974)– o las competencias para la expresión y regulación de las emociones que expresan actores y observadores. Veamos más detenidamente algunos elementos básicos del proceso (el actor y el observador).

6.4.1. El actor y sus máscaras

En la vida cotidiana, las impresiones que nos formamos pueden ser automáticas o deliberadas, pero puede que no sean casuales. Aprendemos enseguida a formarnos impresiones de los demás y también que los demás se las forman de nosotros; nos sabemos capaces de leer los pensamientos y las emociones ajenas y asumimos que los otros también hacen lo mismo respecto a nosotros; pensamos, sentimos y recordamos, pero somos conscientes de que los demás también lo hacen. Ese es, lo hemos visto en las primeras páginas del primer capítulo, el proceso más elemental de los objetos con mente. Conjugamos verbos epistémicos y emocionales respecto a los otros, y sabemos que los otros hacen lo mismo respecto a nosotros.

Aprendemos que las **impresiones tienen consecuencias** y que parte de lo que nos puede acontecer en la vida depende de la impresión que consigamos transmitir. Estamos motivados para intentar proyectar la impresión más acertada en un proceso de selección, cuando conocemos a personas nuevas, o cuando estamos sentados ante un tribunal o un jurado. Con esta motivación, **manejamos la conducta verbal y no verbal para transmitir la imagen que más nos interesa dar de nosotros mismos en cada situación,** apoyándonos en las creencias, a veces erróneas o irracionales, de lo que creemos que esperan y valoran quienes nos observan y evalúan. Manejamos **nuestras impresiones desde las representaciones, esquemas, categorías y teorías que tenemos,** desde lo que creemos que los demás saben o esperan de nosotros, y desde nuestro interés, motivación y capacidad para conformarnos a sus expectativas. La literatura sobre el tema proporciona información, ya lo hemos mencionado, sobre **tácticas de manejo de impresiones o conductas específicas utilizadas para influir las percepciones de los otros en una dirección determinada** (Tedeschi y Norman, 1985). Los actores (cualquier persona, cualquiera de nosotros) ponen en práctica estas tácticas cuando se presentan ante los otros con el fin último de influir sobre las impresiones que se forman los observadores que les miran, les oyen, o leen sus escritos, como señalábamos en el caso de Malala. En el cuadro 6.3. se describen algunas tácticas conductuales que dan forma a las autopresentaciones y que aparecen recomendadas en estudios clásicos (Goffman, 1959; Tedeschi y Norman, 1985) y recientes (Johnson et al., 2016). El uso de cada táctica depende del tipo de imagen que se pretenda transmitir (asertiva o defensiva) y la función y el momento en que interese comunicar esa imagen (táctica o estratégica). De acuerdo con la imagen perseguida, los actores pueden utilizar **tácticas asertivas** en su autopresentación y, de acuerdo con ellas, actuar de forma proactiva, autopromocionándose, congraciándose, intimidando o combinando algunas de estas tácticas para transmitir por ejemplo la imagen de una persona competente, segura de sí misma, amable o amenazadora. La aplicación de **tácticas defensivas** en la autopresentación proyecta la imagen de un actor que reacciona anticipadamente a la posibilidad de que se le atribuyan cualidades o responsabilidades indeseables, y para ello utiliza excusas, justificaciones, disculpas, etc. Por otra parte, el carácter temporal de las metas también condiciona la presentación que de sí mismo hace el actor. Una **autopresentación táctica,** que puede ser a su vez asertiva o defensiva, se pone en práctica para obtener impresiones específicas y a corto plazo. Por ejemplo, usted podría manejar la información que presenta de sí mismo/a para conseguir dar la imagen de persona flexible, con capacidad de trabajar en equipo, etc., que requiere el perfil del puesto de trabajo al que se está presentando, porque lo que le importa es conseguir transmitir esa imagen en esa situación concreta; ni antes ni después. De forma complementaria, una **autopresentación estratégica** permite poner las bases y contribuir a que otros imaginen y anticipen características de la identidad que va a desarrollar a medio plazo una persona que en el momento actual ya muestra determinadas habilidades y maneras. Por ejemplo, un actor que durante una entrevista de selección se muestra seguro, con iniciativa, que aporta soluciones creativas a posibles conflictos o problemas que se le plantean, puede ser valorado como alguien que en el futuro podría ser el líder de un equipo de trabajo. Como es bien sabido, en muchos procesos de selección de personal, y en general en muchas esferas de la vida cotidiana, lo que se intenta determinar no es lo que las personas son capaces de hacer hoy, sino lo que serán capaces de hacer en el futuro.

La aplicación eficaz de estas tácticas se corresponde con un manejo adecuado y exitoso de las impresiones; esto ocurre cuando el actor compara la imagen de sí mismo que buscaba transmitir (ser convincente) con la imagen que le devuelve el observador (parece convencido) y valora positivamente el resultado (he estado convincente), lo que requiere que el observador reaccione de una manera determinada (muestra satisfacción). Por el contario, una inadecuada utilización de las tácticas de manejo de impresiones puede llevar al fracaso del proceso y, por tanto, a la descalificación de la autopresentación por parte del observador y, finalmente, a que el actor no consiga sus objetivos. Para evitarlo, quizá sea útil tener en cuenta alguna de las recomendaciones que podrían derivarse de la literatura sobre el tema. Por ejemplo, la **autopromoción tiene que ser comedida,** pues resulta contraproducente si suena a arrogancia o engreimiento. La actuación podría ser más efectiva para conseguir impresiones positivas si quien habla asume aspectos negativos de su personalidad, déficits o áreas en las que puede mejorar. El **congraciamiento es más eficaz si se utiliza en su justa medida, sin exageraciones** y centrándose en atributos que quien escucha considera características relevantes de su identidad, evitando que los halagos o cumplidos suenen falsos, desmedidos o interesados. Ante las **excusas, disculpas y justificaciones,** al observador siempre le cabe hacer atribuciones externas del fracaso o de las conductas de baja deseabilidad social del actor, y siempre tendrán más posibilidades de ser efectivas y de evitar impresiones y juicios negativos si los errores no perjudican al interlocutor. **Asumir posibles fracasos** de forma anticipada, apuntando a condiciones personales puntuales o factores externos que podrían explicarlos en caso de que ocurrieran,

CUADRO 6.3. Tácticas para el manejo de impresiones

Asertivas	**Congraciamiento**	Adular, hacer cumplidos, hacer favores, mostrarse de acuerdo con las opiniones del observador, mostrar interés por sus asuntos, hacer notar similitudes en gustos y comportamientos.
	Ensalzamiento	Enfatizar que los resultados positivos de los que el actor es responsable tienen más valor del que habitualmente se cree o se da.
	Autopromoción	Informar habilidades, competencias, logros y experiencias en determinados ámbitos.
	Intimidación	Hacer ostentación de poder, expresar amenazas.
	Ejemplificación	Se hace ver el esfuerzo y dedicación a ciertos proyectos y causas.
	Petición de ayuda	Se señala la falta de habilidad, conocimientos y recursos para alcanzar ciertas metas.
Defensivas	**Excusas**	Negar la responsabilidad de conductas o resultados negativos.
	Justificaciones	Se asume la responsabilidad por los errores pero no por las implicaciones negativas, dado que hay razones externas para haber actuado de una determinada manera.
	Disculpas	Aceptar la responsabilidad por un resultado o evento negativo, ofrecer hacer las cosas correctamente y prometer hacerlo mejor en el futuro.
	Autoincapacidad	Anticipar posibles fracasos académicos, laborales y aportar explicaciones externas de ellos.

podría preservar la buena imagen del actor, aunque algunos estudios señalan que es una estrategia con pocas posibilidades de evitar una impresión negativa, pues si bien se pueden atenuar las atribuciones de baja habilidad, pueden acentuarse las de falta de control.

El lector o lectora de estas páginas habrá aplicado en algún momento alguna de las tácticas mencionadas, y habrá actuado como actor o como observador en escenarios donde se dirimen asuntos que se ven afectados por cómo se manejen las impresiones. A partir de esta experiencia sabe que la efectividad de las técnicas de autopresentación requiere de una presentación integrada de la conducta verbal y la no verbal. La conducta no verbal permite comunicar pensamientos y emociones a través de las expresiones faciales sutiles, el lenguaje corporal, el contacto corporal o la distancia interpersonal. En el proceso de formación de impresiones es especialmente importante el impacto que sobre la eficacia de proceso pueden causar las emociones que se expresen acompañando a la conducta verbal, corporal, etc., aunque no todas las emociones pueden tener los mismos efectos; algunas emociones son más informativas del verdadero estado emocional o de las verdaderas intenciones del actor, bien porque son más difíciles de ocultar (la ira o la alegría) o bien por el tipo de información que transmiten: por ejemplo, las expresiones faciales de ira incrementan la sensación de amenaza (Reed, DeScioli y Pinker, 2014). En el cuadro 6.4. se describen ejemplos de la información que transmiten algunas emociones.

El asunto que queremos destacar aquí es que **las expresiones emocionales, por sí mismas o como complemento de la conducta verbal, son indicadores críticos cuando se aplican tácticas para el manejo de impresiones.** Las emociones que voluntaria o involuntariamente acompañan a la conducta verbal determinan en gran medida el éxito del manejo de impresiones. La conducta no verbal en general, y las emociones más en particular, pueden modificar el significado de la conducta verbal, bien potenciando sus efectos cuando dicha conducta es la apropiada para el manejo de la impresión deseada, o bien empeorando los efectos cuando introduce contradicciones con el discurso. En el cuadro 6.5. se muestran algunos ejemplos de los efectos que pueden tener las tácticas de manejo de impresiones cuando tienen un emparejamiento efectivo con determinadas emociones (Johnson et al, 2016). El acompañamiento puede dotar de coherencia a la actuación porque la conducta verbal y las emociones expresan lo mismo, o puede ser disfuncional cuando la expresión emocional, ya sea a través de expresiones faciales o por medio de otras partes o movimientos del cuerpo, puede contradecir o negar el discurso, generando, entre otras, la impresión de que el interlocutor está mintiendo y no se puede confiar en él (véase el cuadro 6.6.).

CUADRO 6.4. Las emociones son informativas en el proceso de manejo de impresiones

Las emociones tienen un valor informativo para los otros, en la medida en que comunican las vivencias que los actores están teniendo en la situación. Las emociones aportan información que permite al observador hacer atribuciones e inferencias sobre las intenciones del actor y sus aspiraciones influyendo sobre las reacciones de agrado o desagrado que experimente hacia él o ella. En un proceso de manejo de impresiones, el actor podría expresar **alegría** para comunicar calma y tranquilidad indicando que se están consiguiendo los objetivos y hay expectativas de futuro positivas. La expresión de **ira** aparece asociada a estrategias de intimidación, amenaza; se comunica al observador la existencia de una ofensa contra el actor o contra todo aquello que pueda ser de su interés, o simplemente la desaprobación de su conducta; también puede ser utilizada para comunicar el malestar por los errores de otros, asociada a la utilización de excusas. La expresión de **orgullo** va asociada a la autopromoción, donde el actor se reserva para sí mismo el éxito de sus logros. El actor intentará expresar **entusiasmo u optimismo** cuando quiere servir de ejemplo o referencia en una causa determinada. La expresión de **tristeza** puede utilizarse para comunicar indefensión y necesidad de apoyo. La **culpa,** para comunicar la comprensión de la responsabilidad personal y la violación de normas. Y puede expresar **frustración** para comunicar que ha fracasado ante una tarea donde se preveía el éxito, y que va a requerir esfuerzos añadidos para superar el fracaso.

CUADRO 6.5. Efectos del emparejamiento efectivo entre las tácticas de manejo de impresiones (MI) y la expresión emocional

Tácticas MI	Impresión buscada	Expresión emocional	Reacciones del observador como resultado del emparejamiento efectivo entre táctica y expresión emocional
Congraciamiento	Simpatía, amabilidad, confianza	Alegría	Sonreír, asentir, reafirmar al actor en sus opiniones, incrementar la aproximación
Intimidación	Poder, incomodidad o peligro para el observador	Ira	Temor o necesidad de mejorar
Autopromoción	Competencia, experiencia	Orgullo	Reconocimiento de los esfuerzos y éxitos del actor
Ejemplificación	Honestidad, generosidad, dignidad, dedicación	Entusiasmo, optimismo	Activar creencias sobre la moralidad del actor. Mostrar entusiasmo hacia causas desafiantes o moralmente importantes
Súplicas	Debilidad, dependencia	Tristeza	Prestar ayuda y apoyo
Disculpas	Asunción de responsabilidad	Culpa	Remordimiento, incomodidad sobre los errores que el actor dice aceptar y quiere corregir
Excusas	Desentendimiento de errores o eventos negativos	Ira	Expresar ira ante los errores de otros, mostrar acuerdo en la responsabilidad de otros
Justificaciones	Actuaciones siguiendo reglas o normas beneficiosas o urgentes	Frustración	Comprender la ausencia de una falta directa y el deseo de arreglar la situación

6.4.2. El observador siempre va más allá

El actor tendrá un indicador o medida del éxito de su autopresentación en la respuesta final y en el *feedback* que aporte el observador. Seguro que usted ya lo sabe: que finalmente le contraten para el puesto de trabajo al que se está presentando no solo depende de los datos objetivos (sus competencias y experiencia para ajustarse al perfil requerido), ni de lo eficaz que haya sido su autopresentación; depende también del observador, y más concretamente de sus disposiciones (objetivos, intereses, motivaciones) y estados afectivos. La respuesta final del observador (de proximidad, distanciamiento), está asociada a su reacción emocional y a las inferencias y juicios (tanto automáticos como elaborados) que haga sobre el actor, a partir de la interpretación (esto implica ir más allá) de la conducta verbal y no verbal que ha observado.

La presentación del actor puede provocar reacciones emocionales esperadas o inesperadas en el observador (Johnson et al., 2016). El observador puede contagiarse de las emociones que el actor transmite (emocionarse o entusiasmarse ante quien se muestra entusiasmado). La reacción emocional puede estar condicionada también por la lectura que haga de la información que aportan las emociones (véase el cuadro 6.5.), y en este terreno la inteligencia social o competencia del observador para reconocer las emociones y patrones de conducta no verbal del actor también puede ejercer un papel definitivo en las impresiones y juicios que se forme (Ambady y Weisbuch, 2010), porque hay personas que leen o interpretan muy bien o muy mal las emociones de otros. En este sentido, la reacción emocional puede ser diferente si quien observa es hombre o mujer, pues existe cierto consenso en que las mujeres leen las emociones de los otros con mayor precisión que los hombres y disponen en general de mayor competencia para interpretar la conducta no verbal. Al establecer algún tipo de comparación con quien está observando (Festinger, 1954), el observador puede ver en el actor a alguien semejante a sí mismo/a o alguien muy diferente, y a partir de ahí decidir si le gusta o no le gusta. A los observadores les gustarán más las personas que parecen tener rasgos de personalidad que ellos valoran.

Por otra parte, el observador hará inferencias a partir de todos los elementos de la situación y especialmente de la conducta verbal y no verbal del actor; sabiéndose implicado en el proceso de manejo de impresiones, puede mostrarse escéptico o abierto ante una presentación que de alguna manera está preparada para él y que busca una determinada respuesta de su parte. Un observador podría ser una persona desconfiada que tiende a poner en cuestión todo lo que digan o hagan otras personas, por ejemplo durante un proceso de selección; esta disposición sesgará de alguna manera el proceso de formación de impresiones (véase lo señalado por Norman Anderson) porque toda la información que aporte el actor en su presentación será tamizada o filtrada desde esta disposición. El observador tratará de leer los estados mentales y las emociones del actor y hará inferencias sobre sus verdaderas intenciones, y ello condicionará su reacción emocional, hecho que algunos estudios muestran en el contexto laboral (Halbesleben et al., 2010). El observador puede analizar la coherencia y la consistencia del contenido verbal de los mensajes que expresa el actor y decidir sobre los mismos, encontrándolos convincentes o desestimándolos (véase el capítulo 9). En un proceso de manejo de impresiones, el observador podría optar por prestar especial atención a la conducta no verbal por considerarla menos controlable que la conducta verbal y, por tanto, más informativa de los verdaderos objetivos e intenciones del actor. Los perceptores forman juicios basados en la configuración de la conducta no verbal o de características concretas (la mirada) que puedan aportar información importante sobre su significado (Ambady y Weisbuch, 2010). Ciertos rasgos individuales (empatía, apertura, conciencia, tolerancia, locus de control alto) aparecen asociados a una decodificación o lectura precisa de la conducta no verbal (Hall et al., 2009). Por otra parte, si el observador está sobrepasado por las demandas de la situación (sobrecarga cognitiva), el procesamiento automático asociado a la conducta no verbal puede permitirle juicios más precisos de la actuación del actor, que pueden incluso detectar inconsistencias en su presentación. El observador también puede percibir la configuración o la coherencia entre la conducta verbal y no verbal, especialmente en lo que atañe a las emociones (los mensajes, la cara, el cuerpo), o puede percibir que tal coherencia no existe y cuestionar la presentación en el sentido ya señalado (véase el cuadro 6.6.).

CUADRO 6.6. Fracaso en el manejo de impresiones: percepción de mentira y pérdida de confianza

Las autopresentaciones requieren la convicción y la implicación del actor, además de un uso efectivo de las tácticas de manejo de impresiones para conseguir sus fines. Una clave para el éxito en el manejo de impresiones es un adecuado alineamiento entre la conducta verbal y la conducta no verbal durante la autopresentación. Si hay incoherencias, el observador puede descalificar la autopresentación del interlocutor (o actor) por su falta de competencia para transmitir una determinada impresión o por su falta de credibilidad; en este último caso, independientemente de que el actor actúe sinceramente o no. En la vida cotidiana, a veces, las personas ocultan el verdadero objetivo de su autopresentación, falsean su identidad de manera voluntaria, apareciendo como quienes no son; esto es, **las personas mienten.** Las destrezas de engaño y las competencias para reconocerlo «es un criterio esencial para saber si un organismo es capaz de atribuir mente a otro» (Rivière, 1991, p. 171). Los observadores, inmersos en el proceso de formación de impresiones y juicios y atentos al manejo que se hace de la conducta verbal y no verbal, pueden detectar señales que activan **la impresión de que el interlocutor está mintiendo** aunque no sepan identificar en qué consiste el engaño del que son objeto. Si la impresión es acertada, esto es, si el interlocutor realmente miente, el observador puede haber llegado a esta conclusión de manera más o menos automática, tras haber identificado alguno de los **indicadores de mentira** (dilatación pupilar, adaptadores o gestos fuera de contexto, parpadeo, dudas en el habla, tono de voz, errores del habla, acortamiento de las respuestas, frases negativas, menor inmediatez en la respuesta, discrepancia entre canales verbales y no verbales, apariencia ensayada de las respuestas, etc.), que aparecen asociados a actuaciones que encubren distorsiones u ocultación de información. Los indicadores de mentira aparecen, principalmente, porque **el cuerpo puede «filtrar» información que el actor no muestra en su cara, ni en su discurso** (Ekman y Friesen, 1969). La cara, que tan relevante papel tiene en la formación de impresiones, aporta escaso valor en la detección de la mentira, más allá de las microexpresiones, indicador fiable de mentira, pero de poco valor en el juicio, dado que es casi imposible su identificación en una interacción real. No obstante, en muchas ocasiones, las impresiones que se forma el observador como consecuencia de haber percibido que su interlocutor le está intentando engañar, o de creerlo así, son erróneas (cree que el emisor miente cuando este no ha mentido). **Las impresiones erróneas** se forman porque los observadores utilizan como criterio de juicio **indicadores prototípicos de mentira** que en realidad no lo son (desvío u ocultación de la mirada, menor movilidad corporal, disminución de las sonrisas, aumento de la latencia de respuesta). Por ejemplo, es frecuente que las personas se equivoquen en sus impresiones sobre la sinceridad de los otros porque toman como referencia la ocultación de la mirada, indicador prototípico (pero no real) de la mentira, y que más bien puede ser informativo de ansiedad, timidez, presión de la situación, etc. El hecho de considerar como indicadores de mentira aquellos que no lo son, y no ser capaz de apreciar señales que delatarían con fiabilidad que el interlocutor está mintiendo, explica que el índice de precisión en **la detección de la mentira no supere lo que podría obtenerse por azar,** como corrobora la amplia investigación realizada sobre el tema (véase metaanálisis de Bond

Continuación

y DePaulo, 2006). En muchas ocasiones, solo se puede determinar si una persona miente, y por tanto la validez de las impresiones, contrastando la presentación del actor con datos que no están disponibles en el escenario en el que se forman las impresiones y juicios.

Con independencia de la validez de las impresiones formadas, merece prestar atención a cómo se ven influidas las reacciones conductuales y emocionales hacia personas que nos mienten o creemos que nos mienten. Estas reacciones se traducirán, entre otros efectos, en la pérdida de confianza en las personas que nos han mentido (o creemos que nos han mentido). Diversos estudios (véase Sánchez, Suárez y Caballero, 2011) analizan estos efectos en el ámbito laboral. En estos estudios se recaba la participación de personas con alguna experiencia en el ámbito laboral y que, por tanto, han tenido que desarrollar diversas tareas en compañía de otros compañeros y supervisores. A los participantes se les pide que describan experiencias personales donde hayan detectado que sus compañeros o jefes les han mentido, describiendo en qué consistió la mentira, el objetivo percibido de la misma, y los pensamientos y reacciones emocionales y conductuales que les produjo descubrir que les habían mentido las personas con las que compartían su rutina laboral. Los informes muestran que las mentiras detectadas provocan en quien las descubre reacciones emocionales de ira y tristeza, a la vez que se ven perjudicadas las relaciones personales y se expresa una pérdida de confianza en el compañero o en el jefe que les mintió. Estas reacciones están moderadas por la intención percibida en la mentira, siendo más intensas cuando se percibe que quien miente lo hace para conseguir algún beneficio para sí mismo perjudicando los intereses de otras personas. Un ejemplo de mentira prototípica en este contexto se da cuando un jefe de equipo presenta ante la dirección los resultados de un proyecto como propios, sin reconocer el trabajo que realizaron las personas con las que trabaja. Las reacciones emocionales y su intensidad explicarían de manera significativa el deterioro de las relaciones personales y la pérdida de confianza en quien miente.

Para recordar

- El manejo de impresiones es un proceso dinámico donde se establece la actuación interdependiente entre personas que actúan como actores u observadores.
- Una clave para el éxito en el manejo de impresiones es un adecuado alineamiento entre la conducta verbal y la conducta no verbal que exprese la autopresentación del actor.
- Las tácticas de manejo de impresiones constituyen y dan forma a las autopresentaciones de las personas en la vida cotidiana y tendrían como objetivo influir sobre las percepciones de los otros con el fin de generar impresiones y juicios que tengan algún valor o beneficio para la persona que las pone en práctica.
- El manejo de impresiones requiere actuaciones proactivas y/o reactivas en función de la imagen que se quiera dar, y presentaciones tácticas o estratégicas según el momento en que se necesita conseguir una determinada impresión.
- En relación a la conducta no verbal, es especialmente destacable el papel de las emociones en el control y manejo eficaz de las impresiones.
- El perceptor se forma impresiones de manera espontánea y automática o de manera deliberada a partir de la información que le llega de otras personas y del significado (emocional, instrumental) que le ofrece esa información.
- La falta de coherencia entre la expresión de la conducta verbal y la conducta no verbal puede crear la impresión de que el actor está mintiendo.
- Las impresiones de mentira generan desconfianza en las personas que mienten.

CAPÍTULO 7

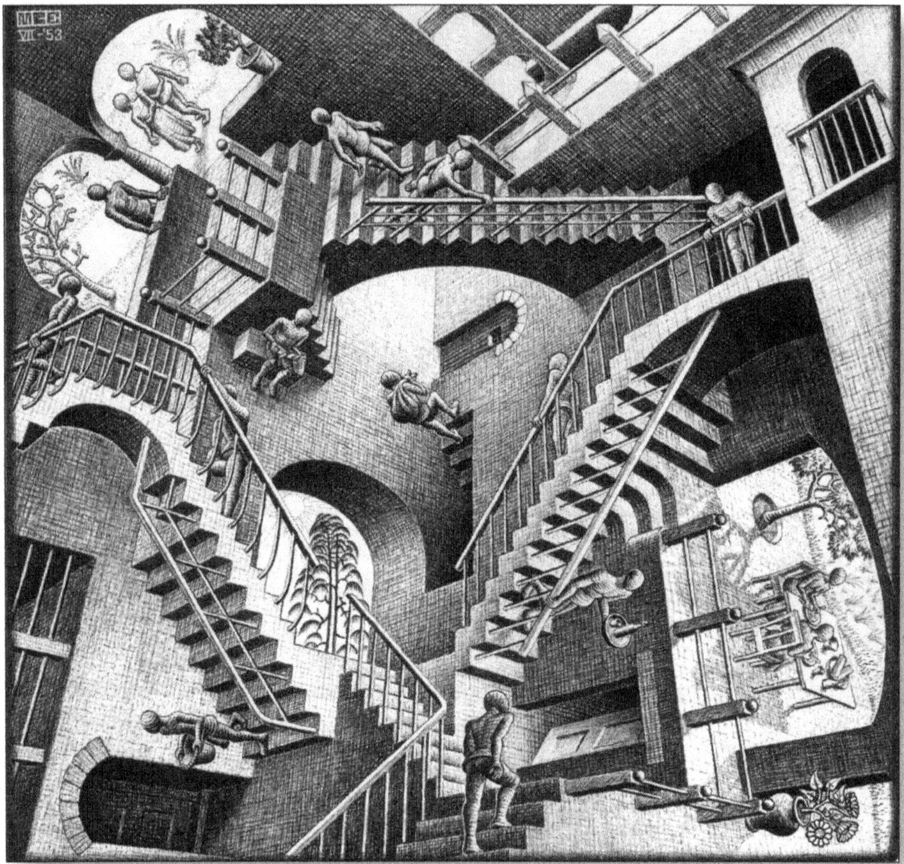

La búsqueda de la causalidad nos lleva a las personas y a sus disposiciones. Se rastrean con interés desmedido las intenciones y las motivaciones de las acciones que ya tienen un responsable. Pero a veces nos equivocamos, pues la causalidad también depende de la perspectiva.

Procesos de atribución

El 24 de abril de 2015, los medios de comunicación informaron de un extraño accidente aéreo que había ocurrido cerca de la localidad de Barcelonnette, en los Alpes franceses de La Provenza. Sin señales previas de pérdida de control por parte del piloto (el 39% de los accidentes aéreos se produce, según los expertos, por pérdida de control de los pilotos sobre el aparato, ya sea debido a obstáculos que no son sorteados o fallos mecánicos), sin incidencias meteorológicas destacables (el 28% de los accidentes aéreos es causado por la mala visibilidad, el viento y las turbulencias), en este lugar montañoso se había estrellado un Airbus A320 de la compañía Germanwings, que había despegado del aeropuerto Barcelona-El Prat a las 10 de la mañana con dirección Düsseldorf. Habían muerto los 150 pasajeros, incluidos los 6 miembros de la tripulación. Un evento de este tipo (inesperado y trágico) requiere inevitablemente una **explicación causal,** esto es, **establecer alguna inferencia o hipótesis entre el hecho ocurrido y las posibles causas** que lo motivaron. La información disponible hasta el momento en que se informó del accidente permitía descartar o **descontar** algunas **causas externas** (no había inclemencias atmosféricas destacables), y algunas **causas internas** (no hubo aviso de pérdida de control sobre el avión). Seguían en pie, entonces, todas las hipótesis; entre ellas rondaba, cómo no, la del atentado terrorista. Pero esta explicación causal también hubo de ser descartada de inmediato porque pronto empezaron a aparecer indicios que apuntaban a la causa más inesperada y estadísticamente improbable: **la intención** del copiloto de estrellar el avión. La información procedente de una de las cajas negras confirmó la sospecha. Se acabaron las inferencias y especulaciones. Al final, un cuadro depresivo-suicida del copiloto, fuerza efectiva de carácter interno, no pudo ser contrarrestado de manera eficaz por la actuación del piloto, que intentó abrir a hachazos la cabina donde se había encerrado el primero. El **nivel máximo de responsabilidad** es atribuido al copiloto estableciéndose así **una correspondencia** directa entre el desequilibrio mental que parecía sufrir y su decisión de estrellar el avión. No obstante, en los análisis posteriores del caso cabe una cierta exculpación de su conducta debido a deficiencias manifiestas en los sistemas de control de la empresa, especialmente de aquellos trabajadores que habían tenido bajas laborales por problemas psicológicos.

Como tendremos oportunidad de ver a lo largo del capítulo, algunos de los términos que hemos señalado para describir este suceso conforman el lenguaje básico de **la atribución,** un proceso que **permite establecer relaciones causales entre las acciones observadas y sus posibles causas.** Si tomamos como referencia el capítulo 1, podríamos decir que la **atribución es un proceso que explica cómo los objetos con mente somos**

capaces de establecer relaciones causales entre las conductas y los estados mentales de las personas.

7.1. Las preguntas preceden a las inferencias causales

Al hilo de los acontecimientos de la vida cotidiana nos asaltan preguntas para las que, si y solo si tomamos conciencia de ellas, tenemos la necesidad de buscar una respuesta, o, más concretamente, **una explicación que ponga en relación una conducta, y los efectos subsiguientes a ella** (estrellar un avión con 150 personas a bordo), **con la causa o causas que la han provocado.** Este proceso se denomina **inferencia causal.** Tal y como se ha venido indicando prácticamente desde el primer capítulo, nuestra mente no es capaz de procesar, y mucho menos de prestar una atención deliberada, a todo lo que ocurre a nuestro alrededor, pero con frecuencia suceden cosas que nos sacuden, que llaman nuestra atención, que nos incomodan; suelen ser acontecimientos que **afectan vital o emocionalmente** a alguien, a veces a nosotros mismos, y ante los que nos vemos impelidos a buscar, a construir una **explicación causal** o, lo que es lo mismo, **realizar una atribución.** El proceso que conduce a establecer relaciones causales suele arrancar con un «porqué», y acabar con la identificación de una causa que sea considerada suficientemente explicativa, al menos desde el punto de vista de quien la propone.

Buscar explicaciones causales (hacer atribuciones) es un proceso que abarca los más variados ámbitos de la vida cotidiana. Nos hacemos preguntas y buscamos respuestas; eso es algo que pertenece a la mujer y al hombre de la calle que somos todos. Lo hemos visto en los personajes que nos acompañan en este texto, en Bruno y en Ana Frank, y con ellos, en todos nosotros; y cuando no somos capaces de responder y respondernos, se hace presente un incómodo sentimiento de frustración. Por lo que hemos señalado en capítulos anteriores, es muy probable que en nuestras explicaciones causales recurramos a nuestros esquemas categoriales, y, en general, a nuestro conocimiento sobre determinados ámbitos de la vida cotidiana. Podríamos decir, pues, que, en muchos casos, estas explicaciones las tenemos preparadas de antemano; **son explicaciones causales espontáneas,** porque algo hemos aprendido (o así lo creemos) sobre las causas o combinación de causas por las que se estrella un avión comercial, sobre las posibles razones que llevan a cometer de forma premeditada una matanza en Nueva York, en los trenes de Madrid o en una discoteca de París; sobre los motivos por los que creemos que nuestros compañeros no nos tratan suficientemente bien, y sobre las razones por las que hemos suspendido un examen o fracasado en un proyecto. Estas explicaciones forman parte de la manera de ser y de estar en el mundo de los objetos con mente, y están disponibles para ser utilizadas ante las señales oportunas; sobre todo, cuando nos sentimos sorprendidos, emocionados o agredidos. Cuando algo de esto ocurre, tratamos de encontrar la causa que, entre las posibles, se ajuste más satisfactoriamente al evento o la conducta que queremos explicar. Una vez encontrada, el proceso de atribución habría finalizado. La vida sigue su curso.

La atribución es un **proceso de inferencia social.** Muchos de los verbos epistémicos y emocionales que conjugamos respecto a nosotros mismos y respecto a los otros, o muchas de las maneras en que lo hacemos, llevan impreso un proceso de inferencia («ayer te envié tres *wasaps* y no quisiste responderme»; «no me extraña que hayas suspendido; ya te dije que te habías equivocado eligiendo tantas optativas en un solo cuatrimestre»). **Las personas infieren explicaciones causales de las acciones y estados mentales de los otros;** esto es, leen sus pensamientos, sus emociones e intenciones, y en ellos pueden encontrar razones suficientes de lo que hacen, sienten o dicen. Si tal explicación no fuera satisfactoria, podrían pasar a hacer un análisis de las condiciones del entorno para identificar en él posibles causas de la conducta observada. Pero, como tendremos oportunidad de ver a lo largo del capítulo, no es esta la estrategia normalmente preferida.

El proceso de atribución responde a una necesidad de conocimiento, a la necesidad que, en mayor o menor medida, tienen las personas de comprender, explicar y predecir las conductas y eventos que observan a su alrededor, especialmente cuando son inesperados, les resultan de interés o no coinciden con sus expectativas. **Los eventos esperados,** especialmente los positivos (superar un examen, llevarnos bien con nuestra pareja o amigos), **no suelen requerir explicaciones adicionales** ya que responden a nuestras predicciones. Imagine que lleva bastantes años trabajando en una empresa y un día le comunican que se va a hacer efectiva la promoción profesional que cree que le corresponde y está esperando. Si es usted la beneficiaria o beneficiario de dicha promoción, coincidiremos en que no necesita explicar nada, pero tendría necesidad de hacerlo si la persona que promociona fuera el compañero/a que llegó recientemente al departamento. **Es aquello que nos desborda cognitiva y emocionalmente,** porque nos enfrenta a conflictos, nos produce frustración o no coincide con nuestras expectativas, **lo que nos lleva a procesos de razonamiento causal exhaustivos** y controlados a fin de encontrar una explicación causal suficiente y satisfactoria, que incluso puede no figurar aún en el repertorio de explicaciones que hemos ido construyendo a lo largo de nuestra vida.

La contrastada capacidad que tenemos para leer la mente de los otros marca además una tendencia a focalizarnos en las personas y a tratar de identificar las causas de sus conductas en los rasgos y atributos que las caracterizan; esto es, hay una **tendencia a realizar atribuciones disposicionales,** ya sea prestando atención a sus acciones, escuchando sus opiniones, identificando o desenmascarando sus intenciones, o dejándonos afectar por sus emociones. Buscamos las propiedades que caracterizan a las personas; buscamos las regularidades que hacen posible un mundo más o menos estable, predecible y controlable. Fritz Heider fue el primero en apuntar la clave que justifica esta tendencia al señalar que «la conducta tiene tal saliencia que tiende a engullir al contexto» (Heider, 1958, p. 54); es decir, **cuando se buscan explicaciones a la conducta nos fijamos principalmente en la persona que la realiza.**

Por otra parte, si volvemos al funcionamiento dual de nuestra mente, que hemos descrito en el capítulo 4, y lo aplicamos al **proceso de atribución,** podremos comprobar que este **se situaría** también **entre lo automático y lo controlado,** entre lo espontáneo y lo meditado. Una parte de las atribuciones causales se llevarían a cabo de manera automática; en gran medida, la formulación de atribuciones pasaría desapercibida para quien las hace, aunque podría ser consciente de las mismas al verse actuar de una determinada manera, o por los efectos que pudieran tener. Cada vez que ha de responderse a un porqué, no necesariamente se revisan de manera deliberada todos los elementos de información disposicionales o contextuales disponibles para encontrar la mejor explicación posible. Esa tendencia cambiaría, y el razonamiento causal se desarrollaría de manera más meditada, ante acontecimientos que llaman poderosamente nuestra atención y nos desconciertan. No es necesario explicar que quien pilota un avión salude al pasaje que se encuentra en él; pero la noticia de que un piloto ha estrellado intencionadamente un avión con pasajeros a bordo nos llevará a preguntarnos el porqué de tal hecho y a iniciar de manera consciente y deliberada la búsqueda de las razones que han podido estar en el origen de esa desconcertante conducta, buscando y descontando entre causas internas y externas; identificando intenciones y motivaciones, tal como nos enseñan las teorías de la atribución.

Para recordar

- En la vida cotidiana, en nuestra relación con las personas y con el mundo que nos rodea, ocurren eventos o conductas que llaman nuestra atención y nos impulsan a buscar las razones que las han provocado.
- La atribución es un proceso cognitivo mediante el cual establecemos relaciones causales.
- El proceso de atribución se inicia con un «porqué» y finaliza con la identificación de una causa suficientemente explicativa, al menos para quien lleva a cabo la explicación.
- Las atribuciones pueden realizarse de manera automática o deliberada.

7.2. Teorías de la atribución

Ante la importancia y cotidianidad de este proceso, no es de extrañar que la psicología social haya desarrollado diversas propuestas teóricas al respecto; no importa que se trate de la conducta propia, la de otras personas o de los hechos que suceden en el mundo. **Las teorías de la atribución** surgieron, a mediados del pasado siglo, del estudio de la percepción de las personas y las relaciones interpersonales. Tienen su origen en el análisis que Fritz Heider, uno de los pioneros de la psicología social, hizo sobre cómo las personas corrientes, el psicólogo y la psicóloga que todos llevamos dentro, explica y reacciona a lo que ocurre a su alrededor y, de manera especial, a todo lo que acontece en el campo de las relaciones interpersonales. **Estas teorías** parten de supuestos distintos y llegan a conclusiones no siempre coincidentes. No obstante, **comparten una serie de postulados básicos:** a) se interesan por las explicaciones causales que hace el ciudadano de a pie en su vida cotidiana, b) que para llegar a tales explicaciones actúa como un científico ingenuo, c) que tiende a buscar propiedades disposicionales bajo la ilusión de vivir en un entorno controlable que tiene una estructura causal identificable, d) que utiliza ciertos sesgos en sus explicaciones, e) pero que, al mismo tiempo, es muy fiable en las explicaciones y predicciones que hace en la vida cotidiana, que le sirven para orientar sus actuaciones en las relaciones con los demás. Aunque a primera vista estas características pudieran parecer contradictorias, dejan de serlo en el momento en que vemos la actuación en perspectiva que corresponde a una persona, cualquiera de nosotros, que ha desarrollado mecanismos cognitivos y emocionales que conviven sin estridencias en su mente (somos racionales e irracionales simultánea o secuencialmente), que le son necesarios y suficientes para sentir que puede controlar, relacionarse y orientar su conducta en el mundo en que vive. Y sabe hacerlo.

7.2.1. Heider y la psicología del sentido común

Heider reivindicó el estudio de la psicología ingenua o del sentido común, ese sentido que las personas desarrollan a lo largo de su vida y aplican para encontrar las causas de lo que acontece a su alrededor y llegar a una explicación científica de las relaciones interpersonales. Cada persona atrapa la realidad y puede predecirla y controlarla refiriendo la conducta, y los eventos variables y transitorios, a condiciones subyacentes relativamente estables, a las propiedades disposicionales de su mundo (Heider, 1958, p. 79). Cada individuo busca dar significado, esto es, explicar, comprender y predecir las acciones de las personas con las que interactúa relacionando las conductas y los eventos observados (o los pensamientos imaginados) con las **propiedades regulares y constantes** que caracterizan a las personas y a las situaciones sociales como causas últimas de la acción. **La atribución es el nexo entre el evento, o la acción, y las condiciones subyacentes.** Cada persona tiene competencias para actuar como un científico ingenuo que desarrolla propuestas solventes para explicar y comprender lo que ocurre a su alrededor de una forma fiable que le aporta control (percibido, o ilusión de control) sobre su entorno, y capacidad de predicción. La psicología ingenua se expresa y se identifica a través del lenguaje natural. Las personas hacen una eficaz y útil explicación causal de las acciones de los otros y de su propia conducta usando de forma eficiente los recursos cognitivos (siempre limitados) de los que dispone; de una forma fluida, automática y «casi sin darse cuenta», van aprendiendo las relaciones causales que existen entre ciertas conductas y ciertas personas, entre ciertas conductas y ciertas situaciones, y este aprendizaje genera conocimientos y expectativas sobre cómo discurre el comportamiento de los otros y el de la propia persona en determinados contextos. Cuando los eventos o conductas observadas no coinciden con las expectativas previas, se pondría (de manera automática) o pondríamos en marcha (de forma deliberada) un proceso de explicación causal. Para establecer estas relaciones causales se aplican unos principios explicativos básicos (véase la figura 7.1.).

Para el científico ingenuo (el perceptor), **una acción depende principalmente de factores personales.** Estos pueden estar condicionados o influidos por **factores exter-**

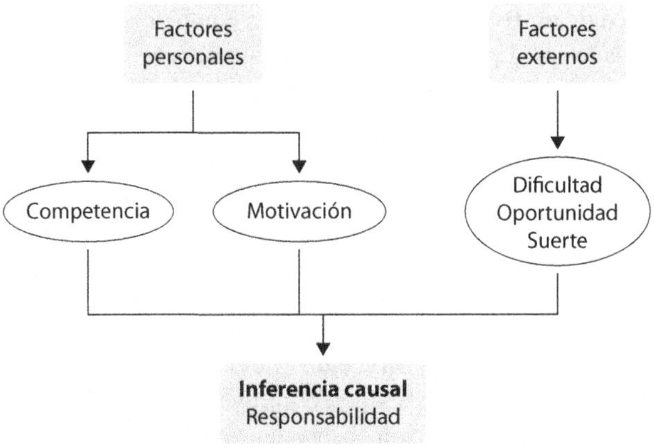

Figura 7.1. El análisis ingenuo de la acción.

nos, es decir, por el contexto o la situación en los que dicha acción tenga lugar. El resultado de la acción dependerá, pues, de la **combinación de fuerzas personales y fuerzas situacionales** que puedan estar realmente afectando a la conducta en una situación o un momento concretos. El establecimiento de la relación (causal) entre una acción y sus efectos, y las causas (personales o situacionales) que la han provocado dependerá de cómo sea percibida esa combinación de fuerzas por el científico ingenuo. Veamos en qué consisten estas fuerzas y cuáles son sus componentes.

Vayamos, primero, a los **factores o fuerzas personales o internas.** Su identificación llevará a establecer una relación causal del tipo «efecto-persona» o **causalidad personal. Esta sería la explicación preferida por el científico ingenuo.** A la hora de explicar tanto el comportamiento de las personas como los eventos sociales, este deposita preferentemente su confianza en las condiciones personales, aumentando con ello su percepción de control. Dos factores contribuyen a definir la efectividad de estas fuerzas: la competencia (o capacidad) y la motivación.

La competencia (o capacidad) denota lo que puede o es capaz de hacer una persona en determinadas circunstancias. Se refiere a habilidades personales, físicas o intelectuales. Es un factor **disposicional,** que caracteriza de manera estable a la persona y queda sencillamente definido por **aquello que la persona puede hacer.** La competencia alude siempre a la persona, aunque las condiciones del ambiente pueden influir en lo que esta es capaz de hacer. Incluye *componentes variables* como el conocimiento, las habilidades, la fatiga, el estado de ánimo, y otros más *estables* como la inteligencia, la personalidad, las actitudes, etc. Las habilidades mentales y físicas juegan un papel decisivo a la hora de inferir la capacidad o competencia, y generan **un efecto de halo** (Heider, 1958, p. 93): **una persona competente en un ámbito es considerada competente en general;** de una persona competente se espera que lo sea en distintos ámbitos. Ciertas actitudes y rasgos de personalidad influyen también en lo que una persona puede hacer. El interés por estas variables personales justificaría que cuando ocurre un accidente aéreo, como el del A320, tengamos la tentación de poner en cuestión la competencia de los pilotos y preguntarnos por los errores humanos que se hayan podido cometer.

Aunque la acción es función de lo que una persona puede hacer, su puesta en marcha depende de su **motivación** para llevarla a cabo. Lo hecho, **la conducta observada es un indicador empírico de motivación y habilidad.** La competencia y la motivación pueden retroalimentarse, dado que la habilidad provoca experiencias satisfactorias que llevan a nuevas acciones en la misma dirección. Si una persona puede hacer algo, lo hará si tiene **intención** de hacerlo y lo intenta, superando circunstancias y adversidades. El resultado final de dicha acción será fruto de la combinación de habilidad (factores personales) y dificultad (factores externos). Para contrarrestar la resistencia de las fuerzas situacionales, la persona aplicará intencionadamente su habilidad y su **esfuerzo** (esfuerzo = función del cociente entre la dificultad y la competencia). Este indica hasta qué punto la persona dedica recursos (cognitivos, materiales, emocionales) a conseguir determinados resultados. **El esfuerzo marca la fuerza de la motivación;** es el valor cuantitativo de esta, mientras que **la intención indica su dirección** (Heider, 1958, p. 110).

La percepción de la intención y el esfuerzo influye de manera decisiva en la interpretación que el perceptor hace de la acción observada y en el significado que cree que dicha conducta tiene para quien la realiza. La percepción de esfuerzo puede ayudar a identificar las verdaderas intenciones del actor, a la vez que puede ser considerado un indicador de habilidad o de inteligencia. Sin embargo, en ocasiones, el esfuerzo no es considerado un valor, sino un indicador de baja habilidad, especialmente cuando entran en juego los estereotipos. Sin ir más lejos, cuando algunas personas hablan del éxito de las mujeres, lo hacen en términos del esfuerzo que han tenido que hacer para conseguir el objetivo, mientras que cuando se refieren al éxito de los hombres hablan de su inteligencia. Este es uno de los estereotipos de género de los que hablaremos en el capítulo 10.

La intención es el factor central de la causalidad personal (Heider, 1958, p. 100) porque **indica que la acción tiene un propósito. La intención** percibida, esto es, asignada, leída en la mente o en la conducta de quien protagoniza un evento o realiza una acción, **prioriza las razones personales sobre las ambientales,** las fuerzas internas sobre las externas a la hora de explicar la acción y el resultado final observable. No obstante, Heider ya advirtió que las inferencias referidas a las intenciones pueden ser erróneas porque la percepción de lo que ha ocurrido puede estar distorsionada (Heider, 1958, p. 116) por lo que creemos saber sobre la persona y la situación, por la interpretación que hacemos del esfuerzo y la intención, o por las necesidades, objetivos e intereses del propio perceptor, lo cual implica que la lógica del análisis ingenuo de la acción no siempre se corresponde con una realidad concreta (Heider, 1958, p. 124) ni produce resultados objetivables.

Un segundo principio explicativo lo constituyen las **fuerzas externas.** En este caso establecemos una relación causal «acción-situación». Los factores situacionales son el elemento principal de **la causalidad impersonal.** Ello implica que la acción podría depender de un amplio rango de circunstancias externas que pueden llevar a uno o múltiples efectos. **La fuerza efectiva que el ambiente puede ejercer** sobre los resultados de una acción **tiene que ver con factores estables** del propio ambiente, como puede ser la dificultad de llevar a cabo una determinada acción, por ejemplo, **o con factores inestables,** como la oportunidad para llevarla a cabo, y la suerte, o el azar, entre otros. El hecho de que las personas necesiten controlar lo que ocurre a su alrededor (o creerlo así) se contrapone a la variabilidad que, al menos de manera aparente, ofrecen los factores ambientales. Esa sería una de las razones por las que la gente prefiere la regularidad y la estabilidad que ofrecen las causas personales. La atribución a causas personales permite reducir las condiciones necesarias para explicar la conducta esencialmente a una: la intención de realizar una determinada conducta, que es, por otra parte, un factor fundamental en la organización de la conducta.

En síntesis, **el psicólogo ingenuo maneja unos pocos supuestos básicos para explicar causalmente las conductas sociales.** La competencia y la intención son condiciones necesarias y suficientes (se requieren ambas) para llevar a cabo una acción (deliberada). La motivación es una condición necesaria para que haya intención; nos informa de lo que la persona está tratando de hacer y con cuánto esfuerzo. La combinación de todo ello definirá la **responsabilidad de la persona** en la acción observada. Esta responsabilidad tiene varios niveles. Veámoslo a continuación:

Nivel 1. **Máxima responsabilidad personal.** La persona es considerada responsable de su conducta y de cada uno de los efectos que esta produce. La acción y la persona están conectadas en cada momento del transcurso de la acción. En las conductas donde se cumple este criterio se aprecia **premeditación,** factor importante en la asignación de intenciones, culpas y responsabilidades. En el ejemplo del siniestro aéreo que venimos siguiendo, la información aportada por las cajas negras del A320 mostró claramente que el avión había sido estrellado de forma intencionada por el copiloto; es este quien tiene la máxima responsabilidad y quien carga con la culpa de la catástrofe.

Nivel 2. **Alta responsabilidad personal por imprudencia o responsabilidad objetiva.** Se asume que la acción de la persona es la condición necesaria para que algo ocurra y, aunque factores externos puedan haber influido en los efectos finales, la persona es responsable por no haber previsto los resultados de su acción y no haber procedido a evitarlos de acuerdo a las normas o precauciones que exige una determinada situación. Veamos el siguiente ejemplo: es de noche, llueve, y usted conduce a 70 km/h en una zona donde el límite es de 40 km/h. De pronto, un peatón sale de la oscuridad y cruza la calle de forma indebida, sin utilizar el paso de cebra, y usted lo atropella. ¿De quién es la responsabilidad? Su conducción inadecuada es un factor más entre un conjunto que llevan al infortunio. Quizás, en ningún caso pudiera haber evitado el atropello porque el peatón se echó encima del coche repentinamente, pero aun así usted podría ser considerado responsable de no haber conducido con mayor prudencia respetando el límite de velocidad.

Nivel 3. **Responsabilidad por imprevisión o negligencia.** La persona que realiza la acción es considerada responsable, directa o indirectamente, de un determinado efecto que su acción haya provocado de manera no intencional. Se le considera responsable por el hecho de no actuar de manera efectiva para contrarrestar o anular el efecto final. En relación al accidente del A320, cabe pensar si hubo algún tipo de negligencia por parte del piloto al dejar solo al copiloto; cabe preguntarse si no había advertido nada extraño en la conducta de alguien que ha estado con bajas laborales por depresión en los últimos meses. Nunca sabremos si el piloto se hizo esas preguntas, pero sabemos que la compañía área ha sido señalada por su negligencia al no ejercer el control y el seguimiento adecuado de un tripulante que había estado apartado de sus funciones en los últimos meses por problemas psicológicos.

Nivel 4. **Responsabilidad parcial, con justificación parcial.** Las causas de la acción no son totalmente adscritas a la persona, pues se percibe también que los efectos pueden deberse a la influencia del contexto social. La conducta que lleva al resultado final es intencional, y por tanto los actos se ajustan a una causa personal, pero, dado que el ambiente ha ejercido algún tipo de influencia, la responsabilidad es compartida con los factores del contexto. En este sentido, las hemerotecas están llenas de casos de personas que han causado daño, e incluso la muerte a otras, pero a quienes la sociedad ha liberado de parte de su responsabilidad. En el caso que venimos analizando, el copiloto que estrelló el A320 puede ser eximido parcialmente de su responsabilidad, no, o no solo, porque sufriera un cuadro depresivo que podría estarle causando desequilibrios emocionales y de razonamiento (variable interna), sino porque en el análisis del accidente también resulta saliente la responsabilidad de la empresa y su falta de control en la aplicación de protocolos que eviten accidentes como el ocurrido.

La vigencia de las propuestas de Heider seis décadas después de haber sido formuladas confirma que el análisis de la acción permite al científico ingenuo dar significado al comportamiento propio y ajeno, influir en las acciones de los otros y en las suyas propias, y predecir acciones futuras (Heider, 1958, p. 123). Los supuestos básicos de esta metáfora no han sido desmentidos, sino tan solo complementados por desarrollos teóricos y empíricos posteriores.

Para recordar

- El psicólogo ingenuo maneja unos pocos supuestos básicos para explicar causalmente la conducta.
- Competencia e intención son factores personales y condiciones necesarias y suficientes (se requieren ambas) para llevar a cabo una acción (deliberada).
- La motivación es una condición necesaria para que haya intención. La motivación informa lo que la persona está tratando de hacer y con cuánto esfuerzo.
- La acción puede estar influida por factores externos, como la dificultad, la suerte, el azar.
- La combinación de los factores personales y externos determinará el grado de responsabilidad de la persona en la acción observada que requiere ser explicada.

CUADRO 7.1. La intención en la formación de atribuciones e impresiones

Patricia Highsmith comienza así *A pleno sol:* «Tom echó una mirada por encima del hombro y vio que el individuo salía del Green Cage y se dirigía hacia donde él estaba. Tom apretó el paso. No había ninguna duda de que el hombre le estaba siguiendo. Había reparado en él cinco minutos antes, cuando el otro le estaba observando desde su mesa, con expresión de no estar completamente seguro, aunque sí lo suficiente como para que Tom apurase su vaso y saliera rápidamente del local». Resulta fácil inferir que el personaje hace una explicación causal de la conducta del «otro», le atribuye una intencionalidad aviesa que le hace sentirse amenazado y, sin preocuparse por recabar más información y sin contrastar la información de que dispone, responde ante la percepción de amenaza de manera muy parecida a como lo haríamos cualquiera de nosotros en esa misma situación: huyendo. La descripción que hemos tomado como ejemplo nos permite también poner en contacto dos procesos de percepción de personas que están muy relacionados en su propia concepción y estudio (Heider, 1958): las atribuciones causales y la formación de impresiones. Algunas impresiones parecen ser la consecuencia de haber realizado de forma automática alguna explicación causal sobre el comportamiento de una determinada persona. A partir de dicha explicación queda afectada la percepción de dicha persona, y la impresión que nos formamos respecto a ella, dejándonos posteriormente llevar por dicha impresión. También podría suceder en el orden inverso, primero las atribuciones y después las impresiones.

El efecto puede ser el mismo cuando se consideran explicaciones causales deliberadas. En una reciente práctica, los estudiantes de Cognición Social han podido comprobar lo cerca que están las atribuciones causales y las impresiones cuando, cumpliendo la tarea que se les había encomendado, le pidieron a una persona ajena a la clase que les describiera alguna ocasión en la que hubiesen tenido la impresión de que alguien les había mentido, especificando la mentira, en qué se habían basado para formar esa impresión, etc. Con esta información, los estudiantes tenían que indicar qué modelo de formación de impresiones (véase el capítulo 6) explicaba mejor la experiencia que describía la persona entrevistada. De la información recopilada, los estudiantes extrajeron dos conclusiones: la primera es que resulta difícil ajustar la explicación de la formación de la impresión a un solo modelo, y la segunda, que muchas de las descripciones que se hacían sobre cómo se había formado la impresión estaban asociadas a una explicación causal de la conducta de su interlocutor. Uno de los ejemplos recopilados dice: «Ana tuvo la impresión de que su compañera estaba mintiendo y le había robado el pintalabios que había dejado en el baño; sabía con total seguridad que el pintalabios estaba en este lugar porque lo había utilizado momentos antes, y, cuando volvió a buscarlo ya no estaba. Su compañera era la única persona que había entrado al baño». Solo un ejemplo entre muchos que denotan la estrecha relación entre las impresiones y las atribuciones, en este caso meditadas y aparentemente contrastadas.

7.2.2. Inferencias correspondientes

Formulada en 1965, la propuesta de Edward Jones y Keith Davis viene a ser una continuación y una ampliación de las ideas originales de Frizt Heider, y apunta básicamente que **la búsqueda de explicaciones causales por parte de un perceptor está orientada a identificar las intenciones** subyacentes a una conducta con el propósito de **inferir disposiciones personales** que la expliquen. Las acciones observadas pueden tener uno o múltiples efectos, y estos pueden tener distinta importancia o grado de saliencia. A su vez, los efectos podrían estar asociados a diferentes causas. Entre todas ellas, **el perceptor tratará de encontrar una causa suficiente,** una razón, un motivo que explique por qué el actor actuó de una manera determinada y por qué su acción tuvo unos efectos particulares. **Las disposiciones personales son inferidas a partir de los efectos de la acción.** Establecer una causa suficiente para una determinada acción requeriría atender a toda la información disponible sobre la conducta (como lo haría un científico puro), o asumir que existe una relación entre ciertas disposiciones personales estables, la acción y los efectos observados (como lo haría un científico ingenuo). Por razones de simplificación y control, Jones y Davis proponen que el ciudadano de a pie seguirá esta segunda vía: el perceptor prefiere buscar **causas que sean estables y consistentes a través de las situaciones y que guarden una relación estrecha con la persona,** con su identidad, como es el caso de los rasgos de personalidad (una persona amable suele comportarse amablemente).

A fin de establecer explicaciones causales, el perceptor tratará de establecer **inferencias correspondientes.** La correspondencia se define por el **grado o medida en que una conducta** (una agresión a un homosexual) **está asociada a alguna característica personal** (los prejuicios), que será incluida en la inferencia (ha agredido a un homosexual porque tiene prejuicios contra los homosexuales). **Decir que una inferencia es correspondiente es decir que una disposición o atributo personal** (los prejuicios) **se refleja directamente en la conducta observada** (la agresión) de una manera distintiva en cuanto a su fuerza o intensidad (Jones y Davis, 1965, p. 264), hasta tal punto que el atributo podría caracterizar a la persona y formar parte de su identidad. La intensidad con que el perceptor identifique y atribuya atributo o rasgo a una persona y la confianza y seguridad con que haga esta atribución determinará la fuerza de la inferencia correspondiente.

El esquema de análisis que seguiría el perceptor, usted y nosotros, para establecer una inferencia correspondiente se describe en la figura 7.2. Veámoslo con un ejemplo.

En la prensa no faltan noticias de agresiones a personas que pertenecen al colectivo LGTB (lesbianas, gays, transexuales y bisexuales). Entre enero y abril de 2016 se habían registrado 64 agresiones en Madrid. Estas no dejan de ser inquietantes porque delatan la existencia de estereotipos y prejuicios hacia un colectivo que sigue siendo víctima de un 30% de los crímenes de odio que se cometen en España (véase el cuadro 11.1.). Los representantes del Observatorio Madrileño contra la Homofobia vienen pidiendo al gobierno un plan específico contra los delitos de odio al colectivo LGTB[1]. Veamos cómo establecer inferencias correspondientes inspirándonos en alguna de las agresiones ocurridas en Madrid, como pudiera ser el caso de un ciudadano aparentemente normal que agrede a una pareja de homosexuales que paseaban por la calle agarrados de la mano.

[1] El 22 de julio de 2016 se ha aprobado la ley 3/2016, de Protección Integral de la LGTBifobia.

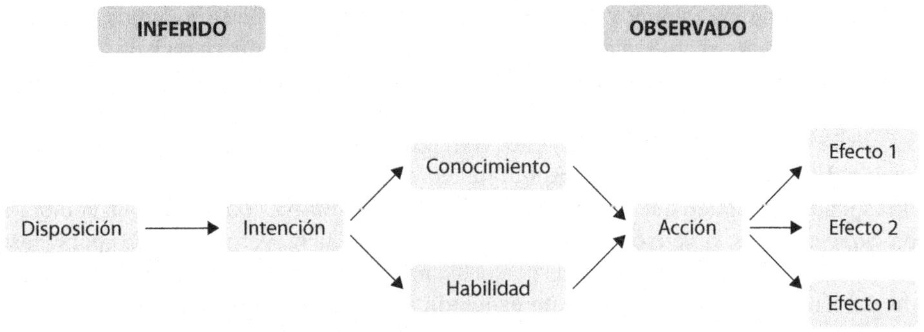

Figura 7.2. Proceso para establecer inferencias correspondientes (Jones y Davis, 1965).

Dos son los criterios usualmente empleados por parte de un observador a la hora de realizar inferencias correspondientes. El primero de ellos es la **identificación de las intenciones** que tiene el actor (el agresor, en este caso) para llevar a cabo una determinada acción. **Las intenciones son el criterio principal para inferir disposiciones personales** (véase el cuadro 7.1.). El hecho de buscar las intenciones implica que la persona que es testigo de la agresión ha asumido previamente: a) que entre diversas alternativas posibles, **las personas eligen actuar** de una determinada manera; b) que **conocen las consecuencias** o efectos de sus acciones; y c) que **tienen las competencias o habilidades necesarias para provocar tales efectos.** Así pues, antes de establecer una correspondencia entre la agresión a una pareja de homosexuales y disposiciones o características personales estables, el perceptor tiene que haber identificado que había intención de agredir, que no ha habido un error en cuanto a las personas a las que se quería agredir, ni la agresión ha ocurrido de manera fortuita. Además de ello, nuestro ciudadano de a pie tiene que pensar que el agresor conocía de antemano los efectos de la acción (daños físicos y psicológicos a las personas agredidas, insultos o apoyos de las personas que presencian la agresión, interés de los medios de comunicación en dar visibilidad a la agresión, denuncia policial, retención del agresor en comisaría, etc.) y que tiene la fuerza o los medios necesarios para llevarla a cabo (fuerza para pegar, barra para golpear, móvil para hacer una grabación y subirla a Internet, etc.).

En un segundo momento, si el observador ha podido comprobar que se cumplen estos criterios, y por tanto asume que la acción ha sido intencional, busca características o disposiciones personales del agresor como causas o razones de su acción. Para ello analiza **la deseabilidad social de los efectos que ha provocado la acción** del agresor. Si la acción observada tiene **un solo efecto,** el análisis causal se centrará en buscar la correspondencia de este con algún atributo o característica de la persona (del agresor, en nuestro ejemplo). Por ejemplo, si el único efecto de agredir a la pareja de homosexuales fuera causarles daño físico, se podría relacionar exclusivamente con la necesidad que tiene el agresor de expresar una aversión personal o incluso el odio que siente hacia este colectivo. Pero en la vida cotidiana las acciones suelen tener más de un efecto, y algunos son más salientes o llamativos que otros. En este ejemplo, la agresión tiene efectos múltiples, y habría que averiguar si el agresor tenía la intención de provocar alguno o algunos de ellos en concreto; nos podríamos preguntar si quería hacer daño físico, avergonzar a los homosexuales, o pretendía dar visibilidad a su acción, o todas estas cosas a la vez. **Entre los muchos efectos posibles de cualquier acción, aquellos que son,** en general, **altamente deseables** (tener reconocimiento social, gozar de buena salud, tener un buen trabajo, ser feliz, etc.) **apenas nos dan información diferenciada sobre la persona;** tienen escaso valor para establecer inferencias correspondientes, dado que no se pueden considerar distintivos porque suelen coincidir con características, objetivos e intenciones aplicables a la mayor parte de las personas; esto es, ni ayudan a diferenciar a las personas, ni definen su identidad, su idiosincrasia. Ahora bien, **si la acción elegida está asociada a efectos socialmente poco deseables** (que los demás te insulten, salir en los medios de comunicación por haber agredido a alguien, ir a comisaria, etc.) **aumentará la probabilidad de realizar inferencias correspondientes,** esto es, explicar causalmente la conducta infiriendo disposiciones o características estables que tienen que ver con el actor y con sus objetivos e intenciones. Dado que la agresión a la pareja homosexual tiene muchos efectos con baja deseabilidad social, se podría inferir que la intención va más allá de expresar aversión hacia los homosexuales. Al ser una acción realizada a la vista de otros, quizá el agresor podría haber querido mostrarse públicamente y dar visibilidad a lo que piensa y siente hacia los homosexuales. En este sentido, resultan de especial interés algunos de los datos que aporta el Observatorio Madrileño contra la Homofobia que indicarían que los agresores buscan visibilidad: actúan en la calle, en los autobuses, en cafeterías; es decir, son agresiones con público.

Ese científico ingenuo que llevamos dentro utiliza además las consecuencias o **efectos no comunes** o únicos de la acción para hacer inferencias correspondientes. El análisis de los efectos de la conducta puede indicar también el grado en que la acción ha sido elegida por el actor entre otras conductas posibles, y las consecuencias distintivas o potencialmente distintivas de dicha acción. Algunos de sus efectos los producen tanto las conductas elegidas como las no elegidas (son comunes a ambas) o solo los producen las conductas elegidas (son no comunes; son efectos únicos). Para determinar la semejanza o unicidad de los efectos de una acción hay que comparar los efectos asociados a la conducta elegida (p. ej. estudiar) y a otras conductas alternativas (no estudiar). Si, como resultado de tales comparaciones, **los efectos de la conducta ya realizada,** o con más probabilidades de ser llevada a cabo, **resultan en algún modo no comunes** (diferentes, únicos), habrá **mayor probabilidad de realizar inferencias correspondientes.** En general, cuantos más efectos no comunes o únicos, mayor probabilidad de hacer inferencias correspondientes. En el cuadro 7.2. se simulan los efectos que podrían acompañar a la elección (estudiar o no estudiar) que un hipotético estudiante podría hacer.

Por otra parte, la probabilidad de hacer inferencias correspondientes está influida por las consecuencias, tanto agradables como desagradables, que la conducta del actor tenga sobre el observador; esto es, por su **relevancia hedónica.** La relevancia hedónica de los efectos que tiene la conducta **depende del significado emocional que esta conducta tenga para el perceptor** (Jones y Davis, 1965, p. 237). Recordemos que cuando hacemos atribuciones causales estamos en un proceso de interacción social en el que existe interdependencia. Un matiz final: las personas se sienten más afectadas personalmente

CUADRO 7.2. Efectos comunes y no comunes o únicos de la acción

Con el fin de ilustrar el papel que juegan los efectos o consecuencias únicas en el análisis causal, imaginemos que queremos explicar por qué un estudiante elige hacer un preciso cumplimiento de sus obligaciones académicas, esto es, estudiar, frente a lo que hacen otros compañeros. Si hacemos el análisis de los efectos que hipotéticamente tendría la conducta de estudiar y los comparamos con los que tendría la conducta de no estudiar, podemos anticipar un conjunto de efectos comunes y no comunes a ambas conductas. El análisis y cuantificación de los mismos permite concluir que el estudiante que elige estudiar puede hacerlo por motivaciones personales relacionadas con el logro académico y la experiencia de ciertas emociones, o con evitar el pago de tasas académicas con penalización (efectos no comunes). Con la información disponible podríamos suponer una intención de obtener resultados positivos, pero cabrían dudas sobre si la intención es evitar penalizaciones sociales (no estudiar y pagar tasas más altas) o evitar emociones negativas (no estudiar y sentimiento de fracaso). Estas dudas nos remiten al hecho de que la inferencia es un proceso subjetivo construido sobre percepciones y se requeriría más información para conocer las verdaderas razones de la elección.

1. Posibles efectos de la acción estudiar o no estudiar
   a. Resultados académicos a1: aprobar; a2: suspender.
   b. Tasas académicas b1: regulares; b2: con penalización.
   c. Establecer nuevas relaciones con compañeros de clase.
   d. Conseguir el reconocimiento de padres y familiares por el trabajo académico.
   e. Enfrentarse a la incertidumbre sobre el futuro profesional.
   f. Tener la posibilidad de hacer viajes y actividades de ocio con los compañeros.
   g. Conseguir satisfacción personal a través de los logros académicos.
   h. Evitar la frustración asociada al fracaso académico.
   i. Aburrimiento con las materias.

2.

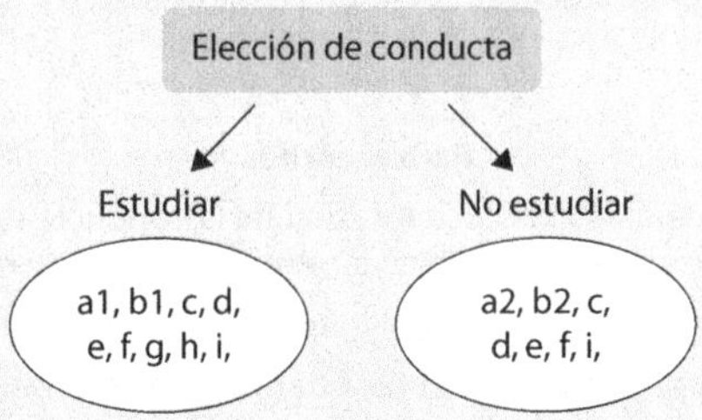

3. Análisis de efectos comunes y no comunes
   3.1. Efectos comunes: c, d, e, f, i. Los efectos comunes no son decisivos en la elección y no aportan información que contribuya a una inferencia correspondiente.
   3.2. Efectos no comunes: a (resultados académicos), b (tasas), g, h.

por la conducta de los otros si esta se expresa en su presencia, esto es, si los halagos y cumplidos se les dicen directamente. Jones y Davis lo denominan **personalismo.** Cuando hay evidencia de esta condición, **el perceptor extrae inferencias correspondientes más intensas** que las que haría si no estuviera presente. En la condición de personalismo se apreciaría una doble intención: molestar o agradar y hacerlo cuando la persona afectada lo presencia.

Finalmente, cabe decir que el perceptor se sentirá menos seguro sobre las inferencias correspondientes que realiza en la medida que la conducta que quiera explicar aparezca **condicionada por la situación.** Por ejemplo, si usted cae al suelo por el empujón de otro ciudadano es posible que piense que el otro es un torpe o un desconsiderado; pero quizá matice su juicio si, cuando consiga incorporarse, ve que su supuesto agresor fue a su vez empujado por otros. En este caso, la inferencia tendría menor nivel de correspondencia porque, a pesar de su orientación hacia las explicaciones disposicionales, encontrará limitaciones objetivas para atribuir intencionalidad a la acción que dio con usted en el suelo, y su explicación será más precisa si incluye información de factores de tipo personal y de factores externos; de esta manera la persona que le ha tirado seguirá siendo torpe, pero quizá algo menos.

Cabría una última referencia a las inferencias correspondientes, que quizás haya intuido el lector a partir de las fases que requieren su realización: **las inferencias correspondientes no garantizan la precisión y fiabilidad de las explicaciones causales.** En la medida en que las inferencias de correspondencias dependen de la percepción y valoración subjetiva que hace el perceptor de la información de la que dispone o de la información a la que atiende, las correspondencias establecidas entre efectos y disposiciones no siempre están relacionadas. Así, puede ocurrir que el perceptor observe efectos que el actor puede no haber tenido la intención de provocar; de igual manera, el actor y el observador puede que no coincidan en la valoración de la deseabilidad de un efecto concreto. Como ya sabemos, estas discrepancias podrían ocurrir porque estamos en un proceso de inferencia, algo subjetivo por naturaleza, donde perceptor y actor actúan cada uno desde su propia percepción de la realidad, es decir, siguiendo las directrices de sus propios esquemas cognitivos.

Para recordar

- Jones y Davis proponen que la explicación causal de la conducta está orientada a identificar las intenciones que tiene el actor para llevar a cabo una determinada acción.
- Las intenciones son el criterio principal para inferir disposiciones personales.
- Entre las muchas causas posibles, el perceptor tratará de encontrar una causa suficiente, una razón más o menos concluyente para explicar la conducta.
- Una inferencia correspondiente expresa una relación estrecha entre un atributo o característica personal y un efecto observado.
- El perceptor tratará de establecer inferencias correspondientes teniendo en cuenta la deseabilidad de los efectos que causa la conducta, la singularidad o unicidad de los efectos derivados de la conducta elegida frente a otras conductas no elegidas, y la relevancia hedónica que la acción observada tiene para el perceptor, esto es, si le favorece o le perjudica, si le agrada o le desagrada.
- Los perceptores no solo desean inferir las disposiciones de otros, sino que están sesgados para hacerlo y a menudo ignoran información relevante del ambiente.
- No obstante, las inferencias correspondientes serán menos intensas si hay disponible información que apunta a la influencia de factores situacionales en la acción observada.

7.2.3. El principio de covariación y los esquemas causales

En el modelo de Jones y Davis, anteriormente descrito, a veces, el perceptor tiene dudas sobre sus inferencias causales (subjetividad, falta de información, etc.). En determinadas circunstancias, las personas buscan información adicional para validar una primera impresión o una explicación causal que no les resulta muy convincente, que parece inapropiada o para la que no se disponía de información suficiente. La propuesta de Harold Kelley (1967) está orientada principalmente al **análisis de los mecanismos de explicación causal que permiten validar atribuciones previas,** a veces espontáneas, que se han realizado sin saber muy bien cómo. La necesidad de más y mejor conocimiento, el alejamiento de la incertidumbre, entre otras variables, podría impulsar este análisis causal. Inspirándose en los principios de Heider, Kelley entiende que **la teoría de la atribución define procesos cognitivos que corresponden a un individuo interesado en comprender las razones de cuanto ocurre a su alrededor,** sean las acciones de las personas o los hechos que acontecen en el mundo en el que le ha tocado vivir. A este fin, el ciudadano de a pie aplica su conocimiento de las relaciones causales para intentar ejercer control, o creer que lo ejerce, sobre el mundo que le rodea. El perceptor actúa imitando a un científico, es decir, analizando la **covariación entre un efecto dado y varias causas posibles.** Para ello, utiliza la información de la que dispone de una manera precisa (Kelly, 1972, p. 2), es decir, de la forma más razonable que le permiten las circunstancias. Para llegar a realizar explicaciones causales, Kelley propone que **el científico ingenuo usa una versión *naive* del análisis de varianza** donde las posibles causas visibles constituyen las variables independientes, y el efecto se comporta como una variable dependiente, y va probando, uno a uno, el efecto de las variables independientes manteniendo el resto de los factores controlados. No obstante, Kelley remarca que **la atribución es un proceso subjetivo,** y en algunos casos las reglas de covariación previstas (establecer una adecuada relación entre causas y efectos) no se cumplen, y entonces, a la hora de llevar a cabo una explicación causal, aparecen ciertos sesgos en el uso de la información.

La aplicación de los principios básicos de atribución se puede ajustar a dos tipos de situaciones básicas. En un caso, la persona dispone de amplia y variada información para seleccionar la causa suficiente y podría aplicar entonces el **principio de covariación.** En el segundo caso, se vería obligado a realizar atribuciones a partir de observaciones únicas o a partir de información parcial; en este caso, echaría mano de **esquemas causales que ya posee** (véase el capítulo 2), **y seleccionaría la causa suficiente** (véase el epígrafe anterior) aplicando el **principio de descuento y/o el principio de aumento.**

El principio de covariación

Las personas atribuyen las conductas o eventos observados y sus efectos a condiciones que tienden a estar presentes cuando ocurren dichas conductas o eventos, y ausentes cuando las conductas o eventos no tienen lugar. Se asume, pues, que **los efectos guardan una cierta proximidad temporal con sus causas.** La identificación de una covariación (presencia de hinchas de un equipo de fútbol y conductas de vandalismo) depende a menudo de una atribución causal previa (Kelley, 1972, p. 3), por ejemplo: cada vez que vienen hinchas de un determinado equipo a la ciudad se producen actos vandálicos, lo que justificará que finalmente las autoridades tomen medidas. **La aplicación del principio de covariación requiere disponer de información sobre:** a) las personas (esta información permitirá valorar la distintividad y consistencia de su conducta); b) los estímulos, y c) sobre la conducta de otras personas a fin de valorar el consenso. El análisis de estas tres dimensiones explicativas, o fuentes de información, como son **la distintividad, la consistencia y el consenso, permitirá al científico ingenuo alcanzar una explicación causal interna o externa.** Este análisis le aportará también un criterio sobre la validez de las inferencias atribucionales que ha realizado. Veamos la descripción de cada dimensión y su aplicación a un caso concreto.

- **Distintividad:** la conducta observada solo ocurre asociada a una causa específica y concreta y no a otras.
- **Consistencia:** la conducta observada se repite, más o menos en términos similares, cada vez que una causa concreta está presente: **consistencia temporal.** Por otra parte, la conducta se repite incluso cuando varía la modalidad de interacción (presencial, no presencial, vídeo, etc.) con la causa (persona, objeto, situación, evento, etc.): **consistencia modal.**
- **Consenso:** distintas personas se comportan de manera parecida respecto a los mismos objetos, estímulos, situaciones o acontecimientos de origen externo. Cuanto mayor sea el número de personas que actúan de la misma manera, mayor será el consenso.

Las múltiples combinaciones de la información que aportan estas tres dimensiones permiten realizar atribuciones de tipo disposicional (esto es, centradas en características de la persona), atribuciones asociadas al estímulo, o atribuciones que asocian las conductas y sus efectos con circunstancias situacionales (véase el cuadro 7.3.). **La aplicación del principio de covariación le puede aportar a quien lo aplica una medida de la validez de sus explicaciones** y de la confianza que puede tener en su análisis causal respecto al comportamiento de las personas y a lo que ocurre en el mundo. No obstante, como también se ha señalado, esta confianza percibida no significa que las atribuciones coincidan con la realidad; **las atribuciones tienen una validez subjetiva** para el perceptor, pero no tienen que ser verídicas (Kelley, 1972).

7.2.4. Esquemas causales

La aplicación del modelo de covariación requiere disponer de información sobre la persona, los estímulos y la situación para poder establecer una covariación entre la presencia (o ausencia) de una conducta o de sus efectos y la presencia (o ausencia) de una o varias causas. Pero en muchas ocasiones de la vida cotidiana, el perceptor: a) solo tiene información de un efecto aislado; b) dispone de información parcial sobre distintividad, consistencia y consenso, y c) las circunstancias personales (tiempo, motivación, etc.) o las condiciones de la situación no le permiten un análisis exhaustivo de la información. Cuando esto ocurre, procedemos a realizar explicaciones causales sobre aquellas conductas o eventos que llaman nuestra atención echando mano de nuestros esquemas. Es más, como hemos venido señalando en los capítulos previos, **una parte importante de las atribuciones son formuladas a partir de los esquemas que ya tenemos.**

CUADRO 7.3. Modelo de covariación de Kelley

Mi amigo Andrés se muestra entusiasmado (conducta que hay que explicar) con Blade Runner, *película de ciencia-ficción*

Atribución al estímulo	Atribución a la persona	Atribución a la situación
Alta distintividad A Andrés no le suelen gustar las películas de ciencia-ficción.	**Baja distintividad** Andrés se muestra entusiasmado ante todas las películas de ciencia-ficción.	**Alta distintividad** A Andrés no se suelen gustar las películas de ciencia-ficción.
Alta consistencia Cada vez que Andrés ha visto la película le gusta, incluso en vídeo.	**Alta consistencia** Cada vez que Andrés ha visto la película le gusta, incluso en vídeo.	**Baja consistencia** La segunda vez que Andrés vio la película ya no le interesó.
Alto consenso A muchas de las personas que conozco les gusta la película, la consideran «una obra de culto».	**Bajo consenso** Conozco a pocas personas a las que les guste la película.	**Bajo consenso** Conozco a pocas personas a las que les guste la película.

- **Un esquema causal es la concepción general que tiene una persona sobre cómo ciertas conductas actúan para producir un determinado efecto** (véase el capítulo 2). Los esquemas causales se desarrollan a partir de la experiencia y del aprendizaje de las relaciones entre causas y efectos. Estos esquemas permiten un análisis rápido y solvente de la información, y hacer inferencias causales razonablemente fiables. Si la información que ha de analizarse está incompleta, el esquema permite completarla gracias a la información que contiene (véase epígrafe 2.2.).

Esquema de causas suficientes múltiples

Una acción o efecto concreto puede ser provocado por diferentes causas. Cuando cada una de ellas es suficiente para producir la acción, esta ocurrirá si cualquiera de las causas está presente. Unas causas pueden facilitar más la explicación causal que otras, en función de su visibilidad, de la disponibilidad concreta de cierta información o la activación de determinados estereotipos. El perceptor puede elegir la **causa facilitadora** (tendencia a favorecer la ocurrencia de un efecto específico) o la **causa inhibidora** (tendencia a evitar la ocurrencia de un efecto específico) entre factores de tipo personal y factores de tipo situacional, descontando (principio de descuento) o aumentando (principio de aumento) la importancia de unas causas respecto a otras.

- **Principio del descuento.** Cuando distintas causas pueden explicar una conducta, la importancia de una causa dada para producir el efecto es descontada si otras causas plausibles están presentes (Kelley, 1972, p. 8). A pesar de la tendencia dominante a buscar regularidades o explicaciones disposicionales, las causas internas son inferidas en menor medida cuando hay causas externas con poder explicativo. **La presencia**

de una causa externa hace menos evidente (descuenta) la causa interna. Una cuestión clave es saber qué causa tendrá más posibilidades de ser elegida como causa facilitadora o causa inhibidora cuando no esté disponible toda la información, o la inferencia explicativa se lleve a cabo en condiciones que impidan recopilar y analizar toda la información. La decisión dependerá de la interpretación que el perceptor haga de lo que ocurre en una situación. **Por lo general, las causas externas tienden a ser vistas como más ambiguas que las internas y, por tanto, menos facilitadoras.** Por ejemplo, un accidente de tráfico puede ocurrir a causa del mal estado de la carretera, por exceso de velocidad o por conducir bebido, entre otras razones. Se sabe que cualquiera de ellas es suficiente para provocar el accidente; cabe la posibilidad de que si es un joven el que conduce, algunas personas activen ciertos estereotipos que asocian a los jóvenes con la conducción temeraria, aunque disponer de información clara sobre el mal estado de la carretera restaría o descontaría importancia a las actuaciones personales del conductor (conduciría excesivamente rápido, estaba cansado, había consumido alcohol, etc.) en la explicación causal del accidente.

- **Principio de aumento.** El valor explicativo de una causa aumenta si esta ocurre cuando hay otras posibilidades alternativas de explicación. Este mecanismo ofrece una base para inferir la existencia de una causa interna potente incluso aunque una o varias causas externas estén presentes. La causa externa puede ser una causa inhibidora del efecto observado; es decir, una causa que actúa para suprimir dicho efecto. Si existiendo esta causa, todavía está presente el efecto, ello serviría para acentuar la impresión de que existe una causa interna (facilitadora) que tiene una gran fuerza explicativa. Pensemos en un estudiante que muestra un destacable rendimiento académico (conducta o efecto observado), pero del que averiguamos que además trabaja, no tiene muchos recursos económicos para costearse los estudios y hace extraordinarios esfuerzos para acudir a clase. En este caso, la presencia de causas externas, que podrían actuar como fuerzas inhibidoras del efecto observado, aumentan el valor explicativo de las causas de tipo interno, que en este caso podrían ser la motivación, el talento o el interés por sus estudios. **La investigación ha prestado más apoyo al principio de descuento que al de aumento,** dado que este último requiere generar nueva información y su búsqueda obligaría al perceptor a entrar en contradicción con su tendencia a echar mano de explicaciones que estén fácilmente disponibles.

Esquema de causas necesarias múltiples

En ocasiones, una conducta o efecto solo aparece si varias causas concurren simultáneamente. Este esquema se aplica en la explicación de efectos inusuales o tareas difíciles. Por ejemplo, en el sistema de evaluación que ha conformado el nuevo modelo de enseñanza universitaria (conocido como «Plan Bolonia»), el análisis de datos de rendimiento académico muestra que un alto porcentaje de estudiantes superan las materias con calificaciones medias, mientras que solo un bajo porcentaje de ellos obtiene calificaciones de sobresaliente o matrícula. En este sistema, obtener sobresaliente requiere que los estudiantes sigan las clases, hagan las prácticas individuales y grupales propuestas en la materia y las tareas o ejercicios puntuales de cada tema. Todos estos factores cuidados en su mejor nivel permiten obtener un sobresaliente, pero no se ocultan las dificultades de que todos ocurran simultáneamente.

Para recordar

- La propuesta de Kelley está orientada al análisis de los mecanismos de explicación causal que permiten validar atribuciones causales previas.
- En función de la información disponible y de las condiciones en que ha de hacerse la explicación causal se puede aplicar el principio de covariación o los esquemas causales.
- El principio de covariación se aplica considerando tres fuentes o dimensiones de información: distintividad, consistencia y consenso.
- Los esquemas causales se aplican cuando hay una sola observación o la información disponible es parcial.
- Hay dos tipos de esquemas: causas suficientes múltiples y causas necesarias múltiples.
- En los esquemas causales se manejan dos principios para identificar la causa relevante que explica la conducta: principio de descuento y principio de aumento.

7.2.5. Modelos de etapas y bases neurales en el proceso de atribución

El desarrollo de la investigación que ha seguido a la formulación de las teorías de la atribución se ha interesado por los procesos mentales que la caracterizan, prestando especial atención a los procesos subyacentes a las atribuciones de carácter disposicional, esto es, a aquellas que encuentran la causa o razón de la conducta y efectos observados en variables de tipo personal. Los desarrollos en la teoría de la atribución posteriores a los años 70 han corrido paralelos al de las propuestas teóricas y metodológicas que han prosperado en la psicología sobre modelos de procesamiento y, más recientemente, en torno a la neurociencia social (véase el epígrafe 3.4.), o los estudios sobre el lenguaje.

En concreto, al compás de los desarrollos de la psicología cognitiva, surgieron propuestas y **modelos sobre las fases operativas del proceso de atribución.** En la figura 7.3. encontramos algunos ejemplos formulados en los años 80. En general, estos modelos sitúan el **proceso de atribución entre las operaciones automáticas y los juicios controlados.** El proceso de atribución tendría dos grandes fases o etapas. En la primera de ellas, habría una **identificación o clasificación automática** de las acciones y efectos, de los rasgos o de cualquier información procedente del actor. En la segunda, el perceptor haría un **análisis deliberado de la información** disponible sobre el actor y la situación. De acuerdo con algunos modelos, eso le permitiría **ajustar los juicios** formulados en la fase automática. Por ejemplo, si nos fijamos un momento en el modelo de Gilbert (1988), la realización de una atribución tendría tres etapas: una etapa de categorización del estímulo, que sería automática; una fase de identificación de los atributos disposicionales, y, finalmente, una etapa de corrección en la que se usa la información disponible, ya sea situacional o de otro tipo, para descontar o aumentar la atribución disposicional inicial. De acuerdo con la orientación teórica que les da cabida, estos modelos se construyen partiendo de nuestras limitadas capacidades cognitivas. El proceso de atribución (el proceso ideal, podríamos decir) exigiría atender a elementos de información procedentes del actor, de la situación o incluso del propio perceptor, lo que provocaría una sobrecarga que no afectaría a los procesos automáticos, pero acabaría interfiriendo en los procesos de inferencia controlados y mermaría las posibilidades de corregir la caracterización o análisis que pudiera haberse hecho de los atributos o disposiciones personales aportando información de la situación (una descripción detallada de estos mecanismos de procesamiento la puede encontrar el lector en el capítulo 4). **La sobrecarga cognitiva que afecta al proceso de inferencia deliberado explicaría el predominio de las inferencias disposicionales,** debido a que, en muchos casos, los perceptores no alcanzan o no desarrollan adecuadamente las inferencias deliberadas; es decir, no contrastan la información referida a la persona con la disponible sobre la situación por falta de recursos cognitivos, como muestran algunos estudios. Por ejemplo, Gilbert, Pelham y Krull (1988) diseñaron un estudio en el que los participantes (68 estudiantes universitarios) tenían que identificar las verdaderas actitudes hacia el aborto de una serie de personas a las que escucharían hablar a favor o en contra de esta postura. A todos los participantes se les avisó de la dificultad de la tarea dado que a quienes hablaban se les había asignado de manera aleatoria defender una determinada posición a favor o en contra. A la mitad de los participantes se les anticipó que cuando terminaran de escuchar las intervenciones dispondrían de 20 minutos para elaborar un ensayo sobre un tema concreto que se les asignaría en ese momento (condición de sobrecarga cognitiva). Quienes formaron parte de esta condición estimaron que los estudiantes que hablaban a favor del aborto tenían una posición más favorable (10,6 sobre 13) y quienes hablaban en contra la tenían más en contra (5,4 sobre 13) que los participantes que no estuvieron en la condición de sobrecarga cognitiva (8,7 sobre 13 y 4,2 sobre 13 respectivamente). Es razonable pensar que estos últimos prestaron más atención al hecho de que quienes hablaban habían recibido consignas de expresarse en una determinada dirección. Por otra parte, **factores de tipo emocional o motivacional también explicarían que el procesamiento de la información pueda alcanzar o no la segunda fase,** dada la necesidad de que las personas dediquen recursos cognitivos y tiempo a pensar en la conducta que se analiza (véase el cuadro 7.4.).

El otro ámbito desde el que se han aportado explicaciones sobre el funcionamiento del proceso de atribución ha sido la neurociencia social. Por ejemplo, algunos de los autores de los modelos mencionados en la figura 7.3. han trabajado conjuntamente para proponer un **modelo neural de los procesos de atribución** por etapas (véase, por ejemplo, Lieberman, Gaunt, Gilbert y Trope, 2002). Los estudios de Matthew Lieberman, a quien ya hemos visto en el capítulo 3, proponen dos núcleos o redes de estructuras de funcionamiento cerebral que caracterizarían, respectivamente, el procesamiento automático y el procesamiento inferencial deliberado: **un sistema X** (*system, reflexive*) y **un sistema C** (*system, reflective*) respectivamente. **El sistema X agruparía estructuras y núcleos cerebrales implicados en el procesamiento automático,** principalmente la amígdala, y otras estructuras, como el cíngulo dorsal anterior, ganglios basales, córtex prefrontal ventromedial, córtex lateral temporal (véase también el cuadro 3.5.). **El sistema C incluiría estructuras cerebrales implicadas en el procesamiento controlado** (córtex prefrontal lateral, córtex prefrontal medial y regiones medias de lóbulo temporal, entre otras). Los procesos asociados al sistema X guiarían el pensamiento y la conducta que no requieren esfuerzo cognitivo, como podría ser la atribución (relativamente automática) de las acciones a factores disposicionales. El sistema C (*reflective*) se activaría cuando existen conflictos, frustración de metas o procesamiento deliberado de la información. **Los procesos controlados gobiernan las atribuciones más complejas que**

incorporan información de la situación. Dado que este tipo de procesamiento requiere más recursos, no se activaría si el perceptor no dispone de ellos, o falta motivación e interés por llevar a cabo procesos deliberados de inferencia (cuando la NC es baja, por ejemplo). La no activación de este sistema explicaría por sí misma la dominancia de las atribuciones disposicionales por ser las correspondientes a la activación de estructuras de procesamiento automático. Los modelos de la figura 7.3. son el reflejo de un hecho que parece haber alcanzado un cierto consenso: **la atribución, especialmente la atribución de carácter disposicional, muestra su preferencia por procesos automáticos.**

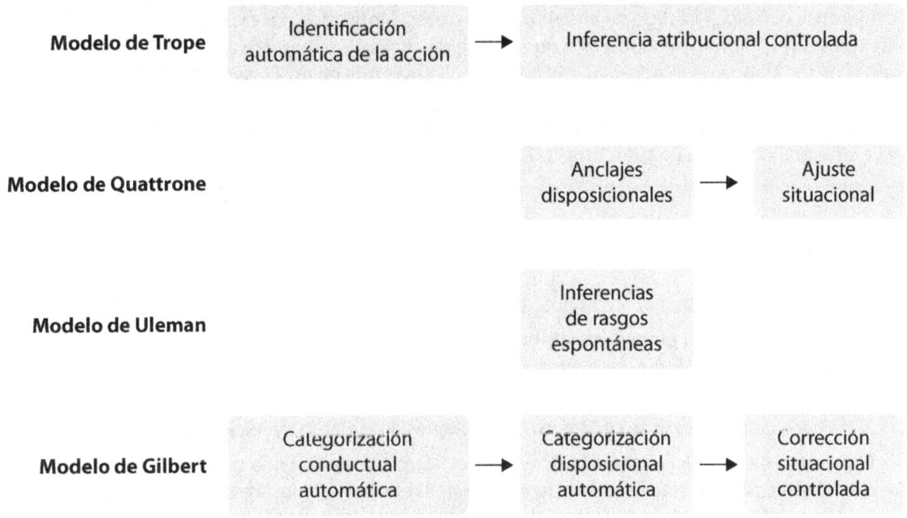

Figura 7.3. Modelos de etapas del proceso de atribución (adaptada de Fiske y Taylor, 2013).

CUADRO 7.4. Fases de procesamiento, motivación y orientación de la acción

Como ya hemos señalado en los primeros capítulos en referencia a los procesos cognitivos en general, las aportaciones de los modelos por etapas o las conjeturas sobre estructuras cerebrales implicadas en el proceso de atribución complementarían la explicación de tal proceso, pero no han podido sustituir ni cuestionar la utilidad de los principios de atribución que se propusieron en las teorías originales, con los que en gran medida se da cuenta de cómo percibimos, explicamos y nos comportamos ante las conductas de quienes son objeto preferido de nuestra percepción: las otras personas. En cualquier caso, estas explicaciones complementarias nos dan pistas para hacer explicaciones más integradoras de acciones que a veces nos interesa explicar. Por ejemplo, si volvemos al tema de las agresiones que están sufriendo miembros del colectivo LGTB, y quisiéramos saber o explicar por qué este colectivo sale a la calle a manifestarse y exigir una ley que les proteja contra la discriminación, quizá estaríamos ante un caso en el que la acción de manifestarse concurriría con un proceso de atribución causal que ha cumplido todas las fases que proponen estos modelos por etapas. ¿Cómo explicaría este colectivo las agresiones

Continuación

que sufren sus miembros? En una primera fase, la agresión a un miembro de este colectivo sería explicada de manera automática, recurriendo a atributos o esquemas categoriales, acudiendo a los prejuicios hacia los homosexuales. Sin embargo, podríamos considerar que hay una fase de inferencia causal deliberada en la que la explicación de las agresiones homófobas a partir de estereotipos y prejuicios se ve matizada por la consideración de la tolerancia que muestra el entorno social hacia este tipo de agresiones y por la ausencia de normas estrictas que las castiguen. La motivación e implicación emocional del perceptor podría facilitar que se llegue a este segundo nivel de explicación, donde se manejan argumentos que van más allá de ver las causas de los hechos solo en personas particulares; hipotetizar que los miembros del colectivo LGTB han alcanzado este nivel de explicación (perceptores motivados) podría explicar que reclamen principalmente leyes y normas de protección, que implican a instituciones y a la sociedad en su conjunto, y no solo el castigo de individuos concretos. Motivados por explicar e intervenir sobre las agresiones, habrían llegado a la segunda fase de análisis y se habrían ajustado las causas y razones de los ataques que sufren miembros del colectivo, que en esta fase no se explican solo por las disposiciones personales de unos cuantos individuos aislados, sino también por factores de tipo social y cultural, cuya identificación requiere pensar y analizar el tema con mayor atención, y en este análisis se encuentran otras razones y también posibles soluciones.

Para recordar

- Los estudios sobre el proceso de atribución han incluido los desarrollos de la psicología cognitiva. Desde este enfoque se han propuesto modelos que explican los estadios o etapas del proceso de atribución.
- El proceso de atribución se sitúa entre operaciones automáticas y juicios controlados.
- El proceso de atribución tendría dos grandes fases o etapas. En la primera de ellas, habría una identificación o clasificación automática de las acciones y los efectos, de los rasgos o de cualquier información procedente del actor. En la segunda etapa el perceptor haría un análisis más deliberado de la información disponible, tanto sobre el actor como sobre el contexto.
- Las etapas del proceso de atribución se han asociado a sistemas neuronales relacionados con el procesamiento automático y al procesamiento deliberado de la información.

7.3. Sesgos atribucionales

Los errores que, supuestamente, comete el científico ingenuo al hacer explicaciones causales han ocupado una parte importante de la atención dedicada al estudio de los procesos de atribución. El seguimiento empírico que se hizo de los procesos de atribución puso de manifiesto que los principios propuestos por estas teorías a la hora de relacionar causas y efectos (intencionalidad, considerar causas externas e internas, covariación, etc.), no siempre se cumplían o no siempre se aplicaban, prestándosele una especial atención a los casos o ejemplos en los que las explicaciones causales de la gente corriente no se correspondían con la teoría (Kelley, 1973) y dándole gran visibilidad a estas desviaciones a través de las publicaciones científicas. Las desviaciones del proceso de atribución consistían en una tendencia a prestar más atención a factores de tipo personal, y por tanto a hacer explicaciones de tipo disposicional, incluso cuando la conducta y los efectos

CUADRO 7.5. Sesgos atribucionales o disposicionales	
Error fundamental de atribución	Tendencia a explicar causalmente la conducta de otras personas a través de factores disposicionales y tendencia a subestimar la influencia de los factores situacionales en la conducta observada (Fritz Heider; Lee Ross).
Sesgo de correspondencia	Tendencia a extraer inferencias correspondientes de las conductas observadas sin considerar las restricciones situacionales que influyen sobre tal conducta (Edward Jones y Richard Nisbett).
Efecto o asimetría actor-observador	Tendencia a reconocer con más facilidad la influencia que tienen sobre la propia conducta factores situacionales concretos, que la que pueden tener esos mismos factores sobre la conducta de otros (Richard Nisbett y Lee Ross).
Sesgo atribucional de autojustificación (*self-serving*)	Tendencia a buscar explicaciones que benefician a quien hace la explicación o justifican su conducta, ya sea a nivel individual o grupal (Dale Miller y Michael Ross).
Sesgo atribucional centrado en el «yo» o sesgo egocéntrico	Tendencia a atribuirse una mayor contribución en tareas realizadas en colaboración con otras personas (Michael Ross y Fiore Sicoly).

observados también pudieran ser explicados por factores relacionados con la situación. Ya lo habíamos comentado en el capítulo 4 (véase el cuadro 4.2.), precisamente al tratar de los procesos automáticos. Ahora volvemos sobre ello en el caso concreto de los procesos de atribución (véase el cuadro 7.5.).

7.3.1. Factores explicativos de los sesgos disposicionales

La idea de que las relaciones interpersonales son el eje articulador de la existencia humana tiene sólidos apoyos en la psicología social, que no es este el momento de desarrollar. Consecuencia obvia de ello es que, por lo general, nuestra conducta está orientada y va dirigida hacia y desde los otros. Ellos son el marco más habitual de las acciones que llevamos a cabo en nuestra vida cotidiana. Por tanto, no tiene nada de extraño que sea la conducta de los otros la que centre una parte importante de nuestros procesos cognitivos, entre ellos, la atribución. Esta orientación preferente hacia los otros sobre la que se apoyan los sesgos disposicionales se ha asociado a factores que tienen que ver con: a) la información disponible, y b) las funciones y motivaciones de las atribuciones causales.

Las características de la información

La información procedente de la persona cuya conducta se quiere explicar (expresión emocional, atributos de personalidad, información verbal, etc.) puede tener una **mayor visibilidad perceptiva** (saliencia) que los factores situacionales, quedando estos, a nivel perceptivo, en un segundo plano. Algunos experimentos clásicos, como el de Storms (véase la figura 7.4.), han mostrado que las atribuciones dependen, en muchos casos, de la perspectiva o visibilidad de la información a la que puede acceder el perceptor. De hecho, en este mismo experimento se muestra que las atribuciones cambian y dejan de ser marcadamente disposicionales cuando el foco de atención pasa de la persona observada a la situación en la que esta actúa. Por ejemplo, si vemos un partido de tenis en televisión estaremos muy pendientes de la imagen que se nos ofrece del tenista al que seguimos. Esta imagen procede normalmente de la cara y el cuerpo, porque es lo que enfoca la cámara. A partir de ahí, iremos deduciendo que está cansado, que sufre, que no tiene estrategia, que va a perder, etc. Esta percepción se refuerza o se modifica cuando enfocan a su contrincante y podemos comparar sus respectivas actuaciones (el otro está tranquilo, parece más descansado, tiene buen saque, etc.), y «el ambiente que se respira» alrededor de ambos. En síntesis, **la atribución depende de que destaquen las características del actor o de la situación.** Por otra parte, la **información clara** y abundante, tanto sobre la persona como sobre la situación, **desincentiva atribuciones disposicionales,** dado que permitiría determinar con más facilidad si en una acción concreta está ausente la competencia o la intención del actor; sin embargo, cuando la información es **ambigua o imprecisa,** serán las necesidades, objetivos o deseos de los perceptores los que definan el tipo de explicación causal que se hace. Cantidad, claridad, precisión y **disponibilidad** podrían ser características de la información cuando se hacen explicaciones sobre uno mismo, lo que avalaría la tendencia menos disposicional de este tipo de atribuciones.

La funcionalidad y las motivaciones de las atribuciones disposicionales

Las atribuciones disposicionales permiten hacer **predicciones estables** sobre el comportamiento de las personas aunque cambie la situación, lo que favorece la **percepción de control** y puede dar cuenta de la preferencia por explicaciones causales de tipo interno. La ausencia de percepción de control puede llevar a cuadros y estilos atribucionales disfuncionales que rayan con la indefensión aprendida, una reacción bien conocida a partir de las investigaciones de Martin Seligman. Por otra parte, este tipo de atribuciones pueden tener una **influencia en la autoestima** de quien las hace. Por ejemplo, las atribuciones orientadas a la justificación del beneficio o bienestar propio (*self-serving* y sesgo egocéntrico) hacen una importante contribución a la defensa y protección del «yo» y de la autoestima. Esto es, las personas hacen atribuciones disposicionales cuando consideran que sus conductas transmiten una imagen adecuada de sí mismas, y muestran tácticas de presentación defensivas cuando la conducta realizada proyecta una mala imagen, como muestran los procesos de manejo de impresiones (véase el cuadro 6.5.). Responsabilizarse personalmente del éxito y atribuir el fracaso a factores externos que están más allá de nuestro control puede ser funcional y motivador ya que las personas actúan para conseguir unos resultados determinados, mientras que el fracaso es a menudo producto de obstáculos o circunstancias que están fuera de control.

Entre otros desarrollos, las investigaciones sobre los principios y sesgos de atribución están avanzando en el estudio de la conducta ética. Más allá de los consabidos efectos de atribuirse el éxito y no el fracaso, las explicaciones causales orientadas al beneficio o bienestar propio parecen tener un papel importante en la justificación de conductas carentes de ética (cometer fraude, actuar de manera corrupta, mentir o engañar a los ciudadanos) sin que se vea afectado el autoconcepto o el aprecio que hacen de sus valores

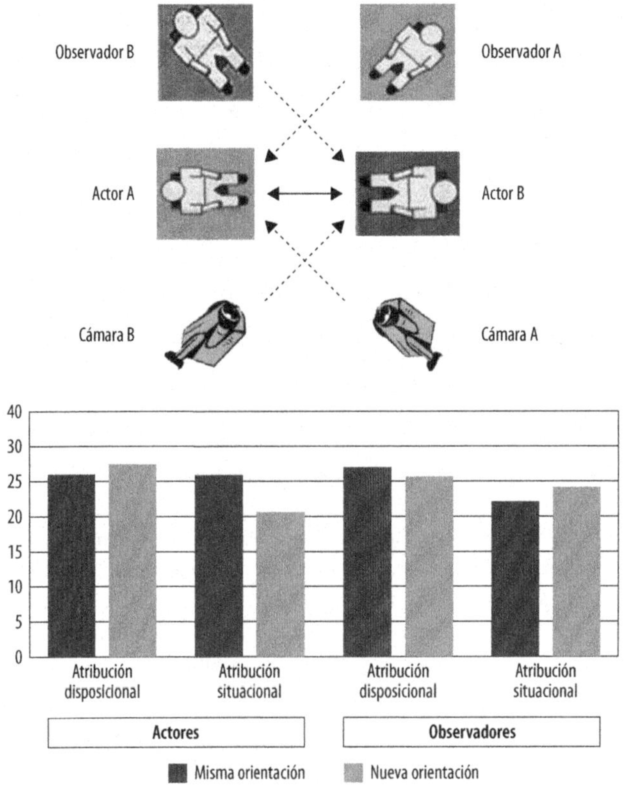

1. Los participantes son asignados por parejas a actuar como actores (A y B) y deben mantener una conversación de 5 minutos que les permita empezar a conocerse. Cada actor es emparejado con un observador (A o B). La intervención de cada actor es grabada por una cámara.
2. Actores y observadores tienen que valorar en qué medida la actuación de los actores durante la conversación se explica por factores disposicionales (carácter, estilo personal, estado de ánimo, etc.) o por factores situacionales (la situación experimental, el comportamiento del otro actor, el tema de la conversación, etc.).
3. La valoración de la actuación se hace según las siguientes condiciones: al actor B se le muestra la grabación del actor A desde la misma posición en que le había visto durante la conversación (condición actor-misma orientación); el actor A ve la grabación de su propia actuación (condición actor-nueva orientación). El observador A ve la grabación del actor A desde la misma posición en que le había visto durante la conversación real (condición observador-misma orientación). El observador B ve la grabación del actor A, a quien no había observado durante la conversación (observador-nueva orientación).
4. Los resultados muestran que los actores, en mayor medida que los observadores, atribuyen su conducta durante la conversación a características de la situación; pero cuando los actores se ven a sí mismos en la grabación de vídeo atribuyen su conducta a sus propias características personales en mayor medida que lo hacen los observadores. La conclusión es que la orientación visual o perspectiva que se adopta es determinante para explicar las diferencias en las atribuciones que realizan actor y observador.

Figura 7.4. Perspectiva y atribución. El experimento de Storms (1973).

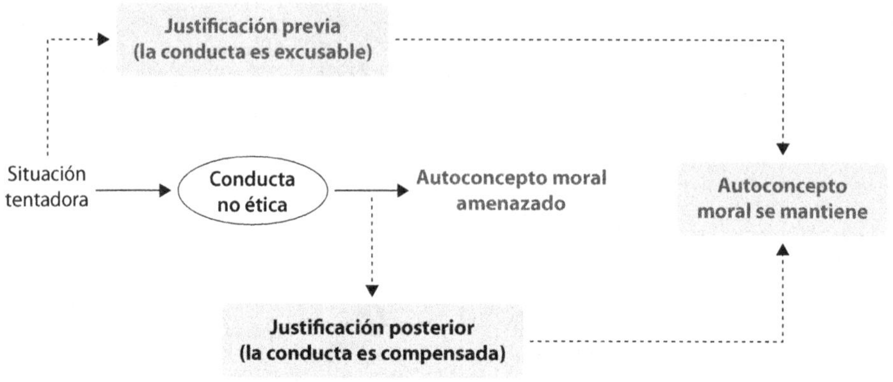

Figura 7.5. *Self-serving*, un sesgo para justificar conductas no éticas.

morales quienes llevan a cabo este tipo de conductas, de tal forma que pueden actuar de forma incorrecta sin que la imagen que tienen de sí mismos se resienta, o sea, «actuar mal y sentirse bien» (Shalvi, Gino, Barkan y Ayal, 2015, p. 125; véase la figura 7.5.).

El *self-serving* (actuar en beneficio propio) sería el mecanismo que proporciona las razones para que ciertas conductas socialmente reprobables (al menos teóricamente) sean vistas como menos condenables o menos desprovistas de ética por quien las realiza. Cuando un individuo se enfrenta a una situación que personalmente le puede resultar tentadora porque tiene algún valor añadido para él o ella (le ofrecen un importante soborno), pero que requiere violar algunas normas sociales y llevar a cabo conductas poco éticas (prevaricar) y el individuo acepta, puede ver amenazado su autoconcepto moral. No obstante, si el individuo es capaz de desarrollar las explicaciones y justificaciones adecuadas puede transgredir reglas morales y sociales y mantener intacto dicho autoconcepto. Estas justificaciones se podrían desarrollar en dos momentos: antes de realizar la conducta no ética o una vez realizada la misma conducta. Las justificaciones previas a la realización de la conducta no ética tendrían como objetivo dar carácter de normalidad a esta conducta y ofrecerse a sí mismo razones o excusas que facilitan su realización («que te ofrezcan dinero u otras prebendas es normal cuando se está en ciertos cargos»). En el segundo caso, las justificaciones posteriores a la conducta «compensan» la violación de la normas éticas («al final todo el mundo ha ganado y la ciudad tiene un aeropuerto nuevo»), permitiendo a la persona reducir los costes psicológicos y emocionales (disonancia cognitiva, remordimientos, contradicciones personales) asociados a una actuación socialmente inadecuada y moralmente reprobable. Las justificaciones de un tipo o de otro (o ambas) permitirían mantener el autoconcepto moral a salvo. Aunque no sea nada nuevo (Solomon Asch le dedica unas páginas en su manual de los años 50), esta aplicación de las atribuciones que buscan el beneficio o bienestar propio puede tener también utilidad para comprender conductas de alta prevalencia en la vida cotidiana, llevadas a cabo por las personas normales de las que venimos hablando desde el capítulo 1, y cuya explicación y control suponen un desafío para los psicólogos sociales y para la sociedad en su conjunto.

Para recordar

- La atribución es un proceso subjetivo y, en algunos casos, las reglas previstas para establecer una relación entre causas y efectos no se cumplen y aparecen ciertos sesgos en el uso de la información a la hora de llevar a cabo una explicación causal.
- Los sesgos se traducen en una tendencia a explicar causalmente la conducta de otras personas por factores disposicionales y a subestimar la influencia de los factores situacionales. De forma complementaria, la propia conducta tiende a ser explicada por factores situacionales.
- Los sesgos han sido explicados por las características de la información que se maneja en las explicaciones causales (saliencia, disponibilidad, claridad, ambigüedad) y por el carácter funcional y motivacional de los sesgos.

CAPÍTULO 8

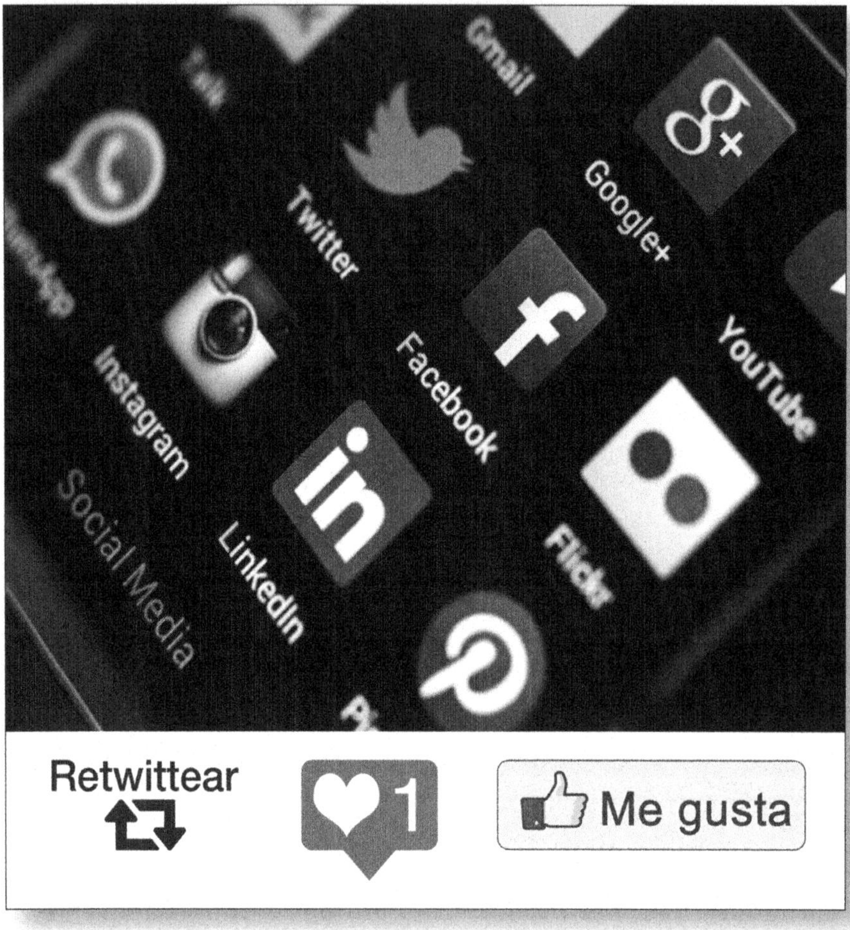

Las personas evaluamos los estímulos (objetos, asuntos, etc.) con los que interactuamos y a estas evaluaciones se las denomina **actitudes.** Las actitudes cumplen funciones muy importantes para el óptimo funcionamiento psicológico y social de las personas: influyen sobre el procesamiento de la información, contribuyen a definir y expresar la identidad, y orientan la conducta.

Actitudes

Piense el lector en grandes temas sociales de nuestra historia (el descubrimiento de América, la Revolución francesa, etc.), o en asuntos más cotidianos de la actualidad (leyes propuestas por el Gobierno del país, la situación de la educación pública, etc.): ¿podría mostrar opiniones en algún grado a favor o en contra de esos temas? Piense también en personas que le acompañan en su vida desde hace mucho tiempo, o en otras que ha conocido recientemente: ¿hay alguna hacia la que no sienta simpatía o antipatía en algún grado? Piense en los comportamientos de esas personas, o en sus propios comportamientos: ¿podría mostrar algún tipo de agrado o desagrado respecto a ellos? Piense ahora en una película que haya ido a ver al cine recientemente, o en un libro que haya leído, o en una canción de un grupo de música que acaba de descubrir: ¿cuál sería la primera opinión que viene a su mente sobre cualquiera de estas obras? Piense en lugares que «conoce», aunque nunca los haya visitado; o piense en productos que ha podido ver en televisión o a través de Internet, aunque nunca los haya usado: ¿podría decir cuánto le gustaría visitar esos lugares o adquirir esos productos? En definitiva, piense en cualquier tema, persona o grupo de personas, objetos, productos u obras artísticas de cualquier tipo, marcas, empresas, instituciones, etc.: ¿sería capaz de expresar en algún grado una evaluación positiva o negativa hacia muchos de ellos?

8.1. El concepto de actitud

El ser humano –nos ha dicho Fritz Heider– **se instala en el mundo como un perceptor de la realidad** (véase el cuadro 1.8.). Desde ahí, la procesa, la clasifica, la explica (véase el epígrafe 7.2.1.) y la **evalúa.** Es decir, las personas procesan y clasifican los estímulos de la realidad tanto de un modo descriptivo («Los cisnes son blancos»; o «La última película de Alejandro Amenábar es un *thriller* [película de suspense]»), como de un modo evaluativo (positivo-negativo: «Los cisnes son los animales que más me gustan»; o «Me encantó la última película de Alejandro Amenábar»). De hecho, **las personas tendemos,** generalmente, **a realizar una *evaluación* de cada estímulo con el que interactuamos** directa o simbólicamente, dentro de los límites ya señalados de nuestra capacidad de procesamiento. Algunas veces, también cuando consideramos que nuestra opinión sobre algo o alguien es meramente descriptiva o neutra (no es positiva ni negativa), ya hemos evaluado. Incluso cuando no está claramente definida cuál es la posición que tenemos ante un asunto, persona u objeto porque se entremezclan valoraciones positivas y negativas, también estamos mostrando una evaluación (en este caso, ambivalente). Lo mismo ocurre cuando no tenemos mucha certeza sobre nuestras evaluaciones, aunque seamos capaces de informar de ellas; e incluso cuando no podemos expresarlas deliberadamente porque no tenemos conciencia de tenerlas: en estos casos, estamos mostrando también el resultado de procesos evaluativos. **A todas las evaluaciones les damos, genéricamente, el nombre de actitudes.**

De acuerdo con lo que hemos visto en los capítulos precedentes –y en términos generales–, las actitudes podrían considerarse un tipo de *esquemas* (véase el capítulo 2) con los que las personas estructuramos mentalmente nuestra experiencia sobre lo que acontece a nuestro alrededor. Más específicamente, en la actualidad hay un amplio consenso en considerar que **las actitudes son constructos mentales que se manifiestan como evaluaciones generales que una persona hace de los estímulos con los que interactúa.** Alice Eagly y Shelly Chaiken, dos reconocidas expertas en este ámbito, nos dicen que las actitudes son *constructos hipotéticos* que explicarían por qué ante los mismos (o similares) estímulos una persona responde con las mismas (o similares) *respuestas evaluativas.* Estos estímulos pueden ser fenómenos muy diversos de la realidad física, social y mental. Así, una persona puede tener actitudes hacia cualquier *cosa* (productos de consumo), *lugar* (el despacho de trabajo, o el hogar), o *periodo de tiempo* (las vacaciones del verano, el otoño); actitudes hacia otras *personas* (amigos), hacia sí misma (autoestima), hacia acciones realizadas por otras personas o por sí misma, o también hacia cualquier *asunto* o *idea* (el uso de energías renovables). En general, a todos estos asuntos, ideas, personas, lugares, eventos o cosas se les puede considerar **objetos de actitud.** Esto es: **cualquier «entidad» que pueda ser objeto de pensamiento evaluativo** (o producir algún tipo de respuesta afectiva o conductual *evaluativa*) **puede ser, al mismo tiempo, objeto de actitud** (Eagly y Chaiken, 1993).

Teóricamente, se asume que la **actitud** que una persona tiene hacia un determinado objeto integra toda la información que posee sobre él en **un constructo mental unitario y global, caracterizado esencialmente por su carácter evaluativo (positivo-negativo).** Al considerarse conceptualmente las actitudes como constructos mentales, se alude a *estados internos* que no son directamente observables, sino que han de inferirse a partir de las respuestas de los individuos en términos de aprobación o desaprobación, agrado o desagrado, atracción o aversión, aproximación o evitación, positividad o negatividad, etc., hacia cada objeto de actitud. No obstante, de un modo consistente con la literatura científica, no realizaremos más distinciones conceptuales entre el constructo subyacente y las respuestas manifiestas. Hablaremos de actitudes para referirnos a las diversas respuestas evaluativas (afectivas, cognitivas o conductuales) hacia cualquier objeto concreto como, por ejemplo, un determinado producto de consumo, un candidato político o un spot publicitario; o hacia objetos mucho más abstractos como el capitalismo, la democracia o el *marketing.* Y aunque **las personas** difieren entre sí en su *necesidad de evaluar* los diversos estímulos del entorno y en las evaluaciones específicas que hacen de ellos, todas ellas **manifiestan en algún grado una predisposición general a formarse actitudes y a procesar los estímulos del entorno evaluativamente.** De hecho, una gran parte del significado que las personas asignan a cada estímulo es *evaluativo* en su naturaleza (Osgood, Suci y Tannenbaum, 1957; véase el cuadro 8.1.).

CUADRO 8.1. La «ubicuidad» de las actitudes

Actitud es una tendencia psicológica que es expresada al evaluar una entidad particular con algún grado de preferencia o aversión (...) *Tendencia psicológica* se refiere a un estado que es interno para la persona, y *evaluar* se refiere a todas las clases de respuestas evaluativas, públicas o privadas, cognitivas, afectivas o conductuales. Esta tendencia psicológica puede ser considerada como un tipo de sesgo que predispone al individuo hacia respuestas evaluativas que son positivas o negativas.

Una actitud se desarrolla sobre la base de la respuesta evaluativa: **un individuo no tiene una actitud hasta que responde evaluativamente a una entidad** sobre una base afectiva, cognitiva o conductual. Esta respuesta evaluativa, privada o pública, puede producir una tendencia psicológica a responder con un particular grado de evaluación cuando posteriormente la persona se encuentre ante ese objeto de actitud. Si esta tendencia a responder queda establecida, la persona se ha formado una actitud hacia ese objeto. Además, una representación mental de la actitud puede ser almacenada en la memoria y, así, puede ser activada por la presencia del objeto de actitud o claves relacionadas con él (Eagly y Chaiken, 1993, pág. 1-2).

La «ubicuidad» de las actitudes se manifiesta en que, tanto cuando una persona percibe objetos de actitud específicos como una tarta de chocolate, un vehículo deportivo, las fotos de una casa en un anuncio de Internet, un compañero de trabajo, una noticia política en la prensa, una información sobre un tema de actualidad, y otros innumerables objetos; como cuando procesa mentalmente objetos de actitud más abstractos como la felicidad, la libertad, la igualdad entre todas las personas, el bien común, etc.; en todos estos casos, es poco probable hacer un procesamiento *no* evaluativo. Al contrario, en todos ellos es altamente probable que, al mismo tiempo que el estímulo es categorizado, sea *evaluado* positiva-negativamente. El proceso de categorización lleva impresa la evaluación (véase el epígrafe 2.2.). En algunas ocasiones, este procesamiento evaluativo ocurrirá de forma *automática,* sin que sea necesario un análisis deliberado de la información. En otras ocasiones, la evaluación se producirá después de haber analizado *meditadamente* toda la información disponible, incluida la que está almacenada en la memoria.

8.2. La estructura de las actitudes

De acuerdo con las propuestas clásicas de Carl Hovland, Milton Rosenberg y Daniel Katz –entre otros–, en la actualidad hay un amplio consenso en considerar que **las actitudes pueden estar basadas en** –e integrar– ***tres* tipos de información: *afectiva*, *cognitiva* y *conductual*** (véase Fazio y Petty, 2007). Cuando decimos «estar basadas en», nos referimos a los procesos afectivos, cognitivos y conductuales que pueden dar lugar a una actitud hacia un objeto determinado. Por tanto, **las actitudes** no solo se manifiestan en estas tres respuestas, sino que **son también el resultado de estos tres tipos de procesos.** Los componentes aludirían específicamente al tipo de información (afectiva, cognitiva y/o conductual) que, como consecuencia de dichos procesos, se «integra» en una actitud hacia un objeto determinado. Aunque los *procesos que originan* la actitud y los *componentes que la integran* guarden una estrecha relación, podrían ser considerados aspectos diferentes y ser analizados separadamente. No obstante, no vamos a diferenciar ambos más allá de lo ya expuesto y los analizaremos, indistintamente, como **bases o componentes de las actitudes.**

Los componentes de una actitud dan lugar a su **estructura *intra*-actitudinal.** Como se ha señalado, esta estructura puede ser el resultado de procesos y elementos afectivos (estados de ánimo, sentimientos y emociones), cognitivos (creencias) o conductuales (inferencias de la actitud a partir de la conducta) respecto a un determinado objeto. Ahora bien, una actitud puede estar compuesta por un solo tipo de información, una mezcla de dos, o todos. Igualmente, una actitud puede manifestarse a través de uno, dos o todos los elementos. Por tanto, para que exista una actitud (es decir, para que haya una evaluación hacia un objeto) no es necesario que estén presentes los tres elementos, ni que se haya originado a través de los tres tipos de procesos, ni que se manifieste con los tres tipos de respuestas. Centrándonos en los componentes afectivos y cognitivos –que son los que más investigación han generado–, la actitud hacia el consumo de alcohol en un/a adolescente, por ejemplo, puede sustentarse sobre la base de las *emociones* que ha experimentado al consumirlo o los *estados de ánimo* asociados a ese consumo. Su actitud también podría estar compuesta por las *creencias* que se ha formado a partir de la información que ha recibido sobre los efectos para la salud, o en determinadas *ideas* sobre los beneficios potenciales que puede conllevar su consumo en algunas situaciones. **La investigación ha mostrado que es posible saber si una actitud está más basada en componentes afectivos o cognitivos, o en una combinación de ambos.** Stephen Crites, Leandre Fabrigar y Richard Petty (1994) nos dieron algunas claves muy valiosas sobre cómo analizar los componentes afectivos o cognitivos de las actitudes. En primer lugar, hay que medir la *evaluación global* (positiva-negativa) que una persona hace respecto a un objeto de actitud; a la vez que, separadamente, se miden, por un lado, las valoraciones de tipo *cognitivo* (por ejemplo, cómo de útil o inútil puede resultar ese objeto, cómo de beneficioso o perjudicial, etc.) y, por otro lado, las valoraciones de tipo *afectivo* (por ejemplo, cómo de alegre o triste le hace sentir, en qué grado le produce calma o tensión, etc.). Una vez realizadas estas estimaciones, se puede analizar mediante la aplicación de modelos de ecuaciones estructurales la relación entre la evaluación global (positiva-negativa) y las valoraciones que hace la persona, separadamente, de un modo cognitivo o afectivo. **En función de que las valoraciones cognitivas tengan un mayor peso que las afectivas en la evaluación global –o al contrario–, se puede asumir que la actitud se apoya más en unas u otras** (véase el cuadro 8.5. para un procedimiento alternativo). Como veremos en el capítulo 9, la base (afectiva o cognitiva) de las actitudes puede ser un elemento crucial a la hora de diseñar una intervención para cambiarlas (Fabrigar y Petty, 1999).

Además, **todas las actitudes pueden incluir también un componente conductual.** Siguiendo con el ejemplo anterior, la actitud hacia el consumo de alcohol puede integrar también la *intención conductual* de consumirlo (o no consumirlo), u otros aspectos conductuales de aprobación (o de rechazo). En algunas circunstancias, la actitud puede ser incluso el resultado de un proceso de inferencia a partir de una conducta relacionada con dicho consumo. Ahora bien, aunque teóricamente estos aspectos conductuales pueden ser tanto el origen de una actitud como respuestas conductuales de dicha actitud, **la investigación suele distinguir entre actitudes, intenciones y conductas como tres elementos diferentes presentes en la vida de cualquier persona** (véase Fishbein y Ajzen, 1975). Asimismo, en relación con sus componentes (afectivos, cognitivos y conductuales), hay que señalar que las diversas teorías sobre las actitudes en psicología social han puesto el acento en unos u otros de forma diferente. Algunos autores han señalado que las actitudes estarían basadas sobre todo en el afecto; por ejemplo, algunas propuestas teóricas fundamentadas en *el condicionamiento clásico* (Staats y Staats, 1958) o *la mera exposición* (Zajonc, 1968). Otras teorías han enfatizado el componente cognitivo (las creencias), como *la teoría de la conducta planificada* (Ajzen, 1991) o *el modelo de expectativa-valor* (Fishbein, 1967). Asimismo, **una actitud también podría originarse en la conducta de una persona.** Por ejemplo, *la teoría de la autopercepción* (Bem, 1972) y las teorías de la denominada «cognición corporal» o *embodiment* plantean que la conducta (incluso la mera acción motora) puede ser una fuente de información a partir de la cual una persona se forme, infiera o modifique sus propias actitudes (Briñol y Petty, 2008).

Una cuestión novedosa en la investigación sobre las bases de las actitudes se refiere a un aspecto de la cognición social del que nos hemos hecho eco desde el primer capítulo: la *metacognición.* Algunos estudios han mostrado que, independientemente de si una actitud está realmente basada en componentes afectivos o cognitivos, cada persona tiene percepciones subjetivas sobre cuáles son las bases afectivas o cognitivas de su actitud; es decir, tiene **percepciones subjetivas sobre cuál es el componente básico de su actitud.** A estas percepciones se las denomina «bases metacognitivas» (o **metabases**) y pueden coincidir o no con las bases reales (See, Petty y Fabrigar, 2008). Para ilustrar esto, podríamos referirnos a las actitudes hacia el uso del preservativo como medio para evitar enfermedades de transmisión sexual (ETS). Hipotéticamente, un/a joven puede tener una actitud moderadamente negativa hacia el uso del preservativo porque lo asocia a relaciones sexuales *afectivamente* menos placenteras; aunque considera *cognitivamente* que tiene beneficios para la prevención de enfermedades. Si se analiza esta actitud, su evaluación global guarda una mayor relación con el componente afectivo; es decir, la base estructural (real) de su actitud sería predominantemente afectiva. Sin embargo, si a este/a joven se le preguntase cuál cree que es la base de su actitud hacia el uso del preservativo –si es afectiva o cognitiva–, podría manifestar que cree que es predominantemente cognitiva, que está basada, por ejemplo, en un análisis racional de costes-beneficios. Esto nos informaría de una *metabase cognitiva* de su actitud que discreparía de la *base estructural afectiva.* Por supuesto, en otros casos, la base real y la metabase pueden coincidir. A este respecto, es necesario señalar que las personas no siempre somos precisas y certeras identificando los componentes o las bases de nuestras actitudes, como no siempre lo somos identificando cualquier otro proceso o constructo mental de nuestro funcionamiento psicológico (Nisbett y Wilson, 1977).

Bases y metabases de las actitudes

Las bases de las actitudes se refieren a sus componentes estructurales (si están basadas primariamente en el afecto o la cognición). Las metabases se refieren a las percepciones subjetivas de esos componentes. Las ***bases estructurales*** *permiten ser analizadas con medidas relativamente objetivas (por ejemplo, midiendo el conocimiento a través de la cantidad de información que una persona genera sobre un objeto de actitud [base cognitiva]); mientras que las* ***metabases*** *son analizadas preguntando a la persona sobre su propia estimación (preguntando, por ejemplo, cuánto conocimiento cree que tiene con respecto a un objeto de actitud [metabase cognitiva]). De acuerdo con Michelle See et al. (2008), la per-*

cepción subjetiva de que una actitud está basada en el afecto o la cognición tiene consecuencias importantes para el modo en que, por ejemplo, la persona busca información. De hecho, en su investigación encontraron que ***las metabases afectivas (vs. cognitivas) llevaron a los participantes a mostrar más interés en información afectiva (vs. cognitiva),*** *inferido a partir de una conducta manifiesta: el tiempo que permanecían leyendo la información afectiva (vs. cognitiva). Además, este efecto se produjo con independencia de las bases estructurales puesto que estas no predijeron este criterio conductual. Las bases y las metabases tampoco correlacionaron significativamente entre sí. A su vez, el efecto de mostrar un mayor interés por una información afectiva si la actitud tiene una metabase afectiva, y al contrario para lo cognitivo, ocurrió sobre todo cuando a las personas se les pidió que realizasen un procesamiento más deliberado de la información. Por el contrario, cuando las personas actúan de un modo más espontáneo, son sus bases estructurales (afectivas o cognitivas) las que predicen un mayor interés por un tipo de información (afectiva o cognitiva). Este último resultado ha sido, recientemente, ampliado, distinguiéndose entre interés y eficiencia en el procesamiento de la información.* ***Las personas están más interesadas en procesar exhaustivamente una información*** *(afectiva o cognitiva)* ***que se empareje con su metabase;*** *pero son más eficaces (mayor velocidad de procesamiento) procesando esa información (afectiva o cognitiva) cuando se empareja con la base estructural (See, Fabrigar y Petty, 2013). Finalmente, la investigación sobre las bases y las metabases ha mostrado algunos resultados relevantes para el cambio de actitudes que analizaremos en el capítulo 9.*

Además de los componentes de las actitudes (estructura *intra*-actitudinal), estas tienen una estructura *inter*-actitudinal (véase el cuadro 8.2.).

CUADRO 8.2. La estructura *inter*-actitudinal

Una actitud no es una isla en medio del océano cognitivo de la mente de un individuo, sino que, con frecuencia, cada actitud guarda relación con otras actitudes, creencias, valores, etc., que dan lugar a una organización cognitiva más amplia que suele tener una consistencia para cada individuo. Por ejemplo, **las actitudes pueden estar vinculadas entre sí en estructuras consistentes conocidas como *ideologías*** (véase también el capítulo 10). En el ámbito de las actitudes políticas, las ideologías han sido definidas como configuraciones más amplias que incluyen actitudes, creencias y valores que son interdependientes o que están organizados alrededor de un tema social dominante. Así, cuando una persona tiene una ideología política *progresista*, tiende a mostrar unas actitudes más favorables hacia temas específicos como el aborto, la eutanasia o las políticas de discriminación positiva para favorecer la inserción social de miembros de grupos estigmatizados; mostrándose, al mismo tiempo, en contra del uso de energía nuclear, la pena de muerte o la privatización de la educación y la sanidad. Por el contrario, una persona con una ideología política *conservadora* tiende a mostrar una configuración de actitudes contrarias respecto a esos temas específicos. Probablemente, el desarrollo teórico más sólido de esta idea de **relación e interdependencia entre las actitudes hacia distintos objetos** (personas) es la propuesta de Fritz Heider y su teoría del equilibrio en las relaciones interpersonales (véase Eagly y Chaiken, 1993). Pero un desarrollo detallado sobre este asunto excede los objetivos del capítulo.

8.3. FUNCIONES DE LAS ACTITUDES

Un día cualquiera. Una persona como cualquiera de nosotros se dispone a desayunar *ese café* con un tueste natural que, combinado con *esa leche* semidesnatada, le proporciona el primer disfrute nutricional del día. Esa mañana opta también por *ese pan tostado* que tanto le gusta acompañar con *ese aceite* de oliva virgen y *ese buen jamón ibérico. Su zumo* de naranja natural tampoco puede faltar en su cita con el desayuno. Inmediatamente, degustará ese suculento desayuno, a la vez que lee las noticias que acostumbra a mirar en *ese diario* digital. Hasta aquí todo parece la rutina y los hábitos de una mañana cualquiera; el resto del día estará ocupado en diferentes quehaceres y tareas, aunque con similares decisiones y comportamientos. Elegirá el *atuendo* para su jornada de trabajo. Hoy irá a comer con un amigo al *restaurante preferido* por ambos. Es un buen día para llevar en el reproductor de CD de *su coche* el nuevo álbum de *su grupo de música favorito.* A la tarde, prevé continuar con *esa nueva actividad deportiva* que ha iniciado, y después comenzará a leer *ese libro* que hace una semana que espera en el escritorio. A la noche, no puede perderse el capítulo de *su serie predilecta* y, finalmente, acabará saboreando *esa infusión* que acostumbra a tomarse antes de irse a dormir. Un día cualquiera, detrás de cada una de esas elecciones, en cada uno de esos comportamientos, podemos vislumbrar la presencia de **actitudes.**

¿Por qué las personas nos formamos y mantenemos actitudes? Son varias las respuestas que se han dado a esta pregunta. En general, podemos afirmar que **tenemos actitudes porque estas cumplen funciones básicas para el óptimo funcionamiento psicológico y social de las personas** (véase Maio y Olson, 2000, para una revisión). De hecho, esas funciones han desempeñado un papel muy importante en la propia supervivencia de la especie. Al «dar significado» *positivo* o *negativo* a los objetos, **las actitudes permiten a los seres humanos adaptarse más eficazmente a su entorno, orientando su conducta** respecto a esos objetos. Más concretamente, las actitudes nos predisponen a acercarnos a estímulos gratificantes (*aproximación conductual*) y a alejarnos de estímulos aversivos (*evitación*). Por ello, podemos decir que las actitudes constituyen un determinante importante de la conducta (véase el cuadro 8.3.).

Además, en nuestra vida cotidiana, **las actitudes nos permiten** poder valorar *particularmente* no solo los estímulos de nuestro entorno, sino qué pensar, qué sentir y qué hacer al respecto; o en otras palabras: **definir nuestra singularidad personal.** En este «espacio» de las preferencias y las elecciones personales encontramos la enorme diversidad y riqueza que las actitudes aportan al funcionamiento psicológico de cualquier individuo. De hecho, **las actitudes juegan un papel fundamental tanto en la construcción de la identidad, como en la expresión de *esa* identidad** (véase el epígrafe 5.4.). Con sus actitudes una persona también expresa quién es y quién quiere ser. En la multitud de objetos diferentes que encontramos en nuestra sociedad de consumo, con cada actitud una persona manifiesta sus gustos, sus deseos y sus preferencias. Esto es especialmente significativo cuando se elige entre opciones objetivamente de igual (o similar) valor. En estas elecciones, se tiene una oportunidad aún mayor de definirse a uno mismo y de expresarse de un modo particular y único. Así, los lugares a los que vamos, las actividades que practicamos, la ropa que vestimos, los libros que leemos, la música que escuchamos, las series que seguimos, etc., todo ello nos sirve para formarnos y expresar una identidad personal. Evidentemente, sería muy ingenuo –y muy probablemente equivocado– considerar que «dar significado y valor a las cosas» (véase el epígrafe 1.1.) tiene como protagonista a un sujeto suspendido en el vacío, al margen de su contexto físico, social, cultural, etc. La evaluación que hacemos de las cosas, y sobre todo de ese objeto tan especial que es el «yo», no es ajena al contexto social y a la situación inmediata en la que nos encontremos. De hecho, como hemos visto en el capítulo 5 y analizaremos con detenimiento en el capítulo 10 (estereotipos), una parte importante de nuestra identidad viene definida desde parámetros sociales (el significado y el valor que tengan los grupos a los que pertenecemos o deseamos pertenecer).

CUADRO 8.3. Actitudes, intenciones y conductas

Como psicólogos sociales, planteamos que **la conducta es el resultado de la interacción entre la persona y el contexto en el que se produce esa conducta.** Indudablemente, las actitudes que una persona tiene juegan un papel determinante sobre su comportamiento; pero hay otros factores importantes para explicar y predecir ese comportamiento. **La teoría de la conducta planificada** propone que, además de la *actitud* hacia un comportamiento determinado, la opinión de otras personas relevantes (*la norma subjetiva*) y la percepción que la persona tiene de que ese comportamiento está a su alcance (*el control percibido*) son otros dos poderosos factores para que ese individuo se forme **la intención** de realizar la conducta, convirtiéndose esa intención, en última instancia, en el **factor predictor clave del comportamiento** (véase Ajzen y Fishbein, 2005). Por ejemplo, la conducta de usar el preservativo como medio de protección para evitar ETS estaría causada por la intención de usarlo. Ahora bien, esta intención se origina, a su vez, en la actitud (positiva-negativa) de la persona hacia el uso del preservativo, lo que otras personas relevantes hacen o consideran adecuado (norma subjetiva) y la percepción de que puede usarlo (control percibido). Asimismo, otros factores individuales y situacionales condicionan todos estos elementos y las relaciones entre ellos.

Peter Gollwitzer, uno de los más destacados investigadores sobre las intenciones y el comportamiento dirigido hacia una meta (u objetivo), ha propuesto un método para optimizar la relación entre el establecimiento de una meta y su logro: **las intenciones de implementación.** Gollwitzer plantea que, mediante el establecimiento de unos planes concretos de acción («**planes si-entonces**»), se puede aumentar significativamente la probabilidad de que una *intención de meta* (orientada hacia el logro de un objetivo determinado) dé lugar a los resultados que persigue. Por tanto, se debe distinguir entre la intención de meta («lo que se quiere conseguir») y las intenciones de implementación («los planes que se van a seguir para conseguirlo»). Estas últimas consisten en establecer vínculos cognitivos entre algunas claves situacionales («si...») y algunas conductas concretas («entonces...») dirigidas al logro de una meta. Los «planes si-entonces» han de conectar las oportunidades para actuar con las acciones concretas que se quieren realizar. En términos abstractos, se podría plantear de este modo: «Si la situación X se da, entonces realizaré la acción Y». Estas acciones se plantean como conductas efectivas que conducirán al logro de la meta, y que son establecidas cognitivamente anticipando situaciones adecuadas para llevar a cabo esas acciones. Por ejemplo, si una persona quiere adquirir el nuevo hábito de hacer más ejercicio físico en su vida cotidiana (como hábito saludable frente al sedentarismo), puede establecer una serie de «planes si-entonces» como: «Si estoy delante del ascensor del edificio de mi trabajo, entonces subiré por las escaleras al despacho en lugar de coger el ascensor»; «Si tengo que ir al supermercado próximo a casa, entonces caminaré en lugar de coger el coche» (...) En otras palabras, las intenciones «se ponen en marcha» (o se implementan) en unas conductas concretas asociadas a unas claves situacionales definidas previamente (véase Gollwitzer y Oettingen, 2016).

No obstante, como ya hemos analizado en el capítulo 4 y desarrollaremos también más adelante, la cognición y la conducta de las personas no son solamente el resultado de la planificación y la deliberación. De hecho, las actitudes pueden guiar la conducta de las personas de un modo menos intencional, planificado y deliberado. Con cierta frecuencia, nuestras actitudes guiarán de forma automática nuestro comportamiento.

Por ello, al igual que los demás constructos psicológicos analizados en este libro, las actitudes son esencialmente *psicosociales.* Ya lo señaló Gordon Allport (1935): «El concepto de actitud es probablemente el concepto más distintivo e indispensable de la psicología social.» Así, por ejemplo, hablamos de las actitudes políticas, las actitudes ambientales, las actitudes del consumidor, los prejuicios, el altruismo, la atracción interpersonal, la autoestima, los valores, y otros conceptos que *son* –o guardan una estrecha relación con– **actitudes.** Sin entrar en disquisiciones sobre la valía del concepto de actitud, la investigación ha mostrado que, además de ser un determinante importante del comportamiento de las personas y de la construcción y la expresión de la identidad, **las actitudes son también muy relevantes para el procesamiento de la información.** De hecho, las actitudes que tenemos hacia los diversos objetos y asuntos de nuestro entorno **contribuyen a la selección y la organización de la información,** simplificándola en marcos de referencia o esquemas *evaluativos* desde los cuales las personas perciben e interpretan la realidad. Piense en un hecho de ámbito político y pregúntese por qué es interpretado de maneras tan distintas, y a veces tan contrapuestas, por varias personas en función de sus actitudes políticas. Por un lado, **las actitudes promueven una exposición y atención selectivas a la información.** En línea con *la teoría de la disonancia cognitiva* de Leon Festinger, las personas buscan selectivamente información que sea consistente con sus actitudes previas y suelen evitar la información que les pueda generar disonancia. Esto explicaría la elección de *ese* diario (y no otro) en el que cada uno de nosotros busca *esa* información particular sobre los acontecimientos políticos del momento. Por otro lado, **las actitudes influyen sobre procesos psicológicos básicos como la percepción, el aprendizaje o la memoria.** La investigación ha mostrado que, en general, las personas recuerdan mejor aquella información que es congruente con sus actitudes previas. No obstante, sobre todos estos efectos se pueden encontrar excepciones (o lo que es lo mismo: variables que los *moderan*). De hecho, las personas no evitan exponerse y atender a una información contraria a sus actitudes si anticipan que esa información es fácil de refutar debido a la debilidad de los argumentos o a la baja credibilidad de la fuente de esa información. Igualmente, datos incongruentes con las propias actitudes pueden ser mejor recordados si la persona considera que esa información puede ser útil para situaciones futuras.

Para recordar

- Las actitudes son constructos mentales que se manifiestan como evaluaciones generales que una persona hace de los estímulos con los que interactúa. Es decir, una actitud refleja el grado en que una persona evalúa positiva o negativamente un objeto.
- Las personas manifiestan en algún grado una predisposición general a formarse actitudes y a procesar los estímulos del entorno evaluativamente.

Continuación

- Las actitudes pueden estar basadas e integrar tres diferentes tipos de información: afectiva, cognitiva y conductual («bases estructurales»). Las «metabases» se refieren a las percepciones subjetivas sobre cuál es el componente básico de una actitud.
- Las actitudes permiten a los seres humanos adaptarse más eficazmente a su entorno, orientando su conducta. Juegan un papel fundamental tanto en la construcción de la identidad, como en la expresión de esa identidad. Y contribuyen a la selección y la organización de la información, simplificándola en marcos de referencia o esquemas evaluativos desde los que percibir e interpretar la realidad.

8.4. Extremidad, ambivalencia y fuerza de las actitudes

Las actitudes pueden diferir en varios parámetros o dimensiones. Hasta ahora, tan solo hemos aludido a su «**valencia**» (positividad-negatividad), a la **evaluación *positiva-negativa* de algo.** Ahora bien, muestran esa evaluación en un grado determinado porque las actitudes no son un asunto de «blanco o negro», sino un continuo en el que caben todos los matices. Así, cuando alguien expresa que le gusta el café, se puede analizar y señalar en qué punto exacto se sitúa su actitud positiva a lo largo del continuo. Igualmente, cuando alguien manifiesta su rechazo hacia el consumo de alcohol, también se puede analizar en qué grado su actitud es negativa. A este parámetro también se le puede denominar «**extremidad**»; es decir, **el grado en que una actitud se refleja en valores moderados o extremos de la escala de medida.** Se dice que una actitud es *extrema* cuando se refleja en valores muy alejados del punto medio (o últimos) de la escala de medida («Me gusta muchísimo el café», o «No me gusta absolutamente nada el café»). En cambio, una actitud es *moderada* cuando se refleja en un valor intermedio («Ni me gusta ni me disgusta el café»). Entiéndase aquí algo que ya se mencionó anteriormente: la actitud *existe* aunque se refleje en valores evaluativos intermedios (o neutros) del continuo.

Un segundo parámetro relevante es la «**ambivalencia**»; es decir, **el grado en que la actitud está compuesta por una combinación de evaluaciones a favor y en contra de un objeto de actitud.** Una actitud puede ser más (o menos) ambivalente en la medida en que incluya más (o menos) valoraciones de signo evaluativo contrario (positivas y negativas). Por ejemplo, una persona puede considerar que el café le proporciona sensaciones muy placenteras; pero que, al mismo tiempo, puede ser perjudicial para su salud. Igualmente, una persona puede considerar que el consumo de alcohol puede dañar su salud; pero que constituye un comportamiento clave de integración social dentro de su grupo de amigos. Estos ejemplos estarían mostrando, probablemente, actitudes ambivalentes; esto es, creencias y/o elementos afectivos de signo opuesto que confluyen en la evaluación global de un mismo objeto de actitud. Por supuesto, **esta ambivalencia puede darse en diversos grados, desde la ausencia total** (en cuyo caso, hay una evaluación solo positiva, o solo negativa, hacia el mismo objeto de actitud) **hasta la máxima ambivalencia** (en la que confluyen una evaluación máxima positiva y una evaluación máxima negativa). Asimismo, en algunos casos, puede ser una ambivalencia que no genere mucho malestar subjetivo y que no tenga mayores consecuencias sobre la conducta de la persona; pero en otros casos, se puede convertir en un elemento muy motivador para buscar más información sobre el objeto de actitud en cuestión con el propósito de eliminar esa ambivalencia. Un ejemplo de alta ambivalencia podría encontrarse en una persona que considera que el consumo de alcohol le proporciona los momentos más felices de su vida, a la vez que siente que el día después de su consumo vive los momentos más desagradables. En este punto, es necesario señalar que esta acepción de la ambivalencia es la que, actualmente, se asume en el campo de estudio de las actitudes. No obstante, hay otros usos y perspectivas sobre el concepto de la ambivalencia en otros ámbitos como el de los estereotipos y el prejuicio que serán analizados detalladamente en los capítulos 10 y 11.

Un tercer parámetro es **la fuerza de las actitudes: su durabilidad y su impacto** (Petty y Krosnick, 1995). **Las actitudes son fuertes en la medida en que permanecen a lo largo del tiempo y tienen efectos importantes sobre el procesamiento de la información, las intenciones y las conductas de las personas.** Cabría destacar también que las actitudes fuertes ocupan un espacio central en el autoconcepto y en la identidad de cada persona. Sería fácil reconocer en uno mismo (o en otros individuos) algunas actitudes que han sido persistentes a lo largo del tiempo y que, previsiblemente, lo seguirán siendo, además de que son muy importantes a la hora de guiar el comportamiento. En contraste, otras actitudes pueden resultar más maleables e inestables y con poca influencia sobre la conducta porque **no todas las actitudes son igualmente fuertes ni influyen por igual en los individuos.** Se han propuesto varios indicadores para analizar la fuerza de las actitudes hacia un determinado objeto de actitud, distinguiéndose, principalmente, entre indicadores objetivos e indicadores subjetivos (véase Horcajo, Briñol, Díaz y Becerra, 2015). Entre los **indicadores objetivos,** hay que destacar *la accesibilidad, la persistencia* (o estabilidad a lo largo del tiempo), *la resistencia al cambio,* y *la influencia sobre el procesamiento de la información, las intenciones y las conductas.* Entre los **indicadores subjetivos,** hay que destacar, sobre todo, *la confianza* (o certeza) *en la actitud* (véase el cuadro 8.4.).

CUADRO 8.4. Fuerza de las actitudes

Las actitudes fuertes son más *accesibles en la memoria,* a la vez que *persisten más en el tiempo* y son *capaces de resistir a intentos persuasivos en su contra* (es decir, son duraderas y resistentes al cambio). Asimismo, las actitudes fuertes muestran una mayor capacidad de influencia sobre el procesamiento de la información o sobre las intenciones y las conductas relacionadas con el objeto de actitud; es decir, **cuanto más fuertes sean las actitudes, mayor consistencia actitud-intención-conducta** (Petty y Cacioppo, 1986). Por último, las actitudes fuertes son mantenidas con un *mayor grado de certeza subjetiva* (confianza o convicción). Esta certeza se refiere a la percepción que una persona tiene sobre *la validez subjetiva de sus propias actitudes* hacia un objeto determinado (Gross, Holtz y Miller, 1995). En otras palabras, **una actitud es fuerte en la medida en que la persona percibe que esa actitud es subjetivamente válida, está seguro de ella o confía en su validez.** A este respecto, la investigación ha mostrado que las personas manifiestan una mayor certeza (o confianza) en sus actitudes cuando estas se han originado en la *experiencia directa* con el objeto de actitud o cuando se han formado a partir de haber pensado mucho sobre ese objeto (*elaboración*). Además, la certeza en la actitud puede ser un determinante de la fuerza objetiva; es decir, un determinante de mayor persistencia en el tiempo, mayor resistencia al cambio ante información contraria y mayor predicción sobre las intenciones y las conductas (véase Rucker, Tormala, Petty y Briñol, 2014).

8.4.1. Actitudes que guían las conductas

Una cuestión que ha estado presente en el estudio de las actitudes desde sus inicios se refiere a si estas influyen *significativamente* sobre las acciones de las personas y, en ese caso, cuándo y cómo lo hacen. A partir de algunos estudios, autores como Richard LaPiere y Allan Wicker concluyeron que las actitudes de las que las personas informan verbalmente o por escrito en un cuestionario no están relacionadas (o están débilmente relacionadas) con las conductas que esas mismas personas muestran respecto a un objeto de actitud. Sin embargo, algunos años más tarde, investigadores como Martin Fishbein e Icek Ajzen explicaron esta inconsistencia entre las actitudes y las acciones en función de las medidas utilizadas: la correspondencia en el grado de *generalidad-especificidad* de las medidas de las actitudes y las medidas de las conductas podría explicar la presencia o ausencia de relaciones significativas. Por ejemplo, si se miden las *actitudes hacia el control de la natalidad* –en términos generales– y se mide la conducta mediante la observación y el registro del *uso de píldoras anticonceptivas en un periodo de dos años* –una conducta muy específica–, se encuentra una correlación muy pequeña y no significativa. En cambio, si la medida de las actitudes se centra también *específicamente* en el uso de píldoras anticonceptivas durante el mismo periodo de tiempo, la correlación es mucho mayor y significativa entre las medidas de las actitudes y las medidas de las conductas observables hacia ese objeto de actitud.

Más allá de cuestiones metodológicas o procedimentales, en las últimas décadas se ha tratado de explicar cuándo y cómo las actitudes guiarán las acciones de las personas. Entre los modelos teóricos que han abordado esta pregunta, hay que destacar el MODE (*Motivation and Opportunity as Determinants of the attitude-behavior relation,* véase Fazio y Olson, 2014). El modelo de Russell Fazio propone que una actitud es una asociación entre un objeto y una evaluación (positiva-negativa) que está almacenada en la memoria. Cuanto más fuerte es esta asociación, más fácil y rápidamente se activará la actitud ante la mera presencia del objeto al que se refiere. Una vez activada, el MODE distingue dos procesos a través de los cuales esa actitud puede guiar la conducta: a) un proceso *automático* (o espontáneo), y b) un proceso *deliberado* (o meditado). Hasta aquí todo va en línea con lo expuesto en el capítulo 4. Además, el MODE plantea que hay dos factores que influyen en que el proceso sea uno u otro: a) la *motivación* de la persona para deliberar, y b) la *oportunidad* de hacerlo.

El MODE postula que hay numerosas variables tanto motivacionales (el deseo de estar en lo cierto, la necesidad de pertenencia, o la necesidad de autoestima) como de oportunidad (presiones de tiempo, recursos cognitivos disponibles, fatiga, o distracciones) que determinarán el proceso mediante el cual una actitud guiará una conducta. Así, **la actitud activada ante la presencia de un objeto guía el procesamiento de la información e influye sobre las conductas de la persona mediante un *proceso automático* cuando la motivación y la oportunidad son *bajas*** (en este caso, la actitud predice *espontáneamente* la conducta). Por ejemplo, una vez activado un prejuicio étnico hacia un individuo de un grupo social estigmatizado (un gitano, por ejemplo), si la persona en quien se ha activado ese prejuicio no tiene una motivación para controlarlo ni se dan las condiciones situacionales para hacerlo (tiene pocos recursos cognitivos disponibles), dicho prejuicio conducirá automáticamente a una conducta discriminatoria. En cambio, si la motivación y la oportunidad son *altas,* es decir, **si una persona está motivada y tiene la oportunidad para pensar deliberadamente sobre su actitud y su comportamiento** en una situación determinada, **entonces la actitud puede influir sobre el comportamiento mediante un proceso controlado** (o meditado). En este último caso, el MODE plantea que la actitud almacenada en la memoria podría corresponderse o no con el comportamiento subsiguiente, dado que, al tratarse de un proceso deliberado, otros factores, como, por ejemplo, la deseabilidad social o los sesgos de autopresentación, podrían influir sobre dicho comportamiento (véase Olson y Fazio, 2009). En el ejemplo anterior, una vez activado el prejuicio hacia el miembro de la etnia gitana, la persona en quien se ha activado ese prejuicio podría estar motivada para controlarlo y no discriminar a esa persona por el hecho de ser gitano, y, si además la situación permite realizar meditadamente este análisis introspectivo, entonces esa persona podría manifestar un comportamiento diferente (equidad o incluso discriminación positiva) que no reflejara su prejuicio. Por supuesto, este proceso podría deberse a un deseo genuino de tener un comportamiento igualitario, o en lugar de eso, podría deberse a un mero deseo de evitar mostrar un comportamiento socialmente indeseable (lo que podría dar lugar a la manifestación de un prejuicio sutil del que nos ocuparemos en el capítulo 11).

Al margen de los aspectos relacionados con la motivación y la oportunidad, tanto el MODE como otros modelos sobre el cambio de actitudes que se describirán en el siguiente capítulo plantean que **la fuerza de la actitud** (accesibilidad) **hace que la actitud se active ante el objeto y guíe el comportamiento de un modo acorde con ella.** No obstante, la validez y la fiabilidad de las medidas de las actitudes y de las conductas contribuyen, indudablemente, a una medición más rigurosa y certera de la relación actitud-conducta. A continuación, presentamos una descripción detallada de los instrumentos principales utilizados en la investigación para medir las actitudes.

Para recordar

- La extremidad de la actitud se refiere al grado en que se refleja en valores moderados o extremos de la escala de medida. La ambivalencia se refiere al grado en que una actitud está compuesta por una combinación de evaluaciones a favor y en contra de un objeto de actitud.
- La fuerza de las actitudes se refiere a su durabilidad y su impacto. Las actitudes son fuertes en la medida en que perduran en el tiempo y tienen efectos importantes sobre el procesamiento de la información, las intenciones y las conductas de las personas.
- Una actitud es (subjetivamente) fuerte en la medida en que la persona percibe que esa actitud es subjetivamente válida, está seguro de ella o confía en su validez.
- Según el MODE, la actitud activada ante la presencia de un objeto guía el procesamiento de la información e influye sobre las conductas de la persona mediante un proceso automático cuando la motivación y la oportunidad son bajas.
- Si una persona está motivada y tiene la oportunidad para pensar deliberadamente sobre su actitud y su comportamiento en una situación determinada, entonces la actitud puede influir sobre el comportamiento mediante un proceso controlado (o meditado).
- La fuerza de la actitud (accesibilidad) es la característica principal que hace que la actitud se active ante el objeto y guíe el comportamiento de un modo acorde con ella.

8.5. Medición de las actitudes

Louis Thurstone, Rensis Likert, Charles Osgood, George Suci y Percy Tannenbaum –entre otros– pueden ser considerados los padres de la medición de las actitudes. Los instrumentos que desarrollaron –hace ya más de seis y hasta casi nueve décadas– han llegado a nuestros días, y algunos de ellos aún siguen estando entre los más utilizados en el estudio de las actitudes. No obstante, en los últimos veinte años, la investigación sobre instrumentos de medida de las actitudes ha sido una de las más prolíficas y fructíferas dentro de la psicología social, hasta tal punto que la investigación llevada a cabo, en particular sobre la medición indirecta de actitudes, se ha exportado a otros ámbitos de estudio, dentro y fuera de la psicología (véase Horcajo et al., 2014).

Entre los numerosos instrumentos para medir actitudes, se puede hacer una distinción importante referida al uso de un **procedimiento de medición directa o indirecta** para obtener las medidas (véase Petty y Cacioppo, 1981). **En los procedimientos de medición *directa*, se pregunta expresamente a las personas acerca de sus actitudes hacia un objeto. En los procedimientos de medición *indirecta*, las actitudes se infieren a partir de respuestas aparentemente no relacionadas con dicho objeto,** sin preguntar por ellas y, por tanto, supuestamente, sin que las personas puedan deducir que se están midiendo sus actitudes.

8.5.1. Medición directa de las actitudes

Instrumentos con formato de adjetivos: el diferencial semántico. Con este instrumento se miden las actitudes de las personas mediante pares de adjetivos opuestos entre sí (Osgood et al., 1957). Es un sencillo instrumento de medida en el que se pide a las personas que clasifiquen un objeto de actitud en un punto del espacio semántico que conforman los pares opuestos de adjetivos. Por ejemplo, el diferencial semántico descrito en la tabla 8.1. se podría utilizar para medir las actitudes hacia un nuevo producto en una muestra de consumidores. El investigador puede crear el diferencial semántico variando los adjetivos en función del objeto de actitud. Las actitudes se estiman mediante la suma de puntuaciones en cada par de adjetivos. **La principal característica del diferencial semántico es que permite de forma sencilla su adaptación para medir las actitudes hacia objetos diferentes.**

TABLA 8.1. Ejemplo de diferencial semántico

Desaconsejable	–3	–2	–1	0	1	2	3	Recomendable
Rechazable	–3	–2	–1	0	1	2	3	Atractivo
Anticuado	–3	–2	–1	0	1	2	3	Innovador
Indeseable	–3	–2	–1	0	1	2	3	Deseable
Inútil	–3	–2	–1	0	1	2	3	Provechoso

Escalas de acuerdo: la escala de Likert. Estas escalas **plantean afirmaciones con las que una persona tiene que mostrar su grado de acuerdo-desacuerdo.** La suma de una serie de respuestas a las afirmaciones diseñadas para medir la actitud hacia un determinado objeto permite situar a cada persona en el continuo medido (Likert, 1932). La construcción de esta escala también es relativamente simple (véase la tabla 8.2.).

Tanto el *diferencial semántico* como la *escala de Likert* han sido (y siguen siendo) muy utilizados en la investigación sobre actitudes. Sus principales ventajas son la sencillez y el pequeño coste que supone la construcción de este tipo de medidas (véase también el cuadro 8.5.). No obstante, estos procedimientos de medición descansan sobre dos supuestos fundamentales. Por un lado, **se asume que una persona es consciente de la actitud que tiene hacia un determinado objeto y, al mismo tiempo, es capaz de informar de ella con precisión.** Por otro lado, **se asume que las personas están dispuestas a manifestar sus actitudes con sinceridad.** Con frecuencia, estos dos supuestos se cumplen; pero, en algunas ocasiones, las personas pueden tener dificultades para la introspección y el autoconocimiento de sus actitudes y, por tanto, cabe la posibilidad de que no sean capaces de informar de ellas de manera precisa. Además, en otras ocasiones, las personas pueden tener un especial interés en informar de un modo impreciso o *sesgado* sobre sus actitudes, por ejemplo, en función de la deseabilidad social. En este caso, una persona puede ser plenamente consciente de que tiene un prejuicio hacia un grupo determinado, pero puede ocultarlo porque sabe que manifestarlo abiertamente podría perjudicar su imagen, le puede acarrear críticas, o incluso recibir el rechazo social explícito de sus inmediatos interlocutores (véase el epígrafe 11.3.). Debido a los potenciales inconvenientes de este tipo de instrumentos, se han desarrollado instrumentos de medición indirecta que tratan de superar las mencionadas limitaciones de la autoconciencia o los sesgos del control de impresiones.

TABLA 8.2. Ejemplos de ítems de una escala de Likert para medir actitudes hacia la psicología

Exprese su grado de acuerdo o desacuerdo con cada una de las afirmaciones propuestas, señalando una de las opciones numéricas de respuesta que se muestran en la escala de acuerdo.

Ítem 1: «La psicología contribuye a mejorar el bienestar de las personas».

Ítem 2: «La psicología es una ciencia beneficiosa porque está basada en la evidencia científica».

Ítem 3: «La psicología ayuda a cambiar los comportamientos que generan malestar a las personas».

(...)

Escala de acuerdo y puntuación:

+2 Muy de acuerdo

+1 Moderadamente de acuerdo

0 Ni de acuerdo ni en desacuerdo

−1 Moderadamente en desacuerdo

−2 Muy en desacuerdo

CUADRO 8.5. Un nuevo instrumento para la medición de actitudes basado en el uso del lenguaje: «*The Evaluative Lexicon*»

«El lenguaje –en particular, los adjetivos– que las personas usan puede ser utilizado para comprender los aspectos diferentes de sus actitudes». Esta es la principal tesis de Matthew Rocklage y Russell Fazio (2015), quienes han propuesto un novedoso instrumento para la medición de las actitudes: el denominado «***Evaluative Lexicon***» (**EL**). Por supuesto, el diferencial semántico ya descrito y otros muchos instrumentos desarrollados para medir actitudes parten de una tesis similar. ¿Qué tiene de novedosa la propuesta de Rocklage y Fazio? Estos autores han creado una lista de 94 adjetivos que permiten a las personas evaluar cualquier objeto de actitud a partir de la elección de aquellos adjetivos que consideren que mejor representan su actitud hacia un objeto determinado. Estos adjetivos fueron seleccionados de acuerdo con varios criterios: a) son evaluativos en su naturaleza (denotan una valencia positiva o negativa); b) representan un amplio rango de valencia, extremidad y emocionalidad; c) son aplicables a múltiples objetos de actitud (personas, cosas, eventos, etc.). En su *primer estudio,* los autores presentaron todos esos adjetivos y cada uno de ellos fue valorado por los participantes en cuanto a su **valencia** (positiva o negativa), su **extremidad** (el grado en que eran moderada/extremadamente positivos o negativos) y su **emocionalidad** (el grado en que cada adjetivo era considerado como emocional). A partir de estas valoraciones, se calcularon las medias «normativas» para cada uno de los 94 adjetivos presentados. De esta manera, los adjetivos fueron «ordenados» en esas tres dimensiones (valencia, extremidad y emocionalidad). Por ejemplo, hay adjetivos («magnífico», «excelente») que tienen una valencia positiva y extrema, otros adjetivos («odioso», «repulsivo») tienen una valencia negativa y extrema, mientras que otros son moderados con valencia positiva («agradable», «aceptable») o con valencia negativa («inapropiado», «problemático»). Igualmente, estos adjetivos pueden tener mucha carga emocional («alegre», «apasionante») o no asociarse a emociones («neutral», «medio»). Lo más relevante es que todos ellos tienen un valor asociado (promedio) que permite situar cada uno de estos adjetivos en valencia, extremidad y emocionalidad. Cuando una persona elige algunos adjetivos de la lista como los más representativos de un objeto de actitud, se puede estimar en qué grado ese objeto es positivo-negativo (extremada-moderadamente) y en qué grado es emocional (o no) para esa persona. Este instrumento ha mostrado su validez en los estudios realizados: eligiendo entre dos y cinco adjetivos, los participantes reflejan adecuadamente la valencia y la emocionalidad esperadas en función de la condición experimental inducida en la investigación (estos resultados también se encuentran cuando los participantes eligen un único adjetivo: el que mejor refleja su actitud). Probablemente, esta sea la aportación principal del **EL**: **estimar tanto la valencia y la extremidad de una actitud, como la base (afectiva o cognitiva) de esa actitud, a partir de la elección de unos pocos adjetivos.**

Otro resultado con implicaciones importantes para el estudio de las actitudes ha sido que, cuando las personas tienen actitudes ambivalentes (por ejemplo, hacia un producto), la valencia (positiva o negativa) basada más en la emocionalidad (afecto) tiene un mayor impacto sobre la actitud global, en comparación con la valencia basada más en la cognición. Las actitudes no-ambivalentes resultan también más extremas cuando se basan más en la emoción. Estos últimos resultados apuntan en la dirección de que, en algunas circunstancias, la emocionalidad puede ejercer una mayor influencia sobre las actitudes (véase también Rocklage y Fazio, 2016).

En conclusión, la investigación de Rocklage y Fazio muestra que las actitudes hacia un objeto pueden medirse, simplemente, pidiendo a las personas que seleccionen unos pocos adjetivos de una lista predefinida y, después, usar los índices/valores normativos asociados a estos adjetivos para estimar las actitudes y sus bases (afectivas o cognitivas). La sencillez de este procedimiento contrasta con la calidad y la cantidad de información valiosa que nos ofrece. A partir de una sencilla pregunta (*¿cuáles de los siguientes adjetivos describen mejor tu actitud hacia este objeto?*) y los adjetivos seleccionados por una persona, se puede estimar la valencia de su actitud (positiva o negativa), en qué medida es extrema (o moderada) y si está más (o menos) basada en el afecto (emocionalidad) o en la cognición. Todo esto nos lleva a augurar que el **EL** está llamado a promover una gran cantidad de investigación en el futuro.

8.5.2. Medición indirecta de las actitudes

Un antecedente clásico de los procedimientos de medición indirecta lo encontramos en Stanley Milgram y su «carta perdida». En las últimas dos décadas se han desarrollado algunos instrumentos que han dado lugar a una enorme cantidad de investigación (véase Gawronski y Paine, 2010, para una revisión), como el Test de Asociación Implícita (*Implicit Association Test,* IAT; Greenwald, McGhee y Schwartz, 1998) y la tarea de evaluación automática basada en el *priming* evaluativo (Fazio et al., 1995). Estos instrumentos son capaces de registrar el procesamiento evaluativo automático. Además de tener la ventaja potencial de reducir los sesgos de deseabilidad social (muy presentes en aquellas actitudes socialmente sensibles, como, por ejemplo, las actitudes racistas, sexistas o xenófobas), este tipo de medidas también proporcionan una información del procesamiento evaluativo a la que, a veces, no se puede acceder fácilmente mediante la introspección.

Procedimientos basados en latencia de respuesta

Test de Asociación Implícita (IAT). En el IAT, las actitudes se infieren a partir de las latencias de respuesta de las personas en **tareas de clasificación semántica de estímulos** (véase Lane et al., 2007, para una revisión). A cada participante se le pide que clasifique estímulos (normalmente, palabras) que aparecen en el centro de la pantalla de un ordenador (véase tabla 8.3.). Por ejemplo, cada una de las palabras ha de clasificarse en una de las categorías que se presentan a ambos lados de la pantalla (normalmente, 2 o 4 categorías en total) teniendo en cuenta su relación semántica con dichas categorías. Para realizar esta clasificación, cada individuo tiene que pulsar una tecla lo más rápidamente posible: con la mano izquierda cuando la palabra presentada se relaciona con una categoría presentada en la izquierda de la pantalla, o pulsando otra tecla con la mano derecha cuando esa palabra se relaciona con una categoría presentada a la derecha de la pantalla. Por ejemplo, si la palabra «femenino» que aparece en el centro de la pantalla y se relaciona con la categoría «mujer», habría de clasificarse en la categoría «mujer» (a la izquierda) y no en la categoría «hombre» (a la derecha), puesto que cada categoría es presentada a cada lado de la pantalla. Igualmente, cuando se presentan cuatro categorías a la vez –dos a cada lado–, la palabra que aparece en el centro de la pantalla ha de clasificarse a la izquierda si pertenece a (o se relaciona con) *una de las dos* categorías presentadas en ese lado, o a la derecha si pertenece a (o se relaciona con) *una de las otras dos* categorías presentadas al otro lado. Por tanto, **se trata de una tarea de categorización semántica en la que las personas tienen que clasificar *lo más rápidamente que puedan* las palabras que van apareciendo.** En el IAT, también pueden emplearse fotografías como estímulos (en el ejemplo señalado, serían fotografías de mujeres u hombres).

Para medir las actitudes hacia un determinado objeto de actitud, en su uso más frecuente el IAT incluye dicho objeto («mujer») y una categoría de contraste («hombre»). Además, incluye dos categorías que representan atributos con una valencia positiva o negativa (por ejemplo, «agradable» vs. «desagradable»). El procedimiento general incluye siete bloques de estímulos (palabras o fotografías) que cada persona debe ir clasificando en su correspondiente categoría. El supuesto que subyace a este instrumento es que, **cuanto más asociadas estén dos categorías** («mujer» y «agradable») para la persona que clasifica los estímulos, **más fácil le resultará esa clasificación y más rápidamente realizará esta tarea cuando esas dos categorías se presenten *en un mismo lado*,** en comparación con la presentación en lados diferentes. Puesto que cada latencia de respuesta queda registrada (en milisegundos), se puede calcular un valor que represente la medida *relativa* en la cual cada persona tiene una categoría u objeto de actitud («mujer») más asociado a la categoría «agradable» que a la categoría «desagradable», o viceversa, en función de las respectivas asociaciones de la otra categoría («hombre») con esos mismos atributos evaluativos. Y, por tanto, se infieren sus *actitudes* hacia dicho objeto («mujer») a partir de la diferencia en esas latencias de respuesta en las tareas de clasificación semántica.

TABLA 8.3. Bloques de estímulos en el IAT (actitudes hacia el género «mujer» vs. «hombre»)

Bloques	Categoría/s a la izquierda	Categoría/s a la derecha
1	Mujer	Hombre
2	Agradable	Desagradable
3*	Mujer o Agradable	Hombre o Desagradable
4	Mujer o Agradable	Hombre o Desagradable
5	Hombre	Mujer
6*	Hombre o Agradable	Mujer o Desagradable
7	Hombre o Agradable	Mujer o Desagradable

*Los bloques 3 y 6 fueron considerados de práctica en la versión inicial del IAT. Posteriormente, se propuso un algoritmo en el que se tienen en cuenta las latencias de respuesta de los bloques 3, 4, 6 y 7 para calcular las medidas de IAT (véase Greenwald, Nosek y Banaji, 2003).

Una de las ventajas más importantes de las medidas de IAT es su carácter más automático y, por tanto, menos sujeto a factores de deseabilidad social y *falseamiento.* La investigación ha mostrado que, aunque las personas también pueden falsear sus respuestas en una tarea de IAT, esto puede ser detectado y parcialmente corregido. Y, en todo caso, en este tipo de medidas resulta más difícil ocultar o «maquillar» las respuestas que en las escalas de autoinforme, como las que hemos visto con anterioridad. Por último, se han propuesto varias modalidades de IAT, como la versión reducida (*Brief Implicit Association Test,* BIAT; Sriram y Greenwald, 2009) o la versión de una única *categoría-objetivo* («mujer») en lugar de dos («mujer» vs. «hombre»; *Single Category IAT,* SC-IAT; Karpinski y Steinman, 2006).

No obstante, las medidas de IAT han recibido algunas críticas importantes, sobre todo en cuanto a la validez de lo que realmente están midiendo; aunque, en general, la investigación ha corroborado unas buenas propiedades psicométricas tanto en términos de fiabilidad como de validez (Greenwald et al., 2009). Además, las medidas de IAT han mostrado ser capaces de registrar los cambios en las actitudes como consecuencia de diversas intervenciones, y de detectar variaciones consistentes con los principios del *equilibrio cognitivo* (Horcajo, Briñol y Petty, 2010).

Tarea de evaluación automática. Esta tarea se basa en un procedimiento de *priming* evaluativo que da lugar a una medición indirecta de las actitudes a partir de las latencias de respuesta de los individuos en tareas de decisión léxica (véase Fazio et al., 1995). No es la primera vez que hablamos de *priming;* lo hemos hecho ya en el capítulo 4 al tratar el procesamiento controlado frente al procesamiento automático (véase el cuadro 4.1.). En el caso de las actitudes, el procedimiento más utilizado para su medición consta de los siguientes pasos. En primer lugar, se presenta a cada persona un estímulo (*prime*) sobre el que se van a inferir las actitudes; por ejemplo, la fotografía de una mujer. A continuación, se presenta otro estímulo (*target*) sobre el que la persona ha de tomar una decisión. En este caso, se puede presentar, por ejemplo, la palabra «felicidad» para que la persona califique esa palabra como positiva o negativa. La decisión que cada individuo ha de tomar es *si esa palabra es positiva o negativa,* respondiendo lo más rápidamente que pueda sobre el teclado del ordenador. Puesto que la palabra «felicidad» tiene generalmente una valencia positiva, lo esperado es que las personas califiquen correctamente este término. A continuación, se repite esta tarea cuantas veces haya planificado el investigador, variando los *primes* (las fotografías de mujeres) y las palabras (con valencia positiva o negativa) sobre las que una persona ha de tomar decisiones. En el transcurso de la presentación se pueden intercalar como *primes* estímulos neutros (fotografías que no guardan relación con el género femenino o masculino) o fotografías de hombres (si se quieren medir al mismo tiempo las actitudes hacia ambos géneros). **El supuesto general** que subyace a esta tarea **es que el *prime* activa automáticamente una valencia** (positiva o negativa) **que es más o menos congruente con las palabras** (positivas o negativas) que se presentan a continuación, **en función de las actitudes que tenga cada persona.** Cuanta más congruencia haya entre el *prime* y las palabras posteriores, más rápidamente va a responder la persona calificando esas palabras como positivas o negativas. En otros términos, **el *prime* activa una valencia** (positiva-negativa) **que facilita (o no) la tarea posterior.** Así, por ejemplo, si una persona tiene una actitud muy negativa hacia las mujeres, después de exponerse a la fotografía de una mujer, va a responder más rápidamente a las palabras posteriores de valencia negativa (en comparación con las palabras de valencia positiva). En cambio, si tiene una actitud muy positiva hacia las mujeres, será más rápido calificando las palabras de valencia positiva (en comparación con las palabras de valencia negativa) cuando sean precedidas por una fotografía de una mujer.

Midiendo las actitudes mediante *priming* evaluativo

En un estudio clásico, Russell Fazio et al. (1995, Estudio 1) analizaron los prejuicios raciales mediante la utilización de una tarea de evaluación automática basada en priming *evaluativo. En la parte crítica de su estudio presentaron durante 315 ms una a una las dieciséis fotografías* (primes) *de personas de aspecto caucásico (de «raza» blanca) o las dieciséis fotografías de personas de aspecto afroamericano (de «raza» negra), presentando en ambos casos fotografías de hombres y mujeres para controlar el efecto del género. Pasados 450 ms tras la presentación de cada fotografía, se mostraba a los participantes un adjetivo (con una valencia claramente positiva o negativa) que tenían que calificar como positivo o negativo. Los participantes tenían que responder lo más rápidamente que pudieran, y se registraron las latencias de respuesta con las que indicaron las valencias (positiva o negativa) de esos adjetivos. En comparación con una tarea anterior en la que se estimó la línea base de las latencias de respuesta de cada participante ante los mismos adjetivos (positivos o negativos) sin la presentación previa de fotografías, se encontró que* ***para los participantes de «raza» blanca, las fotografías de personas de aspecto caucásico facilitaron la respuesta a los adjetivos positivos y las fotografías de personas de aspecto afroamericano facilitaron la respuesta a los adjetivos negativos.*** *Es decir, estos participantes calificaron más rápido los adjetivos positivos (por ejemplo, «maravilloso») como positivos después de las fotografías de personas de aspecto caucásico; mientras que eran más rápidos calificando los adjetivos negativos (por ejemplo, «irritante») como negativos después de las fotografías de personas de aspecto afroamericano. La interpretación de estos resultados resultó muy sencilla: el concepto de positividad estaba más asociado a los individuos caucásicos y era automáticamente activado ante estas fotografías; mientras que el concepto de negatividad estaba más asociado a los individuos afroamericanos y era automáticamente activado ante esas otras fotografías. A su vez, se encontró que, entre los participantes de «raza» negra, ocurrió lo contrario: las fotografías de personas de aspecto afroamericano facilitaron la respuesta a los adjetivos positivos y las fotografías de personas de aspecto caucásico facilitaron la respuesta a los adjetivos negativos. De este modo, estas medidas de evaluación automática mostraron una esperada validez discriminante como predictores de dos patrones diferentes de respuestas en función del grupo étnico al que pertenecían los participantes. Además, entre otros efectos analizados en este estudio, se encontró que estas medidas indirectas de las actitudes predijeron el «tono» de la interacción (la amabilidad y el interés) entre los participantes de «raza» blanca y un experimentador afroamericano que* *les dio la explicación al final del estudio* (debriefing). *Aquellos participantes caucásicos que mostraron mayor prejuicio hacia los afroamericanos en la tarea de evaluación automática se comportaron con menor amabilidad e interés en la interacción con el experimentador de «raza» negra. Por ello, Fazio et al. (1995) concluyeron que* ***la evaluación automática basada en* priming *aporta una medición indirecta*** (unobtrusive) ***de las actitudes raciales*** *(prejuicios)* ***activadas automáticamente*** *(véase el cuadro 8.6.).*

CUADRO 8.6. Otros procedimientos indirectos de medida de las actitudes

Algunos **indicadores lingüísticos** pueden servir también como medidas *indirectas* de las evaluaciones hacia los objetos de actitud (véase Von Hippel, Sekaquaptewa y Vargas, 2009, para una revisión). Por ejemplo, si las personas se sienten parte de un grupo significativo para ellas, o se sienten comprometidas con una relación de pareja, tienden a usar más el término *nosotros*. Por el contrario, usarán más los términos «yo», «tú», «él/ella», «vosotros» o «ellos» en el caso contrario. Otro ejemplo sobre cómo el lenguaje puede informar indirectamente de las actitudes lo encontramos en las investigaciones sobre el *sesgo de explicación estereotípica*. Este sesgo muestra que es más probable que las personas busquen explicaciones para los comportamientos de otros individuos *cuando no se confirman sus actitudes previas hacia ellos*. Si una persona tiene actitudes negativas (un prejuicio) hacia un grupo social como el de los gitanos, una frase del tipo «José, el gitano, rechazó participar en un negocio ilegal» tiende a provocar una búsqueda de explicación (proceso de atribución causal) para intentar resolver la incongruencia con el prejuicio. En este caso, una persona prejuiciosa tendería a pensar, por ejemplo: «José, el gitano, no participó porque sabía que la policía iba a intervenir». Sin embargo, la frase «José, el gitano, participó en un negocio ilegal» no da lugar a una búsqueda de ninguna explicación. Por tanto, este sesgo permite al perceptor conciliar la información discrepante con sus actitudes previas, siendo esta búsqueda de explicación un indicador *indirecto* del prejuicio.

Procedimientos neurofisiológicos. Como hemos visto en el capítulo 3, mente y cerebro han de considerarse una *unidad* que, dada su enorme complejidad, se estudia en niveles de análisis diferentes, tratando de avanzar en su compresión y en la explicación de los diversos fenómenos cognitivos, emocionales y/o neurofisiológicos que conlleva. En el ámbito de estudio que aquí nos ocupa, hay una tradición importante en el uso de registros neurofisiológicos para medir las actitudes (véase Cunningham, Packer, Kesek y van Bavel, 2009, para una revisión). Se han empleado medidas basadas en la actividad del sistema nervioso simpático y parasimpático, como las medidas de *la conductividad de la piel* o las medidas de *la presión de los vasos sanguíneos*. Además, el uso de medidas de *electromiografía facial* ha mostrado que también puede ser un procedimiento indirecto válido para medir las actitudes de una persona. Asimismo, se han utilizado indicadores vinculados a la actividad del sistema nervioso central, como registros mediante *electroencefalografía* o *magnetoencefalografía*. En la actualidad, las imágenes por *resonancia magnética nuclear funcional* nos permiten examinar de manera relativamente precisa cuáles son las regiones cerebrales específicas relacionadas con las actitudes. Se ha encontrado que, por ejemplo, la actividad de la *amígdala* se relaciona con la intensidad de la evaluación, mientras que la valencia (positiva o negativa) se relaciona con la activación frontal derecha y el cuerpo estriado ventral. En conclusión, todos estos indicadores neurofisiológicos parecen mostrar que las actitudes no son meramente un constructo psicológico hipotético, sino que existen procesos evaluativos (afectivos y/o cognitivos) que muestran un correlato neurofisiológico.

8.5.3. Medidas de la ambivalencia y la fuerza de las actitudes

Como ocurre con otros parámetros y aspectos de las actitudes ya mencionados en este capítulo, se puede distinguir entre ambivalencia objetiva y subjetiva. **La ambivalencia objetiva se refiere a la concurrencia de reacciones positivas y negativas ante un objeto de actitud.** Para medirla se utilizan ítems en los que las personas indican en qué medida tuvieron pensamientos o sentimientos *negativos* sobre el objeto de actitud, *ignorando sus reacciones positivas;* y, a su vez, se utilizan también otros ítems que registran en qué medida esas mismas personas tuvieron pensamientos o sentimientos *positivos* sobre dicho objeto de actitud, *ignorando sus reacciones negativas.* Es decir, **para estimar la ambivalencia objetiva se mide separadamente la positividad y la negatividad hacia el mismo objeto de actitud** (véase Priester y Petty, 1996). Se pueden utilizar ítems de medida de 7 puntos, desde 0 («ningún pensamiento o sentimiento negativo») hasta 6 («máximos pensamientos o sentimientos negativos») para registrar la *negatividad* de las reacciones; a la vez que se incluyen también ítems de medida desde 0 («ningún pensamiento o sentimiento positivo») hasta 6 («máximos pensamientos o sentimientos positivos») para registrar de manera separada la *positividad* de las reacciones. Después, las medidas separadas a las reacciones negativas y positivas se combinan en un índice de ambivalencia como el propuesto por Thompson, Zanna y Griffin (1995), dando lugar a puntuaciones que van desde –3 a 6, donde valores más altos representan un mayor grado de ambivalencia objetiva. Este índice se calcula así: «Cuando expresado en términos de D (reacciones Dominantes: cualesquiera que sean más grandes si las positivas o las negativas) y C (reacciones en Conflicto: cualesquiera que sean más pequeñas si las positivas o las negativas), la fórmula para computar la ambivalencia objetiva es $[(C + D)/2] - (D - C)$».

La ambivalencia subjetiva se refiere a percepciones y sensaciones (subjetivas) de la persona con respecto a sus reacciones hacia el objeto de actitud. Se mide generalmente mediante tres ítems que registran el *conflicto percibido* (Priester y Petty, 1996): las personas indican en qué medida sintieron reacciones conflictivas (*conflicted*), reacciones mixtas (*mixed*) y sintieron indecisión (*indecision*) ante el objeto de actitud. Estos tres ítems se relacionan con la estructura de las actitudes comúnmente aceptada. Por ello, el término «conflictivas» se referiría a la base afectiva de la actitud, el término «mixtas» aludiría a la base cognitiva, y el término «indecisión» sería un indicador de la base conductual (Priester y Petty, 1996, p. 437). Sobre una escala de 7 puntos, las personas pueden responder desde 0 («no sentí ningún conflicto en absoluto»; «sentí reacciones completamente de un único sentido evaluativo [positivo o negativo]»; y «no sentí ninguna indecisión») a 6 («sentí máximo conflicto hacia ese objeto de actitud»; «sentí reacciones completamente mixtas [positivas y negativas al mismo tiempo]»; y «sentí máxima indecisión»). Las respuestas a estos ítems de ambivalencia subjetiva pueden combinarse mediante su promedio (por ejemplo, con valores de 0 a 6) en un único índice, siempre que demuestre una aceptable consistencia interna (mediante el valor de α de Cronbach, como ha de ser con cualquier otra medida actitudinal anteriormente señalada). De acuerdo con el ejemplo utilizado, mayores valores en este índice indicarían una mayor ambivalencia subjetiva.

En cuanto a las medidas de **la fuerza de las actitudes,** serían diferentes en función del indicador de fuerza que se quiera medir. En primer lugar, *la accesibilidad* puede ser medida mediante las latencias de respuesta. Por ejemplo, los tiempos de reacción en una tarea de evaluación automática pueden mostrar la accesibilidad (o fuerza) de una actitud –además de su valencia positiva o negativa–. Cuanto menores sean las latencias de respuesta, se asume que, en términos relativos, la actitud es más accesible y, por tanto, más fuerte. En segundo lugar, *la persistencia de la actitud* se analiza mediante varias mediciones a lo largo de un periodo de tiempo. Si una actitud permanece en el mismo valor de una escala de positividad-negatividad a lo largo del tiempo, se puede concluir que es más estable y persistente (véase Horcajo y De la Vega, 2014). En tercer lugar, *la resistencia de la actitud* se analiza también mediante varias mediciones a lo largo del tiempo, pero incluyendo un intento persuasivo en contra de la actitud mantenida o formada inicialmente para estimar en qué medida es capaz de resistir a ese ataque contra-actitudinal (véase Horcajo y Luttrell, 2016).

Asimismo, tal y como señalamos con anterioridad, las actitudes fuertes predicen las intenciones conductuales y la conducta de las personas. Para estimar esta *influencia sobre las intenciones y la conducta,* se miden las actitudes mediante alguno/s de los instrumentos descritos en este capítulo y, a la vez, se incluyen medidas de las intenciones conductuales y/o algunas observaciones sobre la conducta real. Las intenciones se pueden estimar mediante ítems como, por ejemplo, «hipotéticamente, ¿en qué medida tienes la intención de comprar ese producto?»; «¿en qué medida tienes la intención de votar a ese candidato político?»; o «¿en qué medida tienes la intención de firmar una petición al Gobierno a favor del cierre de las centrales nucleares en nuestro país?» (véase Fishbein y Ajzen, 1975). Además, la conducta podría observarse mediante el registro de aquellos comportamientos que sean relevantes para el objeto de actitud en cuestión. En algunos casos, estos comportamientos también han sido utilizados como indicadores indirectos de actitudes. Por ejemplo, en el ámbito de estudio de los prejuicios hacia los miembros de grupos sociales minoritarios o estigmatizados, comportamientos no verbales como el contacto ocular o el parpadeo han mostrado correlacionar con algunas medidas de prejuicio. Por ejemplo, un mayor contacto ocular indica una mayor atracción interpersonal, intimidad y respeto; mientras que un mayor parpadeo refleja una mayor tensión y negatividad (véase el epígrafe 3.4.). Estos comportamientos no verbales resultan más espontáneos o automáticos y, por tanto, menos controlables que las respuestas explícitas a un cuestionario que mida prejuicio racial. Por ello, se ha propuesto (y algunos estudios así lo han mostrado) que las conductas más espontáneas podrían correlacionar en mayor grado con medidas más automáticas de las actitudes prejuiciosas, como las obtenidas mediante IAT o tareas de evaluación automática basadas en *priming* evaluativo. En cambio, las conductas más deliberadas y controladas podrían estar más relacionadas con las medidas de ese mismo tipo, como las que se suelen obtener mediante las medidas de autoinforme.

Por último, los indicadores subjetivos de fuerza también son medidos en la investigación sobre actitudes. Por ejemplo, la confianza (o certeza) en la actitud puede estimarse preguntando: «¿cuál es el grado de certeza [seguridad/confianza] que tienes sobre tus actitudes hacia...?», o «¿en qué medida estás convencido de [tienes convicción sobre] tus actitudes hacia...?» (véase Horcajo y De la Vega, 2016). Asimismo, se puede preguntar a las personas por el grado en que creen que sus actitudes hacia un objeto son persistentes, resistirían al cambio ante una información persuasiva en contra, o predicen sus comportamientos. Todas estas medidas serían estimaciones subjetivas de la fuerza.

Para recordar

- Son muy diversos los instrumentos que se han propuesto para medir las actitudes. Una distinción importante se refiere al uso de un procedimiento de medición directa o de medición indirecta.
- El *diferencial semántico* es un instrumento de medición directa en el que se pide a las personas que clasifiquen un objeto de actitud en un punto del espacio semántico que conforman dos pares opuestos de adjetivos (positivo-negativo).
- Las denominadas *escalas tipo Likert* plantean afirmaciones con las que una persona tiene que mostrar su grado de acuerdo-desacuerdo.
- El «*Evaluative Lexicon*» (EL) utiliza una lista de 94 adjetivos que permite evaluar cualquier objeto de actitud a partir de la elección de aquellos adjetivos que la persona considere que mejor representan su actitud hacia un objeto determinado.
- En el *Test de Asociación Implícita (IAT),* las actitudes se infieren a partir de las latencias de respuesta en tareas de clasificación semántica de estímulos.
- La *tarea de evaluación automática* se basa en un procedimiento de *priming* evaluativo a partir de las latencias de respuesta de los individuos en tareas de decisión léxica.
- Para estimar la ambivalencia objetiva se mide separadamente la positividad y la negatividad hacia el mismo objeto de actitud. La ambivalencia subjetiva se refiere a percepciones y sensaciones (subjetivas) de la persona con respecto a sus reacciones hacia el objeto de actitud.
- Las medidas de fuerza estiman diversos indicadores objetivos (persistencia, resistencia, etc.) y subjetivos (certeza o confianza en la actitud).

8.6. ACTITUDES EXPLÍCITAS *VERSUS* ACTITUDES IMPLÍCITAS

En las últimas dos décadas, a partir de las investigaciones realizadas con diversos procedimientos de medición indirecta –especialmente con IAT–, algunos autores han planteado la distinción entre **medidas explícitas** y **medidas implícitas** de las actitudes. Asimismo, esta distinción ha sido utilizada con frecuencia para aludir no solo a dos tipos de medidas diferentes, sino también a dos tipos de constructos subyacentes: **actitudes explícitas** y **actitudes implícitas. Sin embargo,** es necesario subrayar que **no es conceptualmente correcto hacer una equiparación entre el tipo de medida utilizada (explícita vs. implícita) y el tipo de constructo medido (explícito vs. implícito).** Como han señalado varios de los expertos más cualificados en el ámbito de las actitudes, como Russell Fazio y Richard Petty –entre otros–, el término ***implícito*** debe aplicarse, separadamente, a la medida de la actitud, o a la actitud en sí misma. **Cuando se aplica sobre la medida,** el significado comúnmente aceptado del término «implícito» es que **la persona desconoce lo que la medida está estimando por el tipo de tarea que conlleva** en comparación con una medida explícita en la que las personas son completamente conocedoras de que un autoinforme de sus actitudes está siendo requerido. En este sentido, se da un solapamiento con la distinción entre medidas indirectas y medidas directas a la que hemos aludido anteriormente a la hora de exponer los instrumentos de medición de las actitudes más utilizados en la actualidad. Y por este motivo, algunos autores han propuesto –y está generalmente aceptado– que **los procedimientos de medición indirecta aportan** –o así debería ser– **medidas implícitas de las actitudes,** mientras que **los procedimientos de medición directa aportan medidas explícitas.** Es decir, puesto que las medidas indirectas no hacen evidente que están midiendo las actitudes de una persona –sino que tratan de efectuar esa medición de modo encubierto–, pueden ser consideradas medidas implícitas; en cambio, puesto que las medidas directas hacen evidente que están estimando las actitudes, pueden ser consideradas medidas explícitas (Petty, Fazio y Briñol, 2009).

Algunos autores fueron más allá al proponer que las medidas directas (o explícitas) estiman reacciones evaluativas *deliberadas* mientras que las medidas indirectas (o implícitas) estiman reacciones evaluativas *automáticas*. Sin embargo, es importante señalar que **la distinción entre directo *versus* indirecto no debe ser equiparada con la distinción entre deliberado *versus* automático.** Tanto los procedimientos de medición directa (o explícita) como los procedimientos de medición indirecta (o implícita) pueden diferir en el grado en que miden respuestas deliberadas *versus* automáticas. Por ejemplo, para medir las actitudes de un adolescente hacia el consumo de alcohol, se puede utilizar una medida directa (o explícita) como las mencionadas anteriormente (una escala de Likert) y darle el tiempo que necesite para pensar, reflexionar y mostrar una respuesta sobre sus opiniones hacia dicho consumo (en cuyo caso, sus respuestas serían previsiblemente *deliberadas*). Sin embargo, en lugar de esto, se le podría pedir que respondiera a esa escala de la forma más rápida posible, sin tiempo para la reflexión (en cuyo caso, sus respuestas serían previsiblemente *automáticas*). De modo similar, hay procedimientos de medición indirecta en los que se pide a las personas respuestas predominantemente *deliberadas*, como el Test de Apercepción Temática (TAT), aunque estas respuestas no son percibidas por la persona como una estimación explícita de sus actitudes, sino que son inferidas por los investigadores a partir de las respuestas a tareas aparentemente no relacionadas con esas actitudes. Por tanto, a pesar de que casi todos los instrumentos de medición directa (diferencial semántico o escala de Likert) se utilizan, generalmente, de un modo que estiman, predominantemente, respuestas deliberadas, y que casi todos los instrumentos de medición indirecta utilizados (IAT o *priming* evaluativo) registran respuestas rápidas y automáticas, equiparándose, así, el tipo de medidas con el tipo de respuestas estimadas (o constructos estimados), conceptualmente, esta equiparación es cuestionable y, en algunos casos, errónea. En última instancia, este solapamiento en la práctica investigadora entre el tipo de procedimiento de medición y el tipo de respuestas registradas podría explicar que, en los estudios efectuados hasta la fecha, se haya encontrado que las medidas explícitas (o directas) correlacionan, sobre todo, con las respuestas y las conductas deliberadas, mientras que las medidas implícitas (o indirectas) correlacionan, sobre todo, con las respuestas y las conductas automáticas.

Pero más allá de esta distinción entre los dos tipos de medidas de las actitudes, **¿se puede diferenciar entre dos constructos distintos: actitudes explícitas y actitudes implícitas?** Respecto a esta cuestión, el desarrollo de instrumentos como el IAT y los basados en *priming* evaluativo aceleró exponencialmente la investigación en este ámbito y, con ella, el debate conceptual y teórico. Un momento importante en este debate acaeció en la conferencia que tuvo lugar en el centro *La Cristalera* (Universidad Autónoma de Madrid), en junio de 2004. La confluencia en esta conferencia de los expertos más importantes de este campo dio lugar a precisiones conceptuales e instrumentales que sentaron las bases para la investigación posterior y, además, sirvió de semilla para un libro monográfico editado posteriormente (Petty, Fazio y Briñol, 2009). En el capítulo que sirve de introducción a esta monografía, Richard Petty, Russell Fazio y Pablo Briñol analizan los criterios para distinguir entre actitudes explícitas y actitudes implícitas, y concluyen que **una actitud es implícita si la persona desconoce que tiene esa actitud,** con independencia del tipo de instrumento que se utilice para medirla. En cambio, **una actitud es explícita si la persona sabe que tiene esa actitud.** Por tanto, en esta distinción se pone el acento en si **la persona es consciente o no de la actitud en sí misma** –y no en el instrumento de medida (véase el cuadro 8.7.). De hecho, para inferir que una medida implícita está realmente midiendo una actitud implícita (o *inconsciente*), sería necesario tener la seguridad de que la persona no tiene en absoluto conocimiento consciente de esa actitud. Pero **los procedimientos de medición indirecta (o implícita) actuales no garantizan que se estén midiendo actitudes inconscientes en todos los casos.**

CUADRO 8.7. Actitudes implícitas

En algunas ocasiones, se ha definido una actitud implícita por tener unos *orígenes desconocidos o inconscientes* para el individuo, aunque se conozca la actitud que se tiene (Wilson, Lindsey y Schooler, 2000). Pero, como han argumentado algunos expertos (véase Petty et al., 2009), puesto que **las personas casi nunca tienen el conocimiento completo de todas las posibles influencias que originaron sus actitudes,** el desconocimiento de su origen no representa un criterio válido para distinguir entre actitudes explícitas y actitudes implícitas. Como, por ejemplo, se puso de manifiesto en el conocido estudio de Norbert Schwarz y Gerald Clore, la actitud (o satisfacción) que uno tiene hacia su propia vida podría estar inconscientemente originada en una variable contextual como el buen clima. Y, sin embargo, no por ello se puede concluir que la satisfacción con su vida que mostraban los participantes de ese estudio fuera una actitud inconsciente. Al contrario, ellos eran totalmente conscientes de que tenían esas actitudes (satisfacción) hacia su propia vida. En síntesis, si una actitud es implícita y, por tanto, la persona no sabe que la tiene, evidentemente desconocerá su origen; pero **desconocer el origen de una actitud no la hace implícita.** Igualmente, en otras ocasiones se ha propuesto que una actitud es implícita si *la persona desconoce los efectos que dicha actitud tiene sobre otros juicios o comportamientos* (Greenwald y Banaji, 1995). Sin embargo, **numerosas actitudes que las personas tenemos de manera consciente** (o explícita) **pueden tener efectos que escapan a nuestro conocimiento consciente y no por ello se puede concluir que sean actitudes implícitas.** Puesto que las personas no somos conocedoras de todas las posibles consecuencias que tienen nuestras actitudes sobre otros juicios y comportamientos, tampoco este aspecto parece un criterio válido para distinguir entre actitudes explícitas e implícitas. Por ejemplo, el conocido como *efecto halo* que hemos visto en el capítulo anterior muestra que la información sobre un atributo de una persona (su atractivo físico) puede influir sobre el juicio que se hace de otros atributos no relacionados (su inteligencia), sin que la persona sea consciente de que su actitud hacia el atractivo está sesgando su opinión sobre la inteligencia. En este ejemplo, la persona es totalmente consciente de la actitud positiva que tiene hacia el atractivo físico, aunque desconozca sus efectos sobre otras opiniones que se pueda formar. En síntesis, si una persona desconoce que tiene una actitud y, por tanto, es implícita, con total seguridad, no se dará cuenta de los efectos que esa actitud tiene sobre otros juicios o comportamientos propios; pero **desconocer los efectos de una actitud no la hace implícita.**

En función del tipo de medición que se utilice para estimar una actitud y el modo en que se aplique esa medición, las respuestas que se registren se podrán situar en un punto determinado del **continuo deliberado-automático.** Puesto que respuestas evaluativas diferentes (deliberadas o automáticas) podrían predecir comportamientos diferentes (deliberados o automáticos) en situaciones diferentes, la elección de un tipo de medición (u otra) debería corresponderse con los propósitos de la investigación o con el tipo de respuestas evaluativas y/o comportamientos que se quieran describir, explicar y/o predecir en cada investigación. Por último, el debate conceptual sobre las medidas explícitas e implícitas y los constructos que podrían estar estimando ha ido acompañado de evidencias empíricas que han mostrado que, a veces, ambas medidas correlacionan entre sí, pero, otras veces, no lo hacen. Como se describe brevemente en el cuadro 8.8., todo esto ha cristalizado en varios modelos teóricos sobre la representación de las actitudes en el sistema cognitivo de las personas (véase Horcajo et al., 2015).

CUADRO 8.8. Del modelo unitario de las actitudes al modelo metacognitivo

El **modelo unitario de las actitudes** plantea que hay *una sola representación de la actitud hacia un objeto.* Este primer modelo estaría representado por el MODE, según el cual la actitud es una *asociación objeto-evaluación* (positiva o negativa) que sería medida con mayor validez y fiabilidad mediante procedimientos indirectos como las tareas de evaluación automática basadas en el *priming* evaluativo. En cambio, los procedimientos directos o de autoinforme aportarían –según este modelo– estimaciones de *la única representación subyacente* (actitud) que podrían verse influenciadas (o maquilladas) por sesgos de respuesta como la deseabilidad social. Esto es lo que explicaría que, a veces, las medidas implícitas y las medidas explícitas de una misma actitud muestren divergencias (Olson y Fazio, 2009).

Un segundo modelo teórico plantea que la persona puede tener dos actitudes diferentes hacia un mismo objeto de actitud; es decir, *dos representaciones cognitivas diferentes,* siendo una explícita y la otra implícita. Este **modelo dual de las actitudes** (Wilson et al., 2000) propone que las medidas implícitas estarían estimando *la representación implícita* y automática mientras que las medidas explícitas reflejarían *la representación explícita* y deliberada. Además, estas dos representaciones se originarían y se modificarían mediante dos procesos diferentes (automáticos-asociativos *versus* deliberados-proposicionales, respectivamente). Asimismo, estas dos representaciones predecirían comportamientos distintos: la actitud implícita sería un predictor de la conducta automática y la actitud explícita lo sería de la conducta deliberada. Así, las actitudes implícitas y las actitudes explícitas se formarían, cambiarían y funcionarían de forma independiente.

Por último, una tercera aproximación conceptual que se ha propuesto es el **modelo metacognitivo** de la estructura de la actitud (MCM, *Meta-Cognitive Model;* Petty, Briñol y DeMarree, 2007). Según el MCM, la actitud se representaría como una *asociación objeto-evaluación;* es decir, un objeto se asocia a una evaluación determinada (positiva o negativa). Ahora bien, el MCM plantea que un mismo objeto de actitud podría vincularse a dos evaluaciones diferentes (una positiva y otra negativa); pero no serían dos actitudes diferentes, sino que lo positivo y lo negativo se representarían de forma separada para un mismo objeto de actitud en la estructura cognitiva. Un supuesto básico de este modelo es que la persona puede aceptar (considerar válida) o rechazar (considerar no válida) de forma independiente cada una de esas dos asociaciones evaluativas. Y este proceso de dar validez a las evaluaciones asociadas a un objeto sería, especí-

Continuación

ficamente, un proceso metacognitivo y, por ello, requeriría de un análisis deliberado por parte de la persona. En algunos casos, una persona puede dar validez tanto a la evaluación positiva como a la negativa, evidenciando un fenómeno de ambivalencia (explícita) que veremos con más claridad en el ámbito del prejuicio. En otros casos, la persona puede percibir que ambas evaluaciones (la positiva y la negativa) se activan automáticamente ante un objeto de actitud; pero solo considerar válida una de ellas. De este modo, la persona no percibe una ambivalencia subjetiva puesto que solo acepta una evaluación como válida y la otra es rechazada. Sin embargo, la investigación ha mostrado que esto implicaría un fenómeno conocido como *ambivalencia implícita:* las personas pueden manifestar efectos en su comportamiento relacionados con un patrón de ambivalencia –como, por ejemplo, buscar información relevante que la resuelva–, sin que manifiesten sentir ningún conflicto ni informen de ninguna ambivalencia subjetiva al respecto (Petty, Tormala, Briñol y Jarvis, 2006). Lo más notable del planteamiento del MCM es que las *etiquetas de validez* vinculadas a cada evaluación (cierto/falso, sí/no, confianza/duda, aceptación/rechazo) constituyen asociaciones metacognitivas y, por tanto, estarían incorporadas en la estructura de representación de cada actitud; de tal modo que también pueden activarse ante la presencia de un objeto determinado. Finalmente, el MCM plantea que las medidas implícitas mostrarían la asociación predominante o más fuerte (positiva o negativa), en caso de que ambas existan; pero no registrarían las etiquetas de validez metacognitivas asociadas a cada evaluación. Por el contrario, las medidas explícitas podrían registrar también estas etiquetas metacognitivas puesto que, generalmente, permiten el acceso reflexivo a esa información, así como la deliberación por parte de la persona cuando informa de sus actitudes; es decir, las medidas explícitas podrían reflejar las evaluaciones, modificadas (o no) en función de las etiquetas metacognitivas, al igual que muestran otros factores ya mencionados como los sesgos de respuesta. Según el MCM, esto es lo que explicaría la divergencia mostrada en algunos estudios entre las medidas implícitas y las medidas explícitas hacia el mismo objeto de actitud.

CAPÍTULO 9

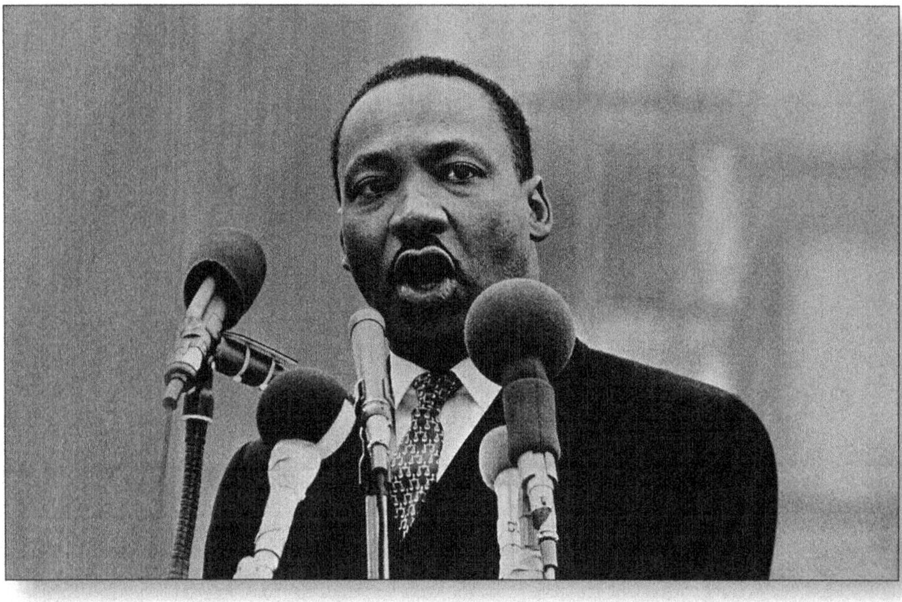

«Tengo un sueño: que un día sobre las colinas rojas de Georgia los hijos de quienes fueron esclavos y los hijos de quienes fueron propietarios de esclavos serán capaces de sentarse juntos en la mesa de la fraternidad...» (Martin Luther King).

La comunicación y la persuasión son las alternativas al uso de la fuerza y la coerción. Son un signo distintivo de la sociedad civilizada.

Cambio de actitudes

El evento TED (Tecnología, Entretenimiento, Diseño) es algo más que una serie de conferencias. Tiene como propósito principal «potenciar el poder de las *ideas dignas de difundirse* para cambiar el mundo». Este evento, y todos los que se han creado después en torno a él, tienen la capacidad de llegar a miles de millones de personas a través de Internet, traduciéndose a más de 100 idiomas distintos, difundiéndose a una innumerable cantidad de lugares y poblaciones diferentes. En TED han expuesto sus ideas algunos de los más destacados pensadores y emprendedores de las artes, las ciencias, la política, los negocios o el entretenimiento; pero cualquiera que tenga una «idea digna de ser difundida» es, potencialmente, un conferenciante TED. El modo elegido para la difusión de cada idea es una conferencia breve (18 minutos como máximo). Así, en este evento, confluyen dos elementos básicos: las ideas y la comunicación. Estos dos elementos también estaban presentes aquel 28 de agosto de 1963, cuando Martin Luther King, Jr., desde las escalinatas del monumento a Lincoln, en Washington, dijo a las miles de personas allí congregadas: «Estoy contento de reunirme hoy con vosotros en la que pasará a la historia como la mayor manifestación por la libertad en la historia de nuestra nación» *(...)* «*I have a dream*».

¿Qué hay de novedoso en nuestro siglo XXI? Probablemente, el desarrollo extraordinario de las nuevas tecnologías y las redes sociales en sus más diversas modalidades, contenidos y fines que han transformado el mundo que conocíamos, situándolo en el inicio de la revolución más global que haya conocido la historia de la humanidad. Hoy más que nunca, una idea y un discurso pueden llegar inmediatamente a miles de millones de personas y ser difundidos por todo el planeta posibilitando un impacto mundial. Hoy más que nunca, **la sociedad de la información es** –a su vez, o principalmente– **la sociedad de la influencia.** Y como veremos a lo largo de este capítulo, ***influencia, comunicación, persuasión*** **y *cambio de actitudes* son procesos que están estrechamente relacionados** (Cialdini, 2009). Cada día, estamos expuestos a multitud de informaciones (o estímulos) que pueden ***producir cambios*** sobre nuestras maneras de pensar, sentir y actuar; pero, al mismo tiempo, cada uno de nosotros puede producir también esos cambios en otras muchas personas. Este capítulo analiza un tipo particular de influencia: aquella que tiene como objetivo (o como resultado) el cambio de actitudes a través de la comunicación (véase el cuadro 9.1.).

9.1. Modelos teóricos de cambio de actitudes

Son muchos los modelos y las teorías que se han propuesto para describir y explicar el cambio de actitudes (véase Eagly y Chaiken, 1993; Petty y Cacioppo, 1981); pero se

CUADRO 9.1. Comunicación y persuasión

La comunicación es un proceso de interacción que se completa con la *comprensión* compartida del mensaje. Es decir, **la comunicación tiene como propósito** que el emisor y el receptor de una información lleguen a **compartir los significados.** Este «compartir significados» se refiere al proceso (y al resultado) de la producción y el intercambio de contenidos simbólicos (significados) con el fin de que el mensaje que una persona quiere transmitirle a otra sea recibido y comprendido del modo más preciso posible. **Pero** queremos destacar ya desde el inicio que «compartir significados» no implica siempre «estar de acuerdo» ni da lugar necesariamente a un «cambio de actitud»: **comunicación no conlleva necesariamente persuasión; comunicar no es sinónimo de persuadir.** Y más allá de la concepción tradicional de la comunicación como transmisión de significados de un emisor a un receptor, la comunicación es, en esencia, un proceso dinámico, interactivo y potencialmente multidireccional, en el que, por ejemplo, en contextos interpersonales, el mensaje se construye en la propia interacción en la que el «receptor» no es un sujeto pasivo, sino que es un agente activo de comunicación que procesa e interpreta los mensajes y que, a su vez, envía señales (o «mensajes») al «emisor», interviniendo, por tanto, interactivamente, en la «construcción del significado compartido».

La persuasión es un tipo particular de comunicación en la que el emisor **tiene como propósito** *convencer* al receptor para **cambiar sus actitudes hacia un objeto determinado mediante la transmisión de un mensaje y,** como consecuencia de ello, **cambiar su conducta** en un contexto de libre elección (como opuesto a la coerción). Desde la propuesta inicial del teórico de la comunicación Harold Lasswell, pasando por Carl Hovland y el programa de investigación («*Yale Communication and Attitude Change Program*») que él dirigió, hasta la actualidad, el estudio de la persuasión ha asumido el modelo de comunicación en el que un **emisor** transmite un **mensaje** a un **receptor,** a través de un **canal** y utilizando un **código** determinado, en un **contexto** específico, y dando lugar a unos **efectos** concretos (véase Briñol, De la Corte y Becerra, 2001). Esta será la fórmula que seguiremos para estructurar los contenidos del presente capítulo (véase la figura 9.1.). Sin embargo, en multitud de contextos, la persuasión se manifiesta como un proceso multidireccional en el que «emisores» y «receptores» interactúan entre sí, intercambian sus roles, argumentan, debaten, discuten de un modo dinámico. De hecho, en muchas situaciones de nuestra vida cotidiana, confluyen multitud de factores que repercuten sobre la comunicación y la persuasión. La investigación científica trata de adquirir y aportar un conocimiento válido y fiable que dé sentido a la complejidad inherente de la realidad social y nos permita describir, explicar y predecir los fenómenos relacionados con el cambio de actitudes. Para ello, se centra en situaciones más controladas (y, a priori, simples) que permiten especificar las **variables** relacionadas con la persuasión, los **procesos** a través de los cuales actúan estas variables, las **condiciones** que hacen que ocurran unos u otros procesos y las **consecuencias** derivadas de cada uno de ellos.

Desde lo más general a lo más específico: **la persuasión puede considerarse un tipo de influencia,** un tipo de comunicación, o simplemente, ***el cambio de actitudes que se produce como consecuencia de la exposición a una información dirigida a producir dicho cambio*** (Petty y Cacioppo, 1986). Y cualquier modificación en la evaluación hacia un objeto de actitud que varíe su signo (positivo-negativo) o su extremidad (polarización-moderación) desde un valor dado a otro valor diferente puede ser considerada un **cambio de actitud.** Debemos tener en cuenta que, en algunas ocasiones, el cambio de actitud puede ser no intencionado por parte de quien lo provoca; o incluso puede ocurrir en respuesta a una variable contextual, sin que haya un emisor que intervenga para producir ese cambio. Asimismo, en otras ocasiones, un intento persuasivo por parte de un emisor puede dar lugar a cambios de actitud en la dirección contraria a la que pretendía. Además, a veces, no hay actitudes previas que cambiar, sino que lo que se pretende de manera intencional (u ocurre de manera incidental) es *formar* (crear) unas nuevas actitudes hacia un nuevo objeto de actitud. Finalmente, también puede ocurrir que los efectos sobre las actitudes no se manifiesten como modificaciones en su valencia (o extremidad), sino que ocurran sobre otras dimensiones u otros parámetros como los que hemos visto en el capítulo 8 (su ambivalencia o su fuerza). Todos estos casos pueden considerarse *fenómenos relacionados con el cambio de actitudes* y así serán analizados en este capítulo. Además, aunque ya hemos señalado los matices oportunos, nos referiremos a la persuasión y al cambio de actitudes como dos conceptos sinónimos que han sido analizados desde varios modelos teóricos.

podría decir que **son tres las principales aproximaciones al estudio de la persuasión.** La primera se desarrolló en la Universidad de Yale a mediados del siglo pasado. Carl Hovland, Irving Janis y Harold Kelly (1953) propusieron una **aproximación al cambio de actitudes** (ellos lo denominaron «cambio de opiniones») **basada en el aprendizaje del mensaje.** Estos autores plantearon que el cambio de actitudes ocurre como resultado de un proceso de aprendizaje secuencial (basado en fases) que incluye: a) **la atención al mensaje**, b) **la compresión de su contenido,** y c) **la aceptación de sus conclusiones;** todo ello dependiendo de que el mensaje provea a la persona de incentivos (recompensas) potenciales para adoptar sus conclusiones. Es decir, **una persona cambia su actitud hacia un objeto en la medida en que *presta atención* a los argumentos y a los demás datos relevantes** (por ejemplo, del emisor) **de un mensaje, los *comprende* y *acepta* sus conclusiones como válidas** y conducentes a la obtención de los incentivos deseados. En esta aproximación, «aprenderse el mensaje» (el contenido de los argumentos persuasivos y sus conclusiones) sería una condición necesaria para llegar, finalmente, a aceptarlo (cambio de actitud); por tanto, el receptor deberá **retener** la información relevante en la memoria para que el cambio de actitud se produzca. Indudablemente, las aportaciones de esta teoría al estudio de la persuasión fueron muy importantes y algunos de los planteamientos de esta memorable escuela de Yale aún se consideran válidos, permitiéndonos entender el cambio de actitudes en algunas situaciones concretas. Por ejemplo, esta escuela sentó las bases sobre cuáles eran los **elementos** (emisor, mensaje, etc.) y las **variables** (credibilidad, argumentos, etc.) que han de ser analizados en el estudio del cambio de actitudes.

Tomando como punto de partida el planteamiento de Hovland y colegas, William McGuire (1968), otro reconocido experto sobre comunicación persuasiva, propuso un modelo que planteaba que **el impacto persuasivo del mensaje podía ser entendido como el producto multiplicativo de seis fases, pasos o *etapas de procesamiento de la información:*** a) presentación de la información (exposición), b) atención, c) comprensión, d) aceptación, e) retención, y f) conducta. El fallo en cualquiera de estos pasos impediría que se produjera el siguiente, y con ello quedaría rota la secuencia en cadena del proceso de persuasión («cadena causal de pasos de procesamiento»). Por tanto, la probabilidad de que un paso ocurra es proporcional a la probabilidad conjunta de que se den todos los pasos previos. Posteriormente, McGuire reformuló en diversas ocasiones la cantidad de pasos que constituyen esa cadena, siendo el modelo de solo *dos pasos* (recepción y aceptación) el que más atención ha recibido por parte de los investigadores. Según este modelo simplificado, el cambio de actitudes dependería de que el receptor atienda y comprenda la información (*recepción*) y acepte lo que ha recibido o comprendido (*aceptación*). Con este modelo se han analizado los efectos que las variables (del emisor, el mensaje, el receptor, etc.) tienen sobre los procesos (mediadores) de recepción y aceptación. En función de estos efectos sobre ambos procesos, se producirá (o no) el cambio de actitudes. El modelo de McGuire aún se utiliza en algunos ámbitos de investigación e intervención. No obstante, son varias las limitaciones que presenta: la principal –compartida con la aproximación clásica del modelo de Yale– es que, como los estudios empíricos han comprobado, puede haber «aprendizaje del mensaje» sin que ello garantice en absoluto la persuasión; y más importante aún, el cambio de actitud puede ocurrir aunque no haya habido comprensión del mensaje. Esto es, en algunos casos, la comprensión (o recepción) del mensaje *no es* un mediador suficiente ni necesario de la persuasión.

Ante las limitaciones de la aproximación descrita, Anthony Greenwald, otro reputado experto en el estudio de las actitudes, anticipó una **segunda aproximación basada en las respuestas cognitivas del receptor,** tendiendo un puente entre la propuesta efectuada por Hovland y colegas y los modelos actuales de persuasión (Greenwald, 1968). En concreto, **el modelo de la respuesta cognitiva ha cristalizado en la idea de que el principal predictor de la persuasión es** el procesamiento de la información por parte del receptor de la comunicación persuasiva y **cómo este responde cognitivamente ante esa información** (véase Petty, Ostrom y Brock, 1981). Es decir, las respuestas cognitivas que el receptor genera (pensamientos favorables o desfavorables hacia la propuesta del mensaje o el objeto) predicen las actitudes (favorables o desfavorables) que resultarán de ese procesamiento. En algunas circunstancias, esta aproximación permite explicar y predecir el cambio de actitudes cuando el receptor realiza un procesamiento activo de la información.

En la actualidad, los **modelos multiproceso** (también denominados «duales»), como el **modelo de probabilidad de elaboración** (*Elaboration Likelihood Model,* ELM; Petty y Cacioppo, 1986) o el **modelo heurístico-sistemático** (*Heuristic-Systematic Model,* HSM; véase Chaiken, Liberman y Eagly, 1989), constituyen una **tercera aproximación** puesto que van más allá del modelo de la respuesta cognitiva al plantear que (y explicar cómo) el cambio de actitudes puede ocurrir tanto cuando el receptor de una información persuasiva realiza un procesamiento de la información activo, meditado y exhaustivo (*sistemático,* o de *alta elaboración*), como cuando simplemente realiza un procesamiento superficial (*heurístico,* o de *baja elaboración*). Estos modelos multiproceso se nutren de las dos aproximaciones anteriores y las integran en un marco explicativo más amplio. El ELM y el HSM son dos modelos que tienen muchas similitudes entre sí y se enriquecen mutuamente en algunos aspectos. Las diferencias entre ambos son más terminológicas que de otro tipo (véase Petty y Wegener, 1998, para una revisión).

Una de las aportaciones principales del **HSM** es plantear que hay varias motivaciones subyacentes que llevan a las personas a formarse, mantener o cambiar sus actitudes. Estas motivaciones ayudan a comprender *por qué* ocurren los procesos de persuasión. Concretamente, las personas pueden procesar la información persuasiva por tres motivos distintos: a) el deseo de formarse y tener actitudes válidas y precisas (actitudes «correctas», percibidas como congruentes con los hechos relevantes; «*accuracy motivation*»), en cuyo caso su meta al procesar una propuesta es analizar la validez de la información; b) el deseo de formarse o defender unas posiciones actitudinales particulares («*defense motivation*»), en cuyo caso su meta es confirmar la validez de estas posiciones y desconfirmar la validez de otras alternativas; y c) el deseo de expresar actitudes que son socialmente aceptables («*impression motivation*»), en cuyo caso el objetivo es estimar la aceptabilidad social de las distintas posiciones actitudinales. Además, el HSM ha hecho aportaciones empíricas muy notables al estudio de la persuasión, sobre todo en relación con el **procesamiento heurístico.** Cuando el receptor realiza este modo de procesamiento, se centra solamente en un subconjunto de información disponible que le permita formarse (o cambiar) una actitud mediante el uso de reglas simples de inferencia y decisión, o heurísticos cognitivos. En este caso, **el receptor se centra solo en una parte de la información para determinar de manera rápida y eficiente la validez de un mensaje.** Por ejemplo, el receptor puede centrarse en algún dato aparentemente superficial del mensaje: ¿cuántos argumentos apoyan la propuesta?; ¿son muchos o pocos? En caso de que estime que son muchos, puede aplicar el heurístico «Mucho (o más) es mejor», y mostrarse a favor del objeto de actitud sin necesidad de realizar un análisis más profundo sobre esos argumentos. Del mismo modo, el receptor puede centrarse en algún dato sobre *quién* defiende la propuesta: ¿es un experto en el tema? Si este fuera el caso, el receptor puede aplicar el heurístico «Lo que dicen los expertos es válido y confiable», y mostrarse de acuerdo. Otra información a la que podría atender es si el emisor defiende una posición *mayoritaria* (con consenso social), en cuyo caso podría aplicar el heurístico «Consenso significa que es correcto». En todos estos ejemplos, el receptor no pensaría sobre las fortalezas o las debilidades de los argumentos del mensaje y, sin embargo, se mostraría a favor del objeto de actitud. Aunque el HSM ha hecho estas (y otras) aportaciones importantes al estudio de la persuasión, el **ELM** (así nos referiremos a este modelo en el capítulo) es el que más evidencia empírica ha acumulado en las últimas tres décadas (véase la figura 9.1.).

9.1.1. El modelo de probabilidad de elaboración (ELM)

El ELM propone que las personas están, principalmente, motivadas por el deseo de formarse y mantener actitudes válidas y, por ello, se exponen a (y procesan) información que pueda ayudarles a tener la percepción de «estar en lo cierto». Aunque este es el planteamiento básico, este modelo acepta la influencia de otras diversas necesidades y motivaciones del receptor sobre el cambio de actitudes. Lo más relevante es que, en la búsqueda de las actitudes válidas, la cantidad de elaboración (pensamiento deliberativo, exhaustivo, *sistemático*) que las personas están *dispuestas a* (motivación) y son *capaces de* (capacidad) realizar varía en función de factores individuales y situacionales. En síntesis, el ELM plantea que **hay dos condiciones diferentes de procesar la información** por parte del receptor y, como consecuencia de ello, **la persuasión puede ocurrir a través de «dos rutas diferentes».** Por un lado, cuando el receptor tiene *motivación* y *capacidad* para pensar exhaustivamente sobre la información disponible acerca de la propuesta (o el objeto de actitud), la probabilidad de elaboración será alta y el cambio de actitudes ocurriría a través de la denominada «**ruta central**». Por otro lado, cuando el receptor no tiene motivación o capacidad para efectuar ese procesamiento, la probabilidad de elaboración será baja y el cambio de actitudes ocurriría mediante la denominada «**ruta periférica**».

Pongamos un ejemplo. A una muestra de estudiantes de una universidad se les dice que se les va a dar una información (mensaje) sobre una propuesta concreta: establecer

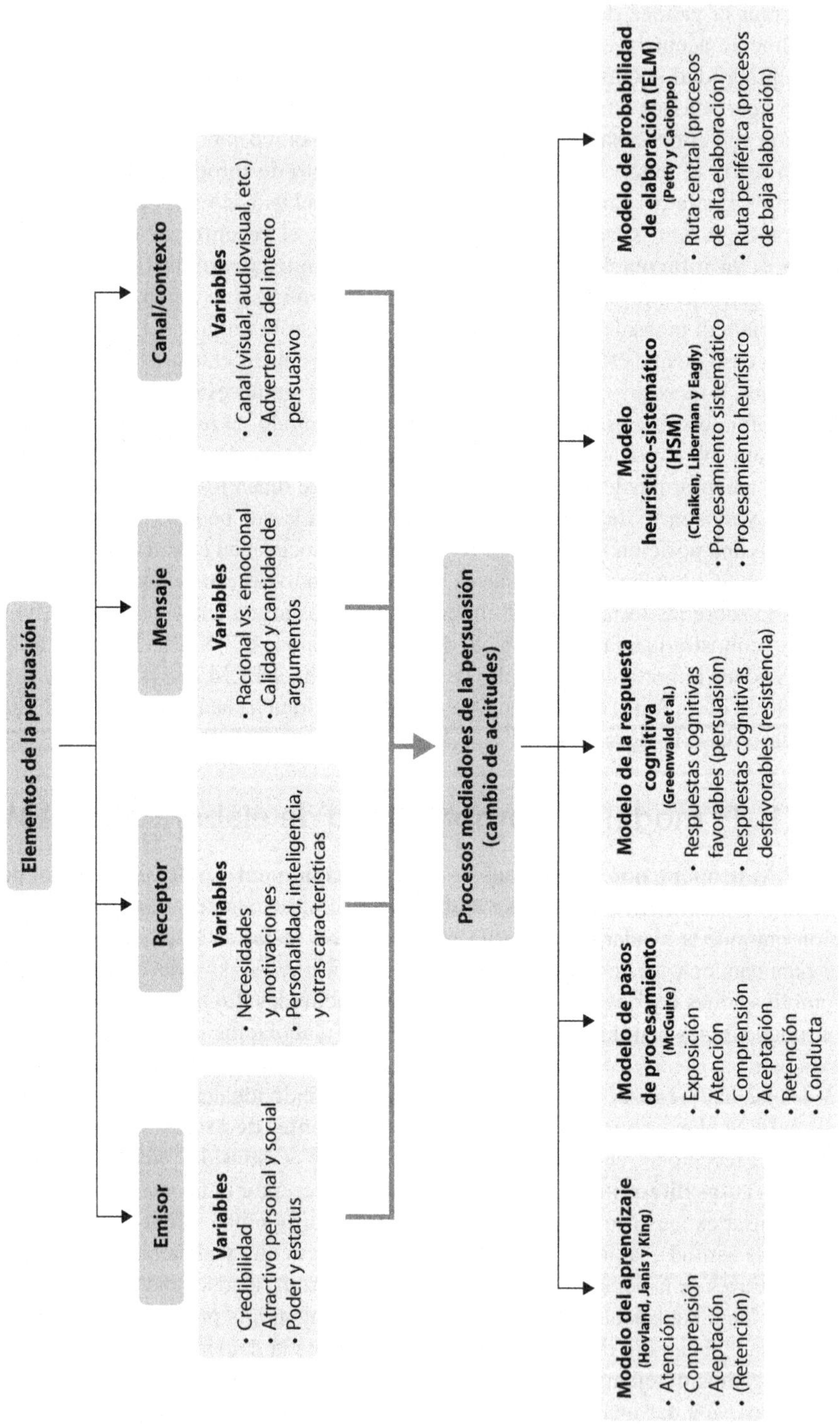

Figura 9.1. Elementos de la persuasión, variables y procesos mediadores (según cada modelo).

un examen final de carrera que evalúe ampliamente los conocimientos adquiridos, y que es necesario superar para poder graduarse. A la mitad de ellos se le dice que esta propuesta está siendo analizada por *su* universidad y que se implantaría en el siguiente curso académico, por lo que, en caso de entrar en vigor, les afectaría a ellos (condición de *motivación alta para pensar* sobre la propuesta por la relevancia personal del tema). A la otra mitad de estudiantes se le dice que esa propuesta está siendo analizada por una universidad lejana (o extranjera) en la que se implantaría dentro de unos años (condición de *motivación baja para pensar* por la ausencia de relevancia personal). Además –o en lugar de esta variación en la relevancia del tema–, se puede utilizar otra variable que influya sobre su *capacidad para pensar:* a los primeros se les pide que lean la información del mensaje intentando comprenderla; mientras que a los segundos se les «distrae» pidiéndoles que –bajo algún pretexto plausible– cuenten las letras «a» que contiene el mensaje mientras lo leen. En este último caso, su capacidad para pensar sobre los argumentos del mensaje se vería significativamente mermada. Así, con estas manipulaciones, habríamos creado dos condiciones diferentes de probabilidad de elaboración (alta vs. baja). En el primer grupo de estudiantes (alta relevancia personal y alta capacidad), se esperaría que procesaran exhaustivamente la información (alta elaboración); mientras que en el segundo grupo (baja relevancia personal y baja capacidad), se esperaría que hicieran un procesamiento superficial de esa misma información (baja elaboración). De acuerdo con el ELM, la investigación ha demostrado que, **en ambas condiciones de elaboración** (o en otras palabras: pensando «mucho» o pensando «poco»), **se puede producir un cambio de actitudes.** Ahora bien, **estos cambios ocurrirían a través de procesos psicológicos distintos y tendrían consecuencias diferentes.** En el ejemplo descrito, la elaboración se situaría en dos extremos (alta vs. baja); pero, conceptualmente, ha de considerarse un continuo a lo largo del cual se sitúan (y se producen) los procesos que llevan al cambio de actitudes.

El «continuo» de la elaboración

La elaboración se refiere al grado en el cual una persona piensa con detenimiento y exhaustivamente sobre la información relevante disponible acerca de una propuesta persuasiva (o un objeto de actitud). ***El continuo de la elaboración va desde la ausencia completa de pensamiento deliberativo sobre la información relevante disponible hasta una completa elaboración de cada pieza de información relevante por parte del receptor y su integración en el esquema de esa actitud.*** *Para simplificar el análisis de la persuasión, el ELM plantea tres niveles principales de elaboración: alta, media y baja. Cuando las condiciones fomentan una motivación y una capacidad altas del receptor para efectuar un procesamiento exhaustivo de la información,* ***la probabilidad de elaboración es alta.*** *Esto significa que las personas atenderán a la información, intentarán acceder a los datos relevantes procedentes de fuentes externas (emisor, mensaje, etc.) o almacenados en la memoria (esquemas de conocimiento previo), analizarán deliberada y profundamente toda esa información, harán deducciones meditadas sobre los argumentos del mensaje y cualquier otra variable relevante disponible, y sacarán conclusiones personales («elaboradas», o en las que «ponen algo de sí mismas») sobre la validez de la propuesta a partir de la información aportada por* *todas esas variables.* ***Esto dará lugar a una evaluación general del objeto que se integrará en la estructura subyacente de la actitud hacia ese objeto.*** *Por el contrario,* ***en condiciones de baja probabilidad de elaboración*** *(baja motivación y/o baja capacidad), el receptor se centra en procesar solo algunos datos o claves que le permitan formarse (o cambiar) una actitud sin pensar detenidamente sobre toda la información. Además, el ELM establece que* ***hay un tercer nivel intermedio de elaboración*** *que consistiría en aquellas condiciones en las que la motivación y la capacidad del receptor le sitúan, a priori, entre la alta y la baja elaboración (Petty y Cacioppo, 1986).*

Más allá de «las dos rutas hacia la persuasión» señaladas, el ELM especifica los procesos psicológicos que explicarían el cambio de actitudes en las distintas condiciones de elaboración. Es decir, estos procesos psicológicos serían los que, en última instancia, llevarían al cambio de actitudes. Además, un postulado muy importante del ELM es proponer que **las variables** del emisor, el mensaje, el receptor, el contexto, etc., **pueden influir sobre el cambio de actitudes a través de cualquiera de estos procesos diferentes** (véase Briñol, Horcajo y Cárdaba, 2015). Esto es, una misma variable llevaría a persuasión a través de procesos distintos en función de condiciones de elaboración diferentes. Así, en condiciones de **alta elaboración,** una variable (por ejemplo, la credibilidad del emisor, o cualquier otra variable del emisor, del mensaje, etc.) puede, potencialmente, producir un cambio de actitudes mediante ***tres procesos psicológicos distintos:*** a) sirviendo como un mérito a favor de la propuesta, es decir, como un **argumento en sí mismo** o una pieza de información que es significativa para la evaluación que el receptor hace sobre la propuesta o el objeto de actitud; b) **sesgando la dirección de los pensamientos** generados (favorables o desfavorables) ante la propuesta o el objeto; y c) influyendo sobre la validez de esos pensamientos generados (**autovalidación**). Cada uno de estos tres procesos ocurriría en circunstancias distintas que la investigación ha especificado y que señalaremos a lo largo del capítulo con respecto a cada variable relevante estudiada.

No obstante, ilustremos esto con el ejemplo del examen final de carrera antes descrito y utilizando una variable muy relevante en persuasión: la credibilidad del emisor. En primer lugar, algunos estudiantes que estuvieran en alta probabilidad de elaboración (porque pensaban que tendrían que realizar el examen en el siguiente curso académico y, además, tenían capacidad para procesar la información disponible) podrían utilizar la alta credibilidad del emisor (imaginemos que fuera alguien experto y honesto) como una pieza de información relevante (un argumento) para mostrarse a favor de ese examen final. Es decir, estos estudiantes analizarían en profundidad toda la información disponible (los méritos relacionados con el mensaje, con el emisor, y otros factores) y, en este caso, la credibilidad serviría como *un argumento más a favor de la propuesta.* En segundo lugar, la alta credibilidad del emisor podría llevar a que otros estudiantes (o en otras situaciones) generaran pensamientos *sesgados a favor de la propuesta* (pensamientos mayoritariamente, o incluso exclusivamente, favorables ante los argumentos presentados por *ese* emisor creíble). Y en tercer lugar, como detallamos a continuación, si la información con respecto al emisor (la credibilidad) se hiciera saliente *después* de que los estudiantes hubieran recibido el mensaje, entonces la alta credibilidad podría llevarles a *confiar más en la validez de sus pensamientos* (favorables o desfavorables). En este último caso, habría persuasión solo cuando los estudiantes confiaran en pensamientos a favor de la propuesta (véase Petty y Briñol, 2012).

Autovalidación y persuasión

Originalmente, el ELM no incluía el proceso de autovalidación. Establecía que las variables pueden influir sobre el cambio de actitudes de tres maneras distintas: a) sirviendo como un argumento, b) sirviendo como una clave periférica, y c) influyendo sobre la cantidad o la dirección del pensamiento (Petty y Cacioppo, 1986). Richard Petty, Pablo Briñol y Zakary Tormala (2002) mostraron que, en condiciones de alta elaboración, ***la confianza que los receptores tengan sobre la validez de los pensamientos que generan en respuesta a una propuesta (o un objeto) es también relevante para el cambio de actitudes.*** *Hasta entonces, tanto el modelo de la respuesta cognitiva como los modelos multiproceso asumían que, cuando los receptores procesan activa y exhaustivamente la información del mensaje persuasivo, el principal determinante de sus actitudes es la favorabilidad de los pensamientos que generan ante esa información. Es decir, si los pensamientos que se generan hacia una propuesta persuasiva son mayoritariamente positivos (o favorables), entonces las actitudes resultantes serán positivas. Por el contrario, si los pensamientos que se generan son negativos (o desfavorables), entonces las actitudes resultantes también serán negativas. La autovalidación vino a establecer una condición* sine qua non *a esta relación entre pensamientos generados y actitudes resultantes: esto solo ocurrirá cuando las personas* ***validen sus pensamientos.*** *Es decir,* ***si un receptor*** *(estudiante)* ***genera pensamientos a favor de una propuesta*** *(examen final de carrera)* ***y confía en que estos pensamientos son válidos, entonces sus actitudes serán favorables*** *hacia el examen final.* ***Pero si*** *habiendo generado pensamientos favorables,* ***duda de su validez, entonces sus actitudes serán menos favorables*** *(o neutras). Igualmente, si genera pensamientos en contra del examen final de carrera y confía en ellos, entonces sus actitudes serán desfavorables hacia dicho examen. Pero si habiendo generado pensamientos desfavorables, duda de su validez, entonces sus actitudes serán menos desfavorables (o neutras). En otras palabras,* ***la autovalidación de los pensamientos (confianza en su validez) da lugar a actitudes más polarizadas que si se duda de la validez de esos pensamientos*** *(actitudes menos polarizadas; véase la figura 9.2.). Por último, dos condiciones se han señalado como necesarias para la autovalidación: a) puesto que es un proceso metacognitivo en el que el receptor «piensa sobre sus propios pensamientos» (confía en su validez), requiere que tenga mucha motivación y capacidad, es decir,* ***la elaboración del receptor ha de ser alta;*** *y b)* ***algunas variables*** *(del emisor, el receptor, etc.) pueden influir sobre la validez de los pensamientos, pero para que esto ocurra, esas variables* ***deben hacerse salientes después*** *(o a la vez, pero no antes)* ***de que se generen los pensamientos hacia el objeto*** *(Briñol y Petty, 2009). A lo largo del capítulo, analizaremos este proceso con detenimiento.*

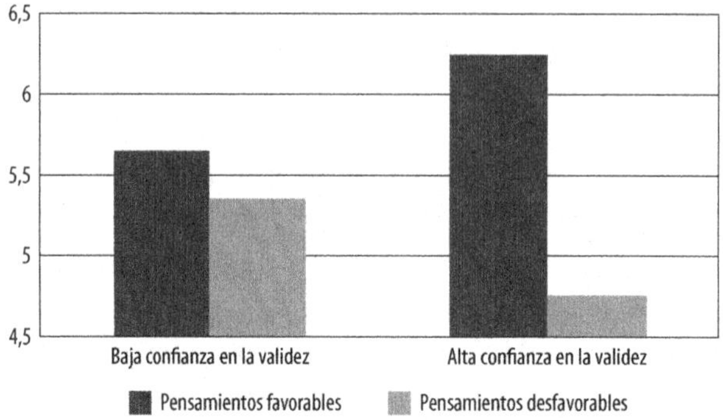

Figura 9.2. Actitudes en función de los pensamientos y la autovalidación (valores simulados; valores mayores indican actitudes más favorables).

En condiciones de **baja elaboración** (baja motivación y/o baja capacidad), la persuasión puede producirse cuando una variable sirve al receptor como una **clave periférica** que le lleva a mostrarse a favor del objeto de actitud. Esto es, **el receptor procesará la información disponible superficialmente,** buscando alguna variable que pueda utilizar como una clave simple para posicionarse a favor o en contra de la propuesta y, por tanto, **sin analizar exhaustivamente los méritos (argumentos) del objeto de actitud ni otros elementos disponibles de información relevante.** En este caso, la variable (del emisor, el mensaje, etc.) que actúe como una clave periférica podría producir, en última instancia, un cambio de actitudes mediante algunos *procesos asociativos simples,* el uso de *heurísticos* o *reglas simples de decisión* («Si lo dice un experto, estoy de acuerdo con el examen final de carrera»), o *inferencias automáticas (o mínimamente deliberadas)* basadas en fenómenos cognitivos, afectivos o conductuales. Finalmente, cuando la motivación y la capacidad del receptor le sitúan, a priori, en unas condiciones de **elaboración intermedia,** las variables (del emisor, el mensaje, el contexto, etc.) pueden, potencialmente, **influir en la propia elaboración** (amentando o reduciendo la *cantidad de pensamiento*) sobre la información relevante disponible (argumentos del mensaje).

El efecto de la calidad de los argumentos

El procedimiento utilizado para comprobar empíricamente los efectos de las variables sobre la cantidad de elaboración consiste en ***la manipulación de la calidad de los argumentos*** *contenidos en el mensaje. Esta manipulación incluye presentar dos tipos de mensajes diferentes a una muestra de receptores: un mensaje está compuesto de argumentos fuertes (muy convincentes) y el otro está compuesto de argumentos débiles (muy poco convincentes). Por ejemplo, el mensaje fuerte sobre el examen final de carrera podría estar compuesto por argumentos que destacaran beneficios importantes de ese sistema para la calidad del aprendizaje, o para el acceso a estudios posteriores (máster) o el logro de mejores puestos de trabajo. El mensaje débil también argumenta a favor de la propuesta, pero lo hace con argumentos muy poco convincentes y fáciles de contraargumentar* *(por ejemplo, «la universidad necesita modernizarse y el examen final de carrera sería un sistema moderno y vanguardista»). No obstante, la calidad (o fuerza) de los argumentos dependería, en última instancia, de cada receptor. Por ello, esta variable se ha definido de un modo empírico (Petty y Cacioppo, 1986):* ***un argumento es fuerte en la medida en que hace que el receptor genere pensamientos a favor de la propuesta (o el objeto de actitud); mientras que un argumento es débil en la medida en que hace que el receptor genere pensamientos en contra de la propuesta (o el objeto de actitud).*** *Así, cuando a los participantes de un estudio se les asigna aleatoriamente a una de las dos condiciones del mensaje (la mitad recibe argumentos fuertes, y la otra mitad recibe argumentos débiles),* ***la diferencia en la favorabilidad de los pensamientos generados por ambos grupos (favorables en el primer grupo, y desfavorables en el segundo) será mayor (y por tanto, mayor el efecto de la calidad de los argumentos) cuanto más piensen (elaboren) sobre la información del mensaje*** *(véase la figura 9.3.). Por supuesto, en multitud de situaciones, la diferencia que muestren los receptores en esa favorabilidad ante argumentos fuertes o débiles será una cuestión de grado y no una dicotomía; es decir, ante un «mensaje fuerte» los pensamientos serán relativamente más favorables (o menos desfavorables) en comparación con un «mensaje débil». De hecho, las medidas de la favorabilidad de los pensamientos reflejan un continuo de menor a mayor favorabilidad en función de la proporción de unos y otros pensamientos (para un ejemplo de medidas de la favorabilidad y la validez de los pensamientos, véase Petty et al., 2002). A lo largo del capítulo nos referiremos a pensamientos favorables (ante argumentos fuertes) o desfavorables (ante argumentos débiles) como si fuera una dicotomía solo para simplificar la descripción –con frecuencia compleja– de los efectos y procesos que se quieren explicar. Asimismo, este* ***efecto de la calidad de los argumentos,*** *normalmente, también se mostrará sobre las actitudes hacia la propuesta, como ilustra la figura 9.3. (aunque esto ocurrirá solo si se da validez a los pensamientos generados; esta es la principal matización que introdujo la autovalidación). En conclusión,* ***cuanto mayor sea la motivación y la capacidad del receptor, más exhaustivamente***

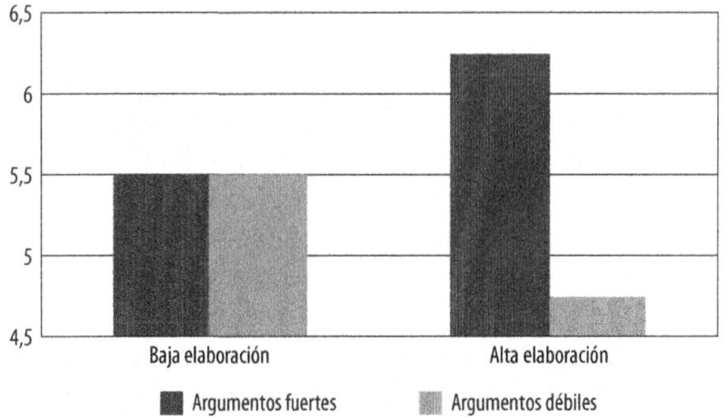

Figura 9.3. Efecto de la calidad de los argumentos en función de la elaboración (valores simulados; valores mayores indican mayor favorabilidad; pensamientos o actitudes).

pensará sobre los argumentos; *por ello, si los argumentos que recibe son fuertes, generará pensamientos más favorables y, previsiblemente, sus actitudes serán también más favorables; pero si los argumentos que recibe son débiles, generará pensamientos menos favorables y, previsiblemente, sus actitudes serán también menos favorables. Por tanto, pensar más exhaustivamente sobre un mensaje no siempre llevará a persuasión, sino que, incluso, podría dar lugar a un cambio de actitudes en la dirección contraria cuando los argumentos sean débiles. Esta variable nos va a acompañar a lo largo de todo el capítulo. Bueno será, por tanto, prestarle la máxima atención.*

Desde la perspectiva del ELM, los procesos psicológicos descritos serían los «mecanismos causales» (o **procesos mediadores**) que explican que una variable produzca persuasión (véase Petty y Briñol, 2014). Queremos destacar aquí un supuesto que está presente en todo el capítulo: no vamos a hacer una distinción entre los procesos de *cambio* de actitudes y los procesos de *formación* de actitudes, puesto que se asume que los procesos señalados pueden explicar tanto los cambios en actitudes ya existentes como la creación de actitudes hacia un nuevo objeto. Esto es algo que algunos investigadores han criticado al ELM, pero la evidencia empírica disponible es congruente con este planteamiento. También se ha criticado que el ELM no establezca con mayor precisión las condiciones concretas en las que ocurrirían algunos *procesos más específicos* que pueden producirse *en baja elaboración* (como el condicionamiento clásico, el uso de heurísticos, las inferencias automáticas, etc.; véase Eagly y Chaiken, 1993). Por supuesto, aún ha de realizarse más investigación en este sentido; pero se han sugerido ya algunos avances importantes al señalar las *condiciones* en las que algunas *variables* pueden influir sobre la persuasión mediante algunos de esos *procesos* más específicos de baja elaboración, como describiremos después en el análisis de las variables del emisor, el mensaje, etc. De hecho, en términos generales, una de las contribuciones más importantes del ELM con respecto a los modelos anteriores es haber propuesto y haber mostrado empíricamente cómo **una misma variable puede producir persuasión mediante múltiples procesos psicológicos en función de condiciones de elaboración diferentes.** O en otras palabras: **una misma variable puede desempeñar «múltiples roles» en la persuasión.** Veámoslo con un ejemplo concreto (cuadro 9.2.).

Otra contribución fundamental del ELM al estudio de la persuasión es proponer y haber mostrado que el proceso psicológico *específico* a través del cual ocurre un cambio de actitud tiene consecuencias para la fuerza de la actitud resultante: **las actitudes que se forman (o cambian) a través de procesos de alta elaboración son más fuertes** (más duraderas, resistentes al cambio, e influyen en mayor grado sobre el procesamiento de la información, las intenciones y las conductas relacionadas con el objeto de actitud) **que las actitudes que se forman (o cambian) mediante procesos de baja elaboración** (véase Petty, Haugtvedt y Smith, 1995). Por tanto, **el proceso psicológico específico** que es producido por una variable (del emisor, del mensaje, etc.) no solo va a dar lugar a que ocurra (o no) la persuasión, sino que, además, **tendrá consecuencias para la fuerza de las actitudes resultantes** (véase la figura 9.4.). Esto se ha comprobado en estudios sobre cambio de actitudes hacia objetos tan diversos como productos de consumo, el dopaje deportivo o los prejuicios étnicos (véase Horcajo et al., 2015; Petty y Wegener, 1998).

CUADRO 9.2. Múltiples procesos en persuasión

Una variable ampliamente estudiada en persuasión se refiere a si el emisor representa a una *mayoría* o a una *minoría* de personas. Este **estatus (mayoritario o minoritario) del emisor** puede influir sobre el cambio de actitudes a través de procesos psicológicos diferentes, dependiendo de la situación concreta de probabilidad de elaboración en la que se encuentre el receptor (véase Horcajo, Briñol y Petty, 2016). En ***baja elaboración*, el estatus mayoritario del emisor sirve de clave periférica** que lleva al receptor a actitudes más favorables que el estatus minoritario. Esto ocurriría mediante un proceso basado en la aplicación de un heurístico o una regla simple de inferencia, como, por ejemplo, «Consenso (mayoría) significa que es correcto», o «Si la mayoría apoya esta propuesta, entonces debe de ser buena». El uso de este heurístico no conlleva ningún otro análisis de la información que pueda aportar el emisor y el mensaje (argumentos): únicamente, se produce el cambio de actitudes aplicando esa regla simple.

Cuando el receptor está en ***media elaboración,*** si un emisor representa a una mayoría, en general, los receptores van a *pensar menos* sobre la información de la propuesta que si el emisor representa a una minoría; es decir, **el estatus mayoritario del emisor da lugar, generalmente, a un menor efecto de la calidad de los argumentos que el estatus minoritario.** Ahora bien, la investigación ha mostrado que, en algunas circunstancias, puede ocurrir lo contrario; es decir, un emisor mayoritario puede llevar a que los receptores *piensen más sobre una propuesta:* a) cuando defiende un planteamiento *contrario a las actitudes previas* que ya tienen los receptores, o b) cuando dicha propuesta puede tener *consecuencias muy negativas* para ellos. Por ejemplo, imagine que un representante de estudiantes defiende una subida de las tasas de matrícula en la universidad y, en su defensa, dice representar al 86% de los estudiantes de esa universidad (según una encuesta previamente realizada). En este caso, los receptores (también estudiantes) pensarían más sobre esa propuesta *contra-actitudinal* si está apoyada por una mayoría, que si dicho representante dijera que es apoyada por solo un 14% de los estudiantes.

En ***alta elaboración,*** la investigación ha encontrado que **un emisor mayoritario lleva a los receptores a generar más pensamientos favorables hacia la propuesta que un emisor minoritario** (*sesgo en la dirección de los pensamientos*); es decir, cuando un emisor (por ejemplo, un odontólogo) nos presenta un producto dentífrico diciéndonos que es el «producto recomendado por el 90% de los odontólogos», este estatus mayoritario llevaría a que, ante los argumentos que nos presente, generemos sobre todo pensamientos favorables hacia ese objeto de actitud (el dentífrico). Por el contrario, si el mismo emisor nos dijera que solo el 10% de los odontólogos lo recomienda, ante los mismos argumentos generaríamos sobre todo pensamientos desfavorables. Además, cuando el receptor está en alta elaboración, pueden ocurrir otros procesos diferentes que también produzcan un cambio de actitudes. La investigación ha mostrado que, **cuando la información del estatus** (mayoritario o minoritario) **se da *después* de que el receptor haya procesado el mensaje persuasivo** (y, por tanto, cuando ya ha generado pensamientos favorables o desfavorables), **entonces *un emisor mayoritario generaría más confianza en la validez de esos pensamientos*** (favorables o desfavorables) que el emisor minoritario (Horcajo, Petty y Briñol, 2010). Para distinguir entre algunos de los procesos mencionados aquí, como el sesgo en la dirección de los pensamientos y la autovalidación, habría que tener en cuenta el momento en el que se hace perceptible la información del estatus: el sesgo ocurriría cuando esta información está presente *antes* de que se exponga el mensaje; mientras que la autovalidación ocurriría cuando se introduce esa información *después* de haber pensado sobre el mensaje (Horcajo, Briñol y Petty, 2014). Además, en algunas circunstancias, el estatus mayoritario podría ser percibido como un mérito (o *argumento en sí mismo*) a favor de una propuesta, y el estatus minoritario como un demérito en contra de la propuesta. Finalmente, los diferentes procesos de alta (o baja) elaboración implicados en la persuasión producida por el estatus (mayoritario o minoritario) dan lugar a actitudes más (o menos) fuertes (persistentes, resistentes, etc.) como es postulado por el ELM (véase Martin y Hewstone, 2008).

Figura 9.4. Variables antecedentes, procesos mediadores y consecuencias del cambio de actitudes según el ELM.

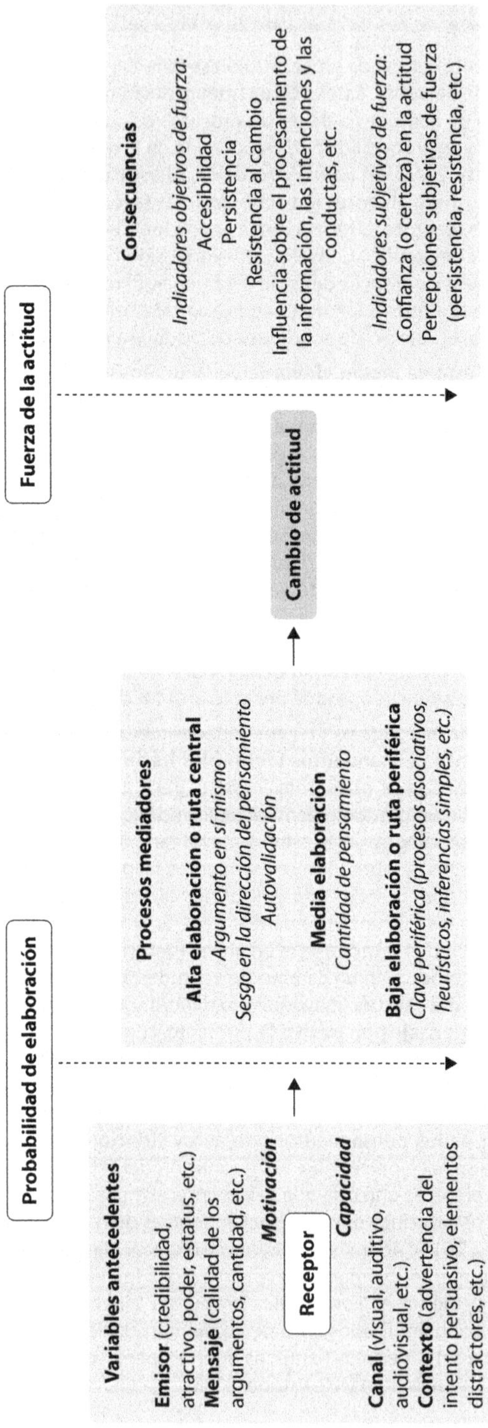

Determinantes de la probabilidad de elaboración

En el ELM, el receptor de la persuasión es el protagonista del cambio de actitudes. *En términos generales, su motivación (el deseo) y su capacidad (la habilidad o la oportunidad) para pensar sobre la información que recibe están en la base de la probabilidad de elaboración que realice, el proceso psicológico que se produzca y sus efectos sobre el cambio de actitudes y su fuerza. Multitud de variables pueden influir sobre la motivación y la capacidad del receptor. La investigación ha encontrado que, por ejemplo: a) algunas características y rasgos del receptor como la* **necesidad de cognición** *(NC), b) la* **relevancia personal** *del tema, c) la* **responsabilidad personal** *ante la evaluación de la propuesta, d) la* **importancia de las consecuencias** *derivadas de ella, o e) la* **ambivalencia actitudinal** *ante el objeto de actitud, son algunas de las variables que influyen sobre la* ***motivación*** *del receptor. Así, cuanto mayor es la NC, la relevancia, la responsabilidad, la importancia, o la ambivalencia, mayor motivación para pensar sobre la información disponible. Asimismo, la investigación ha mostrado que, por ejemplo: a) el mayor* **conocimiento previo** *sobre el objeto de actitud, b) la* **sencillez** *(vs. complejidad) del mensaje, c) la* **repetición** *moderada de los argumentos, d) la existencia de* **tiempo** *suficiente, o e) la ausencia de* **elementos distractores** *en el contexto, dan lugar a una mayor* ***capacidad*** *del receptor. A continuación y hasta el final del capítulo, vamos a describir y explicar cómo las diversas variables del receptor, el emisor, el mensaje, el canal, o el contexto influyen sobre el cambio de actitudes, en función de la probabilidad de elaboración –determinada, a su vez, por la motivación y la capacidad del receptor (véase la figura 9.4.).*

Para recordar

- Se ha propuesto que el cambio de actitudes puede depender: a) del *aprendizaje del mensaje,* b) de su *recepción y aceptación,* c) de las *respuestas cognitivas* generadas, o d) de *múltiples procesos psicológicos* que ocurren en diferentes condiciones de elaboración o como resultado de *dos modos de procesamiento distintos* (heurístico y sistemático).
- Los modelos multiproceso como el ELM y el HSM integran las aproximaciones anteriores en marcos explicativos más amplios que permiten explicar la persuasión en multitud de condiciones (incluso cuando el receptor no se «aprende el mensaje», o cuando genera muy pocas respuestas cognitivas –o ninguna– ante el mensaje).
- La motivación y la capacidad del receptor van a determinar la probabilidad de elaboración. Estas, a su vez, dependen de diversas variables del emisor, el mensaje, el receptor, etc.
- La elaboración es un continuo que va desde la ausencia completa de pensamiento deliberativo sobre la información disponible relacionada con la propuesta persuasiva (o el objeto de actitud) hasta una completa elaboración de cada argumento (y cada variable relevante) y su integración en el esquema de la actitud de la persona.
- El ELM ha especificado varios procesos psicológicos diferentes que serían los procesos mediadores (o «mecanismos causales») que llevan al cambio de actitudes. Estos procesos «median» (explican) los efectos que producen las variables antecedentes (del emisor, el receptor, el mensaje, el contexto, etc.) sobre el cambio de actitudes y su fuerza (consecuencias).

Continuación

- Las variables (del emisor, el receptor, el mensaje, el contexto, etc.) pueden influir sobre la persuasión mediante cualquiera de estos procesos; esto es: a) sirviendo como un argumento, b) sesgando la dirección de los pensamientos generados, c) influyendo sobre la validez de esos pensamientos (autovalidación), d) sirviendo como una clave periférica, y e) también pueden influir sobre la propia elaboración (aumentándola o reduciéndola).
- Cuando las actitudes cambian (o se forman) a través de procesos de alta elaboración son más fuertes (persistentes, resistentes al cambio y predictivas de las intenciones y las conductas) que cuando cambian (o se forman) a través de procesos de baja elaboración.

9.2. El receptor de la comunicación persuasiva

El receptor es la pieza clave del tablero de la persuasión. Cualquiera que pretenda persuadir a otra persona ha de conocer, en primer lugar, a quién pretende persuadir: ¿qué necesita y qué le mueve?, ¿qué desea?, ¿qué espera?, y en general, ¿qué le caracteriza? **La persuasión ocurre en la mente del receptor.** Es ahí, en esa «caja negra», donde van a ser procesadas las *variables* del emisor, del mensaje, del contexto, etc.; es ahí donde van a ocurrir los *procesos psicológicos* que llevan al cambio de actitudes; y es ahí también donde permanecerán (o no) las actitudes formadas o cambiadas y tendrán (o no) *efectos,* por ejemplo, sobre el procesamiento de la información. De hecho, tanto la capacidad y la motivación para procesar la información persuasiva, como los procesos y los efectos vinculados al cambio de actitudes, dependen de factores relacionados con las *características individuales* de los receptores, además, por supuesto, de otros factores situacionales (véase Briñol y Petty, 2005). Por ejemplo, las **variables sociodemográficas** (el género, la edad, etc.), la **inteligencia** o la **personalidad** son relevantes para el estudio de la persuasión. Así, una mayor inteligencia puede dotar a una persona de una mayor capacidad de análisis sobre la propuesta persuasiva, aunque, como se ha apuntado ya, el cambio de actitudes dependerá de otros muchos factores.

9.2.1. Necesidades y motivaciones

La necesidad de conocimiento del receptor es la motivación que más atención ha recibido por parte de los investigadores en el estudio de la persuasión. En torno a esta necesidad general, se ha señalado la relevancia de motivaciones más concretas en la explicación y la predicción del cambio de actitudes. Una de ellas ya ha sido descrita en el capítulo 1: la *necesidad de cognición* (NC; Cacioppo y Petty, 1982). La evidencia experimental con respecto a esta variable podría quedar resumida en los siguientes términos: **cuanto mayor es la NC de los receptores, más probable es que efectúen un procesamiento sistemático (alta elaboración)** de la información disponible ante una propuesta persuasiva (véase el capítulo 1, cuadro 1.4.).

La necesidad de cognición (NC)

La NC se refiere a las diferencias individuales en la ***tendencia a implicarse con esfuerzo en la actividad de pensar sobre cualquier asunto, propuesta u objeto de actitud, y disfrutar haciéndolo.*** *John Cacioppo y Richard Petty (1982) propu-*

sieron un test para medir la NC cuya versión reducida fue, posteriormente, traducida al castellano y validada por Falces et al. (2001). Este ***test de NC*** *incluye afirmaciones como, por ejemplo, «Me atraen más los problemas complejos que los sencillos» (ítem directo), o «Pensar no responde a mi idea de diversión» (ítem inverso).* ***Los individuos que puntúan alto en este test son más activos cognitivamente y*** **les gusta pensar.** *Por ello, tienden a mostrar un mayor cambio de actitudes en función de la calidad de los argumentos contenidos en el mensaje. Además, estos cambios de actitud suelen producirse mediante procesos de alta elaboración y, como consecuencia de ello,* ***sus actitudes suelen ser más fuertes: duraderas, resistentes y predictivas de su conducta.*** *En cambio,* ***los individuos que puntúan bajo en este test evitan implicarse en actividades cognitivas que requieran esfuerzo*** *porque no les gusta hacerlo. Estos utilizan un procesamiento más heurístico de la información, focalizándose en elementos que les sirvan de claves simples y «superficiales» que les lleven a formarse una actitud (favorable o desfavorable) sin necesidad de pensar sobre la propuesta o el objeto. En conclusión, las personas con mayor NC dedican más atención y deliberación, y efectúan una elaboración más exhaustiva y meditada de la información que aquellas con menor NC. No obstante, en algunas circunstancias, los individuos que tienen una mayor NC podrían verse limitados por otros factores y no poder realizar un procesamiento profundo y minucioso de la información, como, por ejemplo, si están presentes distracciones situacionales que reduzcan (o impidan) su capacidad de procesamiento. Igualmente, los individuos con una menor NC pueden también ser estimulados a pensar en mayor grado sobre la información de una propuesta si otras variables están presentes, como, por ejemplo, una alta relevancia personal del tema.*

En línea con lo señalado en el capítulo 8, tener actitudes es *en sí mismo* una forma de satisfacer la necesidad de conocimiento. Jarvis y Petty (1996) propusieron el constructo de *necesidad de evaluación* (NE) para referirse a **la propensión que muestran los individuos a responder de forma evaluativa a los estímulos de su entorno;** o en otras palabras, las diferencias individuales en la tendencia a formarse y mantener actitudes. La existencia de diferencias individuales en NE muestra que la predisposición a tener actitudes depende, al menos en parte, de las características particulares de cada individuo; aunque, por supuesto, como ocurre con todas las necesidades que describiremos, hay situaciones que pueden hacer que cualquier persona muestre, momentáneamente, un mayor (o menor) procesamiento evaluativo.

La necesidad de evaluación (NE)

La NE se mide mediante el test diseñado por Blair Jarvis y Richard Petty (1996), traducido al castellano y validado por Horcajo et al. (2008). Este ***test de NE*** *incluye afirmaciones como, por ejemplo, «Me gusta saber exactamente qué es lo bueno y lo malo acerca de todas las cosas», o «Me gusta decidir si las cosas nuevas son realmente buenas o malas».* ***Las puntuaciones altas en el test de NE indican una preferencia por pensar en términos evaluativos y formarse***

actitudes hacia cualquier estímulo del entorno. *Las puntuaciones bajas en este test indican lo contrario: una preferencia por evitar realizar un procesamiento evaluativo. Puesto que el procesamiento evaluativo es uno de los modos en los que las personas pueden efectuar la elaboración activa de la información que reciben, la NE ha mostrado correlaciones moderadas y positivas con la NC (Horcajo et al., 2008; Jarvis y Petty, 1996). No obstante, hay que señalar que, aunque una persona muestre una menor NE, también puede efectuar un procesamiento no evaluativo de la información de forma exhaustiva; es decir, una menor NE no conlleva necesariamente una menor elaboración. La investigación realizada sugiere que* ***las personas con mayor NE muestran una mayor activación automática de sus actitudes*** *porque están crónicamente más accesibles* ***y, además, sus actitudes influyen en mayor grado sobre su procesamiento de la información, sus intenciones y sus conductas.***

Un tercer constructo relacionado con la necesidad de conocimiento es la *necesidad de cierre cognitivo* (NCC, Kruglanski, 1989). La NCC se refiere a **la motivación de las personas por buscar y mantener una respuesta definitiva ante un determinado asunto, como algo opuesto a la confusión, la ambigüedad y/o la incertidumbre.** La NCC representa tanto un *estado* psicológico que puede variar *situacionalmente* (por ejemplo, incentivando la obtención de un cierre cognitivo, o mediante presiones de tiempo), como un *rasgo* en el que pueden variar las personas de forma relativamente estable.

La necesidad de cierre cognitivo (NCC)

Las diferencias individuales en NCC han generado mucho interés entre los investigadores; de hecho, existen varios instrumentos diseñados para su medición (véase Horcajo et al., 2011). Para su uso en castellano, se ha adaptado y validado el ***test revisado de NCC*** *(Horcajo et al., 2011), que incluye afirmaciones como, por ejemplo, «En caso de incertidumbre, prefiero tomar una decisión inmediata, sea la que sea», o «Prefiero actividades en las que está siempre claro qué es lo que hay que hacer y cómo hay que hacerlo».* ***Las puntuaciones altas en este test indican una predisposición a buscar una respuesta, o tomar una decisión,*** **rápida *y* definitiva,** ***sobre un asunto determinado.*** *De hecho, las personas con una mayor NCC perciben como algo aversivo la ausencia de una respuesta clara y duradera ante situaciones de incertidumbre. En cambio, las personas con menor NCC muestran una fuerte necesidad de evitar el cierre cognitivo. La investigación ha mostrado que* ***las personas con mayor NCC son más sensibles,*** *por ejemplo,* ***a la información presentada al inicio*** *de una comunicación persuasiva, mostrando en mayor grado efectos de primacía y fenómenos de anclaje, a la vez que prestarán poca atención y procesarán en menor grado el resto de la información. Asimismo, las personas con mayor NCC* ***serán también más sensibles a*** **primes** ***e indicadores que puedan ser utilizados como claves simples de decisión, heurísticos*** *(o «atajos» cognitivos), categorías fácilmente accesibles* ***y, en general, variables que les permitan tomar rápidamente una posición respecto a una propuesta u objeto*** *y que, además, les sirvan para mantener esa posición de for-*

ma definitiva (véase Kruglanski y Fishman, 2009, para una revisión). Valores más altos en NCC predicen, en general, un menor procesamiento de la información y una mayor aversión hacia las actividades cognitivas que supongan analizar sistemáticamente diversos argumentos, planteamientos u opciones. Por ello, la NC y la NCC han mostrado correlacionar negativamente entre sí (Horcajo et al., 2011). No obstante, los individuos con mayor NCC también pueden efectuar un procesamiento exhaustivo de la información cuando no encuentran un elemento que les lleve a formarse la respuesta rápida y definitiva que buscan.

Además de la necesidad de conocimiento, otra motivación fundamental que ha llamado la atención de los investigadores se refiere a **la necesidad que muestran las personas por ser y parecer consistentes.** Esta necesidad de consistencia está en la base de una de las más importantes aproximaciones motivacionales al estudio del cambio de actitudes: *la teoría de la disonancia cognitiva* de Leon Festinger. No obstante, Robert Cialdini y colegas propusieron que las personas varían en su **preferencia por la consistencia** (**PC;** Cialdini, Trost y Newsom, 1995). Es decir, algunos individuos muestran una firme y estable preferencia por la consistencia; pero, sorprendentemente, otros no dan muestra de dicha preferencia. El **test de PC** diseñado por Cialdini y colegas incluye afirmaciones como, por ejemplo, «Es importante para mí que mis acciones sean consistentes con mis creencias», o «Me siento incómodo manteniendo dos creencias que sean inconsistentes». Las personas con puntuaciones altas en este test manifiestan una fuerte preferencia por la coherencia entre sus creencias y sus acciones. Igualmente, prefieren ser percibidas por los demás como personas consistentes y predecibles, al mismo tiempo que prefieren rodearse de este tipo de personas. Este constructo predice los cambios de actitudes motivados por la disonancia cognitiva y los efectos de algunas técnicas de influencia basadas en el compromiso, como *la técnica del pie en la puerta* (Cialdini et al., 1995). Así, un pequeño compromiso inicial daría lugar a un mayor cambio de actitud posterior en aquellos individuos con mayor PC.

Otras motivaciones como **la necesidad que muestran las personas por tener autoevaluaciones positivas de sí mismas** (véase el capítulo 5), o **la necesidad de pertenencia y la búsqueda de aceptación social,** y otras muchas características del receptor, han llamado la atención de los investigadores en persuasión (véase Briñol y Petty, 2005). Pero en muchos casos, la investigación futura deberá profundizar en el estudio de los procesos psicológicos a través de los cuales esas características pueden influir en el cambio de actitudes. Para finalizar este apartado, nos detendremos en un campo de estudio que está generando mucha investigación en la actualidad, conocido como *embodiment,* o **cómo el cuerpo puede influir sobre la cognición** (véase el cuadro 9.3.).

9.3. Variables del emisor

«Para mí es un honor estar hoy con ustedes en su ceremonia de graduación en una de las mejores universidades del mundo. La verdad sea dicha: yo nunca me gradué en la universidad. Esto es lo más cerca que he estado nunca de una graduación universitaria. Hoy quiero contarles tres historias de mi vida. Eso es. Nada de gran importancia. Solo

CUADRO 9.3. Posturas, expresiones faciales y movimientos corporales del receptor

Lo que hacemos con el cuerpo influye en nuestra mente. Las posturas corporales del receptor, sus expresiones faciales o sus movimientos corporales influyen sobre sus propios cambios de actitudes (véase Briñol y Petty, 2008). Por ejemplo, **mover la cabeza verticalmente** –como cuando queremos afirmar o mostrar aprobación sobre algo– mientras nos exponemos a una información relacionada con un objeto de actitud, **produce un mayor acuerdo con esa información (o actitudes más positivas);** mientras que mover la cabeza horizontalmente –como cuando queremos negar o mostrar nuestro disenso– se relaciona con un menor acuerdo (o actitudes más negativas hacia el objeto). Ahora bien, estos efectos pueden explicarse a través de diversos procesos psicológicos. Por ejemplo, en baja elaboración, podrían explicarse mediante una simple inferencia a partir de la autopercepción de la conducta: se infiere que se está de acuerdo a partir del movimiento vertical de la cabeza. Sin embargo, en individuos con capacidad y motivación para pensar sobre la información disponible (alta elaboración), el cambio de actitud podría explicarse mediante un proceso como el *sesgo en la dirección de los pensamientos* generados ante esa información (pensamientos más positivos cuando se mueve verticalmente la cabeza). Además, como nos han demostrado Pablo Briñol y Richard Petty (2003), **ese comportamiento no verbal** tan aparentemente insignificante –como mover la cabeza vertical u horizontalmente– **podría dar lugar incluso a procesos metacognitivos,** *aumentando* –en el caso de los movimientos verticales– o *reduciendo* –en el caso de los movimientos horizontales– *la confianza que una persona tiene sobre la validez de sus propios pensamientos* (autovalidación). Pero los movimientos de cabeza no son el único modo en que nuestro cuerpo influye sobre el cambio de actitudes. Lo mismo cabría decir sobre la *flexión* o *extensión de brazos:* **las personas con los brazos flexionados** –como en gesto de aceptación– **muestran actitudes más positivas hacia estímulos a priori neutros que las personas con los brazos extendidos** –como en gesto de rechazo–. De nuevo, estos efectos podrían ser el resultado de procesos distintos que ocurren en función de la elaboración del receptor. Asimismo, **posturas como estar de pie o estar tumbado** han mostrado que **pueden influir sobre la propia *elaboración* del receptor,** encontrándose un mayor efecto de la calidad de los argumentos si se está tumbado que si se está de pie. Otras posturas como **sentarse con la espalda recta** (postura de confianza) **o con la espalda encorvada hacia delante** (postura de duda) mientras se generan pensamientos positivos (o negativos) hacia un objeto de actitud, **influyen sobre la confianza en la validez de los pensamientos** del receptor en alta elaboración (mayor confianza si se está sentado con la espalda recta que con la espalda encorvada), dando lugar a actitudes más (o menos) favorables hacia ese objeto en función de los pensamientos favorables (o desfavorables) generados. Asimismo, la expresión facial de alegría (sonreír) ha mostrado también su influencia en el cambio de actitudes. Entre otros efectos, **la sonrisa se ha asociado a una mayor confianza.** Así, de forma consistente con la autovalidación, si el receptor sonríe *después* de haber generado pensamientos positivos (o negativos) hacia un objeto de actitud, entonces acabará mostrando actitudes más positivas (o negativas) hacia dicho objeto que si el receptor muestra una expresión facial neutra. Es decir, **la sonrisa hace que las personas confíen más en la validez de sus pensamientos positivos (o negativos) y que, por tanto, esos pensamientos se reflejen en actitudes igualmente positivas (o negativas;** véase Briñol et al., 2012, para una revisión). Por último, en una investigación se ha encontrado que «lo que se hace *físicamente* con los pensamientos» generados ante un objeto de actitud (por ejemplo, escribir esos pensamientos y mantenerlos con uno mismo guardándolos en el bolsillo, o tirarlos a una papelera) influye sobre las actitudes que después se muestran hacia ese objeto, incrementando (si se guardan) o reduciendo (si se tiran) el efecto de los pensamientos generados sobre las actitudes resultantes (Briñol et al., 2013).

tres historias.» Así comienza el que está considerado uno de los mejores discursos del presente siglo XXI. Steve Jobs fue su protagonista. El lugar: la ceremonia de graduación de la Universidad de Stanford, el 12 de junio de 2005. Aquel día, cuando Steve Jobs se puso delante de aquella audiencia, no era necesario que fuera presentado. Con seguridad, todos (o casi todos) los asistentes al acto sabían quién era. Sabían que era el cofundador de una de las compañías tecnológicas más importantes del mundo. Le habían visto alguna vez en los medios de comunicación, en alguna de sus intervenciones públicas que siempre se caracterizaron por no pasar desapercibidas. No obstante, Steve Jobs eligió cuidadosamente las primeras frases de su discurso. Aparentemente, pueden parecer que son simplemente «protocolarias»; pero en esas frases podemos encontrar algunas de las variables fundamentales que hacen que el emisor de un mensaje sea persuasivo. No es el propósito de este capítulo hacer un análisis exhaustivo de este discurso, pero lo utilizaremos en varios momentos.

Desde los estudios clásicos del grupo de Yale hasta nuestros días, muchas investigaciones han tratado de analizar **qué factores hacen que una persona sea capaz de convencer a otras y cambiar sus actitudes.** En síntesis, un emisor persuasivo se caracteriza, principalmente, por su **credibilidad** y su **atractivo personal y social.** En Steve Jobs y en sus primeras frases, encontramos estas características.

9.3.1. Credibilidad

La credibilidad se refiere a todo aquello que hace que el emisor sea percibido como *experto* y *confiable*. Esto es, las dos características (o dimensiones) principales de la credibilidad del emisor son: a) su *conocimiento, experiencia o competencia* en el tema de la propuesta o el objeto de actitud (**«*expertise*»**); y b) su *honestidad, sinceridad o imparcialidad* en general, o en la defensa de esa propuesta (**«*confiabilidad*»**). La primera de estas dos dimensiones se relaciona con el conocimiento acreditado a través de los títulos, los méritos curriculares, la experiencia profesional (o personal), así como un uso del lenguaje que apoya sus argumentaciones en terminología técnica y en otras fuentes de autoridad o de prestigio reconocidos. También, a veces, nos basta simplemente una «bata blanca» para atribuir credibilidad a un emisor. En Stanford, Steve Jobs no necesitaba una bata blanca, pero lo cierto es que iba vestido con la indumentaria solemne de tal ceremonia. Indudablemente, **nos convencen más aquellas personas que percibimos como expertos,** con un conocimiento válido y fiable sobre aquello que proponen. Pero en ocasiones, este conocimiento (real o percibido) no es suficiente y **es necesario también que el emisor inspire en la audiencia la sensación de que es una persona en la que se puede confiar.** En esencia, **la credibilidad es percibida y atribuida por el receptor.**

La ***confiabilidad*** del emisor se relaciona con su integridad personal, su coherencia con la propuesta que presenta (al no mostrar contradicción entre lo que dice y lo que hace), o su honestidad, sinceridad e imparcialidad en la presentación de esa propuesta (por ejemplo, argumentando en contra de sus propios intereses). Ilustremos el factor de la confiabilidad con ejemplos de gran calado social. Cuando Mahatma Gandhi dijo: «Tú debes ser el cambio que deseas ver en el mundo», él era un gran ejemplo de su propio mensaje; de hecho, dijo también: «Mi vida es mi mensaje». Su comportamiento público a lo largo de su vida corroboraba su propuesta. Su integridad y su coherencia eran indudables. Y un ejemplo de honestidad lo encontramos también en aquel memorable discurso de Martin Luther King:

No habrá descanso ni tranquilidad en América hasta que las personas negras tengan garantizados sus derechos como ciudadanas y ciudadanos (...) Pero hay algo que debo decir a mi pueblo (...) No busquemos saciar nuestra sed de libertad bebiendo de la copa del encarnizamiento y del odio (...) La maravillosa nueva militancia que ha envuelto a la comunidad negra no debe llevarnos a desconfiar de todas las personas blancas, ya que muchos de nuestros hermanos blancos, como su presencia hoy aquí evidencia, han llegado a ser conscientes de que su destino está atado a nuestro destino. Han llegado a darse cuenta de que su libertad está inextricablemente unida a nuestra libertad. No podemos caminar solos (...) Tengo un sueño: que un día sobre las colinas rojas de Georgia los hijos de quienes fueron esclavos y los hijos de quienes fueron propietarios de esclavos serán capaces de sentarse juntos en la mesa de la fraternidad (...) (traducción de Tomás Albaladejo).

O en palabras de Nelson Mandela: «He luchado contra la dominación blanca, y he luchado contra la dominación negra. He abrigado el ideal de una sociedad libre y democrática en la que todas las personas vivan unidas en armonía y con las mismas oportunidades. Es un ideal para el que espero vivir y que espero lograr. Pero si es necesario, es un ideal por el que estoy preparado para morir.» Estas son las palabras que Mandela repitió una y otra vez, antes y después de haber pasado 27 años en la cárcel por luchar contra el apartheid, el sistema de racismo institucionalizado y de segregación racial que se estableció en Sudáfrica hasta 1992. Él no luchaba contra los *afrikáners* blancos; él luchaba por la igualdad de derechos entre todas las personas, con independencia del color de su piel. Y esto podría interpretarse como si Mandela «argumentara en contra de sus propios intereses», puesto que el temor de algunos sudafricanos y el deseo de otros era que, al llegar al poder como presidente de Sudáfrica, favoreciera a las personas de color en perjuicio de los *afrikáners* blancos. Algo que no sucedió.

Pero no queremos llevar al lector a la conclusión de que, para resultar un emisor confiable, haya que ser un gran líder social como Gandhi, Luther King o Mandela; simplemente, ellos constituyen ejemplos paradigmáticos. De hecho, **cualquier persona puede ser un emisor confiable en la medida en que sea percibido como íntegro, coherente, honesto, sincero o imparcial.** Volviendo al discurso de Stanford, el lector seguramente ya se haya dado cuenta de que, en sus primeras frases, Steve Jobs reconoció un «déficit», algo «negativo» de sí mismo al admitir que nunca llegó a graduarse en una universidad. Podríamos decir que esto iba en contra de su interés en presentarse como alguien con conocimiento suficiente como para estar en esa ceremonia impartiendo ese discurso. Pero de este modo, al decir que nunca se graduó, probablemente, Steve Jobs consiguió que la percepción de su honestidad aumentara en quienes le escuchaban –entre otros efectos–. Además, anticipó un dato crucial: va a hablarnos de su vida. Y de ella, nadie mejor que él para hacerlo.

En la investigación actual sobre cambio de actitudes, **la pregunta clave ya no es si la credibilidad produce persuasión, sino *cuándo*, *cómo* y *por qué* la produce.**

Desde la perspectiva del ELM, la credibilidad del emisor puede llevar a persuasión a través de distintos procesos psicológicos. Para analizar estos procesos, la investigación experimental ha manipulado distintas variables y condiciones. Por ejemplo, la credibilidad (alta vs. baja) se ha manipulado, tanto a través de la dimensión de *expertise* (méritos curriculares, experiencia y conocimiento del emisor), como a través de la dimensión de *confiabilidad* (por ejemplo, argumentar en contra de los propios intereses). Los resultados han mostrado que, en condiciones de **alta elaboración** del receptor (motivación y capacidad altas), de un modo similar a lo descrito en el cuadro 9.2., la credibilidad puede: a) *servir como un argumento más* a favor de la propuesta (por ejemplo, cuando un *experto* sobre el cambio climático reconocido internacionalmente recomienda reducir el nivel de emisiones de CO_2 para evitar el deshielo del Ártico); b) *sesgar la dirección de los pensamientos* generados ante el mensaje (una mayor credibilidad da lugar a pensamientos más favorables hacia la propuesta que una menor credibilidad); o c) *validar los pensamientos (positivos o negativos)* generados.

Credibilidad y autovalidación

Si la información sobre la credibilidad del emisor se le hace saber al receptor después de recibir el mensaje, entonces una mayor credibilidad llevará a confiar más en la validez de los pensamientos generados (autovalidación). De este modo, ***la credibilidad alta llevaría a validar los pensamientos positivos dando lugar a actitudes positivas*** *hacia el objeto de actitud; pero* ***también llevaría a validar los pensamientos negativos dando lugar, en este caso, a actitudes negativas.*** *Aquí podemos encontrar un caso paradójico en el que una credibilidad alta puede reducir la persuasión: cuando lleva a validar pensamientos desfavorables hacia la propuesta (por ejemplo, en respuesta a argumentos débiles; véase Tormala, Briñol y Petty, 2007). Una reciente investigación ha avanzado un paso más preguntándose si la credibilidad del emisor podría tener no solo un efecto directo sobre la confianza en la validez de los pensamientos del receptor, sino también, en algunos casos, interactuar con la calidad de los argumentos. Jason Clark et al. (2013) han encontrado que, si se le pide al receptor que focalice su atención en analizar el contenido y el tema del mensaje, entonces la credibilidad alta aumenta la confianza en los pensamientos del receptor como se describió antes. Por el contrario, si se le pide al receptor que focalice su atención en analizar al emisor del mensaje, la autovalidación de los pensamientos se produce en interacción con la calidad de los argumentos; es decir, los receptores muestran una mayor confianza en sus pensamientos: a) cuando un emisor con credibilidad alta utiliza argumentos fuertes, y b) cuando un emisor con credibilidad baja utiliza argumentos débiles. Como consecuencia de ello, en estos receptores la favorabilidad de sus pensamientos se reflejó en la favorabilidad de sus actitudes. En los casos contrarios (un emisor con credibilidad alta y argumentos débiles, o con credibilidad baja y argumentos fuertes), los participantes mostraron una menor confianza en sus pensamientos y, por tanto, no se produjo su autovalidación, de modo que estos pensamientos no se reflejaron en sus actitudes resultantes.*

En condiciones de **baja elaboración,** la credibilidad lleva a persuasión sirviendo como una *clave periférica* mediante la aplicación de un heurístico o una regla simple («Si lo dice un experto, estoy de acuerdo con ello»). Finalmente, en condiciones de **elaboración intermedia,** una mayor credibilidad lleva a incrementar el procesamiento exhaustivo de la información contenida en el mensaje (mayor elaboración). Y en este caso, el cambio de actitudes dependerá de variables como la calidad de los argumentos. Aquí podemos encontrar otro caso en el que una *mayor* credibilidad dé lugar, indirectamente, a una *menor* persuasión: si la credibilidad alta del emisor hace que un receptor que, a priori, estaba en media elaboración pase a elaborar más exhaustivamente la información y, a su vez, el mensaje está compuesto por argumentos débiles, entonces, pensar más sobre esos argumentos provocará que el receptor genere más pensamientos desfavorables y, en consecuencia, sus actitudes serían también más desfavorables. Por el contrario, un emisor con menor credibilidad provocaría que el receptor pensara menos sobre esos argumentos débiles generando pensamientos y actitudes menos desfavorables.

Por último, como se señaló en la descripción detallada que hicimos del ELM, el proceso concreto a través del cual la credibilidad lleva a persuasión es muy relevante para la fuerza de las actitudes resultantes. **Aquellas actitudes que cambian como resultado de procesos de alta elaboración son más fuertes;** es decir, más duraderas, más resistentes a cambios posteriores y más predictivas de las intenciones y las conductas de los receptores (véase Petty et al., 1995; Petty y Wegener, 1998).

9.3.2. Atractivo personal y social

Decíamos antes que, ya en el inicio de su discurso, Steve Jobs utilizó las variables principales que hacen que un emisor sea persuasivo. La credibilidad ya la hemos explicado. La otra se refiere a cómo obtener atractivo personal y social. Esta variable incluye diversas características (o dimensiones) del emisor. Una de ellas puede identificarse en la primera frase del discurso de Stanford: se trata de un elogio tácito a sus receptores. Al decirles que estaba muy honrado de estar en una de las mejores universidades del mundo, los estudiantes, los profesores y demás miembros de esa universidad allí congregados fueron «indirectamente» elogiados. Esta forma relativamente sutil de halagar a su audiencia aporta al emisor una mayor ***simpatía percibida*** y, en general, un mayor **atractivo personal y social.** Las personas simpáticas y atractivas socialmente se caracterizan por satisfacer las necesidades socioemocionales de otras personas. Un modo muy eficaz de hacerlo es mediante el uso de elogios. Un emisor puede decir explícitamente algo positivo de la conducta de otra persona (receptor), lo importante que es para él esa conducta o el valor que le aporta. Pero también se puede elogiar cualquier otra característica del receptor, y hay otras maneras más sutiles de hacerlo, como, por ejemplo, pedir consejo, mostrar agradecimiento, etc. No obstante, cada uno de estos comportamientos es interpretado particularmente por el receptor y, en consecuencia, podría dar lugar a diversos efectos.

En términos más generales, **un emisor puede resultar simpático y ganar atractivo personal y social mediante** comportamientos que, por ejemplo, reduzcan la incertidumbre o la inseguridad del receptor, aumenten su percepción de autoeficacia o su autoestima, muestren interés y empatía, proporcionen una mayor aprobación social o muestren cooperación; es decir: **comportamientos dirigidos a satisfacer las necesidades y moti-**

vaciones del receptor. Esto lo hizo Steve Jobs en numerosas ocasiones durante su discurso. En su inicio, de hecho, al decir que «Esto es lo más cerca que he estado nunca de una graduación universitaria», Steve Jobs rió (como también una parte del público). Quizá esta fuera su intención: presentarse de un modo simpático ante esa audiencia. Después, comenzó la primera historia: «sobre conectar los puntos». Esta primera historia podría sintetizarse en un mensaje sencillo y, potencialmente, capaz de reducir la inseguridad y la incertidumbre de su audiencia: al final, los acontecimientos de la vida se conectan y tienen sentido. Steve Jobs dijo: «...tienen que confiar en que los puntos de alguna manera se conectarán en el futuro. Tienen que confiar en algo: su instinto, el destino, la vida, el karma, lo que sea. Porque creer que los puntos se conectarán les dará la confianza para seguir a su corazón. Esta perspectiva nunca me ha fallado y ha marcado la diferencia en mi vida.»

Dentro del atractivo personal y social, hay otra característica (o dimensión) muy relevante, que ha recibido una considerable atención por parte de los investigadores: la **semejanza.** Generalmente, nos sentimos mejor en compañía de personas que nos resultan semejantes por su pertenencia a determinados grupos, por los valores que defienden, las opiniones que manifiestan, las aficiones que les gustan, etc., y más aún si al mirarnos en el espejo de esos otros, nos devuelven una imagen mejorada de nosotros mismos. Por ejemplo, el 11 de julio de 2010, en Johannesburgo, la selección española de fútbol alcanzó un logro muy importante en la historia de nuestro deporte y eso hizo que quisiéramos mirarnos en ese espejo, que esa identidad grupal que compartíamos pudiera adquirir un significado y un valor mejorados. De hecho, en los últimos años, muchas campañas de publicidad han tratado de promocionar marcas y productos influyendo sobre las actitudes de los consumidores mediante la utilización de elementos de identidad nacional con los que podemos (por semejanza) y queremos (por lo que nos aportan) sentirnos identificados. Un ejemplo magnífico de esto fue el spot publicitario «el currículum de los españoles», de una conocida empresa española de la industria alimentaria. Aunque, en la investigación experimental, la semejanza se ha manipulado de un modo mucho más sencillo: por ejemplo, mediante la pertenencia del emisor y el receptor a la misma universidad o la misma ciudad.

El atractivo personal y social se nutre, a su vez, de otras características (o dimensiones) diferentes: la **familiaridad,** la **popularidad,** la **fama** o el **atractivo físico** aumentan, en general, la capacidad persuasiva de un emisor. Es decir, nos convencen en mayor grado aquellas personas que nos resultan familiares, que son valorados (o al menos, conocidos) socialmente y que resultan físicamente atractivas para los receptores. En el caso de Steve Jobs, probablemente, algunas de estas características influyeron sobre la audiencia del discurso de Stanford. Estas características y las anteriormente descritas (simpatía y semejanza) inciden sobre el atractivo personal y social del emisor y se han manipulado de diversas maneras en la investigación experimental sobre el cambio de actitudes.

Como ya puede anticipar el lector, los efectos y los procesos psicológicos son múltiples y merecen un análisis detallado desde la perspectiva del ELM. En condiciones de **baja elaboración** del receptor, el atractivo personal y social del emisor (en concreto, su simpatía o su semejanza) puede servir como una *clave periférica* con la que adoptar una actitud hacia un objeto o una propuesta, que será más favorable cuanto mayor sea ese atractivo personal y social. También, la *mera exposición* previa de un objeto de actitud puede producir una mayor familiaridad con ese objeto y, a través de ella, conducir a una actitud más favorable –como ya mostrara Robert Zajonc–. No es de extrañar, pues, que los emisores más familiares para la audiencia sean percibidos de manera más favorable, dando lugar a mayores cambios de actitud a favor de su propuesta, sin necesidad de analizar la información incluida en el mensaje. Asimismo, mediante presentaciones repetidas, el atractivo físico del emisor puede asociarse a un objeto de actitud determinado, adquiriendo este último la valencia positiva del atractivo del emisor en aquellos receptores sin capacidad ni motivación para analizar más profundamente los méritos del objeto. Este ha sido un recurso que se ha utilizado (y se sigue utilizando) con frecuencia en publicidad. Aunque no estemos muy atentos a la televisión (baja capacidad) y aunque no tengamos la más mínima motivación por adquirir una nueva máquina de café para el hogar, alguien como George Clooney no pasa desapercibido y puede transferir su atractivo al producto que anuncia.

En condiciones de **elaboración intermedia,** cualquier variable relacionada con el atractivo personal y social del emisor podría influir sobre la elaboración, aumentándola o reduciéndola; es decir, llevando al receptor a procesar más (o menos) exhaustivamente la información disponible (argumentos del mensaje). La investigación experimental ha mostrado que un mayor atractivo personal y social –manipulado mediante la semejanza (identificación con el emisor) o el estatus socioeconómico del emisor– *aumenta la cantidad de pensamiento* del receptor, llevando, finalmente, a actitudes más positivas hacia la propuesta cuando los argumentos son fuertes, y a actitudes más negativas cuando los argumentos son débiles. Finalmente, en condiciones de **alta elaboración,** la investigación ha mostrado que el atractivo personal y social lleva a persuasión mediante varios procesos. En primer lugar, el atractivo físico de un emisor (un/a modelo) puede servir como un *argumento* más cuando dicho atractivo es una característica que aporta una información relevante para el objeto de actitud (por ejemplo, si un/a modelo presenta los beneficios de usar un producto de belleza). En segundo lugar, un emisor físicamente atractivo puede producir actitudes positivas hacia un objeto de actitud incluso cuando el atractivo físico no guarda relación con el objeto de actitud, mediante un *sesgo en la dirección de los pensamientos* (por ejemplo, cuando un/a modelo muy atractivo/a anuncia un producto para la limpieza del hogar, puede hacer que los receptores generen más pensamientos positivos sobre ese producto que si esos receptores recibieran la misma información de un emisor menos atractivo). En tercer lugar, aunque hay algunos datos que sugieren que algunas características vinculadas al atractivo personal y social podrían aumentar la confianza en la validez de los pensamientos generados ante un mensaje, aún han de realizarse estudios con condiciones experimentales más específicas que corroboren, empíricamente, el proceso de autovalidación para la variable del atractivo personal y social del emisor. Por último, al igual que ocurre con la credibilidad, **el proceso concreto a través del cual el atractivo personal y social lleva a persuasión será muy relevante para la fuerza de las actitudes resultantes.**

Una tercera variable del emisor relevante para la persuasión es **el poder.** Una revisión detallada de esta variable excede los objetivos de este capítulo, dado que el poder ha sido definido y analizado de muy diversas maneras. Además, un receptor puede inferir credibilidad a partir del poder percibido de un emisor, si considera que llegar a una posición de poder en algunos ámbitos puede ser atribuido a tener un mayor conocimiento o una mayor experiencia. Asimismo, las personas con poder suelen ser percibidas generalmente con mayor atractivo personal y social; aunque, en otros casos, el poder también podría asociarse a corrupción, incompetencia, etc., teniendo unos efectos opuestos para el cambio de actitudes. Por ello, la complejidad de esta variable exige aún más investigación en el futuro. En el cuadro 9.4. se resumen los resultados más relevantes en relación con el marco teórico principal del presente capítulo.

CUADRO 9.4. El poder del emisor (y del receptor)

Siguiendo con nuestro análisis desde la perspectiva del ELM, cuando el receptor esté en **baja elaboración,** el poder del emisor puede servir como una clave periférica que lleve a un cambio de actitud a favor de la propuesta, probablemente, mediante el uso de un heurístico o una regla simple («Poder significa que es correcto», «Si lo dice alguien poderoso, estoy de acuerdo»). Aunque el poder podría ser también una clave periférica negativa llevando a un menor cambio de actitud si el poder se asocia a corrupción, incompetencia, etc. Cuando el receptor esté a priori en **media elaboración,** podría dedicar más atención e incrementar su elaboración sobre los argumentos que presente un emisor poderoso si este último tiene la capacidad de llevar a cabo su propuesta, en comparación con los argumentos que pudiera dar una persona sin poder para llevarla a cabo. Además, en **alta elaboración,** el poder puede, potencialmente: a) servir como *un argumento en sí mismo* que lleve al receptor a mostrarse a favor de una propuesta (o en contra si el poder está asociado a algo negativo para ese receptor), o b) sesgar la dirección de los pensamientos a favor (generalmente, con el poder como algo positivo) o en contra (si el poder se asocia a algo negativo) de la propuesta o el objeto de actitud. Por último, el poder también se ha analizado experimentalmente desde la perspectiva de la autovalidación, en concreto: **cuando el poder lo tiene el receptor** (en lugar del emisor). En algunas situaciones, el emisor puede ser quien tenga más poder que el receptor; pero en otras situaciones puede ocurrir lo contrario. Esto ocurre con frecuencia en contextos organizacionales en los que un individuo es el jefe de otro y, al mismo tiempo, es el subordinado de un tercero. La investigación ha mostrado que, cuando el receptor tiene el poder, aumenta su confianza. Ahora bien, los efectos sobre el cambio de actitudes son diferentes en función de que la inducción de poder (manipulado en los estudios) se realice *antes* o *después* de recibir el mensaje. Cuando se induce *después,* el poder produce un proceso de autovalidación de los pensamientos y, como consecuencia, *un mayor efecto de la calidad de los argumentos* sobre las actitudes. En cambio, cuando se induce *antes,* al aumentar la confianza general, el receptor reduce la elaboración sobre la información del mensaje (si la probabilidad de elaboración de los receptores es a priori intermedia) y, así, da lugar a *un menor efecto de la calidad de los argumentos* sobre las actitudes (Briñol et al., 2007a; véase la figura 9.5.).

9.4. Variables del mensaje

El mensaje persuasivo incluye: a) un *objeto de actitud* (un tema, etc.) y b) una *posición* hacia ese objeto (a favor o en contra). La defensa de esta posición puede hacerse recurriendo a razones (mensaje racional) o a emociones (mensaje emocional). Los **mensajes racionales** se apoyan en datos o evidencias, y apelan a la lógica, al razonamiento y a la reflexión de los receptores. Por el contrario, los **mensajes emocionales** utilizan los argumentos (u otros elementos) para crear en la audiencia emociones (alegría, tristeza, miedo,

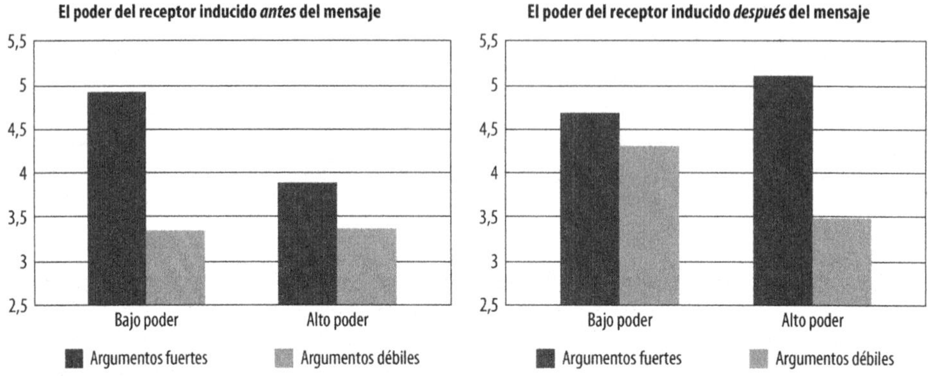

Figura 9.5. Actitudes en función del poder del receptor y la calidad de los argumentos (Briñol et al., 2007).

sorpresa, etc.), sentimientos o estados de ánimo, en relación con el objeto de actitud. Con independencia del tipo de mensaje, se considera que **el éxito de la comunicación persuasiva reside, principalmente, en satisfacer las necesidades, las motivaciones, los deseos o las expectativas del receptor.**

«Mi segunda historia es sobre el amor y la pérdida», continuó diciendo Steve Jobs en Stanford. «Tienen que encontrar lo que aman» (…) «Si aún no lo han encontrado, sigan buscando. No se conformen. Como todos los asuntos del corazón, lo sabrán cuando lo encuentren.» El tono emocional de la segunda historia –y del discurso en su conjunto– es incuestionable. En esta historia habló del despido que sufrió en la compañía tecnológica que él había creado. Del amor por su trabajo. Del amor por su mujer y su familia. Y a la vez, iba dando datos «racionales» de esa compañía de la que le despidieron, o de las nuevas compañías que fundó… En este momento resulta pertinente hacerse la siguiente pregunta: **¿qué es más persuasivo: razón o emoción?** La investigación no ha podido responder de forma concluyente, entre otras razones, por la propia dificultad para crear mensajes racionales o emocionales «puros». En última instancia, el receptor interpreta cualquier mensaje en función de sus esquemas, predisposiciones o preferencias y, así, puede percibir los aspectos más racionales (o los más emocionales) de cualquier argumento de una manera particular y diferente al propósito que se persigue con ese argumento. Por ejemplo, ante el dato de que «hay más de 1.500 millones de personas que en la actualidad viven en una situación de pobreza extrema en el planeta», un receptor puede experimentar un estado de ánimo negativo o una emoción que le conmueva, le entristezca o le indigne; mientras que otro puede pensar de manera racional en la posibilidad de combatir esa pobreza mediante sencillas medidas de intervención económica (como inversiones en sectores básicos) por parte de los países más desarrollados.

Con bastante frecuencia, **muchos de los mensajes persuasivos a los que nos exponemos a diario** (por ejemplo, a través de los medios de comunicación) **incluyen una mezcla de razones y emociones.** En el ámbito publicitario, acompañando a la exposición de datos con respecto a un producto, se suele utilizar la música o estímulos visuales que van dirigidos a producir emociones. En otros contextos interpersonales o grupales, la persuasión puede favorecerse en ambientes agradables, «comidas de negocios», o practicando una actividad deportiva; contextos que pueden producir un estado de ánimo positivo o unas emociones positivas en el receptor. La **alegría** es una emoción que puede influir sobre el cambio de actitudes a través de **múltiples procesos** (véase Briñol et al., 2010). Se podría decir que, en muchas circunstancias, la alegría lleva a persuasión; pero hay algunas *excepciones* importantes: a) si el receptor se encuentra, a priori, en una condición de elaboración intermedia, inducir alegría en el receptor llevará a que piense menos exhaustivamente sobre los argumentos del mensaje (reduciendo la persuasión que pudieran producir los argumentos fuertes); aunque b) la alegría también puede llevar a procesar detenidamente los argumentos cuando el receptor percibe que no mermarán (o incluso aumentarán) su emoción positiva (y esto podría dar lugar a una menor persuasión si esos argumentos son débiles); y c) en alta elaboración, la alegría puede aumentar la confianza en la validez de los pensamientos (y, en el caso de que sean desfavorables, llevar a que el receptor se forme unas actitudes desfavorables hacia el objeto). Estos son solo algunos ejemplos que muestran la enorme complejidad de los procesos (y los efectos) que puede desencadenar una emoción determinada, con frecuencia olvidados en multitud de ámbitos como el de la publicidad (véase Petty y Briñol, 2015, para una revisión sobre emoción y persuasión).

Apelar al miedo

Un tipo de mensaje emocional que se utiliza en muchos contextos es ***el mensaje que apela al miedo.*** *«Tener relaciones sexuales sin protección conlleva el riesgo de contraer enfermedades de transmisión sexual como el sida»; o «el consumo excesivo de alcohol aumenta la probabilidad de que se produzcan varios tipos de cáncer», son argumentos conocidos por cualquiera de nosotros. Con seguridad, también recordamos algunas campañas de la Dirección General de Tráfico dirigidas a la prevención de accidentes. Aunque pueden diferir en la intensidad emocional, los mensajes de apelación al miedo resaltan la ocurrencia de un resultado negativo (riesgo o amenaza) con el fin de* ***inducir miedo en el receptor. La eficacia de estos mensajes es muy relativa.*** *Ante una amenaza que induzca miedo, un receptor puede protegerse psicológicamente efectuando un «procesamiento defensivo» (sesgado) de esa información (por ejemplo, generando pensamientos como que «eso no me puede pasar a mí», «solo tengo relaciones sexuales con personas sanas», «solamente bebo alcohol los fines de semana», «al volante, yo controlo», etc.) dando lugar a que su actitud no cambie en la dirección deseada (y aún menos, su conducta). Igualmente, una amenaza muy fuerte puede disparar la activación psicofisiológica en el receptor e interferir en el procesamiento de la información contenida en el mensaje. La literatura científica sugiere que* ***las apelaciones al miedo son eficaces si el mensaje convence al receptor de que las consecuencias*** *anunciadas* ***son*** *severas* ***(muy indeseables) y muy probables de ocurrir si no se siguen las acciones recomendadas.*** *Más importante aún: el mensaje debe expresar con claridad que las consecuencias indeseables pueden ser evitadas si se realizan las acciones recomendadas; esto es,* ***las apelaciones al miedo eficaces son aquellas que incluyen recomendaciones*** *(conductas concretas)* ***útiles y viables.*** *No obstante, si el receptor no cree que pueda enfrentarse eficazmente a la amenaza, las apelaciones al miedo pueden provocar un efecto bu-*

merán, como consecuencia de intentar restablecer el control percibido o reducir el miedo. Por tanto, es muy importante que el mensaje también lleve al receptor a formarse (o afianzar) la creencia de que puede llevar a cabo las acciones recomendadas que reduzcan o eliminen las consecuencias negativas (autoeficacia). Muy probablemente, el lector se habrá dado cuenta de que la «eficacia» de las apelaciones al miedo asume un receptor en «alta elaboración»; esto es debido a que el modelo del aprendizaje y el modelo de expectativa-valor han impregnado la investigación sobre este tipo de mensajes que apelan al miedo.

El mensaje que, por antonomasia, aludiría al miedo es el que hace saliente la percepción de la propia mortalidad. En torno a *la teoría del manejo del terror* (*Terror Management Theory,* TMT; Greenberg, Solomon y Pyszczynski, 1997) se han realizado cientos de estudios en las últimas tres décadas analizando los diversos efectos que provoca **«hacer saliente en la mente de las personas la idea de su mortalidad»** (*Mortality Salience,* MS). La investigación ha mostrado que la MS no conlleva necesariamente un estado afectivo negativo; sin embargo, tiene consecuencias. En el ámbito de la persuasión, Horcajo et al. (2016) han analizado dos procesos que la MS puede producir en el cambio de actitudes (véase el cuadro 9.5.).

CUADRO 9.5. La idea de mortalidad y persuasión

La teoría del manejo del terror plantea que el conocimiento de su inevitable mortalidad lleva a las personas a defenderse psicológicamente del miedo a la muerte. Una forma de hacerlo es validando (reafirmando) su propia visión cultural del mundo. Así, los estudios han señalado que **hacer saliente** en los receptores **la idea de su mortalidad antes de recibir una información les lleva a mostrar unas actitudes y unos juicios más polarizados** (extremos). Lo que aún no se había analizado es qué procesos psicológicos específicos puede producir la MS en la persuasión. En un estudio, Horcajo et al. (2016) expusieron a los participantes a una manipulación de la MS *antes* de recibir una información persuasiva: la mitad de los participantes recibió la inducción experimental de MS (escribiendo los pensamientos y los sentimientos que les producía la idea de su mortalidad) y la otra mitad realizó una tarea de control. Seguidamente, todos los participantes recibieron por escrito el currículum de un supuesto candidato a un puesto de trabajo. Este currículum fue manipulado mediante dos versiones: una incluía méritos muy valiosos del candidato (argumentos fuertes) y la otra incluía méritos poco valiosos (argumentos débiles). Finalmente, se midieron los *pensamientos* generados ante el currículum y las *actitudes* hacia el candidato. Como se esperaba, los participantes en la condición de MS mostraron unas actitudes más polarizadas hacia el candidato que los participantes de la condición de control; es decir, los primeros mostraron actitudes mucho más positivas ante los argumentos fuertes y mucho más negativas ante los argumentos débiles. Estos efectos en las actitudes estuvieron *mediados* por (se debieron a) la favorabilidad de los pensamientos generados. Este resultado es congruente con la idea de que **la MS llevó a los participantes a pensar más sobre los argumentos** del currículum.

En otro estudio, se realizó una modificación muy relevante en el procedimiento: primero, **los participantes leían el currículum del candidato** (con argumentos fuertes vs. débiles) ***y, después,* recibían la inducción de la MS** (vs. grupo de control). Los efectos sobre las actitudes fueron muy similares al estudio anterior: los participantes de la condición de MS mostraron un efecto de la calidad de los argumentos significativamente mayor que los participantes de la condición de control. Pero lo más significativo de este estudio fue que este efecto no estuvo mediado por la favorabilidad de los pensamientos generados, sino por la *confianza* en esos pensamientos. Es decir, la MS no les llevó a pensar más (puesto que ya habían procesado los argumentos del currículum cuando fue inducida), sino que **la MS les llevó a confiar más en la validez de sus pensamientos** (*autovalidación*). Algo novedoso de esta investigación es que, por primera vez en los estudios relacionados con la autovalidación, variar el momento (*timing*) en el que se incluye una variable (la MS), *antes* o *después* de recibir una información persuasiva, da lugar a un *mismo* resultado sobre las actitudes: mayor efecto de la calidad de los argumentos. Pero lo relevante es que este mismo resultado se produce a través de **dos procesos psicológicos distintos:** en un caso, la MS lleva a pensar más; y en otro caso, la MS lleva a confiar más en la validez de los pensamientos (véase Horcajo et al., 2016).

«Mi tercera historia es sobre la muerte» (...) «Recordar que estaré muerto pronto es la herramienta más importante que he encontrado para ayudarme a tomar las grandes decisiones de la vida» (...) «Recordar que vas a morir es la mejor manera que conozco de evitar la trampa de pensar que tienes algo que perder». Así continuó Steve Jobs. Después, habló del cáncer que le diagnosticaron y reflexionó sobre ello. «Nadie quiere morir» (...) «Y sin embargo, la muerte es el destino que todos compartimos» (...) «Y así tiene que ser, porque la muerte es muy probablemente el mejor invento de la vida» (...) «Su tiempo es limitado, así que no lo desperdicien viviendo la vida de otro» (...) «Tengan el coraje de seguir a su corazón y a su intuición. De alguna manera ellos ya saben lo que verdaderamente ustedes quieren llegar a ser». Y concluyó diciendo: «Y ahora que ustedes se gradúan para comenzar de nuevo, les deseo esto. Sigan hambrientos. Sigan alocados». Desconocemos si Steve Jobs quiso utilizar la idea de la mortalidad para producir en su audiencia una mayor elaboración, o más certeramente, por el momento en que lo hizo, si pretendió aumentar la confianza en la validez de los pensamientos que sus receptores ya habían generado. No obstante, lo que, indudablemente, Steve Jobs tuvo muy en cuenta al escribir su discurso fue a quiénes se dirigía. Su mensaje estaba adaptado a los destinatarios principales de su discurso: quienes se graduaban aquel año y estaban allí presentes. Aunque, probablemente, Steve Jobs no solo pensó en ellos. Además, su mensaje incluyó elementos emocionales evidentes, hablando de los acontecimientos más significativos de su vida, del amor, de la pérdida y de la muerte. Por supuesto, los receptores tenían actitudes ya formadas hacia algunos de estos importantes asuntos. En este sentido, la pregunta que ahora nos hacemos puede quedar formulada en los siguientes términos: **¿cuándo resulta más persuasivo el mensaje emocional (vs. racional)?** Un factor que hay que tener muy en cuenta es la base (afectiva o cognitiva) sobre la que están construidas las actitudes previas.

Tipos de mensajes, bases y metabases de las actitudes

Como ya se ha señalado, los mensajes pueden basarse en información que se refiera a aspectos más cognitivos (o «racionales») o a aspectos más afectivos (o «emocionales»). ***La investigación ha mostrado que un receptor será más persuadido por unos u otros mensajes dependiendo de cuál sea la base (o metabase) predominante de su actitud (cognitiva o afectiva).*** *En concreto, Fabrigar y Petty (1999) encontraron que, cuando la base de una actitud es predominantemente afectiva (por ejemplo, está formada a partir del sabor de una bebida), una información posterior igualmente afectiva (un nuevo sabor) cambió significativamen-*

te más esa actitud que un mensaje con información cognitiva. Por el contrario, cuando la base de la actitud es predominantemente cognitiva (por ejemplo, se ha formado a partir de haber recibido información sobre las propiedades o características del sabor de esa bebida), la investigación no fue concluyente y tanto la información posterior afectiva como la cognitiva generaron unos efectos similares en el cambio de actitudes. Estos efectos del emparejamiento (mensaje-bases) se han analizado también respecto a las metabases de las actitudes y se han encontrado resultados muy similares: utilizar un mensaje afectivo para cambiar una actitud que tiene una metabase afectiva sería más persuasivo que utilizar un mensaje cognitivo (See et al., 2008). Este mismo resultado se encontró tanto para las bases como para las metabases en un mismo estudio, aunque ambas (bases y metabases) no estuvieron correlacionadas significativamente entre sí.

9.4.1. Cantidad y calidad de los argumentos

Una pregunta que muchos emisores de un mensaje persuasivo pueden hacerse es cuánta información incluir en el mensaje; o en otras palabras: **cuántos argumentos aportar**. Desde el punto de vista del ELM, un receptor en **baja elaboración** podría utilizar la cantidad de argumentos como una clave periférica que le llevara a mostrarse a favor o en contra de la propuesta. Así, si percibe que hay «muchos argumentos», podría mostrar actitudes a favor de la propuesta, aunque no dedique tiempo ni esfuerzo en procesarlos con mayor profundidad. Sin embargo, si percibe «pocas razones» a favor de algo, podría posicionarse en contra de ello. Esto ocurriría probablemente mediante un simple heurístico: «Muchos (o más) es mejor»; «Si hay tantos argumentos a favor de algo, estoy de acuerdo». Por el contrario, los receptores que estén en **alta elaboración** procesarán exhaustivamente los argumentos mostrando un cambio de actitudes en función de su calidad (mayor persuasión ante los argumentos fuertes que ante los débiles). Por tanto, **debemos prestar más atención a la cantidad o a la calidad en función de a qué personas (receptores) se quiera persuadir,** especialmente respecto a su probabilidad de elaboración. A efectos prácticos, si nos dirigimos a una audiencia mayoritariamente en baja elaboración, será preferible dar más cantidad de argumentos aunque algunos de ellos sean débiles. Por el contrario, si nuestros receptores están en alta elaboración, será preferible centrarse en la calidad y proporcionar solo argumentos fuertes aunque sean menos. Evidentemente, si fuera posible dar muchos y solo argumentos fuertes, esta sería la mejor opción puesto que resultaría eficaz tanto para receptores en baja como en alta elaboración.

Recordemos que un argumento es fuerte en la medida en que provoca en el receptor la generación de pensamientos favorables hacia la propuesta o el objeto de actitud; mientras que un argumento débil provoca pensamientos en contra. La generación de un tipo u otro de pensamientos en respuesta al mensaje va a depender, en última instancia, del receptor, de sus esquemas de conocimiento previo, sus motivaciones, sus preferencias, etc., o en general, de cómo procesa e interpreta esa información. Ahora bien, **la calidad de los argumentos** también puede derivarse en algún grado de algunos factores que hay que considerar: a) los argumentos fuertes **están lógicamente bien construidos y no incurren en contradicción;** b) **plantean consecuencias deseables para el receptor que**

ocurrirán muy probablemente siguiendo las recomendaciones o la propuesta del mensaje (**o** al contrario, plantean **consecuencias indeseables que no ocurrirán muy probablemente si se siguen las recomendaciones o la propuesta**); c) **incluyen explicaciones causales,** por ejemplo, entre unos comportamientos y unas determinadas consecuencias; **y** d) **son novedosos** (algo que, en algunas circunstancias, puede resultar muy eficaz). Pero hay otras muchas variables del mensaje que son importantes para la persuasión. En el cuadro 9.6. describimos, brevemente, algunas de esas variables.

CUADRO 9.6. Otras variables del mensaje relevantes para la persuasión

Un mensaje puede incluir argumentos solamente en apoyo de un objeto de actitud (**mensaje unilateral**), o incluir también otros argumentos que cuestionen o critiquen algunos aspectos de ese objeto (**mensaje bilateral**). En este último caso, los argumentos en contra pueden ser, a su vez, refutados (o no) expresamente en el mensaje. Estos distintos mensajes tienen efectos diferentes en la persuasión y también respecto a la credibilidad del emisor. Así, **un mensaje es más persuasivo y el emisor resulta más creíble en la medida en que presenta los pros y los contras de su propuesta y, además, es capaz de refutar convincentemente los aspectos menos positivos** (*mensaje bilateral con refutación*). Por el contrario, la persuasión y la credibilidad del emisor se verían bastante mermadas cuando se exponen los pros y los contras y no se es capaz de (o no se intenta) refutar las razones en contra (*mensaje bilateral sin refutación*). **Pero también un mensaje unilateral puede resultar persuasivo,** por ejemplo, con receptores de baja elaboración. De hecho, **la mera dirección del mensaje** (a favor de un objeto) **puede servir de clave periférica** que lleve a estos receptores a mostrar actitudes favorables («Dice cosas a favor de..., luego debe de ser bueno»). Este proceso se dificultaría mucho si el mensaje incluye información a favor y en contra puesto que la «clave» de la dirección no sería útil para posicionarse con respecto al objeto. Por tanto, la mayor capacidad persuasiva de los mensajes bilaterales con refutación se produciría sobre todo (o exclusivamente) en receptores de alta elaboración.

Otra variable que tiene efectos importantes sobre el cambio de actitudes se refiere a **si el mensaje está enmarcado positivamente («lo que se puede *ganar* si se sigue la propuesta») o negativamente («lo que se puede *perder* si no se sigue la propuesta»).** Hay diversos resultados y diversas interpretaciones, pero los mensajes enmarcados positivamente parecen ser más persuasivos que los enmarcados negativamente cuando los receptores están en baja elaboración. Sin embargo, los receptores en alta elaboración mostrarían más persuasión ante mensajes enmarcados negativamente.

Otra de las variables relevantes a la hora de diseñar un mensaje persuasivo se refiere a la presentación de los argumentos formulados como **afirmaciones** («Conducir bajo los efectos del alcohol es un comportamiento incívico») o como **negaciones** («Conducir bajo los efectos del alcohol no es un comportamiento cívico»). Aún hay mucha investigación por realizar al respecto, pero las presentaciones afirmativas podrían ser eficaces tanto para receptores de baja elaboración, como para receptores de alta elaboración, aunque estos últimos también pueden responder favorablemente ante argumentos formulados como negaciones (si son argumentos fuertes). Por el contrario, los receptores en baja elaboración podrían mostrar efectos no deseados ante argumentos formulados como negaciones al no percibir el significado de la negación. Además de afirmaciones y negaciones, un mensaje puede incluir interrogaciones. Las denominadas **preguntas retóricas** conllevan tácitamente una respuesta (por ejemplo: *¿Quieres ser feliz?*); es decir, estas preguntas se corresponden con *una afirmación en formato de interrogación* (véase Gallardo et al., 2013). Se sabe que las preguntas retóricas influyen sobre la elaboración. Cuando los argumentos incluyen preguntas retóricas, incrementan la elaboración en receptores a priori poco motivados para pensar sobre el mensaje (por-

Continuación

que el tema es de baja relevancia personal), mostrando un mayor efecto de la calidad de los argumentos en comparación con un mensaje formulado con afirmaciones. Sin embargo, las preguntas retóricas reducen la elaboración en receptores que están muy motivados para pensar sobre el mensaje (porque el tema es de alta relevancia personal). A pesar de todos estos resultados, **las variables descritas en este cuadro requieren de investigaciones futuras más específicas respecto a los procesos psicológicos concretos que explican esos efectos** (véase Petty y Wegener, 1998).

9.4.2. El mensaje «hecho a medida»

Del mismo modo que **el mensaje** puede emparejarse con las bases o las metabases de las actitudes, también **puede adaptarse a otras muchas características del receptor** (género, características culturales, motivaciones, etc.), tratando de aumentar la probabilidad de que la persuasión ocurra. **Esto es lo que se conoce como el mensaje «hecho a medida»** (*tailoring*), y es un aspecto muy estudiado en el ámbito de las actitudes. Una de las características del receptor que más se ha investigado desde esta perspectiva es el rasgo conocido como «*self-monitoring*» (véase el cuadro 9.7.).

9.5. CANAL, CONTEXTO Y RESISTENCIA A LA PERSUASIÓN

El **canal es el medio físico a través del cual se transmite la información desde el emisor** al receptor. En el caso de la comunicación humana, esto se relaciona directamente con los sentidos perceptivos a los que se dirige o involucra y con el **código** que se utiliza. También, tradicionalmente, el canal se ha asociado a los *medios de comunicación*. Esto ha sido muy relevante en la «era de la propaganda» (Pratkanis y Aronson, 1994). Se puede hablar, por tanto, de un canal **visual** (o «escrito»: prensa), **auditivo** (o «radiofónico»: radio), **audiovisual** (o «televisivo»: televisión, cine), etc. Pero Internet también ha supuesto un cambio para esta concepción tradicional puesto que, a través de este medio, podemos «leer la prensa», escuchar «la radio» (o cualquier audición *online*), o «ver la televisión y el cine», etc. **En términos absolutos, ningún canal es superior en capacidad persuasiva.** Multitud de factores condicionan la superioridad de un canal sobre los otros. El mensaje concreto que se quiere transmitir y el contexto en el que se transmite pueden sugerir que un canal sea más apropiado que otro en un momento determinado. Por ejemplo, los medios impresos (como la prensa –tradicional o digital–) podrían ofrecer una mayor oportunidad de que los mensajes sean procesados de forma exhaustiva, en comparación con los medios audiovisuales (como la televisión), puesto que aquellos permiten que el receptor controle la velocidad de procesamiento y la adapte a su capacidad de comprensión lectora. Esto podría ser especialmente relevante para los mensajes complejos. No obstante, el desarrollo de las nuevas tecnologías y las herramientas novedosas que ofrecen a la comunicación humana abren nuevos e inexplorados horizontes para la investigación futura.

Bajo la etiqueta de «contexto» se han analizado diversas variables en el ámbito de la persuasión. Algunas de ellas han sido mencionadas ya en otros apartados de este capítulo, como la distracción derivada de elementos contextuales (ruido, temperatura, etc.), o el estado de ánimo incidental que puede derivarse de una situación determinada (un día

CUADRO 9.7. *Self-monitoring*, emparejamiento con el mensaje y múltiples procesos en persuasión

Las diferencias individuales en *self-monitoring* (SM, Snyder, 1974) se refieren a la regulación de la conducta social, especialmente con respecto a la autopresentación en situaciones sociales (véase Paredes et al., 2015, para su medición en castellano). Las personas con mayor SM tienen muy en cuenta las características de cada situación a la hora de gestionar su conducta social y sus autopresentaciones (actuando como «camaleones sociales» que pueden modificar y ajustar su comportamiento de diversos modos en función del contexto específico); mientras que las personas con menor SM tienen en cuenta, principalmente, sus estados internos salientes (motivaciones, actitudes, valores, etc.) para guiar su conducta social (actuando con mucha mayor consistencia con sus rasgos y valores personales en los distintos contextos). Desde el marco teórico que nos proporciona el ELM, podemos hacer un análisis bastante preciso y exhaustivo de esta variable. En general, el emparejamiento entre el tipo de mensaje y el grado de SM ha producido mayores índices de persuasión. Ahora bien, los efectos de este emparejamiento pueden ser diferentes y deberse a distintos procesos psicológicos. En primer lugar, cuando los receptores están en **baja elaboración,** sería suficiente, por ejemplo, hacer evidente que el contenido de la propuesta es consistente con la proyección de una buena imagen social (para quienes tienen mayor SM), o con los valores del receptor (para quienes tienen menor SM), para conseguir un cambio de actitudes a favor de esa propuesta. El uso de heurísticos o reglas simples de inferencia explicaría el cambio de actitudes en este caso: «Si esta propuesta me proporciona una buena imagen social, es buena» (individuos con mayor SM), o «Si esta propuesta es consistente con mis valores, es buena» (individuos con menor SM). En segundo lugar, el emparejamiento también puede influir sobre la cantidad de elaboración, cuando la motivación y la capacidad del receptor le sitúan a priori en una probabilidad de **elaboración intermedia.** La investigación ha mostrado que quienes tienen mayor SM realizan un mayor análisis de los argumentos del mensaje cuando estos son presentados por un emisor atractivo (que se vincula a una apelación relacionada con la imagen) que por un emisor experto (que se vincula a una apelación relacionada con la calidad de la información). Por el contrario, quienes tienen menor SM muestran el patrón inverso. En el mismo sentido, se ha encontrado un mayor efecto de la calidad de los argumentos en los altos en SM cuando los argumentos se referían a la imagen (por ejemplo, cuánto mejorará la apariencia al usar un nuevo producto), y en los bajos en SM cuando los argumentos se referían a la calidad del producto (cómo de eficiente es).

En tercer lugar, en **alta elaboración,** las personas con mayor SM generan *pensamientos más favorables* tras recibir unos argumentos relacionados con la imagen social que tras recibir unos argumentos relacionados con los valores, y lo contrario ocurre en las personas con menor SM. Además, Evans y Clark (2012) han mostrado que el emparejamiento entre las características del emisor (atractivo o credibilidad) y el grado de SM influye también sobre la confianza en la validez de los pensamientos (*autovalidación*). Los participantes con mayor SM mostraron más confianza en sus pensamientos cuando el emisor era atractivo. Por el contrario, los participantes con menor SM mostraron más confianza en sus pensamientos cuando el emisor era creíble. En este estudio, la información del emisor (atractivo o creíble) se les dio después de que procesaran el mensaje, y la mayor confianza en los pensamientos en cada caso dio lugar a un mayor efecto de la calidad de los argumentos sobre sus actitudes.

---

soleado o lluvioso). Otra variable que puede relacionarse con el contexto se refiere a **la advertencia del intento persuasivo.** Algunos contextos como el publicitario nos advierten (más o menos explícitamente) que detrás de un anuncio siempre hay algún intento persuasivo. Ahora bien, algunos anuncios tratan de ocultar esta intención presentando su mensaje de un modo muy ambiguo. En estos casos, las personas (con motivación y capacidad) pueden *sesgar en positivo* los pensamientos que generan ante el anuncio ambiguo para interpretarlo de acuerdo con los argumentos favorables que, supuestamente, «ha de contener ese anuncio». La investigación ha mostrado que esto puede llevarles a un mayor cambio de actitudes a favor del producto anunciado en este contexto publicitario («advertencia del intento persuasivo»), en comparación con una situación en la que no se atribuye tal intento porque no se percibe como un contexto publicitario (véase Briñol, et al., 2015).

A pesar de lo anterior, **la investigación ha mostrado que, en general, advertir del intento persuasivo al receptor reduce el cambio de actitudes** y se han dado varias explicaciones al respecto. Una de ellas se basaría en *la teoría de la reactancia psicológica* de Jack Brehm (1966): **un intento persuasivo para cambiar de actitud** (o formar una nueva actitud) **puede ser percibido por el receptor como una amenaza a su autonomía personal y su libertad,** y en consecuencia, generar una respuesta psicológica de reactancia (una fuerza motivacional que lleva a intentar restablecer su libertad). A este respecto, «ocultar» el intento persuasivo y el interés en persuadir por parte del emisor podría evitar una respuesta de reactancia en el receptor, al mismo tiempo que podría dar lugar a una mayor percepción por parte del receptor de que el emisor es «imparcial». Asimismo, se ha propuesto también que **la autoafirmación del receptor** sería otra manera eficaz de reducir la resistencia a la persuasión (véase Briñol et al., 2007b). Esta variable consiste en que el receptor se afiance en sus valores personales (por ejemplo, recordando algunas situaciones en las que se comportó como una persona honesta, si la honestidad es un valor importante para ese receptor) *antes* de recibir una propuesta persuasiva (normalmente, amenazante o contra-actitudinal). Así, la autoafirmación personal puede suavizar el impacto de esa propuesta, a la vez que es percibida como una forma de restablecer la integridad del «yo» cuando ha sido amenazado por el intento persuasivo. La investigación ha encontrado que los receptores muestran un mayor cambio de actitudes cuando se autoafirman en sus valores que cuando no lo hacen antes de recibir un mensaje. Además, Briñol et al. (2007b) han analizado los procesos psicológicos a través de los cuales la autoafirmación influiría sobre la persuasión en aquellos casos en los que la propuesta persuasiva no amenace significativamente al receptor. Al igual que la variable del poder, la autoafirmación también aumenta la confianza del receptor y, por tanto, produce resultados similares: a) cuando la autoafirmación se realiza *antes* del mensaje, lleva a los receptores a *pensar menos* sobre la información contenida en ese mensaje (menor efecto de la calidad de los argumentos); y b) cuando se realiza *después* de haber recibido el mensaje, la autoafirmación *aumenta la confianza en la validez de los pensamientos* generados (autovalidación; mayor efecto de la calidad de los argumentos).

A lo largo del capítulo hemos descrito cuándo, cómo y porqué ocurre el cambio de actitudes. La **resistencia a la persuasión** es la otra cara de la moneda. Ya hemos explicado algunas situaciones en las que el cambio de actitudes no ocurriría. De hecho, **los mismos procesos psicológicos que llevan al cambio de actitudes también pueden explicar la resistencia a la persuasión** (véase Wegener et al., 2004). Es decir, un receptor puede posicionarse en contra de una propuesta (objeto de actitud) ante la presencia de una variable determinada: a) utilizando esa variable como un *argumento en contra* de la propuesta; b) *sesgando desfavorablemente* la dirección de los pensamientos que genera; c) aumentando la confianza en la *validez de los pensamientos* desfavorables generados, o reduciendo esta confianza en los pensamientos favorables; d) aumentando la *elaboración* sobre argumentos débiles, o reduciendo la elaboración sobre argumentos fuertes; y e) utilizando esa variable como una *clave periférica en contra* de la propuesta. En todos estos casos, aumentaría la resistencia a la persuasión, o incluso podría producirse un cambio de actitudes en la dirección contraria a la deseada.

Además, otros factores (cognitivos y motivacionales) podrían explicar los fenómenos de resistencia a la persuasión. En el capítulo 8 hemos señalado que las actitudes (previas) pueden influir sobre el procesamiento de la información (posterior), por ejemplo, seleccionando la información a la que nos exponemos y atendemos (generalmente proactitudinal) o la información que recordamos en mayor grado (aquella que es consistente con nuestras actitudes y demás esquemas de conocimiento previo). Asimismo, aplicando una analogía biológica, *la teoría de la inoculación* de William McGuire (1964) propuso que las personas pueden aumentar su resistencia a un intento persuasivo si, previamente, son expuestas a información (argumentos débiles) que puedan refutar o contraargumentar. Esto ocurriría del mismo modo que la inoculación de una vacuna (mensaje débil) puede generar la formación de anticuerpos (contraargumentos) que protejan de ataques posteriores.

Para recordar

- Las características del receptor son fundamentales en el estudio de la persuasión. Las necesidades y motivaciones han recibido mucha atención por parte de los investigadores.
- Un emisor persuasivo se caracteriza, principalmente, por su credibilidad y su atractivo personal y social. El poder y el estatus del emisor también son importantes para el cambio de actitudes.
- La credibilidad se refiere a todo aquello que hace que el emisor sea percibido como experto y confiable. El atractivo personal y social incluye diversas características (o dimensiones) del emisor (simpatía, semejanza, familiaridad o atractivo físico).
- La credibilidad, el atractivo personal y social, el poder y el estatus (mayoritario-minoritario) son variables que pueden producir cambios de actitudes a través de múltiples procesos psicológicos en función de las condiciones de elaboración. El proceso concreto a través del cual estas variables llevan a persuasión tiene consecuencias para la fuerza de las actitudes resultantes.
- El mensaje persuasivo incluye (a) un objeto de actitud (un tema, etc.) y (b) una posición hacia ese objeto (a favor o en contra). Los «mensajes racionales» se apoyan en datos o evidencias, y apelan a la lógica, al razonamiento y a la reflexión de los receptores. Los «mensajes emocionales» utilizan los argumentos (u otros elementos) para crear en la audiencia emociones, sentimientos, o estados de ánimo, en relación con el objeto de actitud.
- La cantidad de argumentos es una variable que puede tener un mayor impacto sobre los receptores en baja elaboración. Por el contrario, la calidad de los argumentos es una variable que influye sobre los receptores en alta elaboración.
- El canal es el medio físico a través del cual se transmite la información desde el emisor al receptor. En términos absolutos, ningún canal es superior en capacidad persuasiva.
- La resistencia a la persuasión es la otra cara de la moneda. En general, advertir del intento persuasivo al receptor aumenta la resistencia a la persuasión. La autoafirmación del receptor es una manera de reducir esa resistencia.

Como cierre de este capítulo, consideramos relevante señalar que **el cambio de actitudes puede ocurrir también cuando «el receptor es, al mismo tiempo, el emisor».** Esto se conoce como **autopersuasión** (véase el cuadro 9.8.).

CUADRO 9.8. Autopersuasión

Irving Janis, Bert King y Leon Mann –entre otros– analizaron **si defender** (mediante un *role playing*) **una propuesta (mensaje) públicamente ante una audiencia influye *en quien la defiende.*** Estos investigadores pedían a las personas que argumentaran en público a favor de un tema. Esto producía en esas personas una búsqueda sesgada de argumentos a favor de la posición defendida, dando lugar a un cambio de actitudes en *esas* personas. En este caso, **en el «intento de convencer a otros», es el «emisor» quien se persuade a sí mismo. El sesgo en la generación o búsqueda de argumentos sería el proceso que explicaría este efecto,** y ocurriría cuando las personas tienen capacidad y motivación para generar o buscar esos argumentos. Por tanto, este sería un proceso previsiblemente de *alta elaboración* a través del cual la conducta pública de una persona puede llevar a un cambio de actitud en esa misma persona. Pero se han propuesto otros procesos que podrían explicar estos efectos en el cambio de actitudes. El más conocido es **la disonancia cognitiva.** Según León Festinger, si la conducta pública defiende una posición *contraria* a la actitud que se tiene respecto a ese tema (conducta contra-actitudinal), entonces sería previsible que la persona experimentara el malestar interno característico de la disonancia. Para eliminar la disonancia, puede ocurrir que la actitud cambie en la dirección de la conducta pública a partir de buscar razones que justifiquen esa conducta. Este también sería un proceso que, probablemente, se produzca en condiciones de *alta elaboración.* Además, la investigación ha señalado algunas situaciones *específicas* en las que se produciría este proceso: a) cuanta mayor sea la responsabilidad y la libertad percibidas sobre la conducta; b) cuando no pueda explicarse a partir de un incentivo externo; c) cuando la conducta puede dar lugar a consecuencias negativas para otros; d) cuando afecta al propio autoconcepto; o e) en personas con alta preferencia por la consistencia. En estos casos, es más probable que se produzca la disonancia cognitiva ante la conducta contra-actitudinal, produciendo una mayor necesidad de justificarla y, a su vez, dando lugar a un proceso de autopersuasión. Por último, *la teoría de la autopercepción* de Daryl Bem plantea otra posible explicación: **la conducta de una persona puede ser una fuente significativa de información a partir de la cual esa persona infiera sus actitudes** hacia algo, sin necesidad de que se desencadene una búsqueda sesgada de explicaciones o un proceso de disonancia. Simplemente, en algunas ocasiones se infieren las actitudes propias observando la conducta propia. Este proceso se produciría, previsiblemente, en condiciones de baja elaboración y a través de una simple inferencia («Si estoy haciendo esto, debe de ser porque me gusta hacerlo»; véase Briñol et al., 2001, para una revisión sobre la autopersuasión).

CAPÍTULO 10

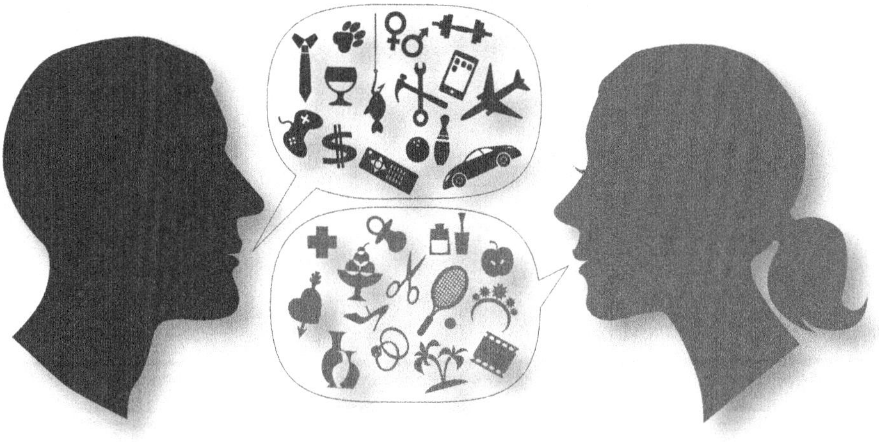

La ideología es una organización de opiniones, actitudes y valores; una manera de pensar sobre la sociedad y las personas en tanto que pertenecientes a ciertos grupos y categorías sociales, que está estrechamente relacionada con la conducta y tiene una existencia relativamente independiente de los individuos.

Los estereotipos, guardianes de la ideología

«Todo muhutu debe saber que los mututsis son deshonestos en los negocios. Su único objetivo es la supremacía de su grupo étnico. En consecuencia, es traidor el muhutu que hace las cosas siguientes: negocia con un batutsi, invierte su dinero o el dinero del Gobierno en una empresa tutsi, presta o pide prestado dinero a los mututsis, o presta servicios a un batutsi en los negocios». Este es, literalmente, el cuarto de los diez mandamientos que debían obedecer los hutus; los otros seis iban en la misma dirección: es traidor quien se case o se haga amigo de una mujer tutsi, los bahutus no deben mostrar piedad por los batutsis; los bahutus, estén donde estén, deben dar pruebas de unidad y solidaridad, etc. (Tadjo, 2003, p. 123-124). Conviene no tomarse a la ligera estas cosas, por muy estrambóticas que nos puedan parecer a primera vista. Primero, porque llevan claramente impresas la discriminación y el rechazo de determinadas personas, y después, porque pueden acabar en tragedia. Estos diez siniestros «mandamientos», por ejemplo, se acompañaron de un genocidio que en menos de cinco meses acabó con la vida de unos 800.000 tutsis, y un número de hutus que oscila entre los 10.000 y los 50.000, en una brutal ola de violencia desatada en la primavera de 1994 entre dos tribus rivales de Ruanda. Charles Tilly, una autoridad en el estudio de los conflictos sociales, toma precisamente este ejemplo para ofrecer una original concepción de la violencia colectiva como resultado de un proceso de gran relevancia para la cognición social, **la activación de divisorias intergrupales:** «Como demuestran las luchas entre los hutus y los tutsi, **en ciertas circunstancias el hecho de figurar a un lado u otro de una línea divisoria entre categorías se convierte en cuestión de vida o muerte**» (Tilly, 2007, p. 11). Esas categorías son infinitas, pero a la postre todas ellas desembocan en el mismo planteamiento: «nosotros-ellos», y en un sinfín de adjetivos que califican, definen y caracterizan a las personas dependiendo de si forman parte del «nosotros» o del «ellos». Esos adjetivos conforman un **conjunto,** más o menos organizado, **de opiniones, creencias, actitudes, sentimientos que forman la parte más sustantiva de nuestra ideología** y dan sentido a las relaciones que mantienen unos grupos respecto a otros, es decir, de unas personas respecto a otras en tanto que pertenecientes a grupos y categorías sociales, como hemos venido señalando a lo largo de los capítulos precedentes.

Hablar de ideología en un manual de cognición social debería ser algo mucho más normal de lo que se acostumbra, porque a la manera de pensar sobre las personas, incluidos nosotros mismos, sobre el mundo social en el que vivimos y sobre los acontecimientos que lo caracterizan, Theodor Adorno le da precisamente el nombre de **ideología** en las primeras páginas de esa obra cumbre de la psicología que es *La personalidad* *autoritaria:* «Una organización de opiniones, actitudes y valores; en suma, **una manera de pensar sobre la persona y la sociedad**» (Adorno, et al., 1965, p. 28), sobre los diversos aspectos de la vida social tales como la política, la economía, la religión, los grupos que la componen, etc. **La ideología es, pues, el conjunto de significados, normalmente compartidos, sobre los diversos aspectos de la realidad social, y sobre quienes la habitan, que hemos incorporado a nuestra mente,** y que, con alguna frecuencia, acaban por guiar nuestra conducta: «Las ideologías», dice Henri Tajfel, «están estrechamente relacionadas con la conducta social». John Jost, a quien le cabe el mérito de haber recuperado la importancia de la ideología para la psicología, hace una propuesta que nos parece muy apropiada desde y para la cognición social: **la ideología es un sistema de creencias compartidas por un determinado grupo, que organiza, motiva, da significado e instiga la acción en diversos ámbitos de la vida y de la realidad social.** Un matiz final, pero no por ello menos importante, propuesto por los autores de *La personalidad autoritaria:* aunque formen parte de los contenidos de nuestra mente, «**las ideologías tienen una existencia independiente de cualquier individuo aislado**». Es la consecuencia lógica de la cognición socialmente compartida.

En su origen, estas etiquetas tan simples, tan elementales, tan sesgadas y tan enfrentadas (amigos y enemigos, honestos e inmorales, traidores y leales, valientes y cobardes, subversivos y conservadores, etc.) nos remiten al proceso de categorización, a la necesidad de agrupar y simplificar la compleja realidad que nos rodea para poder manejarnos en ella con garantía, como hemos visto en los primeros capítulos (véase especialmente el epígrafe 2.2.), pero nos asalta la inquietud por saber **cómo es posible que la necesidad de pensar con la ayuda de categorías** (tenemos que simplificar para poder vivir, decía Gordon Allport) **pueda acabar propiciando el rechazo, el ostracismo, la humillación y hasta la violencia contra quienes pertenecen a alguna de ellas** y por el mero hecho de pertenecer. La respuesta está en los sesgos intergrupales. No es la primera vez que hablamos de sesgos. En el cuadro 4.2. hemos recogido los principales errores en los que incurre nuestra mente a la hora de seleccionar e integrar la información, y en el capítulo 7 hemos dedicado todo un epígrafe a los sesgos atribucionales.

10.1. Los sesgos intergrupales

A lo largo de su historia, el ser humano no solo ha sido capaz de crear tecnologías que ponen en contacto en tiempo real a personas que se encuentran a miles de kilómetros de distancia, de construir grandiosas obras arquitectónicas que siguen siendo objeto de nuestra más profunda admiración, de engendrar armas mortíferas, o de inventar artefactos capaces de salvarnos la vida; lo más hermoso, **lo más grandioso y lo más letal que el ser humano ha creado y ha construido han sido símbolos y significados,** etiquetas que aplicamos, de manera preferente, a las personas y a los grupos y, sobre todo, a las personas en tanto que pertenecientes a grupos y categorías sociales, en un proceso cuyas principales características han quedado clarificadas en los primeros capítulos (véanse sobre todo los epígrafes 1.1. y 2.2.) y podrían ser resumidas de manera muy sencilla: **a los grupos y las categorías sociales se les ha dado** (les hemos dado) **un valor y un significado social, que, en alguna medida, impregna el valor y el significado que le**

concedemos a las personas que pertenecen a ellos, hasta el punto de poder influir en su autoconcepto, en su identidad (véase el epígrafe 5.4.). Al final, conviene recordarlo una vez más, lo verdaderamente decisivo de la raza no es el color de la piel, sino el significado y el valor diferencial que le hemos atribuido a un color y a otro. Lo mismo podríamos decir de aquellos otros rasgos que nos diferencian por género, edad, lugar de nacimiento, creencias religiosas, etc.

En el capítulo primero, hemos dicho que el orden y la estructura social son producto de la acción humana. Ahora volvemos sobre este mismo argumento, pero enriquecido con otra singular propuesta: **los contenidos de tal construcción son prioritariamente significados.** No hace falta decir, pues, que, por su misma naturaleza, los significados son hechos construidos.

La construcción de los significados

En una serie de trabajos rara vez consultados fuera de la hermandad académica, W. I. Thomas, decano de los sociólogos norteamericanos, formula un teorema básico para las ciencias sociales: ***«Si los individuos definen las situaciones como reales, son reales en sus consecuencias».*** *Si el teorema de Thomas y sus implicaciones fueran más conocidos, serían más los individuos que conocerían mejor el funcionamiento de nuestra sociedad. Aunque carece de la generalidad y la precisión de* ***un teorema*** *newtoniano, posee el mismo don de pertinencia, y es* ***aplicable instructivamente a muchos, si es que no a la mayor parte, de los procesos sociales*** *(...). La primera parte del teorema es un incesante recordatorio de que* ***los hombres responden no solo a los rasgos objetivos de una situación, sino también, y a veces primordialmente, al sentido que la situación tiene para ellos.*** *Y así que han atribuido algún sentido a la situación, su conducta consiguiente, y algunas de las consecuencias de esa conducta, son determinadas por el sentido atribuido (Merton, 1967, p. 419).*

A la naturaleza construida de la realidad social, pues, William Thomas añade una consideración que no debería pasarnos desapercibida en el marco de la cognición social: cuando los significados son compartidos, cuando pasan a formar parte de esquemas y representaciones sociales comunes, acaban por convertirse en hechos cuyas consecuencias son reales, objetivables, visibles, cuantificables. **Los significados compartidos devienen en hechos objetivos a través de las consecuencias que tiene su aplicación a los diversos componentes de la realidad social,** sean estos personas de un determinado color de piel, que han nacido en un lugar concreto, que defienden unas ideas políticas o que rezan a un determinado Dios. Maneras de pensar y de evaluar determinados aspectos de la realidad, que son exteriores al individuo en la medida que tienen como sustrato al grupo, como hemos tenido ocasión de ver en el primer capítulo: esa es la clave del estereotipo. Conviene volver a recordar a Karl Mannheim: «Solo en un sentido muy limitado el individuo aislado crea él mismo la forma de discurrir y de pensar que le atribuimos».

Crear y compartir significados, por muy extraños que algunos de ellos nos puedan parecer, no es un capricho, sino que obedece a la **necesidad de ordenar nuestra vida en común,** facilitar la convivencia, ofrecer pautas convenidas y consensuadas para interactuar unos con otros y relacionarnos con el medio. Para ello nos hemos servido de un sencillo procedimiento: **situar** los elementos que conforman la realidad social, sobre todo esa parte tan decisiva y significativa que son **las personas, en posiciones sociales intercontectadas e interdependientes;** en lugares y posiciones que tienen una visibilidad, un valor, un significado, un poder y una capacidad de influencia diferenciada. Con ello hemos dado pasos decisivos en la construcción de la estructura social, por decirlo de manera resumida con la inestimable ayuda de Robert Merton, uno de los grandes maestros de la ciencia social (Merton, 1967). Lo que ocurre es que quienes han llevado la voz cantante en esta tarea han sido casi siempre los mismos: los hombres mucho más que las mujeres, los blancos más que las personas de cualquier otro color, la gente económicamente pudiente más que los pobres, los eruditos más que los incultos, los creyentes más que los incrédulos. Y todo eso se ha reflejado, y de qué manera, en el valor y el significado que se ha ido atribuyendo a las distintas piezas y componentes de la realidad social, sobre todo, a las personas y a los grupos y, más aún, siguiendo nuestro estribillo, a las personas en su calidad de pertenecientes a grupos y categorías sociales.

Son muchas las conclusiones que podemos extraer de lo que llevamos visto en los nueve primeros capítulos de este texto, pero quizás hay una que sobresale por encima de cualquier otra: **las ideas que sostenemos, las creencias que defendemos y las valoraciones que hacemos sobre los grupos sociales** (los propios y los ajenos) y las personas que pertenecen a ellos, **representan y pertenecen a los contenidos más comunes y más básicos de nuestra mente.** Ello, apuntan Charles Stangor y Scott Leary, por las siguientes razones: a) primero, porque esos contenidos juegan un papel muy destacado en la imagen que tenemos de nosotros mismos (autoconcepto). Como quiera que esa imagen, según vimos en el capítulo 5, depende, en parte, de los grupos a los que pertenecemos, esos contenidos sirven también como estrategia para realzar al endogrupo y favorecer la cohesión interna; b) en segundo lugar, porque nos ayudan a definir el marco de las relaciones dentro del propio grupo y fuera de él; nos ofrecen información sobre actitudes y conductas apropiadas o inapropiadas tanto dentro del grupo como en relación con otros grupos (la naturaleza prescriptiva de los estereotipos de género son un excelente ejemplo), y c) finalmente, porque estos contenidos nos ayudan a desarrollar lazos afectivos con los miembros del endogrupo: pertenencia, protección, identidad, apoyo (Stangor y Leary, 2006, p. 247). Todas estas razones son muy poderosas, y podemos darlas por bien asentadas.

Pero, como bien sabemos, los contenidos de los esquemas cognitivos no siempre se sustentan en datos objetivos ni en experiencias personales, sino que **son fruto de las trampas, argucias y atajos de los que tan frecuentemente se sirve la mente a la hora de procesar la información que recibe del medio.** Las personas y los grupos, sobre todo cuando percibimos y opinamos sobre las personas únicamente en virtud de su pertenencia grupal y/o categorial, son los objetos preferentes de nuestros errores, atajos y sesgos. Entonces, en vez de ver a una persona con un perfil claramente diferenciado y único, vemos a un subversivo, a un tutsi, a un judío, a un gay, a un inmigrante, etc. Cuando eso ocurre es porque se han puesto en marcha los **sesgos intergrupales, «una respuesta evaluativa, emocional, cognitiva y conductual improcedente respecto a otro grupo que devalúa y daña tanto al grupo como a las personas que pertenecen a él, de manera directa, o indirectamente privilegiando a los miembros del propio grupo»** (Dovidio y Gaertner, 2010, p. 1084). Es importante prestar atención a esta idea:

casi todo lo que acontece alrededor de las relaciones entre los grupos, es decir, entre las personas pertenecientes a ellos (los estereotipos, los prejuicios, la discriminación, la exclusión, el rechazo, la deshumanización), **viene marcado por los sesgos intergrupales.** Estos **se erigen en el marco teórico más importante,** tanto cuando hablamos de los estereotipos ingenuos como cuando nos enfrentamos a los crímenes de odio presididos por la deshumanización, que veremos en el próximo capítulo.

En el origen de los sesgos intergrupales se encuentran tres procesos psicosociales básicos (ya conocidos) e imprescindibles en nuestro funcionamiento cotidiano: la **categorización social, el favoritismo endogrupal y la comparación social.** En el primero de ellos vienen a confluir casi todas las batallas que se libran en nuestra mente; de él parten los procesos sociocognitivos más importantes y a él acaban por remitirnos la formación de impresiones, los procesos de atribución, las actitudes, y, por descontado, los estereotipos y las diversas manifestaciones del prejuicio. Cada vez hay un acuerdo más sólido que apunta a que, definitivamente, **el pensamiento social es un pensamiento categorial:** más que considerar a las personas como una constelación de atributos diferenciados y únicos, preferimos, porque nos resulta más fácil, más cómodo y menos costoso, construirnos una imagen de ellas tomando en consideración los grupos y las categorías a las que pertenecen, usamos esa información para activar (las más de las veces de manera automática, como hemos tenido oportunidad de ver en los capítulos previos) contenidos almacenados en nuestra mente con cuya ayuda formamos impresiones, hacemos atribuciones, y, si fuera el caso, actuamos en consecuencia (McCrae y Bodenhausen, 2000).

El segundo de los procesos que enmarcan los sesgos intergrupales es el **favoritismo endogrupal: la preferencia por lo nuestro y por los nuestros frente a los otros y a lo ajeno.** En un estudio ampliamente citado y muy conocido en el campo de las relaciones intergrupales, el grupo coordinado por Henri Tajfel mostró que el mero conocimiento de las preferencias pictóricas de una persona (si le gusta más Klee que Kandinsky: así se definía la pertenencia grupal) es capaz de desencadenar comportamientos beneficiosos y favorables respecto a ella cuando sus gustos son coincidentes con los nuestros (favoritismo endogrupal) o comportamientos adversos en el caso contrario (discriminación exogrupal). El trabajo pionero llevado a cabo por Henri Tajfel y sus colaboradores (Tajfel et al., 1971), conocido como el **paradigma del grupo mínimo (PEM),** ha dado lugar a un sinfín de réplicas, variaciones, reflexiones teóricas y metodológicas. De cara a los propósitos de este capítulo, bastaría destacar las siguientes particularidades:

1. **La mínima referencia a la grupalidad** (la propia y la ajena), en unos términos tan marginales como los gustos estéticos, **parece razón suficiente para provocar,** de manera aparentemente gratuita y la mayoría de las veces automática, **conductas claramente beneficiosas para los miembros del propio grupo y conductas discriminatorias contra los miembros del exogrupo.** Resulta fácil imaginar qué sucedería si manejáramos el conocimiento de otras «semejanzas» o «diferencias» más relevantes desde el punto de vista cognitivo o emocional.
2. **Hay una** especie de **«norma de la grupalidad»** que se dispara de manera automática a favor de los míos. Entre los humanos, parece haber un «valor normativo» asumido: responder de manera positiva y favorecer a quienes son de los nuestros.

3. Stangor y Leary (2006, p. 248) esgrimen otros dos poderosos argumentos. Por una parte, sostienen que «**la percepción de semejanza (o diferencia) entre las personas, la creación de endogrupos y exogrupos y la relativa preferencia por los nuestros en vez de por los otros representan procesos humanos básicos**». Añaden a ello la existencia de una **motivación para proteger y realzar a quienes percibimos como semejantes** y a aquellas otras personas con quienes tenemos conexiones sociales estrechas. La motivación de realzar al propio grupo puede considerarse como una motivación primaria, ya que al ensalzar al endogrupo, ensalzamos nuestra identidad social (véase el cuadro 5.3.).
4. No puede pasarnos desapercibido, advierten John Dovidio y Samuel Gaertner, que **el endogrupo contiene el autoconcepto,** el esquema cognitivo por excelencia (véase el capítulo 5) y el epicentro de todas nuestras emociones. En una palabra, el favoritismo endogrupal no es ajeno al significado del «yo».
5. Más aún, el grupo (los grupos primarios, para ser más precisos), no solo contienen el «yo», sino que le sirven de base para satisfacer necesidades psicológicamente tan relevantes como la afiliación, la pertenencia, la identidad, la protección y el apoyo. Hay razones más que sobradas para decir que los grupos a los que pertenecemos y con los que nos identificamos son nuestro principal recurso psicológico y social.
6. En el campo de la investigación, hay algunos resultados dignos de ser tenidos en cuenta. Por ejemplo: a) se procesa información de manera más intensa respecto a los miembros del endogrupo que respecto a los del exogrupo; b) se retiene información de manera más detallada respecto al endogrupo que al exogrupo; c) se recuerda mejor la información del endogrupo que se asemeja al «yo» y la información del exogrupo que se diferencia del «yo», y d) se recuerda menor cantidad de información positiva relacionada con el exogrupo.
7. Rupert Brown (1998, p. 160 y ss.) ofrece varios ejemplos que muestran que el favoritismo endogrupal ya forma parte del bagaje cognitivo y conductual de los niños de 7-8 años de edad; estos «presentan una propensión similar a favorecer al endogrupo al seguir la mera categorización como hacen los adultos» (p. 166).

El tercero de los procesos en los que se enmarcan los sesgos intergrupales (los estereotipos, el prejuicio y la discriminación) es **la comparación social.** Ya nos hemos referido a este proceso en capítulos anteriores, pero conviene recordar de nuevo a Festinger (1954): cuando no disponemos de criterios objetivos (medios no sociales), solo hay una manera de **evaluar nuestras opiniones, competencias y habilidades: compararlas con las opiniones, competencias y las habilidades de los otros.** Fiel a su modelo teórico, Tajfel da un paso más: en la mayoría de los casos, las particularidades diferenciales de cada una de las personas nos pasan por completo desapercibidas. Vivimos en un mundo multigrupal y multicategorial que define el grupo como marco de comparación. Las creencias sobre las mujeres (estereotipos de género), sobre los inmigrantes, los homosexuales o los judíos, por ejemplo, adquieren su verdadero sentido en comparación con los estereotipos sobre los hombres, la simpatía respecto a las personas de nuestra propia nacionalidad o de nuestra orientación sexual y la condescendencia frente a otras etnias. **Lo que «nosotros» somos, pensamos, creemos y defendemos adquiere su verdadero significado en comparación con lo que «los otros» son, piensan, creen y defienden.**

Quiere esto decir que las diferencias interpersonales son, en buena medida, un reflejo de las diferencias grupales.

La realidad comparativa de los grupos

Ningún grupo social es una isla no es menos verdad que la afirmación ningún hombre es una isla. Las únicas pruebas de «realidad» que importan en relación con las características de grupo son las pruebas de realidad social. ***Las pruebas de un grupo como un todo alcanzan su mayor significado cuando se las relaciona con las diferencias que se perciben respecto de otros grupos, y con las connotaciones de valor de dichas diferencias*** *(...). La definición de un grupo no tiene sentido a no ser que existan otros grupos alrededor. Un grupo se convierte en grupo en el sentido que se percibe como que tiene características comunes o un destino común principalmente porque otros grupos están presentes en el medio ambiente (Tajfel, 1984, p. 295).*

El proceso de comparación completa las afirmaciones empíricas sobre la categorización social, a saber: a) **la gente es percibida de una determinada manera en virtud de su pertenencia grupal:** «A través de la experiencia cultural y personal, dimensiones como "inteligente", "perezoso" o "sincero" están asociadas subjetivamente con clasificaciones de la gente en grupos» (Tajfel, 1984, p. 161), y b) en el marco de la categorización comparativa «**habrá una tendencia a exagerar las diferencias** en *esa* dimensión **entre los ítems que pertenecen a clases distintas,** y a **minimizar estas diferencias dentro de cada una de las clases**» (Tajfel, 1984, p. 161). Hay, pues, una tendencia común, que nos conduce a pensar (erróneamente) que **todo lo que está dentro de un grupo guarda entre sí una gran semejanza** al tiempo que **lo que está o pertenece a otro grupo es muy distinto.** Ahí reside la base del estereotipo: la aplicación generalizada de las ideas, opiniones y creencias sobre un grupo a todas las personas pertenecientes a él. Esa generalización le añade otra característica, la de ser una cognición compartida: «Un estereotipo no llega a ser un estereotipo *social* hasta que y a no ser que sea ampliamente compartido dentro de una entidad social» (Tajfel, 1984, p. 187). Daniel Bar-Tal, que vive, trabaja e investiga en medio del avispero entre israelíes y palestinos, amplía la perspectiva al hablar de **creencias grupales** como «**convicciones que los miembros de un grupo son conscientes de compartir y a las que consideran definitorias de su pertenencia grupal**» (Bar-Tal, 1996, p. 256). Esas creencias: a) son percibidas como la esencia del grupo; de hecho, «sirven como base para la existencia del grupo» (Bar-Tal, 1996, p. 279) y para su mantenimiento (cohesión grupal); b) son el marco de referencia en torno al cual se organizan las creencias personales; c) definen los requisitos de pertenencia al mismo tiempo que dicha pertenencia muestra hacia el exterior las creencias de la persona; d) trazan de manera nítida la línea divisoria respecto a otros grupos; e) despiertan seguridad y confianza porque dan satisfacción a la necesidad de claridad cognitiva; de ahí la resistencia al cambio que suelen manifestar; f) definen actitudes y comportamientos hacia el interior del grupo y hacia el exterior, sobre todo en relación con otros grupos: «Las creencias grupales deben considerarse como una fuente importante para entender el comportamiento grupal» (Bar-Tal, 1996, p. 281). Estas creencias tienen nombres y apellidos: son las normas, los valores, los roles, las metas y los objetivos; es decir, la

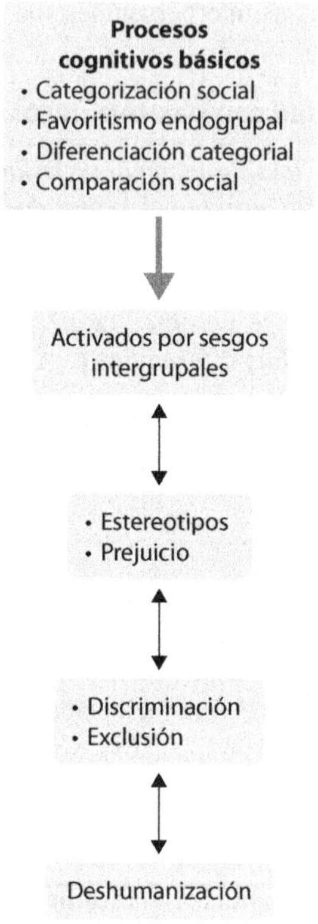

Figura 10.1. Componentes cognitivos de las relaciones intergrupales.

ideología. Los estereotipos forman parte de estas creencias grupales convirtiéndose, en algunos casos, en su núcleo central.

El esquema de la figura 10.1. pretende dar cuenta de los principales procesos implicados en esa parte tan decisiva de los contenidos de la cognición que atañen a los grupos, tanto propios como ajenos, y/o categorías sociales.

Para recordar

- El mundo en el que vivimos está compuesto por personas que pertenecen a grupos y categorías sociales. De hecho, la realidad social es una realidad multigrupal y multicategorial.
- Desde el punto de vista psicosocial, lo más importante que el ser humano ha creado son realidades simbólicas (significados) sobre los otros a título individual, sobre los otros en su calidad de pertenecientes a grupos y categorías sociales, sobre los grupos y las categorías sociales propiamente dichas, y sobre los eventos sociales.
- Esas realidades simbólicas se convierten en creencias, opiniones, actitudes, vale decir, en ideología: maneras de pensar sobre las personas y la sociedad.

- Una parte importante de los contenidos de nuestra mente está formada por ideas, creencias y evaluaciones afectivo-emocionales sobre los distintos grupos sociales y sobre las personas pertenecientes a ellos.
- Estos contenidos orientan pensamientos, alimentan sentimientos y condicionan acciones respecto a determinadas personas únicamente en calidad de su pertenencia categorial.
- Todo ello lo hacemos dejándonos llevar por las numerosas argucias y trampas que utiliza nuestra mente para poder manejarse con soltura en el complejo mundo que le rodea: los sesgos intergrupales.
- En el origen de estos sesgos se encuentran tres procesos psicosocialmente decisivos: la categorización social (la necesidad de simplificar y ordenar el mundo estimular que nos rodea), el favoritismo endogrupal (la preferencia por lo nuestro y por los nuestros) y la comparación con otros tanto a título personal como, sobre todo, en tanto que pertenecientes a grupos o categorías sociales.

10.2. Creencias (exageradas, generalizadas y ambivalentes) sobre los grupos

En el transcurso del Primer Congreso de la Sociedad Española de Psicología celebrado en Madrid en 1963, Francisco Rodríguez Sanabra, quien fuera catedrático de Psicología en la Universidad Autónoma de Madrid, presentó los resultados de una investigación sobre los estereotipos regionales en España. El objetivo consistía en saber cuál era la imagen que se tenía de los habitantes de las distintas regiones españolas, lo que ahora son las autonomías. Para ello se pidió a 390 estudiantes de la Escuela Nacional de Medicina del Trabajo que eligieran de entre una lista de 106 adjetivos (p. ej., trabajadores, desconfiados, egoístas, honrados, antipáticos, cultos, chistosos, cuentistas, brutos, borrachos, etc.) los cinco que, en su opinión, mejor caracterizaran a vascos, catalanes, castellanos, aragoneses, madrileños, etc., y a españoles, alemanes, italianos, franceses, árabes y mexicanos. Este es un **ejemplo** muy pertinente de **cognición social: ideas, opiniones y representaciones que las personas compartimos sobre quienes pertenecen, y precisamente por pertenecer, a un determinado grupo,** que en este caso viene definido por el lugar de nacimiento.

Más allá de los resultados concretos (para los más curiosos diremos que el perfil de los españoles dibujado por aquellas 390 personas era el de nobles, individualistas, generosos, religiosos, valientes, inteligentes, artistas, apasionados, simpáticos, sentimentales, mujeriegos, exagerados y atrasados), nos interesa destacar la interesante reflexión teórica que el autor hace a raíz de los resultados obtenidos: **la distribución de los adjetivos empleados al calificar a cada uno de los grupos no puede ser fruto del azar,** sino de la **idea estereotipada,** compartida y relativamente fija que los sujetos pertenecientes a la muestra tienen **de aquellos grupos a los que califican** (Rodríguez Sanabra, 1963, p. 768). **Una idea estereotipada,** una opinión **respecto a los rasgos y características atribuidas a determinadas personas en calidad de su pertenencia grupal,** que tiene una presencia continuada, que concita un amplio acuerdo y que se generaliza a quienes compartan dicha pertenencia. Esa es la clave del estereotipo.

Los adjetivos empleados por Rodríguez Sanabra estaban inspirados en los 84 que Daniel Katz y Kenneth Braly habían utilizado treinta años antes para estudiar los estereotipos raciales en Estados Unidos. En este caso, a 100 estudiantes de la Universidad de Princeton se les pidió que eligieran, sin límite, los adjetivos que creyeran pertinentes para calificar a una serie de grupos (alemanes, italianos, negros, irlandeses, judíos, americanos, chinos, japoneses y turcos). Una vez completada esta tarea, se les pedía que marcaran con una X los cinco que mejor definieran a cada uno de estos grupos. Más allá de los datos (como curiosidad diremos que los cinco adjetivos utilizados para definir a los americanos –trabajadores, inteligentes, materialistas, ambiciosos y modernos– contrastan de manera muy llamativa con los empleados para definir a los afroamericanos: supersticiosos, haraganes, juerguistas, ignorantes y musicales), nos interesa también prestar atención al marco teórico: a) **los adjetivos** elegidos no **están relacionados** con personas concretas, sino **con los símbolos y significados (previamente construidos) que activan en nuestra mente determinadas palabras cuando estas aluden a grupos** (alemán, español, mujer, afroamericano, gitano, homosexual, etc.); b) el nivel de acuerdo encontrado nos remite a **patrones culturales** (creencias grupales o sociales) más que a experiencias personales: **el grado de acuerdo** entre los estudiantes es demasiado alto como para pensar que pueda ser el resultado de la experiencia personal (Katz y Braly, 1933, p. 288); este acuerdo **no puede ser fruto del mero azar;** c) en este estudio el mayor nivel de prejuicio se da en relación con los afroamericanos y los turcos, finalmente, d) **junto a la base cultural, en los estereotipos hay también un componente personal** que es fruto del aprendizaje, o de las experiencias individuales.

Estos dos sencillos estudios nos han acercado de manera definitiva a la naturaleza del **estereotipo: un conjunto de ideas, en la mayoría de los casos muy poco elaboradas, que un determinado número de personas comparte sobre las características que definen a los miembros de un grupo.** En el cuadro 10.1. encontramos la definición concreta de algunos de los autores más representativos.

Este es el panorama conceptual del estereotipo. En él quedan reflejadas las que podríamos considerar sus **características más distintivas:** a) primero, **su naturaleza cognitiva:** los estereotipos están compuestos por ideas, opiniones y creencias, en líneas generales muy poco elaboradas y poco fundamentadas, respecto a los rasgos y atributos de los grupos y de las personas que pertenecientes a ellos; b) esas **ideas y opiniones** son **compartidas,** pertenecen a un acervo común de conocimiento, tanto, que en muchos casos forman parte de la herencia cultural que se va transmitiendo de generación en generación; c) John Brigham introduce un interesante matiz: se trata de **generalizaciones incorrectas** y **de una validez irrelevante** sobre los miembros de una determinada categoría; d) esas generalizaciones **se caracterizan por su rigidez, su resistencia al cambio,** su inmunidad frente a los datos que las desmienten; f) son producto de un proceso cognitivo erróneo, de un proceso de razonamiento poco acorde con la lógica (sesgos intergrupales); g) **los estereotipos pueden y suelen marcar el camino hacia la acción,** aunque, como bien sabemos, este camino puede estar definido de otras muchas maneras.

Partiendo del teorema de William Thomas, Robert Merton desvela con extraordinaria sencillez el funcionamiento de los estereotipos: **la misma conducta es valorada de manera distinta dependiendo de la persona que la exhiba.** El empeño, la perseverancia,

CUADRO 10.1. Las diversas acepciones del estereotipo

Imágenes en nuestra mente	Los estereotipos son como **sencillas imágenes** que tenemos dentro de nuestra mente que definen nuestras **opiniones sobre los grupos** sin prestar atención a la realidad (Walter Lippmann).
Creencia compartida	Los estereotipos son una **constelación de creencias** (una manera de pensar) sobre los grupos y sobre las personas pertenecientes a ellos (Susan Fiske).
Creencia exagerada	• Un estereotipo es una **creencia exagerada que está asociada a una categoría.** Su función es justificar (racionalizar) nuestra conducta en relación a esa categoría (Gordon Allport). • Una característica esencial de los estereotipos es la de **exagerar *algunas* diferencias entre grupos** clasificados en cierta manera, al mismo tiempo que se minimizan esas mismas diferencias dentro de los grupos (Henri Tajfel).
Inferencia categorial	Un estereotipo es una **inferencia** inspirada en la asignación de una persona a una categoría determinada (Rupert Brown).
Atributo grupal	• **Asociaciones y creencias** sobre las características y atributos de un grupo y de sus miembros, que dan forma a cómo la gente piensa sobre ellos y les responde (John Dovidio). • Conjunto de atributos que las personas creen típicos de un determinado grupo (Daniel Katz y Kenneth Braly). • Conjunto de creencias que tiene una persona sobre las características y atributos de un grupo (Charles Judd y Bernardette Park).
Generalización injustificada	Los estereotipos son **generalizaciones sobre un grupo** en torno a la atribución de un rasgo cuya posesión es considerada injustificada por parte de un observador (John Brigham).

la ambición, la moderación, la perspicacia y la inteligencia de los nuestros (del endogrupo) se convierten en tacañería, astucia, avaricia, felonía, terquedad, etc., de los otros (el exogrupo). Esa es **la «alquimia moral mediante la cual el intragrupo trasmuta fácilmente la virtud en vicio y el vicio en virtud, según lo pida la ocasión»** (Merton, 1967, p. 426): el endogrupo convierte sus virtudes en vicios del exogrupo. Esa es la «imagen especular» de la que hablan otros teóricos: todo lo positivo del endogrupo se convierte en negativo cuando hablamos de «los otros». **En situaciones de alta polarización social, el estereotipo por excelencia es el de «el enemigo»,** dice Martín-Baró, que vivió en sus propias carnes las peores consecuencias de esa etiqueta.

Para ir resumiendo

- Los estereotipos son una moneda de uso común en las relaciones interpersonales e intergrupales, es decir, son una herramienta cognitiva de la que nos servimos en nuestra vida cotidiana.
- Los estereotipos son ideas y creencias poco elaboradas, bastante exageradas y ampliamente compartidas sobre los rasgos y atributos característicos de los grupos y de las categorías sociales y, como consecuencia, de las personas pertenecientes a ellos.
- Los estereotipos son sensibles al paso del tiempo, pero dada su rigidez, su cambio suele ser bastante lento.
- Normalmente, los estereotipos tienen una base cultural, subcultural o grupal, pero en todos ellos hay también un componente personal.
- La naturaleza compartida de los estereotipos pone de manifiesto que estos no suelen ser fruto de la experiencia personal, que no están relacionados con personas, sino más bien con etiquetas, nombres, normalmente relativos a grupos, que activan de manera automática en nuestra mente determinados significados.

10.2.1. Los estereotipos de género

Hoy en día caben pocas dudas de que **el género constituye uno de los marcos teóricos más pertinentes para entender algunos de los aspectos más relevantes del comportamiento humano.** Podríamos decir, incluso, que si hay un estereotipo que define e indica, mejor que ningún otro, el camino de la acción, ese es el estereotipo de género. Conviene no olvidar a este respecto que los delitos derivados de la violencia de género siguen siendo muy numerosos en nuestro país y que este tipo de conducta cuenta todavía con argumentos legitimadores, algunos de ellos apoyados en sólidas creencias culturales e incluso religiosas. Por ejemplo, en una reciente investigación llevada a cabo en España y en Cuba sobre la violencia contra la mujer (Valor-Segura et al., 2014) en la que participaron 430 personas (230 españolas: 145 mujeres y 85 hombres con una media de 29,7 años, y 200 cubanas: 134 mujeres y 66 hombres con una media de edad de 27,8 años), hay algunos resultados que nos resultan de interés para el tema que nos ocupa. Los hombres cubanos aceptan y toleran de mejor grado la violencia hacia la mujer que los españoles, y ambos aceptan y toleran la violencia mucho más que las mujeres. Cuanto más altas eran las puntuaciones en la escala de **sexismo hostil** (hablaremos de ello en el último epígrafe de este capítulo) y en la escala que mide la creencia de que el mundo en el que vivimos es un mundo justo, más aceptable resulta la violencia contra la mujer, tanto en la muestra cubana como en la española (las correlaciones entre el sexismo hostil y la creencia en un mundo justo y la aceptación de la violencia contra las mujeres son de ,39 y ,42 respectivamente). En la muestra cubana, la creencia en un mundo justo actúa como una poderosa variable mediadora entre el sexismo hostil y la aceptación de la violencia. Otro tanto ocurre con la cultura del honor en la muestra española, esta vez en su papel de mediación entre el sexismo aparentemente benévolo y la aceptación de la violencia. En definitiva, concluyen los autores, parece que las **creencias legitimadoras de la desigualdad de género** siguen estando vigentes tanto en España como en Cuba, que estas creencias las sustentan mucho más **los hombres que las mujeres, y** que al mismo tiempo **sientan «las bases para que situaciones de violencia hacia las mujeres se contemplen como aceptables»** (Valor-Segura et al., 2014, p. 176). Las bases ideológicas que predicen la violencia son distintas en España (sexismo benevolente y códigos de honor) y en Cuba (sexismo hostil y creencia en un mundo justo).

Desde el punto de vista de la psicología, **el género hace tiempo que ha dejado de verse como una mera cuestión de diferencias sexuales y ha pasado a ser considerado como el resultado de una construcción social más que biológica.** Afortunadamente, ese es un paso científicamente superado, tan solo puesto en entredicho desde ideologías que se remontan al Medievo. El género alude más bien a cuestiones que hace tiempo están en la agenda de la investigación: a cómo las creencias relacionadas con él pueden estar definiendo los modelos de relación interpersonal, cómo el género se inserta en una estructura de poder de la que participa de manera claramente diferenciada cuando hablamos de hombres y de mujeres, o cómo forma parte de una ideología cultural o religiosa que nos ha venido impuesta a los unos y a las otras, aunque son estas quienes más la sufren debido al papel de sumisión que tradicionalmente se les ha asignado. De acuerdo con ello, **el género describe un escenario de relaciones de poder** en el que masculinidad indica autoridad, estatus, competencia, influencia social y poder, y feminidad va asociada a falta de autoridad, bajo estatus, incompetencia, y escaso poder e influencia (Stewart y McDermott, 2004, p. 521). Esta perspectiva es perfectamente compatible, matizan ambas autoras, con el reconocimiento de que hay rasgos positivos asociados a la feminidad y rasgos negativos asociados a la masculinidad. **A todos esos rasgos,** sin importar su valencia, **les damos el nombre de estereotipos de género.** Vayamos a su definición de la mano de Kay Deaux, una reconocida especialista en este campo.

Estereotipos de género

Los estereotipos de género son un ***conjunto de creencias sobre las características que hombres y mujeres es probable que posean.*** *Más allá de estas estimaciones descriptivas, los estereotipos de género* ***son frecuentemente prescriptivos: reflejan creencias sobre*** **cómo deben ser** ***los hombres y las mujeres.*** *En numerosos aspectos, los estereotipos se muestran como los aspectos fundamentales del* ***sistema de creencias de género,*** *tanto en términos de su duración como de su penetrante influencia sobre otros aspectos del sistema de creencias (Deaux y Lafrance, 1998, p. 793).*

El **carácter prescriptivo** y una cierta **inmunidad al paso del tiempo** (la llamativa rigidez de los estereotipos) son los aspectos que merecen ser destacados de esta definición. El primero tiene un especial interés porque afecta, de manera directa, al comportamiento: **el estereotipo de género, mucho más que cualquier otro, indica el camino de la acción,** muestra lo que debemos hacer, cómo debemos comportarnos como hombres o como mujeres. Por si cupiera alguna duda, los sistemas de control social (normas, sanciones, presión social, expectativas de rol, etc.) se encargan de recordarlo y de imponerlo, a veces, con una contundencia terminante. El segundo pone sobre el tapete un asunto siempre polémico: si, a pesar de su manida resistencia al cambio, los estereotipos sufren alguna modificación a lo largo del tiempo. De entrada podemos decir que **los estereotipos de género,** como cualquier otro contenido de la cognición social, **son relativamente estables.** Lo cual no es decir mucho, porque tendríamos que entrar a dilucidar cuáles son las condiciones de esa relatividad. Más que enredarnos en este debate, veamos con la ayuda de algunas investigaciones qué ha ocurrido con los estereotipos de género en nuestro país.

En la primera de ellas (López Sáez y Morales, 1995), la aplicación del Inventario de Roles Sexuales (*Bem Sexual Role Inventory,* BSRI) de Sandra Bem (un instrumento ampliamente utilizado en el estudio de los estereotipos de género) a una muestra de 1.254 personas mayores de 18 años, dio como resultado un panorama muy tradicional: ser hombre significaba ser amante del peligro, líder, atlético, agresivo, duro, egoísta, individualista y fuerte. La imagen de la mujer, por su parte, se asociaba a rasgos como cariño, comprensión, sumisión, ternura, amante de los niños, afecto, compasión y sensibilidad ante las necesidades de los demás. Un par de años después, Echebarría y Pinedo (1997) aplicaron el BSRI a 808 personas con una media de 39 años, y mostraron cómo los hombres utilizaban, significativamente más que las mujeres, ítems masculinos para definirse; por su parte, las mujeres hacían lo propio con los ítems femeninos. En principio, nada especialmente novedoso. Sin embargo, un análisis algo más pormenorizado por grupos de edad puso entonces de manifiesto que la tipificación tradicional se iba diluyendo en los grupos más jóvenes, se iban quebrando los moldes tradicionales, tanto en los hombres como en las mujeres. De acuerdo con ambos autores, eso indicaba una ruptura con los cánones de identidad tradicionales en dos términos: a) la asunción como propias de características ajenas a los estereotipos tradicionales de masculinidad y feminidad (tendencia hacia la androginia), y b) un papel cada vez menos importante de la dimensión de género como herramienta de construcción de la propia identidad (tendencia a la indiferenciación; Echebarría y Pinedo, 1997, p. 142). Esta tendencia se manifiesta ya como un hecho en una muestra de 99 estudiantes de Psicología con una media de edad de 20,3 años, que han participado en una reciente investigación sobre masculinidad y feminidad (Ferrer-Pérez y Bosch-Fiol, 2014). Dos son los resultados que hay que destacar: a) en líneas generales, los estudiantes creen que 17 de los 20 ítems de la escala de masculinidad del BSRI pertenecen a características tanto de hombres como de mujeres, y b) al mismo tiempo, tanto los chicos como las chicas consideran que 15 de los 20 ítems de la escala de feminidad son aplicables tanto a los hombres como a las mujeres. De hecho, la mayoría de los ítems son considerados como neutros. De acuerdo con las autoras, ello es una buena prueba del carácter dinámico del constructo masculinidad-feminidad y del cambio en los roles sociales de hombres y mujeres al que hemos asistido en las últimas décadas en nuestro país (Ferrer-Pérez y Bosch-Fiol, 2014, p. 204). No cabe dudar de ninguno de estos resultados, pero es necesario señalar que el tamaño de la muestra (99 sujetos), algo a lo que aluden las propias autoras, y su extracción (estudiantes universitarios) aconsejan tomar con la debida precaución sus conclusiones.

Ester Barberá, una de nuestras más consumadas especialistas en el estudio del género, ha intentado clarificar las cosas en este campo en los siguientes términos: a) **la mayor parte de las creencias estereotipadas sobre el género tienen un carácter** relativo (**borroso**) debido precisamente al cambio experimentado en cuanto a los roles y funciones tradicionales y al hecho de que «bastantes funciones sociales son compartidas por ambos sexos» (Barberá, 2004, p. 69); b) el carácter relativo de los estereotipos de género se da de manera especial entre distintos subtipos de mujeres y hombres (ejecutivas-ejecutivos, amas de casa-hombres caseros, deportistas mujeres-deportistas hombres), y c) a la luz de las investigaciones en este terreno **parece que ha cambiado mucho más el autoestereotipo** (el autoconcepto como mujer o como hombre) **que los estereotipos sobre los hombres y las mujeres** en general y en abstracto: «Se puede afirmar que las personas han cambiado más su propio autoconcepto y los rasgos de masculinidad y feminidad que se atribuyen a sí mismas (sobre todo las mujeres) que la creencia generalizada acerca de los demás. **Las imágenes interiorizadas de la típica mujer y el varón prototípico se mantienen ancladas en épocas pretéritas y no han sido demasiado sensibles a los cambios sociales** registrados ni tampoco a la evolución del autoconcepto de género» (Barberá, 2004, p. 69). En el cuadro 10.2. incluimos la adaptación que hace esta misma autora de los estereotipos de género propuestos por Mary Kite.

Resumamos

- El género es un marco teórico cada vez más relevante en el estudio del comportamiento humano. En la actualidad, este marco teórico se encuentra muy alejado del análisis de las meras diferencias sexuales.
- En la actualidad, el género alude a estructura de poder, a ideología cultural o religiosa, a creencias respecto a cómo debe ser el comportamiento de hombres y mujeres.
- Los estereotipos de género tienen la particularidad de ser estereotipos particularmente prescriptivos: marcan el camino de la acción. Normas, explícitas e implícitas, sanciones y presión social recuerdan el carácter prescriptivo de los estereotipos de género.
- En nuestro país se ha producido un cambio en los estereotipos de género. Ese cambio es mucho más evidente entre determinados colectivos (subtipos) de hombres y mujeres que en otros.
- Parece que lo que ha cambiado de manera visible es más el autoestereotipo (la imagen que hombres y mujeres tienen de sí mismos) que el heteroestereotipo (la imagen global que hombres y mujeres tienen de ambos géneros).
- Los estereotipos de género tienen un fuerte carácter ideológico.

10.2.2. El contenido de los estereotipos

En el panorama que dibujan los estudios que hemos mencionado, y otros muchos que se han quedado en el tintero, corremos el riesgo de perdernos entre el sinfín de adjetivos aplicados a docenas de grupos. Ahora bien, si vamos a esos listados armados con un poco de paciencia, pronto nos daremos cuenta de que hay adjetivos que tienen un rasgo o un referente común. Por ejemplo, persistencia, decisión, intuición, liderazgo, creatividad, imaginación, que vemos en el cuadro 10.2., parecen referirse a habilidades y competencias en el marco del desempeño profesional o laboral, mientras que emotividad, calidez, empatía, amabilidad o comprensión serían rasgos con los que definimos el estilo de relación que acostumbran a desplegar las personas en sus relaciones interpersonales. Este va a ser el marco en el que se inscriba la propuesta de Susan Fiske;

CUADRO 10.2. Estereotipos de género

	Estereotipo masculino	Estereotipo femenino
Rasgos	• Actividad • Decisión • Competitividad • Superioridad • Independencia • Persistencia • Seguridad en sí mismo • Fortaleza psíquica	• Dedicación a los otros • Emotividad • Amabilidad • Empatía • Comprensión • Calidez
Roles	• Control económico • Cabeza de familia • Proveedor financiero • Líder • Experto en bricolaje • Iniciativa sexual • Gusto por el deporte	• Tareas domésticas • Interés por la moda • Fuente de apoyo emocional • Encargada de los niños
Características físicas	• Atlético • Corpulento • Fuerza y vigor físicos • Alto	• Belleza/atractivo • Fragilidad • Elegancia • Suavidad • Pequeña
Destrezas cognitivas	• Analítico • Pensamiento abstracto • Destrezas numéricas • Capacidad resolución de problemas • Razonamiento matemático • Destrezas cuantitativas	• Artística • Creativa • Expresiva • Imaginativa • Intuitiva • Perceptiva • Tacto • Destrezas verbales

el contenido de los estereotipos responde a dos grandes criterios: la competencia en el desempeño de tareas y la calidez y afectividad en las relaciones interpersonales (sociabilidad). Dicho de otra manera, **los estereotipos surgen a partir del estatus relativo (el poder) de los grupos,** y de su interdependencia positiva o negativa (si son vistos en una relación de cooperación o de competición con el propio grupo). Ello supone que: a) el estatus predice la percepción de competencia (mayor competencia cuanto mayor es el estatus), mientras que la interdependencia predice la calidez (a mayor competencia menor calidez); b) los exogrupos se articulan en torno a dos grandes criterios o dimensiones: incompetentes pero cálidos, o competentes pero fríos, y c) dada la tendencia ya comentada al favoritismo endogrupal, ningún grupo excepto el nuestro alcanza cotas positivas en ambas dimensiones al mismo tiempo. Esta es la base de la **ambivalencia de los estereotipos** (Fiske, Xu y Cuddy, 1999) que sirve de fundamento al modelo del contenido de los estereotipos (MCE) cuyos supuestos vendrían a ser los siguientes:

1. Los estereotipos se generan en el transcurso de las relaciones sociales entre grupos que forman parte de una determinada estructura en la que ocupan lugares y posiciones de poder y de influencia claramente diferentes (tienen un significado y un valor distinto).
2. La competencia es el resultado del poder y del estatus que atesore o haya acompañado históricamente a un determinado grupo.
3. La calidez interpersonal se aplica de manera prioritaria a los grupos que no vemos como competidores. A mayor rivalidad competitiva, menor percepción de calidez por parte del endogrupo.
4. Ambos tipos de grupos (los competentes y los cálidos), y los estereotipos que los acompañan, mantienen el *statu quo* social, sostienen y legitiman un determinado orden social, no importa lo justo o lo injusto que este sea.

En la propuesta de Susan Fiske hay algunos detalles a los que merece la pena prestar atención. El primero de ellos señala que **los estereotipos vendrían a ser el resultado de dos procesos que ya nos resultan conocidos: la naturaleza multigrupal y multicategorial de la realidad social** en la que vivimos, **y el distinto valor y significado que atribuimos a los grupos y a las categorías sociales.** El segundo reviste una especial importancia porque alude a la **presencia de emociones generadas por los grupos** a raíz de su nivel de competencia y calidez afectiva percibidas. Hablamos, pues, de la existencia de verdaderas **emociones intergrupales,** que abren de par en par las puertas al prejuicio y contribuyen de manera especial a su permanencia o a su cambio. En el campo emocional, en algunos casos, hay una mezcla de emociones positivas y negativas respecto al mismo grupo: esa es la razón de la ambivalencia de los estereotipos.

En el primero de los cuatro estudios realizados para poner a prueba el modelo, participaron 74 estudiantes de la Universidad de Massachusetts (50 mujeres y 23 hombres –un participante no indicó su género–) con una media de 19,4 años de edad y 50 personas más reclutadas por los propios estudiantes de entre la población general (25 mujeres y 13 hombres –doce de los participantes no informaron de su género–) cuya media de edad se eleva a los 35,2 años. Todos ellos respondieron a un cuestionario en el que se incluía un listado de 23 grupos. Este listado procedía de un estudio previo (estudio piloto) en el que 31 personas habían elaborado, a petición de los investigadores, una relación de los grupos que, según su opinión, existían en la sociedad norteamericana (grupos étnicos, raciales, ocupacionales, de género, etc.). El cuestionario constaba de ocho ítems en los que se pedía a los participantes clasificar a cada uno de los grupos a lo largo de las dimensiones de *competencia* (competente, competitivo, inteligente), *calidez* en las relaciones sociales (sincero, tolerante, cálido), *estatus* (prestigio, éxito económico, nivel educativo)

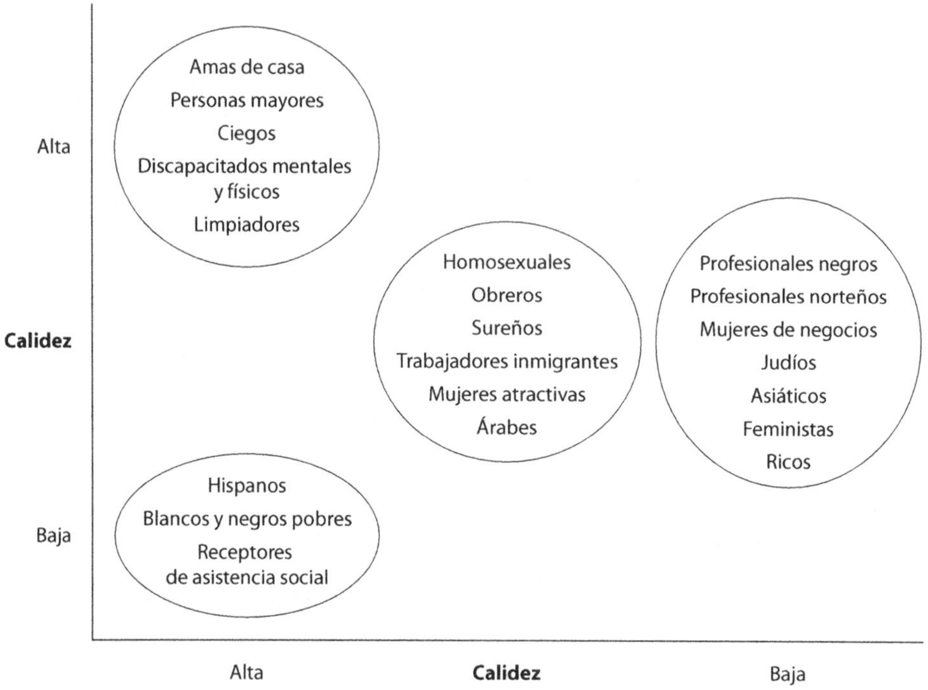

Figura 10.2. Agrupación de personas de acuerdo a su calidez y competencia (Fiske., et al. 2002. Estudio 2, p. 885).

y nivel de competitividad o conflicto que él o ella, o personas como él o como ella, podría tener con dicho grupo a nivel de recursos, poder, etc. (*interdependencia* positiva o negativa, es decir, cooperación o competición).

Los resultados obtenidos apoyaron la hipótesis de que **la competencia y la calidez en las relaciones interpersonales son dos criterios diferenciadores de los estereotipos grupales,** pero introducen un matiz importante: en ambas muestras **la competencia resulta más decisiva en la construcción del estereotipo que la calidez.** Aparecen cuatro grandes conglomerados; tres de ellos se ubican de manera muy clara a lo largo de las dos dimensiones: a) alta sociabilidad-baja competencia (amas de casa, personas mayores, ciegos, discapacitados mentales, discapacitados físicos, limpiadores); b) baja competencia-baja calidez (hispanos, blancos pobres, negros pobres, receptores del sistema de asistencia social;); c) alta competencia-calidez media (profesionales negros, norteños, mujeres de negocios, judíos, asiáticos, feministas, ricos); d) finalmente, un cuarto conglomerado agrupa a personas que se sitúan en una zona media de los criterios de calidez y competencia (homosexuales, obreros, sureños, trabajadores inmigrantes, mujeres físicamente atractivas, árabes). Se confirma, asimismo, la naturaleza mixta y ambivalente del contenido de los estereotipos. Finalmente, **la percepción de estatus predice la percepción de competencia mientras que la percepción de competencia predice falta de calidez.** En la figura 10.2. se reflejan los resultados.

A partir de los estudios realizados, Fiske et al. (2002) extraen las siguientes conclusiones:

1. Los datos corroboran la hipótesis de la dimensionalidad: **la percepción de la competencia y de la calidez marcan la diferencia en los estereotipos.**
2. El MCE nos ofrece un marco conceptual para entender el **contenido de los estereotipos y de los prejuicios,** bien entendido que hablamos siempre de «percepción» de competencia y de calidez, y que el significado de «competente» y «cálido» es, como cualquier otro, algo socialmente construido y que cada persona interpreta de manera peculiar.
3. Los estudios realizados apoyan también la hipótesis de la ambivalencia de los estereotipos: sus contenidos van asociados tanto a rasgos socialmente valorados como positivos, como a rasgos que se perciben como negativos. Lo mismo veremos que ocurre en el caso del prejuicio.
4. Los contenidos de los estereotipos **no son ajenos a la posición y al papel que los grupos hayan jugado** y se les haya atribuido en la dinámica social **y la consiguiente posición de poder** y de estatus que hayan alcanzado. **El estereotipo,** insiste Fiske (1998, p. 621), y con ella otros muchos autores, **está al servicio del control,** de suerte que **el poder alienta y fomenta el estereotipo al tiempo que el estereotipo sirve para mantener el poder.**
5. Las personas pertenecientes a minorías marginadas o las personas escasamente exitosas pertenecientes a los grupos dominantes (p. ej., blancos pobres) tenderán a mostrar un **modelo de estereotipia** y de prejuicio **«envidioso»,** mientras que las personas pertenecientes a los grupos de alto poder y estatus serán más propensos a mostrar un **modelo estereotípico** y de prejuicio **paternalista** respecto a los miembros de aquellos grupos con menos poder y estatus.

10.3. Las funciones de los estereotipos

Acabamos de ver que **los estereotipos están al servicio del control social** y naturalmente de quienes lo ejercen, es decir, están **al servicio del poder.** La presencia del poder viene siendo una constante a lo largo de todo el capítulo; en último término, las relaciones intergrupales se definen como relaciones de poder. El MCE lo ha incluido como parte de sus supuestos básicos.

Para empezar, cabría decir de los estereotipos lo que hemos dicho de la categorización social: no son un capricho, sino que **responden a la necesidad más imperiosa de nuestra mente, la de ordenar y simplificar la diversidad estimular del mundo en el que vivimos** agrupando objetos (personas) muy distintos entre sí pero que comparten alguna característica, tienen algún grado de semejanza, aunque sea tan marginal como la de sus gustos o aficiones pictóricas como hemos visto en el PGM. A los estereotipos se les puede aplicar todas y cada una de las funciones de los esquemas cognitivos que vimos en el capítulo segundo. A ello cabría añadir, de manera algo más concreta y con la ayuda de Daniel Bar-Tal, las funciones que, tanto a título individual como colectivo, cumplen las creencias grupales. Henri Tajfel, a quien es muy recomendable acudir en todos los asuntos que tengan como marco las relaciones intergrupales, ha diferenciado las funciones individuales de las colectivas. A la tarea de ordenar y simplificar que es propia de los esquemas categoriales, los estereotipos añaden otras tres funciones especialmente importantes:

1. En primer lugar, la de «**acentuar** (exagerar) **las diferencias entre las personas pertenecientes a distintas categorías sociales y acentuar las semejanzas dentro de cada categoría**» (Tajfel, 1984, p. 176). **La exageración de las diferencias es mayor «en el caso de categorías sociales relacionadas con diferencias de valor que en el de las categorías neutras»** (Tajfel, 1984, p. 181). Los grupos son clasificaciones dotadas de significado valorativo (significado que entraña juicios de valor) acorde con el lugar que ocupa dentro de una estructura social (poder).
2. **Las creencias** que tenemos **sobre los grupos** no solo nos **sirven** para estructurar y ordenar cognitivamente el medio social, sino también para **proteger nuestro sistema de valores.**
3. Es necesario tener en cuenta la naturaleza compartida de la cognición social en general y en particular de los estereotipos y del prejuicio. Ese hecho es el que está en la base de una de las principales funciones del estereotipo: la **defensa y protección del sistema de valores sociales existente. Junto a la defensa de valores personales, los estereotipos defienden también valores sociales.**

Los **estereotipos pueden ser una manera de justificar un sistema y una estructura social, de racionalizar el *statu quo*, de mantener la creencia en un mundo justo** en el que las personas se merecen la posición que ocupan, no importa lo abyecta y miserable que esta pueda ser, lo que tienen o dejan de tener, y las cosas que les ocurren, y de legitimar las acciones de unos grupos en contra de otros, sea en el caso de la violencia de género o del terrorismo. Esa va ser la propuesta de John Jost y Mahzarin Banaji: además de la función defensiva del grupo y del «yo», **los estereotipos cumplen una función ideológica:** la de **justificar el *statu quo.***

A lo largo de diversos trabajos e investigaciones llevadas a cabo desde 1994, ambos autores han venido defendiendo la idea de que **los estereotipos son un mecanismo que nos ayuda** a justificar la manera en que hemos dispuesto las diversas piezas que componen la realidad en la que vivimos, la posición (el estatus, el poder) y el papel (el rol) de cada una de ellas, es decir, **a justificar el sistema social** que nos hemos dado.

Estereotipos y justificación del sistema social

La justificación del sistema se refiere al proceso psicológico a través del cual una persona percibe, entiende y explica la situación o el orden social existente. *El resultado final de este proceso no es otro que su mantenimiento. A diferencia de la perspectiva de la justificación del grupo o del «yo», que postulan la existencia de un mecanismo psicológico de adaptación, la justificación del sistema no aboga por la protección de los intereses personales o grupales. De hecho, la justificación del sistema se refiere a un* ***proceso psicológico por medio del cual el orden social se mantiene a pesar del daño psicológico y material que entraña para las personas y los grupos desfavorecidos.*** *Es este énfasis en la falsa conciencia el que contrasta con las propuestas previas. Damos por supuesto que esta propuesta* *debe explicar, entre otras cosas, los estereotipos endogrupales negativos entre los grupos marginales y el consenso que dentro de una misma sociedad e incluso entre diversas sociedades existe al respecto (Jost y Banaji, 1994, p. 10).*

Dentro de este sistema social los principales componentes son las personas y los grupos que lo componen. En principio, **la justificación del sistema es «un proceso psicológico por el que las condiciones que actualmente prevalecen,** sean estas sociales, políticas, económicas, sexuales o legales, **son aceptadas, explicadas y justificadas simplemente porque existen** (Jost y Banaji, 1994, p. 11), que es como decir que son aceptadas y justificadas simplemente porque sí, de tal suerte que, con no poca frecuencia, de manera paradójica aceptamos estereotipos negativos respecto a nuestro propio grupo e indirectamente respecto a nosotros mismos dando lugar con ello a una **falsa conciencia.** Los estereotipos no se originan en un «núcleo de verdad», en la observación de determinados hechos diferenciales entre los grupos. Se originan en una «falsa conciencia» en virtud de la cual **las personas reproducimos y justificamos ideologías, incluso cuando nos perjudican. Existe una tendencia general a justificar el sistema, a defender el *statu quo* y a apoyar la legitimidad del orden social en el que vivimos,** más allá de que este orden social esté repleto de pobreza, de injusticia social y violencia. En todo este proceso los estereotipos juegan un papel relevante. Tres son los niveles o escenarios en los que se hace presente esa tendencia: a) *justificación del ego:* las personas usan los estereotipos porque sirven para justificar su estatus o su conducta personal en relación con otros grupos, para defender la posición que ocupan dentro de la sociedad; b) *justificación del grupo:* los estereotipos pueden ser considerados como un mecanismo de justificación de los intereses de grupo y de la identidad del grupo; sirven para justificar las acciones del endogrupo respecto al exogrupo, para diferenciarnos (positivamente) de los otros grupos, para definir una justificación colectiva de la conducta intergrupal, incluso cuando esa conducta es una conducta violenta, y c) *justificación del sistema:* los estereotipos justifican la explotación de unos grupos por otros, explican la pobreza, la falta de poder de algunos grupos y el éxito de otros de manera que todo ello parezca legítimo, justificado, normal, natural.

En 2004, al cabo de los diez años de la publicación de la propuesta original, los autores llevaron a cabo una amplia revisión que van describiendo en términos de hipótesis que han sido más o menos corroboradas en el transcurso de la investigación (Jost, Banaji y Nosek, 2004). De las 20 hipótesis que mencionan, vamos a quedarnos con aquellas que atañen de manera directa a los estereotipos (véase el cuadro 10.3.).

CUADRO 10.3. Los estereotipos como guardianes de la ideología

- La gente usa los estereotipos para racionalizar las diferencias de estatus y las diferencias económicas entre los grupos, de manera que un grupo será estereotipado de manera distinta dependiendo de si es percibido con alto o bajo nivel de estatus.
- En respuesta a una situación de amenaza, la gente defenderá y justificará el sistema social usando estereotipos diferenciadores de grupos con alto y bajo estatus más que cuando no hay amenaza.

Continuación

- Al ofrecer explicaciones (o pseudoexplicaciones) de las diferencias de estatus o poder entre los grupos: a) se incrementa el uso de estereotipos para racionalizar esas diferencias, y b) se insta a los miembros de los grupos desfavorecidos a expresar un mayor acuerdo con su situación.
- La tendencia a la legitimación del sistema y al conservadurismo político conduce a un incremento del favoritismo endogrupal entre los miembros de los grupos de alto estatus y del favoritismo exogrupal entre los miembros de los grupos de bajo estatus.
- La justificación del sistema se asocia con un incremento en la autoestima de los grupos con alto poder y con un descenso en la autoestima por parte de los grupos con un poder bajo.
- Los niveles de justificación del sistema son más altos en aquellas sociedades social y económicamente más desiguales.
- Los estereotipos complementarios (pobre pero honrado, rico pero desgraciado, pobre pero feliz, etc.) son una excusa para la justificación del sistema.
- Los estereotipos de género (sexismo ambivalente) incrementan la justificación del sistema, especialmente entre las mujeres.

Para recordar

- El contenido de los estereotipos se alinea a lo largo de dos grandes dimensiones: el poder y el estatus que tenga un grupo (competencia) y su calidez en las relaciones sociales.
- Los exogrupos se alinean a lo largo de dos dimensiones: a) incompetentes pero cálidos, y b) competentes pero fríos.
- Ningún grupo, a excepción de los propios, alcanza niveles positivos (es percibido de manera positiva) en ambas dimensiones.
- La competencia resulta más decisiva que la calidez en la construcción del estereotipo.
- Los estereotipos cumplen, al menos, tres grandes funciones: a) nos ayudan a ordenar y simplificar la realidad; b) sirven para la salvaguarda de valores personales y valores grupales (sociales) y c) tienen encomendada la tarea de justificar el orden y la estructura social, es decir, la posición de poder o dependencia (sumisión) de los grupos, y legitimar las acciones de unos en relación con o en contra de otros.
- Es importante subrayar el papel que juegan los estereotipos como herramientas cognitivas (ideológicas) para justificar el sistema, para seguir manteniendo el *statu quo* a pesar de lo violento, lo desigual y lo injusto que pueda ser.
- Justificar el sistema significa avalar, aceptar y dar por buenas las condiciones que definen la realidad social, el lugar y el poder que ocupa cada uno de los grupos dentro de ella y entender que es justo lo que les pueda acontecer.

10.4. Los peligros de la ambivalencia de los estereotipos

Las investigaciones sobre los estereotipos han puesto reiteradamente de manifiesto que **los contenidos de las creencias, de las representaciones y de los rasgos que les atribuimos a los distintos grupos** (catalanes, vascos o valencianos) y/o categorías sociales (hombres, mujeres, blancos y de color, inmigrantes o nacionales, etc.) **contienen,** en proporciones diversas, **tanto imágenes positivas como negativas.** En el caso español, incluso los grupos que todavía cargan con los estereotipos más negativos (los gitanos y los magrebíes) cuentan con el beneficio por parte de la población de rasgos positivos: extravertidos, sociables, alegres, salerosos, libres (los gitanos) o buenos, trabajadores, amistosos, etc. (los magrebíes). No ofrece mucha dificultad entender la **naturaleza ambivalente del contenido de los estereotipos** que acabamos de ver en el MCE. Susan Fiske añade algo más: **en los estereotipos sobre los grupos es más común la ambivalencia que la antipatía.** Tanto en el caso del género como de la raza pareciera que los estereotipos son cada vez más ambivalentes y están menos cargados de connotaciones negativas, bien porque, como sostienen algunos autores, los sesgos intergrupales están más orientados a favorecer al propio grupo que a perjudicar a los otros o bien, como veremos en el próximo capítulo, porque se ha producido un avance significativo en la aceptación de los derechos de las minorías. Contrariamente a lo que pueda parecer, no es esta una noticia completamente positiva, porque parece que la ambivalencia la carga el diablo.

La agrupación del contenido de los estereotipos alrededor de dimensiones dicotómicas (competencia-incompetencia; calidez-frialdad emocional), la creencia, en los términos del MCE, de que solo los grupos a los que pertenecemos pueden ser competentes y cálidos al mismo tiempo (la negación de la presencia positiva de ambas dimensiones en los exogrupos), y la coexistencia de creencias antagónicas respecto a un mismo grupo, tiene implicaciones psicosociales que van más allá del estereotipo ingenuo y cándido. Cuando profundizamos un poco en la ambivalencia de los estereotipos de género, por ejemplo, no tardamos mucho en llegar al **sexismo ambivalente** y ahí ya nos deslizamos por una pendiente plagada de peligros. Esa es la hipótesis que han venido defendiendo Peter Glick y Susan Fiske desde hace varias décadas.

Sexismo ambivalente

El sexismo ha sido tradicionalmente considerado como el reflejo de la hostilidad hacia las mujeres. Esta idea olvida un aspecto significativo: la existencia de sentimientos subjetivamente positivos hacia las mujeres que frecuentemente van de la mano de la antipatía sexista. ***Consideramos el sexismo como un constructo multidimensional que agrupa tanto actitudes hostiles como benevolentes.*** *El sexismo hostil no requiere mucha explicación. Basta con acudir a la definición clásica de prejuicio de Gordon Allport.* ***El*** **sexismo benevolente** ***es un conjunto interrelacionado de actitudes sexistas que consideran a las mujeres de manera estereotipada*** *y las ubican en roles muy restrictivos. Al mismo tiempo, estas actitudes tienen un tono afectivo positivo y tienden a activar conductas típicamente consideradas como prosociales (conductas de ayuda, por ejemplo) o a buscar intimidad (Glick y Fiske, 1996, p. 491).*

Como vemos, el sexismo ambivalente ya tiene un pie y medio (o los dos) en el campo del prejuicio y la discriminación. Lo hace de manera callada, sin grandes estridencias, como una continuación normal de las creencias, ideas y teorías que determinados hombres sustentan sobre las mujeres y en las que, junto a una actitud de antipatía y un comportamiento hostil, está presente la protección, el respeto hacia la mujer como esposa y madre, y su idealización como objeto de amor romántico. La propuesta de Susan Fiske la resumimos en el cuadro 10.4.

Al poner a prueba el modelo, no se confirma la existencia de los tres componentes previstos en la subescala SH ya que todos los ítems se agrupan en un único factor; sin embargo, la subescala SB mantiene los tres componentes. Es decir, el sexismo hostil parece no admitir particularidades ni sutilezas: es directo y no necesita de estrategias que lo edulcoren o lo disimulen; el sutil es más diverso, más rico en detalles, de suerte que las personas pueden mantener y defender unas creencias y no otras. Este ha sido el guión de la Escala de Sexismo Ambivalente (ASI, *Ambivalent Sexism Inventory*) desarrollada por Glick y Fiske (1996), un instrumento que, como señalan Expósito, Moya y Glick (1998) en la versión española del ASI, mide dos aspectos del sexismo, que reflejan respectivamente imágenes negativas y positivas de la mujer (ambivalencia) pero que, a la postre,

CUADRO 10.4. Componentes de la ideología sexista (Glick y Fiske, 1996)

Dimensiones	Sexismo hostil (SH)	Sexismo benevolente (SB)
Paternalismo: relación con las mujeres como si se tratara de una relación paterno-filial.	**Paternalismo dominante:** la mujer necesita una figura masculina que le dirija y le marque el camino («La mayoría de las mujeres no aprecia completamente todo lo que los hombres hacen por ellas»).	**Paternalismo protector:** la mujer necesita un «padre» protector («Las mujeres deben ser queridas y protegidas por los hombres»).
Diferenciación de género: hombres y mujeres se complementan en roles, características psicológicas, motivaciones y aspiraciones, etc.	**Diferenciación competitiva:** solo los hombres reúnen las habilidades, competencias y características necesarias para dirigir las instituciones sociales importantes («Cuando las mujeres son vencidas por los hombres en una competencia justa, generalmente ellas se quejan de haber sido discriminadas»).	**Diferenciación complementaria:** distribución perfectamente acoplada de tareas y de roles: el hombre como proveedor y la mujer como ama de casa (la «media naranja») («El hombre está incompleto sin la mujer»).
Heterosexualidad: el sexo se erige en una poderosa fuente de ambivalencia hacia las mujeres. Los miembros del grupo poderoso (los hombres) son dependientes del grupo subordinado (las mujeres).	**Hostilidad heterosexual:** la atracción sexual de las mujeres tiene como objetivo dominar a los hombres («Las mujeres intentan ganar poder controlando a los hombres»).	**Intimidad heterosexual:** la motivación sexual de los hombres está presidida por un deseo genuino de intimidad («Aun cuando un hombre logre muchas cosas en su vida, nunca podrá sentirse verdaderamente completo a menos que tenga el amor de una mujer»).

ambos derivan en daño. En la aplicación del ASI en diversos estudios e investigaciones realizadas en diversos países, España entre ellos, han hecho acto de presencia resultados que justifican sobradamente el título de este epígrafe (el peligro de la ambivalencia). Francisca Expósito y Miguel Moya los han resumido en los siguientes términos:

1. Los hombres puntúan significativamente más alto tanto en SH como en SB, al mismo tiempo que las mujeres rechazan más el SH que el SB.
2. Aparece un fuerte vínculo entre el SB y las creencias religiosas, «que glorifican el rol de la mujer como esposa y madre a la vez que la desproveen de sexualidad» (Expósito y Moya, 2008, p. 542), y de poder, cabría añadir.
3. En estudios transculturales se observa una clara legitimación del sistema en países en los que las mujeres asumen las creencias sexistas. En dichos países, «cuanto más sexistas son los hombres, más probable es que las mujeres acepten tanto el SH como el SB» (Moya y Expósito, 2008, p. 542).
4. En esos mismos estudios, las puntuaciones medias en SH y SB muestran una estrecha relación con los indicadores de desigualdad de género, de acuerdo con los datos de la Organización de las Naciones Unidas (ONU).
5. Tiende a existir una correlación positiva entre el SH y diversas manifestaciones de la violencia de género y la justificación de la agresión sexual.
6. El SH y el SB suelen aparecer estrechamente relacionados.
7. El SB solo se aplica a determinados subtipos de mujer, a aquellas que aceptan de buen grado los roles femeninos tradicionales de madre, esposa, ama de casa; mientras que «la hostilidad está reservada para las mujeres que desafían el poder de los hombres» (Moya y Expósito, 2008, p. 545).
8. El SB se relaciona con aspectos que reflejan una clara discriminación de género: prejuicios hacia las mujeres que tienen relaciones prematrimoniales, tolerancia hacia los abusos sexuales, o culpabilización de la víctima en caso de violación» (Moya y Expósito, 2008, p. 545).
9. La aceptación de la ideología sexista por parte de las mujeres limita su resistencia ante comportamientos sexistas y, muy probablemente, impide la denuncia de la violencia de género, especialmente cuando estos actos se sustentan en motivos benévolos.

Los estudios experimentales sobre los estereotipos implícitos nos ofrecen algunas pruebas concluyentes. Por ejemplo: en líneas generales, siempre salen favorecidos y beneficiados los grupos a los que pertenecemos (favoritismo endogrupal) y, de paso y por extensión, nosotros mismos. Quizás podríamos decir, recordando algo que hemos comentado en el epígrafe anterior, que **salen bien parados porque queremos (y necesitamos) preservar, defender y realzar el autoconcepto.** Al mismo tiempo, suelen salir malparados los exogrupos, bien en términos cognitivos (lo que pensamos sobre ellos: estereotipos), emocionales (lo que sentimos respecto a ellos: prejuicio) o conductuales (cómo actuamos: discriminación); sobre todo, cabría añadir, cuando percibimos que el propio «yo» o algo de lo nuestro o de los nuestros está en peligro. Cuando procesamos de manera inconsciente información (palabras) referidas a características o rasgos de personas (inteligente, honrado, valiente, perezoso, violento, etc.), los sujetos experimentales responden de manera significativamente más rápida a rasgos positivos cuando estos van asociados a los blancos que cuando van asociados a los afroamericanos. Otro tanto

CUADRO 10.5. Estereotipos automáticos

Si hay un proceso que se presta a ratificar en todas sus dimensiones la cognición implícita, es el estereotipo. Greenwald y Bajani (1995, p. 15) definen **los estereotipos implícitos como «el rastro de la experiencia pasada introspectivamente no identificado (o defectuosamente identificado) que media las características que les atribuimos a los miembros de una categoría social»**. Como hemos visto en el capítulo 8, el término *implícito* aplicado a los estereotipos tendría distintas acepciones. Señalaremos en este caso su carácter automático, principalmente. Y en este sentido, una de las investigaciones que creó escuela fue la que llevó a cabo Patricia Devine en 1989. Su punto de partida, extraordinariamente novedoso para ese momento, todavía nos sigue causando un cierto asombro: **la activación automática se da tanto en personas igualitarias como en personas altamente prejuiciosas.** Los tres experimentos que realiza concluyen con algunos resultados merecedores de nuestra máxima atención: a) los rasgos que se le atribuyen a los afroamericanos, según una muestra de 40 estudiantes de Psicología son, por lo general, bastante negativos; b) hay una amplia coincidencia en el conocimiento de esos rasgos entre personas con alto y bajo nivel de prejuicio medido a través de la Escala de Racismo Moderno; c) cuando se activan de manera automática los estereotipos raciales, los sujetos experimentales evalúan la conducta ambigua de una persona en consonancia con el contenido de los estereotipos activados; d) eso sucede tanto en quienes tienen un alto nivel de prejuicio como en las personas más igualitarias; en ambos, la activación de los estereotipos raciales provoca una asociación entre «afroamericano» y «hostilidad», por ejemplo; e) **es necesario diferenciar claramente entre el conocimiento que las personas tienen de los estereotipos raciales o de género** (estereotipos culturales, actitudes públicas las denominaban Katz y Braly) **y el acuerdo o la aceptación de esos estereotipos** (actitudes privadas) y, por supuesto, el prejuicio; f) de hecho, en el tercero de los experimentos, un 9% de los sujetos (67 estudiantes de Psicología) con bajo nivel de prejuicio frente al 60% de los que puntuaron alto en la Escala de Racismo Moderno incluyeron rasgos negativos en sus apreciaciones respecto a los afroamericanos. Más allá de que tengan conocimiento de ellos, **hay personas que rechazan abierta y activamente los estereotipos negativos y son capaces de inhibir las conductas discriminatorias.** Este ha sido, por lo general, el marco en el que se han llevado a cabo las investigaciones en torno a los estereotipos automáticos. En un primer momento, se presenta información sobre los rasgos usualmente asociados a una determinada categoría social. En la mayoría de los casos, las categorías utilizadas han sido hombres-mujeres (estereotipos de género), blancos-afroamericanos (estereotipos raciales) y, en menor medida, la edad. En las investigaciones se suelen utilizar dos grupos: a uno (grupo experimental) se le expone de manera implícita a la información estereotípica (adjetivos culturalmente atribuidos a los afroamericanos; por ejemplo: pobres, agresivos, perezosos, atléticos, rítmicos, sucios, eran algunos de los utilizados por Devine), mientras que al otro (grupo de control) se les expone a estímulos neutros (agua, gente, diferencia, televisión, etc.). En un segundo momento, que puede ser inmediato o se puede postergar hasta varios días, pero sin conexión aparente con el primero, tanto a un grupo como a otro se les da información ambigua sobre una determinada persona. Esta es una condición experimental decisiva: los sujetos experimentales nunca deben sospechar que hay relación entre la primera y la segunda parte de las tareas que tienen que realizar. En muchos de los experimentos se les pide que lean un corto relato que describe el comportamiento ambiguo, relacionado con los rasgos previamente activados, de una persona (un tal Donald si es hombre, y Donna si es mujer). Finalmente, se analiza cuál es la opinión del grupo experimental y del grupo de control sobre dicha persona. Todo ello sirve para observar que la activación automática de los estereotipos conduce y provoca en los sujetos experimentales una reacción (una opinión sobre Donald o Donna, por ejemplo) congruente con el estereotipo previamente activado (véase Horcajo, Briñol y Becerra, 2009). Se produce una alteración del juicio (opinión) sobre una persona cuando ha estado previamente expuesta a una determinada información (adjetivos estereotípicos de un determinado grupo) que puede no ser identificada como estímulos que denoten un estereotipo. En el experimento de Patricia Devine, por ejemplo, los participantes consideraban a Donald una persona más hostil cuando el 80% de las palabras a las que habían sido previamente expuestos estaban relacionadas con este rasgo que cuando eran solo el 20%. En uno de los experimentos de Mahzarin Banaji ocurrió algo parecido, pero con un interesante matiz: los 141 participantes (72 mujeres y 69 hombres, todo ellos estudiantes universitarios, la mayoría de Psicología) expuestos a estímulos claramente connotados como agresivos en la primera parte del experimento (los sujetos tenían que completar frases con palabras relacionadas con agresividad) juzgaban la conducta de Donald más agresiva que aquellos que completaron las frases con palabras neutras (grupo de control), algo que no ocurría cuando tenían que juzgar el comportamiento de Donna. La investigación sobre los procesos automáticos y controlados en el estereotipo y el prejuicio es a día de hoy inabarcable. La propia Patricia Devine, un referente obligado en este campo, ha resumido el estado de la cuestión en los siguientes términos: a) los sesgos intergrupales proceden tanto de fuentes puramente cognitivas como afectivo-emocionales. Son dos, pues, las fuentes de error (sesgo) que utiliza la «insoportable automaticidad» de nuestra mente, y ambas se saldan con resultados perniciosos; b) aunque ambos procesos (los cognitivos y los afectivos) funcionan de manera coordinada en la producción de sesgos intergrupales, la investigación reciente apunta a que se trata de procesos independientes asociados con sustratos neuronales distintos; c) ello sugiere que ambos procesos pueden ser aprendidos y modificados mediante mecanismos distintos; d) los estereotipos automáticos tienden a predecir conductas «instrumentales» (impresiones, juicios, opiniones, etc.) que son prioritariamente activadas por procesos cognitivos, mientras que la evaluación automática tiende a predecir conductas «consumatorias» (distancia social, acercamiento o rechazo, etc.), que son provocadas por procesos afectivo-evaluativos; d) aunque las investigaciones se han centrado de manera preferente en el ámbito intrapersonal, las implicaciones más importantes de la automaticidad de los estereotipos se sitúan en el campo de las relaciones interpersonales e intergrupales (en las relaciones entre las personas en tanto que pertenecientes a grupos y categorías sociales); es ahí donde muestran su cara más letal y más destructiva y donde debe dirigirse la investigación (Devine y Sharp, 2009, p. 81-82).

ocurre cuando comparamos hombres y mujeres en esta misma tarea: son ellas las que salen claramente perjudicadas. Sin que haya ninguna otra información de por medio, la palabra «persona» viene preferentemente asociada de manera automática con rasgos como blanco, heterosexual, físicamente sano y joven. Estos son, en opinión de Susan Fiske, los valores culturales en la sociedad norteamericana. Las desviaciones de esos valores, añade, tienen un claro reflejo en la manera de expresarnos: la gente habla de un «abogado afroamericano», de una «mujer médica» o de una «terapeuta lesbiana», pero normalmente no se habla de un «abogado blanco» o de un «hombre médico» o de un «terapeuta heterosexual». En una palabra, «las mujeres tienen género y los negros raza. Los hombres y los blancos, no. Ello conduce a que los hombres negros sean categorizados [percibidos y evaluados] más como negros que como hombres, y las mujeres blancas más como mujeres que como blancas» (Fiske, 1998, p. 366).

10.5. ¿Es posible cambiar los estereotipos?

A lo largo de este capítulo ha quedado claro que los estereotipos se caracterizan por su persistencia a lo largo del tiempo y por tener consecuencias importantes sobre el comportamiento de las personas. Una pregunta que se han hecho (y nos seguimos haciendo) los psicólogos sociales es si es posible (y cómo) eliminar (o al menos reducir) el impacto de los estereotipos sobre los juicios y los comportamientos de las personas, teniendo en cuenta el importante papel que juegan tanto a título personal como grupal. En el caso de los estereotipos de género, por ejemplo, parece que hemos dejado implícita una doble respuesta: han cambiado, pero no mucho; ha cambiado más el autoestereotipo que los estereotipos sobre el otro género; han cambiado más sobre algunos subtipos de mujer que sobre otros. En muchos casos, lo hemos visto de manera nítida al abordar los peligros de la ambivalencia, esas opiniones y esas acciones tienen rasgos claramente discriminatorios, y en ese caso conviene también preguntarse si es posible (y cómo) combatir el prejuicio.

En el verano de 1949, Muzafer Sherif, uno de los más reconocidos pioneros de la psicología social, acompaña, junto a sus colaboradores, a un grupo de 24 adolescentes (todos ellos chicos con una media de 12 años), procedentes de la zona de New Haven, a un campamento de verano. El objetivo oculto del equipo dirigido por Sherif era estudiar cómo se inicia y discurre el conflicto entre dos grupos formados de manera aleatoria a fin de aportar ideas y estrategias para su solución (véase un resumen en Blanco et al., 2005, p. 94-104). Para este capítulo tres son los asuntos que resultan de especial interés: a) la rapidez y la facilidad con la que se forman los estereotipos cuando los grupos inician actividades de competición en las que solo uno puede salir victorioso; b) el uso de los estereotipos como soporte de comportamientos discriminativos o directamente agresivos contra los miembros del exogrupo, y c) la dificultad de revertir la situación una vez superada la fase de conflicto; la resistencia de los muchachos, una vez suprimidos los grupos, a interactuar con los «otros» (con quienes habían formado parte del exogrupo). Ante esta situación, el primer paso para encontrar una salida al conflicto y reducir los estereotipos consistió en propiciar el contacto entre los muchachos que habían formado parte de grupos rivales. **La hipótesis del contacto aparece como una de las estrategias preferentes a la hora de luchar contra estereotipos** que desacreditan y minusvaloran a determinadas personas en calidad de su pertenencia grupal o categorial. La utilizó en su momento Gordon Allport en su conocida obra sobre el prejuicio (véase el cuadro 11.3.), y desde entonces ha sido una de las estrategias más socorridas a la hora de luchar contra los sesgos intergrupales. En el cuadro 10.6. quedan descritas las condiciones necesarias para que el contacto tenga los efectos deseados.

Esta última estrategia, la cooperación, merece un comentario especial, que nos devuelve al estudio de Sherif. Acabada la fase de conflicto, los responsables de esta singular experiencia diseñaron condiciones y circunstancias para que los grupos entraran en contacto en actividades más o menos informales, pero esto no redujo la tensión que se había ido acumulando en los días previos. Era necesario idear alguna estrategia para que las aguas volvieran a su cauce entre aquellos muchachos, que todavía guardaban en su recámara el recuerdo de los insultos, desprecios y hostilidades que se habían propiciado mutuamente en el fragor de las competiciones que libraron. Esa estrategia pasó por idear una **meta común deseable por todos que solo pudiera ser lograda mediante una actividad cooperativa,** a la que se dio el nombre de «**meta supraordenada**». A este respecto Sherif y Sherif (1975, p. 243) sugieren que: a) cuando grupos rivales definen metas necesarias y atractivas para ambos, pero que no pueden lograr cada uno de ellos en solitario, entonces tenderán a cooperar con miras a lograr esta meta supraordenada, y b) esa cooperación será de gran ayuda para reducir la tensión y la distancia social entre

CUADRO 10.6. La hipótesis del contacto	
Condiciones	**Procesos**
Apoyo social e institucional	Iniciativas sociales y legislativas que promuevan las relaciones entre los grupos y penalicen las manifestaciones, verbales o conductuales, de discriminación. Estas iniciativas ayudan a crear climas sociales en los que la tolerancia va ganando terreno.
Conocimiento directo	Facilitar, promover condiciones en las que: a) se recabe información nueva y más precisa sobre los exogrupos, y b) se faciliten relaciones frecuentes y duraderas entre miembros de grupos distintos, que pongan de manifiesto que es mucho más lo que les une que lo que los diferencia.
Estatus equivalente	Para que el contacto surta los efectos buscados, es necesario equilibrar a las personas en cuanto a su estatus. Cuando el contacto se da manteniendo las condiciones de poder-sumisión, los estereotipos y el prejuicio tienden a reforzarse.
Cooperación	«Solamente el tipo de contacto que hace que la gente realice cosas en conjunto tenderá a producir un cambio en las actitudes... El afán cooperativo por alcanzar la meta engendra solidaridad» (Allport, 1962, p. 305).

ellos, cambiando las actitudes y los estereotipos hostiles (apodos despectivos referidos a los miembros del exogrupo), y reduciendo la posibilidad de futuros conflictos entre ellos.

La reducción de la tensión

Los esfuerzos en común en situaciones como estas no despejaron la hostilidad inmediatamente. Pero en forma gradual, la serie de actividades que requerían acción interdependiente redujeron el conflicto y la hostilidad entre los grupos. Como consecuencia, los miembros de los grupos comenzaron a sentirse más amigos... Los muchachos dejaron de señalarse con el dedo unos a otros en la fila del comedor. No siguieron dándose nombres insultantes, y empezaron a sentarse juntos a la mesa. Se desarrollaron nuevas amistades... Al final, los grupos estaban buscando activamente oportunidades de intercambio, de divertirse y de «tratarse» unos a otros. Los procedimientos que habían funcionado en una actividad se transfirieron a otras (Sherif y Sherif, 1975, p. 244).

En muchos casos, la ausencia de contacto se debe a la existencia de esas ideas estereotipadas de las que hemos venido hablando a lo largo del capítulo, que dan lugar a una especie de barrera cognitiva que impide el acercamiento entre personas pertenecientes a grupos distintos. Quebrar esas barreras se ha convertido en uno de los objetivos tradicionales a la hora de intervenir en el campo de los estereotipos y del prejuicio (véase el cuadro 10.7.). Normalmente, esas barreras son caprichosas e interesadas, se basan en argumentos falaces y en datos falsos, pero tienen a su favor dos condiciones que no

CUADRO 10.7. Estrategias sociocognitivas en la lucha contra los estereotipos y el prejuicio	
Individuación	Se trata de recuperar a la persona al margen del grupo al que pertenece; ponerle cara, devolverle su identidad, recuperar su idiosincrasia, interactuar con ella prestando atención a su singularidad y prescindiendo de las trampas que nos tiende nuestra propia mente (de los sesgos inferenciales) para evitar la disonancia cognitiva: cuando no responde a nuestros estereotipos, se trata de una excepción. Categorizar es hacer semejante lo diferente; cuando personalizamos hacemos el viaje de vuelta: devolvemos la singularidad a lo aparentemente semejante.
Recategorización	Cualquier grupo humano tiene tantas diferencias como semejanzas respecto a cualquier otro. Las funciones de los estereotipos y las del prejuicio que veremos en el próximo capítulo nos ofrecen varias razones para preferir las diferencias. Pero en cuanto nos lo propongamos, encontraremos las semejanzas. Ese es el proceso de recategorización: buscar una identidad supraordenada inclusiva, un modelo de identidad común, unas características, rasgos, metas, etc., en las que haya coincidencia entre los grupos.
Subcategorización	A veces puede ser beneficioso de cara a la lucha contra los estereotipos hacer visible y explícita la pertenencia categorial y sentirse orgulloso de ella. Cuando la experiencia intergrupal es cooperativa y beneficiosa para las partes, sus efectos son más fáciles de generalizar hacia el exogrupo si el contacto se percibe como una interacción *entre los grupos* más que como una relación interpersonal (Brewer y Brown, 1998, p. 581). Mantener la distintividad y actuar desde ella en tareas cooperativas puede ser beneficioso.
Categorización cruzada	Las múltiples fuentes de nuestra identidad, que hemos visto en el capítulo 5, son prueba de la existencia de múltiples pertenencias categoriales. Cuando las pertenencias categoriales se entrecruzan, se frenan los efectos de la diferenciación categorial. Willem Doise lo confirmó en diversos estudios experimentales, pero lo más importante es que «las observaciones etnológicas muestran que una estructura cruzada, basada en pertenencias múltiples que se entrecruzan, reduce los enfrentamientos entre segmentos de una sociedad» (Doise, 1979, p. 220).

son novedosas para nosotros: la necesidad de reducir la complejidad de la multitud de estímulos que nos rodean (categorización), y el papel defensivo del «nosotros» y de «lo nuestro», y, en última instancia, del «yo», que hemos visto que cumplen los estereotipos. Nos enfrentamos, pues, a una tarea que no es tan fácil como parece; prueba de ello es

CUADRO 10.8. Técnicas básicas para reducir prejuicios y rumores
(adaptado de Junta de Andalucía, 2015, p. 28-32)

Hacer explícitas nuestras contradicciones	Ayudar a las personas a ser conscientes de las contradicciones entre los valores que defienden y las actitudes o conductas que muestran hacia los migrantes.
Reducir la amenaza percibida	Crear condiciones para un contacto positivo cara a cara con los migrantes. Frente a la amenaza: información y cooperación.
Incrementar nuestra percepción de similitud con las personas migradas	Destacar las semejanzas, reconociendo el valor de las diferencias, pero sin exagerarlas de manera interesada.
Crear grupos «supraordenados»	Incluir mentalmente a las personas migradas en grupos supraordenados a los que pertenecemos (resaltando las pertenencias comunes) para superar la dinámica endogrupo-exogrupo.
Enfatizar las identidades múltiples	Resaltar la multiplicidad del «yo» (véase el capítulo 5) y luchar contra la reducción de la identidad a una sola categoría grupal (fusión de la identidad). Ayudar a que las personas piensen que pertenecen a múltiples grupos sociales.
Reforzar y modelar conductas positivas	Diseñar y recompensar actividades concretas en las que interactúen personas pertenecientes a la población autóctona con personas migradas en diversos escenarios.
Crear empatía	Diseñar juegos y actividades para ver el mundo a través de los ojos de las personas migradas; ponerse en su lugar, tanto desde el punto de vista cognitivo como emocional.

que los estereotipos y las actitudes despectivas respecto a determinados colectivos siguen gozando de excelente salud.

Recientemente, la Junta de Andalucía, convenientemente asesorada por especialistas, ha editado un **manual antirrumores** («Desmontando rumores. Construyendo ciudadanía») en el que propone una serie de medidas estratégicas para reducir estereotipos y prejuicios contra los migrantes que responden de manera muy ajustada a la teoría que hemos venido describiendo (véase el cuadro 10.8.). Resulta especialmente pertinente esta iniciativa por cuanto responde a una realidad social muy concreta y propone vías de intervención respecto a un problema que nos afecta.

Además de las estrategias sociocognitivas señaladas, se han propuesto otras **estrategias** cognitivas (o principalmente, **metacognitivas**) que las personas pueden aplicar *intrapersonalmente* **para reducir el impacto** que algunos esquemas (entre ellos, **los estereotipos,** aunque no solamente) pueden tener sobre sus juicios, actitudes y conductas (véase Horcajo, Briñol y Becerra, 2009). Una de las estrategias se basa en la ***sustracción***

de las posibles influencias de los estereotipos activados. Para ello, la persona ha de tener motivación y capacidad (u oportunidad) para darse cuenta de que ha sido activado un estereotipo, así como para distinguir entre ese estereotipo y el comportamiento (o el juicio) posterior que ha de realizar, y entonces «sustraer» precisa y eficazmente cualquier efecto del estereotipo activado sobre su comportamiento (o su juicio) posterior. En un sentido similar, **otra estrategia está basada en la *corrección del juicio;*** es decir, la persona puede darse cuenta del estereotipo que ha sido activado en su mente y, al mismo tiempo, efectuar una estimación sobre en qué dirección y en qué grado le puede influir, por ejemplo, a la hora de formarse un juicio respecto a otro individuo. Después, la persona trataría cognitivamente de «corregir» el juicio que se hubiera formado contrarrestando la dirección y la magnitud de su sesgo hasta el punto en que considere que su juicio ya no está sesgado por el estereotipo. Sin duda, con suficiente motivación y capacidad, las personas pueden efectuar esta corrección de forma precisa; pero en algunas ocasiones, este intento por corregir los efectos de un sesgo puede llevar a la paradoja de mostrar una sobrecorrección del juicio y, por ejemplo, valorar más positivamente a una persona por el mero hecho de pertenecer a un grupo que activó automáticamente un estereotipo negativo. Finalmente, **una tercera estrategia** cognitiva para combatir los efectos de los estereotipos **se basa en la *supresión del pensamiento;*** en tratar de «suprimir» o inhibir los pensamientos estereotípicos, o en otras palabras: *no pensar de forma estereotípica* ante un miembro de un grupo social determinado. Aunque esta estrategia puede resultar efectiva en algunos casos, este intento por ***no pensar con la ayuda de estereotipos*** podría tener también efectos paradójicos sobre los juicios y las conductas de las personas, mediante un incremento en la accesibilidad de la información estereotípica. Como se ha indicado, todas estas estrategias requieren que la persona se implique en una actividad cognitiva considerable.

Duane Wegener, Jason Clark y Richard Petty han dado un paso más en la lucha contra los estereotipos. En una de sus investigaciones (Wegener, Clark y Petty, 2006, Estudio 4) plantearon que el grado de pensamiento deliberativo no solo es relevante a la hora de controlar los efectos de la activación de estereotipos, sino que también es muy importante en el propio proceso de formación del estereotipo. Wegener et al. mostraron que los estereotipos pueden formarse mediante distintos procesos psicológicos y, como una consecuencia de ello, pueden variar en su resistencia al cambio posterior. Así, de acuerdo con los planteamientos del ELM que acabamos de ver en el capítulo 9, estos investigadores encontraron que, bajo ciertas condiciones experimentales, cuando los estereotipos fueron formados mediante procesos de baja elaboración (menor pensamiento deliberativo debido a una condición de sobrecarga cognitiva) resultaron posteriormente más fáciles de cambiar (menor resistencia al cambio) que cuando fueron formados mediante procesos de alta elaboración (mayor resistencia al cambio). Por tanto, esta investigación nos abre una puerta a la esperanza: **los estereotipos pueden «combatirse» en su propia génesis.** Viéndolo desde otra perspectiva, en lugar de centrarnos únicamente en paliar los efectos de unos estereotipos ya creados (que pueden ser muy resistentes al cambio), una manera alternativa de combatirlos sería mediante el uso de estrategias cognitivas (o metacognitivas) que impliquen mecanismos psicológicos de alta elaboración que lleven a las personas a *resistirse* activamente en el propio proceso de formación de un estereotipo. De hecho, en la medida en que una persona se implique en un procesamiento exhaustivo de la información y sea capaz de generar muchos pensamientos en contra de un estereotipo antes de incorporarlo a sus esquemas intergrupales, no solo será menos probable que ese estereotipo sea cognitivamente incorporado, sino que además se creará una «resistencia activa preventiva» ante futuros mensajes (muchos de ellos sutiles, por ejemplo, a través de los medios de comunicación) que promuevan ese estereotipo.

CAPÍTULO 11

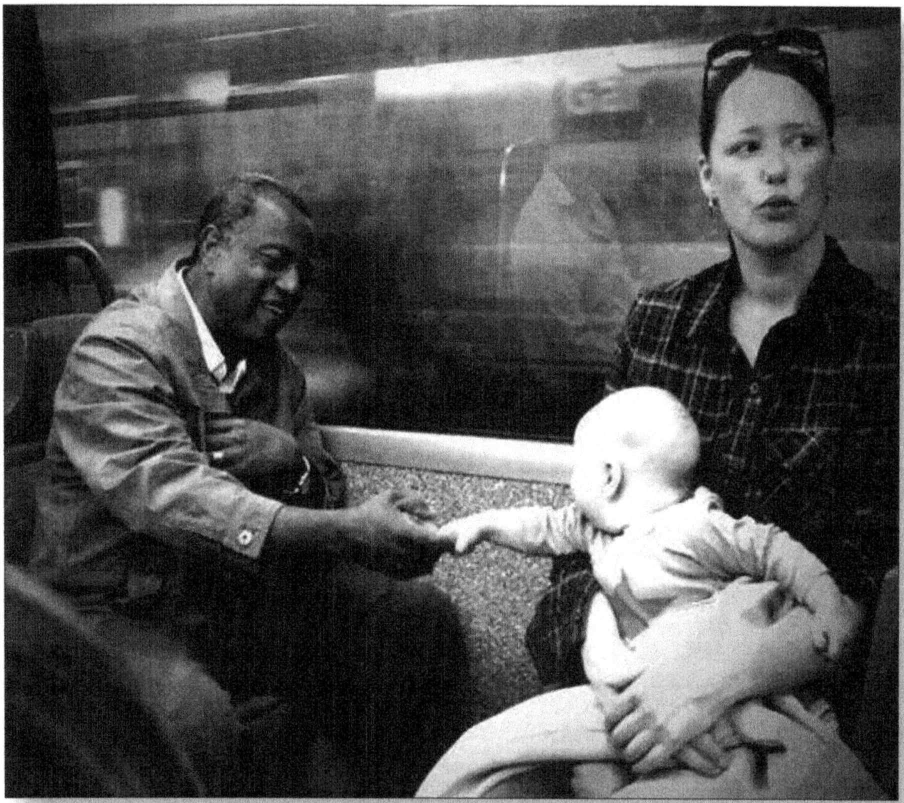

Nunca nadie nace odiando a otra persona a causa del color de su piel, su origen o su religión. Las personas tienen que aprender a odiar y, si pueden aprender a odiar, es posible enseñarles a amar, porque el amor llega de forma más natural al corazón que su opuesto (Nelson Mandela).

Del prejuicio a los crímenes de odio

En la que puede ser considerada la más concienzuda y documentada investigación sobre la guerra civil española (1936-1939), Paul Preston cuenta que un terrateniente de Salamanca, cuando se enteró del golpe de Estado perpetrado por Franco contra el gobierno legítimo de la República, «ordenó a sus braceros que formaran en fila, seleccionó a seis de ellos y los fusiló para que los demás escarmentaran» (Preston, 2011, p. 29). Según este eminente historiador, acontecimientos como este, y otros tantos del mismo estilo, fueron el resultado de los **odios** incubados en la España rural durante los veinte años anteriores al golpe de Estado, **que culminaron en un proceso de deshumanización de las víctimas** por el mero hecho de estar **al otro lado de esa línea casi siempre invisible y muchas veces simbólica que separa a «los nuestros» de «los otros»,** a «los buenos» de «los malos», al endogrupo del exogrupo. «La fría y calculada violencia de Aguilera [el desalmado terrateniente salmantino] reflejaba la **creencia,** muy extendida entre las clases altas del medio rural, **de que los campesinos sin tierra eran una especie infrahumana**» (p. 29). El ideario de los golpistas, puesto en práctica hasta muchos años después de terminar la contienda, lo resumió esa «luminaria intelectual» que fue el general Emilio Mola, el cabecilla intelectual de la rebelión: «**Eliminar sin escrúpulos ni vacilación a todos los que no piensen como nosotros**» (Preston, 2011, p. 18).

11.1. Los caminos del odio

Desde aquellos terribles acontecimientos han pasado casi ochenta años. La guerra forma parte del pasado en nuestro país, pero **la aversión y la inquina contra algunas personas por su pertenencia a determinados grupos, razas, etnias,** etc., o sencillamente por pensar de una determinada manera, **sigue estando muy presente** a lo largo y ancho de nuestro mundo. Basta para ello echar una ojeada a cualquier historia del siglo XX o mirar lo que ha sucedido en el transcurso del presente siglo.

En los últimos años, el Ministerio de Interior ha ofrecido datos sobre los **delitos de odio** en España. Los define como «**todas aquellas infracciones** penales y administrativas **cometidas contra las personas o la propiedad por cuestiones de raza, etnia, religión o práctica religiosa, edad, discapacidad, orientación o identidad sexual, situación de pobreza y exclusión social, o** cualquier otro similar, como las **diferencias ideológicas**» (Ministerio del Interior, 2015, p. 5). En el cuadro 11.1. presentamos su tipología.

Rechazo, intolerancia, hostilidad, repugnancia, discriminación, violencia (física y psicológica), amenaza, fobia, coacción, privación arbitraria de libertad: ese es el

CUADRO 11.1. Tipología de los delitos de odio en España (Ministerio del Interior)

Orientación o identidad sexual	Hechos motivados en diferencias sexuales (gay, lesbiana, etc.).
Creencias o prácticas religiosas	Hechos motivados por **sentimientos contrarios a determinadas religiones** (judíos, católicos, protestantes, testigos de Jehová, etc.).
Discapacidad	Cualquier acto contra la víctima que se realiza prevaliéndose de su discapacidad, cualquiera que fuera (física, psicológica, ancianidad, etc.).
Aporofobia	Odio o rechazo al pobre. Recoge aquellas **expresiones o conductas de intolerancia** referidas al **odio, repugnancia u hostilidad** ante el pobre, las personas sin recursos o el desamparado.
Antisemitismo	Cualquier acto de odio, violencia, **discriminación, fobia y rechazo** practicado contra los judíos o nacionales del Estado de Israel.
Racismo/xenofobia	Cualquier incidente que es percibido como racista por la víctima o cualquier otra persona, así como los actos de **odio, violencia, discriminación, fobia o rechazo** contra los extranjeros o personas de distintos grupos, debido a su origen racial, étnico, nacional, cultural o religioso.
Violencia de género	Aquella que se ejerce como manifestación de la **discriminación,** la situación de desigualdad y las relaciones de poder de los hombres sobre las mujeres, por parte de quienes sean o hayan sido sus cónyuges o de quienes estén o hayan estado ligados a ellas por relaciones similares de afectividad. Comprende todo **acto de violencia física y psicológica,** incluidas las agresiones a la libertad sexual, las **amenazas,** las **coacciones** o la privación arbitraria de libertad (Ley Orgánica de Medidas de Protección Integral contra la Violencia de Género, 2004).

paisaje (sombrío) **que dibujan los delitos de odio** en nuestro país. Es prácticamente el mismo que se perfila cuando se analizan los «crímenes de odio» en la legislación norteamericana: actos en los que queda establecida una **relación** nítida y directa **entre el odio y la pertenencia a determinados grupos o categorías sociales** (inmigrantes, homosexuales, judíos, mujeres, etc.) **presentes en nuestro entorno.** De acuerdo con expertos de reconocido prestigio en este campo (Edward Dunbar, Jack Levin o Jack Macdevitt, entre otros), los crímenes de odio representan un tipo de violencia motivada por sesgos intergrupales cuya característica definitoria por excelencia es **la selección de la víctima en función de su pertenencia, real o percibida, a un determinado grupo,**

y los sentimientos negativos del perpetrador respecto a él. Se trata, por tanto, de conductas que tienen su origen en una extrema animosidad contra el grupo, de suerte que la elección de la víctima puede ser fruto del azar: las víctimas son intercambiables, siempre que pertenezcan al grupo estigmatizado. En este caso, **los miembros pertenecientes a los grupos mayoritarios son los que actúan como victimarios.** Sus actos suelen ir acompañados de opiniones, actitudes y creencias respecto al grupo al que pertenece la víctima, de argumentos justificadores que invocan la supuesta superioridad del endogrupo respecto a cualquiera de los exogrupos objetos de animosidad (los afroamericanos son genéticamente inferiores), la bajeza moral de un determinado grupo (el islam fomenta el odio), la conculcación de alguna (supuesta) ley natural (los homosexuales atentan contra el orden natural), y así sucesivamente. Todo ello comparte un marco de referencia muy parecido: **lo que se aleja de nuestras costumbres, normas, creencias, valores, etc., nos causa extrañeza, siembra un cierto desorden, es visto como amenazante y levanta sospechas de anormalidad.** En uno de sus conocidos «excursos», George Simmel, otro eminente científico social del pasado siglo, hablaba del «extraño» como aquel a quien solo nos une lo general, lo abstracto (véase la figura 2.2.). A lo largo de los capítulos precedentes hemos tenido ocasión de ver que la pertenencia común a una categoría tan indiferenciada como la especie humana ocupa un lugar muy reducido en nuestra estructura mental, de tal manera que «la conciencia de no tener en común más que lo general hace que se acentúe especialmente lo no común» dando paso con ello a la ausencia de relación, a no sentir al extraño como un individuo, sino como miembro de un grupo lejano, que no tiene para nosotros un sentido positivo, hasta llegar a negarle «las cualidades que se sienten como propiamente humanas» (Simmel, 1977, p. 721). A todo ello, el sociólogo norteamericano William Sumner le dio el nombre de **«etnocentrismo»: una manera de ver, entender e interpretar el mundo, que tiene al propio grupo como el centro y como medida intelectual, ética y moral de todo lo demás** (el endogrupo como medida de todas las cosas).

Etnocentrismo

Todo grupo tiende a fomentar su propio orgullo y vanidad, se jacta y alardea de ser superior, glorifica a sus dioses y mira con desprecio a los extraños. *Todo grupo cree que sus tradiciones y costumbres son las correctas y muestra desdén respecto a las de otros grupos. Esas diferencias se saldan con insultos que llevan la marca del desprecio y la abominación... El hecho más importante es que* ***el etnocentrismo conduce a exagerar y ahondar en lo que nos es peculiar y nos diferencia de los otros...*** *Los judíos dividen a la humanidad entre ellos mismos [creyentes] y gentiles. Los griegos y los romanos a los extraños los llamaban «bárbaros»... Cada país se cree y se considera el líder de la civilización, el mejor, el más libre, el más sabio, y considera inferiores al resto (...). Todos estos son ejemplos y casos de etnocentrismo (Sumner, 1906, p. 14).*

Muchas de estas cosas ya no revisten para nosotros ninguna novedad; el proceso de categorización que hemos visto en el capítulo 2 lleva impresa la minimización de las diferencias intragupales y la maximización de las diferencias intergrupales, uno de cuyos ejemplos más palpables lo acabamos de ver en el capítulo anterior al hablar de los estereotipos. A estas alturas tampoco se nos puede ocultar que esta lógica encierra uno de los mecanismos más eficaces para el mantenimiento del poder, del estatus y de la jerarquía social. Los crímenes de odio, tanto o más que los estereotipos, sirven para justificar y mantener el sistema (véase el epígrafe 10.3.). En la violencia de género, lo acabamos de ver en el cuadro 11.1., hacen acto de presencia, de manera explícita, **las relaciones de poder.** Lo podrían haber hecho en cualquiera de los otros seis delitos, porque el poder, en su acepción más dañina (imponer por la fuerza la propia voluntad en contra de toda resistencia, de acuerdo con Max Weber), está presente en cada uno de ellos.

La ejecución de los crímenes de odio, siguen apuntando los expertos, se materializa dando cuenta, verbalizando, expresando públicamente el motivo que lo origina. Las expresiones verbales de odio en el transcurso de la ejecución del delito suelen ser frecuentes. También lo es el uso de símbolos y de una iconografía (vestido, tatuajes, etc.) muy particular que refleja la visión del mundo de los perpetradores. Por otra parte, los crímenes de odio suelen ir acompañados de una especial sevicia, de un especial ensañamiento contra las víctimas, bien porque, al deshumanizarlas, los perpetradores pierden toda compostura moral respecto a ellas o porque, al entender que atentan contra valores esenciales instalados en la propia naturaleza humana o vulneran mandatos de alguna divinidad se cree que las personas merecen un castigo especial. Finalmente, desde los estudios e investigaciones sobre la experiencia traumática, es bien sabido que este tipo de actos producen un daño psicológico especialmente intenso y duradero.

Los crímenes de odio forman parte de nuestra historia, de la pasada y de la presente. La explicación que Paul Preston da de los acontecimientos que rodearon la guerra civil española coincide con la hipótesis de Robert Sternberg, un eminente profesor de Psicología en la Universidad de Yale: **una de las fuerzas más poderosas en los genocidios, masacres y terrorismo es el odio,** un odio dirigido y conformado para la consecución de metas y objetivos que han sido minuciosamente concebidos y planificados. Esa fuerza consta de tres componentes principales: a) *negación de intimidad,* que normalmente se traduce en repulsión y asco, y forma parte del proceso de deshumanización que veremos al final de este capítulo; b) *apasionamiento,* que se concreta en la presencia de dos de las principales emociones intergrupales: ira (por entender que los otros han obstaculizado la consecución de determinados objetivos) y miedo (por sentir amenazada la seguridad), y c) *degradación por desprecio,* caracterizada por la presencia de ideas que minusvaloran, empequeñecen y desprecian a los otros por considerarlos escasamente humanos, o directamente subhumanos (Sternberg, 2003, p. 304; véase la figura 11.1.).

11.2. Emociones socialmente compartidas: el prejuicio

Asco, miedo, ira y desprecio: ese es el panorama que dibuja el odio; ese es el escenario y el paisaje que se divisa tras el prejuicio: **una actitud despectiva y hostil contra personas por el mero hecho de pertenecer a un determinado grupo o categoría social.** En nuestras relaciones con los grupos y con las personas pertenecientes a ellos, no solo hay ideas y opiniones prototípicas y estereotipadas sobre los rasgos y las características que

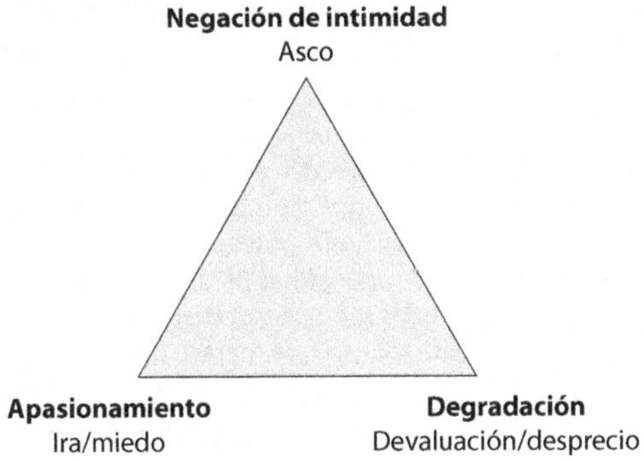

Figura 11.1. El triángulo del odio (Sternberg, 2003, p. 307).

mejor las definen; en dichas relaciones están presentes al mismo tiempo las emociones. En realidad, **el fundamento teórico del prejuicio tiene mucho en común con el del estereotipo.** Una de las pruebas más convincentes nos la ofrecen Susan Fiske y sus colaboradores: en realidad, el modelo del contenido de los estereotipos, que hemos visto en el capítulo anterior, habla del prejuicio (véase el cuadro 11.2.).

El prejuicio, acabamos de decir, guarda una estrecha correspondencia teórica con el estereotipo. He aquí algunas razones:

1. Como el estereotipo, el prejuicio se sitúa en un espacio en el que están presentes la categorización social, la comparación social, el favoritismo endogrupal y los sesgos intergrupales. Hay, en palabras de Henri Tajfel, una **«etiología cognitiva del prejuicio»,** que viene a contrarrestar la idea generalizada de que este se asienta sobre «impulsos humanos irracionales». **El prejuicio forma parte de la ideología grupal,** de las creencias grupales, y en algunos casos hunde claramente sus raíces en la cultura.

CUADRO 11.2. Modelo del contenido de los estereotipos
(Fiske, Cuddy, Glick y Xu, 2002, p. 881)

Calidez (sociabilidad)	Competencia	
	Baja	Alta
Alta	**Prejuicio paternalista** (ancianos, amas de casa, discapacitados). • Bajo estatus no competitivo. • Simpatía, compasión.	**Admiración** (los endogrupos, grupos cercanos) • Alto estatus no competitivo. • Orgullo, admiración.
Baja	**Prejuicio despectivo** (pobres, receptores de subsidios estatales, etc.) • Bajo estatus competitivo. • Desprecio, ira, resentimiento.	**Prejuicio de envidia** (asiáticos, feministas, gente rica, etc.) • Alto estatus competitivo. • Envidia, celos, hostilidad, admiración, respeto.

CUADRO 11.3. *La naturaleza del prejuicio* (Gordon Allport)

Resulta imposible hablar del prejuicio sin aludir a *La naturaleza del prejuicio,* obra que goza de esa «inexhausta vitalidad» que Ortega y Gasset concedía a los clásicos. Dicho en pocas palabras: no es posible entender el fenómeno del prejuicio sin acudir a la extensa monografía que Gordon Allport escribiera en 1954. Presentamos un resumen de los que consideramos sus principales argumentos, sus aportaciones más valiosas, sus hipótesis más originales. No todas ellas han recibido respaldo en la investigación posterior; algunas (la de que el prejuicio es un rasgo de personalidad, por ejemplo) son controvertidas y hoy las debemos tomar con precaución, pero sin lugar a dudas conforman una propuesta teórica que merece la máxima atención.

- **El prejuicio reúne,** conceptualmente, las siguientes características: a) **ausencia de motivos y datos objetivos** que lo sustenten («pensar mal de otras personas sin motivo suficiente»); b) connotación negativa de claro componente emocional: el prejuicio incluye **sentimientos de desprecio, desagrado, miedo, aversión,** etc.; c) tendencia a la **generalización** «imperfecta e inflexible»; d) esa connotación negativa respecto a los exogrupos (los prejuicios de odio) suele acompañarse de un prejuicio de amor (las lealtades de grupo) hacia el endogrupo; e) **resistencia al cambio,** y f) una clara apuesta por lo nuestro y por los nuestros (favoritismo endogrupal).
- **El prejuicio es una actitud no solo generalizadora, sino generalizada:** «Las personas que rechazan a un exogrupo tenderán, muy posiblemente, a rechazar a otros exogrupos».
- **El prejuicio tiene como base** y fundamento la trampa más frecuente en la que cae la razón humana: **la categorización** («la mente humana tiene que pensar con ayuda de categorías».
- El prejuicio se manifiesta a lo largo de los siguientes cinco pasos: hablar mal del otro, evitar el contacto, acciones de discriminación, ataque físico, exterminio.
- **El prejuicio es, básicamente, un rasgo de personalidad** («los procesos cognitivos de las personas con prejuicios son, en general, diferentes de los procesos cognitivos de las personas tolerantes») cuyo trazo más característico es el sentimiento de amenaza, la tendencia a sentirse amenazado.
- Las personalidades prejuiciosas son más frecuentes y más numerosas allí «donde la estructura social se caracteriza por su heterogeneidad, donde está permitida la movilidad vertical, donde prospera un rápido cambio social, donde existen ignorancia y barreras contra la comunicación, donde el tamaño de un grupo minoritario es grande o va en aumento, donde existen competencia directa y amenazas reales, donde la explotación detenta importantes intereses en la comunidad, donde las costumbres que regulan la agresión son favorables al prejuicio, donde existen justificaciones tradicionales para el etnocentrismo y donde no se favorecen la asimilación ni el pluralismo cultural». He aquí, según Allport, las diez leyes socioculturales del prejuicio.
- Determinadas pautas de crianza familiar **(estilos educativos restrictivos, controladores, dominantes, jerárquicos), que transmiten la idea de desconfianza y de amenaza son el escenario propicio para el desarrollo del prejuicio.** En el caso de los niños y niñas tolerantes, hablamos de hogares definidos por una atmósfera permisiva en la que se sienten aceptados, seguros y amados, y en la que está ausente el castigo físico. El fundamento de las actitudes tolerantes «es en gran parte el producto de la educación recibida en el hogar, de los modos de recompensa y de castigo que usaban los padres, de la sutil atmósfera familiar».
- Muchas veces el prejuicio no se enseña de manera directa, pero los niños lo captan en la atmósfera familiar.
- **La génesis del odio es algo secundario y tardío en la vida de las personas:** «Lo que gobierna a un individuo al comienzo de su vida es una relación positiva con la madre». Allport

recoge una bella cita tomada de la obra de Ian Suttie (*The Origins of Love and Hate*): «En la tierra no hay odio, solo amor en odio convertido, y toda la furia del infierno es la de un niño escarnecido». Los prejuicios de odio, dirá en otro momento, son desarrollos secundarios.

- **La familia y la escuela son las dos instancias por excelencia en la lucha contra el prejuicio,** en la educación intercultural, en el aprendizaje de la tolerancia. Sin embargo, matiza Allport, «el hogar es más importante que la escuela».

2. **El prejuicio es** también **un proceso psicológico compartido que tiene unas connotaciones claramente emocionales.** No solo **existen** «cogniciones socialmente compartidas», sino «**emociones socialmente compartidas**» (emociones intergrupales).
3. Como hemos visto en el capítulo anterior, **la ambivalencia de los estereotipos abre de par en par las puertas al prejuicio.**
4. **El prejuicio cumple las mismas funciones que el estereotipo, sobre todo la de justificar el sistema social y defender el sistema de valores individuales y colectivos,** tanto desde el punto de vista micro como macrosocial. Ciertamente, el prejuicio cumple esta función de manera mucho más clara y más intensa, porque más intensa es su vivencia y más visible es su expresión. Gordon Allport pone un ejemplo muy convincente: la explotación de los negros trae consigo ventajas económicas (se les obliga a trabajar en tareas serviles con baja remuneración), ventajas sexuales (los hombres blancos pueden mantener relaciones sexuales con mujeres negras sin penalización), ventajas de estatus por cuanto los negros son considerados una clase inferior, y ventajas políticas en la medida que pueden ser fácilmente sobornados para apoyar a un determinado candidato. En definitiva: «En el seno de todo sistema social estratificado y diversificado existe la tentadora posibilidad de obtener provecho económico, sexual, político y de estatus por medio de la explotación deliberada (y de la explotación inconsciente) de las minorías. Para conseguir este provecho, el prejuicio es difundido por quienes pueden obtener de él el mayor beneficio» (Allport, 1962, p. 261).
5. **El prejuicio,** como el estereotipo, **es inseparable de las relaciones intergrupales:** «No es apenas sorprendente decir que el mejor modo de predecir si una persona albergará actitudes hostiles hacia un grupo particular y cuál será el contenido de esas actitudes, es averiguar cómo comprende la situación intergrupal. Y aún resulta menos sorprendente decir que este modo de comprender va a afectar a su conducta» (Tajfel, 1984, p. 158).

Nadie pone en tela de juicio el magisterio de Allport, pero han pasado ya sesenta años desde la publicación de su monografía y en el estudio del prejuicio, como en cualquier otro, ha habido novedades importantes que iremos desvelando a lo largo de este capítulo. Junto a su propuesta, hay otras igualmente importantes, que recogemos en el cuadro 11.4.

En el panorama que dibuja este cuadro, tres son las cuestiones que llaman nuestra atención. La primera de ellas alude a la diversidad conceptual que ha caracterizado la definición del prejuicio, algo frecuente en el estudio de los fenómenos psicosociales. Pese a ello, casi todas las definiciones mencionadas están unidas por un nexo común:

CUADRO 11.4. La naturaleza del prejuicio hoy	
Actitud hostil	Una actitud hostil o prevenida hacia una persona que pertenece a un grupo, simplemente porque pertenece a ese grupo, suponiéndose por lo tanto que posee las cualidades objetables atribuidas al grupo (Gordon Allport).
Reacción afectiva en el marco de las relaciones intergrupales	El estereotipo es considerado como el componente primordialmente cognitivo, el prejuicio como el componente especialmente afectivo y la discriminación como el componente típicamente conductual de las reacciones basadas en la pertenencia categorial, es decir, reacciones respecto a las personas pertenecientes a grupos que se perciben muy distintos de los nuestros (Susan Fiske).
Actitud despectiva y conducta hostil	Mantenimiento de posturas sociales despectivas o de creencias cognitivas, la expresión de sentimientos negativos, o la exhibición de conducta hostil o discriminatoria hacia miembros de un grupo en tanto que miembros de ese grupo (Rupert Brown).
Predisposición des(favorable)	Los estereotipos van frecuente, aunque no necesariamente, acompañados de prejuicios, es decir, de una predisposición favorable o desfavorable hacia cualquier miembro de una categoría social (Henri Tajfel).
Actitud despectiva y comportamiento negativo	El prejuicio es caracterizado típicamente como una actitud que, como el resto de ellas, tiene un componente cognitivo (creencias sobre un determinado grupo), un componente afectivo (aversión) y un componente conductual (predisposición a actuar negativamente respecto a dicho grupo) (John Dovidio).
Emoción social	• El prejuicio puede ser considerado como una emoción social que una persona experimenta cuando está en juego su identidad social como miembro de un grupo en el marco de las relaciones con un exogrupo (Eliot Smith). • El prejuicio es la evaluación, afecto o emoción negativa que una persona siente (experimenta) cuando piensa o interactúa con miembros de otros grupos (Vicent Yzerbyt y Stéphanie Demoulin).

prejuicio es sinónimo de hostilidad, aversión, desprecio, predisposición desfavorable, sentimientos, emociones y acciones negativas respecto a determinadas personas por el mero hecho de su pertenencia grupal. En el prejuicio hay un dominio de la negatividad en el aspecto cognitivo, afectivo y comportamental. En este panorama conceptual, se observa, en segundo lugar, una tendencia generalizada a considerar que **en el prejuicio confluyen tres procesos:** a) lo que las personas piensan y opinan sobre un determinado colectivo y sobre quienes pertenecen a él; b) cómo lo valoran, en qué términos lo evalúan, y c) cómo actúan hacia los mismos. Se trata, en efecto, de tres procesos independientes en la medida que la presencia de uno de ellos no necesariamente lleva consigo la presencia de los otros dos. Finalmente, cabe señalar que en la actualidad, la tendencia más común es la que propone Eliot Smith: **el prejuicio tiene un componente preferentemente emocional.**

Fue Anton Dijker quien llamó la atención sobre la relevancia, bastante desapercibida hasta entonces, del papel de las emociones en el campo de las relaciones intergrupales en general, y del prejuicio más en particular. Toma como punto de partida la definición que hace Nico Fridja de la **emoción como un cambio en la preparación para la acción motivado por la valoración** (*appraisal*) **que el sujeto hace de un evento o una situación en términos de su propio bienestar, de sus intereses, de sus preocupaciones;** es decir, pensando en él mismo. La clave del prejuicio pasaría, pues, por las siguientes consideraciones: a) primero llevamos a cabo una evaluación de los rasgos, atributos, características, acciones, etc., de un determinado grupo; b) se trata de una evaluación que realizamos pensando en lo que dichos rasgos o acciones nos puedan afectar personalmente en tanto que miembros de un grupo o de una categoría social: lo que pueda afectar a nuestra seguridad, a nuestros valores, a nuestra ideología, a la consecución de determinadas metas, etc.; c) esa evaluación es el origen de nuestras emociones, que finalmente d) preparan el camino de la acción. **La originalidad de la propuesta de Dijker se cifra no solo en la recuperación del *appraisal*, sino en la importancia del «yo» como su marco de referencia.** El autoconcepto una vez más (véase el capítulo 5). La propuesta de Dijker se inscribe, pues, dentro de una sólida tradición.

Los resultados de la aplicación de un cuestionario sobre las emociones, experiencia y nivel de contacto, y actitudes de 334 holandeses respecto a inmigrantes procedentes de Surinán, Turquía y Marruecos, muestran: a) la existencia de dos tipos de emociones respecto a estos grupos: un grupo de emociones positivas (admiración, simpatía, atracción, etc.), y un grupo de emociones negativas (ansiedad, irritación y preocupación); b) no todos los grupos provocan las mismas emociones; los turcos y los marroquíes activan emociones mucho más negativas que los inmigrantes de Surinán; c) la irritación está asociada con hostilidad, agresión, desconfianza y antipatía; d) la ansiedad genera miedo y una tendencia a mantener la distancia respecto a esos grupos; e) la preocupación se asocia con la anticipación de consecuencias negativas del contacto y con el deseo de evitar un contacto futuro; f) por lo general, estos estados afectivo-emocionales (ansiedad, irritación, preocupación y estado de ánimo positivo) tienen una influencia clara y significativa sobre las actitudes.

La investigación de Anton Dijker ayudó sobremanera a trazar el camino de la teoría y de la investigación posterior. Lo hizo, en primer lugar, reforzando la idea de que **el prejuicio está muy apegado a sentimientos y emociones;** planteando después la existencia y la **importancia de emociones intergrupales;** mostrando que **los grupos generan al mismo tiempo emociones positivas y negativas** (ambivalencia emocional), y poniendo de manifiesto, finalmente, que dichas emociones pueden ser muy distintas para cada uno de los grupos. Todo esto ha quedado ya incorporado a la teoría sobre el prejuicio. Conviene, pues, tomar buena nota de ello. Acabamos de ver en el capítulo anterior casos concretos de ambivalencia emocional (véase el cuadro 10.4.), una mezcla de emociones positivas y negativas respecto a un mismo grupo bajo un argumento del que conviene tomar buena nota: **los estereotipos sobre los grupos no se alinean de manera unívoca en una misma dirección; tampoco lo hacen las emociones que provocan.**

Eliot Smith y Diane Mackie cogerán posteriormente el testigo para añadir algunas consideraciones que completan el panorama teórico. La concepción tradicional del estereotipo como un conjunto de creencias, del prejuicio como una actitud y de la discriminación como un comportamiento que sigue la pauta y el camino marcado por ambos tiene algunos inconvenientes: a) no es capaz de diferenciar los muchos y muy distintos matices que se pueden encerrar dentro de esa «evaluación negativa» a la que hace referencia: no es lo mismo ver a un grupo como amenazante que considerarlo sucio o repugnante; b) tampoco tiene en cuenta la importancia que puede revestir la situación y la evidencia de que las evaluaciones que hacemos sobre las personas suelen ser sensibles al contexto: un mismo grupo en contextos diferentes puede provocar emociones diferentes; y c) no concibe la posibilidad de que algunos rasgos puedan ser evaluados de manera positiva y otros de manera negativa en un mismo grupo. Partiendo de estas consideraciones, ambos autores destacan la idea, apuntada pero no desarrollada por Anton Dijker, de que **una de las principales claves del prejuicio es el «sí mismo» como categoría social,** es ese proceso psicológico tan definitivo al que llamamos «yo», que hemos visto en el capítulo 5. Recordemos, de la mano de Nico Fridja, que **las valoraciones que hacemos de los grupos y de las personas pertenecientes a ellos tienen como marco de referencia al «yo», nuestros intereses, metas, valores, ideología,** etc. En ese sentido, los estereotipos y los prejuicios no son solo meros sesgos que forman parte de las creencias intergrupales (ideología) y tienen una etiología cognitiva. Son eso y algo más: proyectan hacia el mundo el significado y el valor que a los ojos de determinados grupos tiene una persona; el respeto y la consideración que se le tiene; la posición (de poder o dependencia, por ejemplo) que debe ocupar en la estructura social; los sentimientos que provoca; el tratamiento que se le dispensa, etc. Es, pues, en la confluencia de estos procesos (lo que afecte al «yo», a «lo nuestro» y a «los nuestros») donde echa raíces el prejuicio como «una emoción social que una persona experimenta respecto a su propia identidad social en tanto que miembro de un grupo en el marco de las relaciones con un exogrupo» (Smith, 1993, p. 304). Susan Fiske lo resume de un certero plumazo: **«Las teorías del *appraisal* sugieren que las emociones resultan de la percepción del impacto directo sobre el bienestar del sujeto»** (Fiske, 1998, p. 373), de suerte, continúa, que **cuando está en juego el bienestar del endogrupo** (y el de las personas pertenecientes a él), **estamos a las puertas del prejuicio.** El punto sería, pues, el siguiente: cuando las personas se perciben a sí mismas en términos de su pertenencia grupal, cuando el grupo adquiere valor psicológico para el individuo, todo lo que suceda a su alrededor acabará activando experiencias emocionales. Nos encontramos ante una de las más sólidas hipótesis de la psicología social: **muchas veces analizamos, evaluamos, interpretamos y respondemos a diversas situaciones no tanto por la relevancia que estas tengan para la persona como por lo relevante que resulten para los grupos a los que pertenecemos.** Ello es una prueba más de que la gente funciona psicológicamente tanto o más como miembro de un grupo que como personas individuales, y de que el «yo» y el endogrupo se superponen en aspectos muy significativos: la identidad social es la lente a través de la que vemos, percibimos, interpretamos y evaluamos determinadas situaciones (Yazerby y Demoulin,

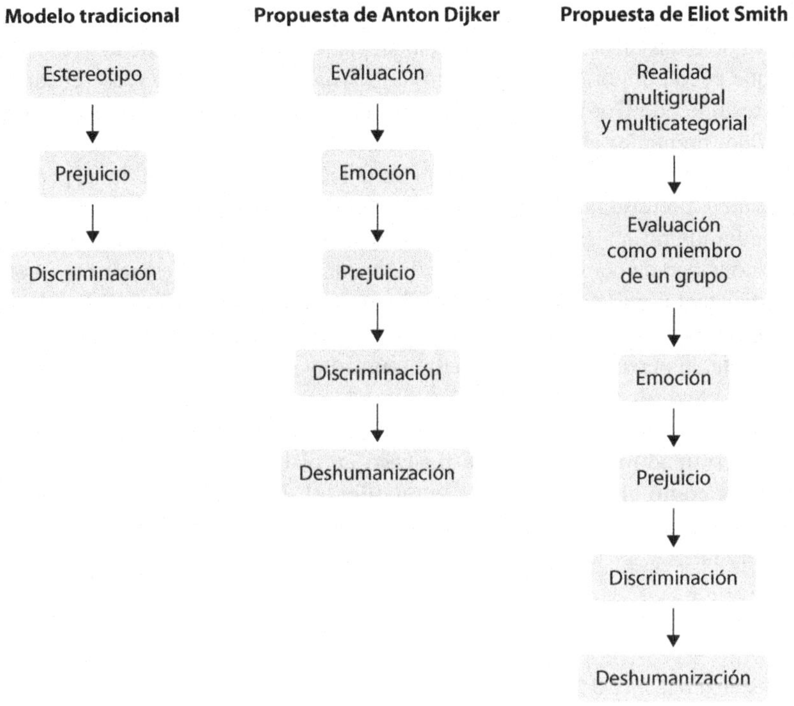

Figura 11. 2. La evolución teórica del concepto del prejuicio.

2010, p. 1046). Volvemos a hablar de un «yo social», de un «yo» que se alimenta de su pertenencia grupal (véase el epígrafe 5.4.), que vive como propio lo que le ocurre a su endogrupo y que siente como propias sus experiencias emocionales. Ese es el escenario donde encuentra su razón de ser el prejuicio (véase la figura 11.2.)

Esta idea forma parte de la actual manera de entender **el prejuicio. Su concepción como una emoción concita en la actualidad un amplio consenso,** que ha venido gestándose de manera más o menos explícita desde las tradiciones más clásicas, desde la publicación de *La naturaleza del prejuicio,* de Gordon Allport en 1954, si queremos poner una fecha redonda, a partir de los siguientes supuestos:

1. Marilyn Brewer, una de las investigadoras más reconocidas en este campo, sugiere que lo que ocurre en el **paradigma del grupo mínimo,** que hemos visto en el capítulo anterior, es que **los grupos entran en competición y ello da pie a sesgos intergrupales que tienen un doble objetivo: preservar la solidaridad en el seno del propio grupo, y justificar el rechazo y la explotación del exogrupo.**
2. Es necesario dar por supuesto que en la vida social las emociones intergrupales han jugado siempre un papel extraordinariamente importante. **El grupo es un escenario donde se generan, se comparten, se aprenden, se interpretan, se contagian y se viven emociones.**

3. Las emociones intergrupales tienen muchas claves, pero ya sabemos cuál es la más decisiva de todas ellas: todo aquello que afecte, incumba e importe al «yo». Y no hay nada que pueda importarle tanto como «lo suyo» y «los suyos» (véase el capítulo 5).
4. En el resumen de Gordon Allport (cuadro 11.3.) hay un argumento primordial en el origen del prejuicio: **el sentimiento de amenaza.** Hace acto de presencia al menos en tres ocasiones claves: como la característica más importante de la personalidad prejuiciosa, como una de las leyes socioculturales del prejuicio y como pauta de crianza familiar. En alguna medida, sostiene Susan Fiske, la teoría del *appraisal* puede ser considerada como una teoría de la amenaza. **Las manifestaciones más intensas** y, por tanto, más dañinas **del prejuicio provienen,** según Fiske, **de la amenaza al grupo** en términos de deprivación relativa, de la amenaza a la intimidad personal procedente de personas a las que percibimos muy distantes y muy diferentes, y de la amenaza a los valores.
5. **El prejuicio** ya no **es** una mera antipatía o una evaluación negativa general respecto a un determinado grupo, sino **un proceso en el que están presentes emociones concretas como el miedo, la ira, la envidia, el desprecio, el resentimiento,** etc. Distintas emociones que se activan contextualmente y que provocan comportamientos diferentes.

Resumamos

- El fundamento teórico del prejuicio es idéntico al del estereotipo; ambos se inscriben dentro de una lógica intergrupal: son producto de los sesgos intergrupales, son ambivalentes, cumplen las funciones de preservar los valores y defender, legitimándolo, el *statu quo,* etc.
- La teoría del prejuicio de Gordon Allport sigue siendo un marco de referencia imprescindible.
- El prejuicio ha sido considerado como una actitud despectiva y hostil respecto a determinadas personas por el mero hecho de pertenecer a un determinado grupo o categoría social.
- En la actualidad, el prejuicio es considerado de manera prioritaria como una reacción emocional que surge en el marco de las relaciones intergrupales cuando está en juego la integridad o el bienestar del grupo o la identidad y la autoestima de una persona en tanto que miembro de un determinado grupo.
- De manera más concreta, el prejuicio suele ser producto de la percepción de amenaza que las personas sienten en tanto que miembros de un grupo.
- Todas las acepciones del prejuicio coinciden en caracterizarlo con rasgos de negatividad.

11.3. El prejuicio cambia de rostro

La existencia de emociones intergrupales es, pues, una de las novedades más relevantes en la concepción actual del prejuicio. Lo es desde la propuesta de Eliot Smith, por ponerle una fecha (Smith, 1993). Hemos comenzado el capítulo hablando de una de ellas, el odio. La recuperamos ahora para darnos un respiro con una propuesta optimista: Steven Pinker, que es profesor de Psicología en la Universidad de Harvard, sostiene que **ha habido un «declive de las actitudes que toleran o glorifican la violencia»,** y, más en particular, de los crímenes de odio, de suerte que, pese a la atención mediática que reciben, se han convertido, al menos en Estados Unidos, «en un fenómeno por fortuna poco común» (Pinker, 2012, p. 514). Aunque ni para el ciudadano de a pie, y mucho menos para las víctimas, sea un consuelo, los datos que ofrece son muy convincentes. Los estudiosos del prejuicio vienen en su ayuda: hace tiempo que se ha advertido **un claro descenso en las manifestaciones de hostilidad, rechazo y discriminación abierta contra determinados grupos.** Las actitudes raciales de los norteamericanos y las actitudes machistas (no necesariamente los estereotipos de género) de los españoles han cambiado en las últimas décadas. John Dovidio no solo confirma el dato, sino que adelanta una posible explicación: la influencia del movimiento de los Derechos Civiles, y algunas otras iniciativas legislativas, han convertido a las diversas formas de expresión del prejuicio no solo en inmorales, sino en ilegales (Dovidio, 2001). Eso no significa que **el prejuicio** haya desaparecido de los escenarios sociales, sino que han disminuido sus manifestaciones más rudas, y, al mismo tiempo, **ha cambiado de rostro:** en muchos casos **se manifiesta de manera más suave, más ambigua, más sutil,** aunque no por ello menos dolorosa, a fin de eludir por una parte la acción de la justicia, y para mostrar, por otra, una imagen pública socialmente «aceptable», alejada de las connotaciones asociadas al viejo racismo o al rancio y casposo machismo. Es en este sentido en el que, desde hace algunas décadas, se viene hablando **de prejuicio o racismo simbólico,** que posteriormente recibirá el nombre de **racismo moderno** (McConahay, Hardy y Batts, 1981); **de prejuicio sutil** (Pettigrew y Meertens, 1995); **de racismo aversivo** (Dovidio y Gaertner, 1998), **o de prejuicio ambivalente** (Katz, 1981). En realidad, se trata de distintas etiquetas para referirse a un mismo hecho: el **rechazo explícito y abierto a formas ofensivas de discriminación, segregación y exclusión en términos de raza, etnia, edad, género,** etc., y la aceptación, el acuerdo y el apoyo a políticas de igualdad y de integración. Todo ello convive, en una sutil armonía, con sentimientos negativos y, bajo determinadas circunstancias, con comportamientos claramente discriminatorios. Hay, por ejemplo, muchas personas que defienden de manera explícita principios igualitarios y se consideran a sí mismas como no prejuiciosas y que, «de manera inconsciente, abrigan sentimientos y creencias negativas respecto a los afroamericanos y a otras minorías» (Dovidio y Gaertner, 2000, p. 315). O personas que sencillamente esconden su verdadero rostro tras una máscara igualitaria y comprensiva con las diferencias. Ya lo había anticipado Gordon Allport: incluso en las épocas más radicales, «solo ocasionalmente se expresa el prejuicio en forma de acción violenta, destructiva, homicida» (Allport, 1962, p. 362). (Véase el cuadro 11.5).

En el fondo de todas estas manifestaciones del prejuicio laten unas creencias, más o menos acendradas y más o menos compartidas, que, tras una apariencia inocua, no resultan especialmente tranquilizadoras porque siguen llevando implícito el supuesto de la superioridad del endogrupo y de la amenaza del exogrupo, del extraño, de aquel con el que solo nos une lo general (la pertenencia a la especie humana, por ejemplo), lo que no nos diferencia. Es por eso por lo que parece hacerse necesario **exagerar las diferencias culturales;** cuidar de que nadie atente contra valores, creencias, costumbres y tradiciones que consideramos irrenunciables; negar las demandas «ilegítimas» de determinados grupos para cambiar su estatus y el estatus del resto de los grupos; denunciar que reciben más atención y ayuda de la que se merecen y de lo que aportan; y poner de manifiesto que no son dignos de confianza porque generan ansiedad, preocupación, inseguridad, etc.

CUADRO 11.5. Los rostros del prejuicio	
Prejuicio/racismo aversivo	En comparación con el racismo tradicional, el racismo aversivo se caracteriza por sesgos sutiles y a veces no intencionados de parte de personas que sustentan valores igualitarios y que se tienen por tolerantes y alejadas de cualquier forma de discriminación y de comportamiento hostil (John Dovidio y Samuel Gaertner).
Prejuicio/racismo simbólico o moderno	El racismo alude a la idea, impresión, sentimiento o convicción de que los exogrupos están violando nuestros más apreciados valores y haciendo demandas para cambiar el *statu quo,* la correlación de fuerzas y, por tanto, el ordenamiento social (John McConahay).
Prejuicio sutil	Como su mismo nombre indica, el prejuicio sutil se sirve de formas encubiertas, distantes e indirectas de manifestar rechazo y hostilidad respecto a los miembros del exogrupo (Thomas Pettigrew y Roel Meertens).
Prejuicio/racismo ambivalente	Posesión simultánea de actitudes positivas y negativas respecto a los miembros de los exogrupos procedentes del compromiso, en el caso del racismo, con valores humanitarios y valores procedentes de la ética protestante (Irwin Katz).

Todo ello no es razón para atacarlos, hostigarlos, expulsarlos de nuestro entorno, etc., pero desde luego deben saber que no cuentan con nuestro apoyo y no merecen nuestro afecto; que sufrirán nuestra indiferencia (la negación de la intimidad en el triángulo del odio). A veces, esos mensajes se transmiten a través de **«microagresiones raciales»:** interacciones diarias que llevan impresas mensajes (el tono de voz, la mirada, gestos, etc.) denigrantes, normalmente automáticos, frecuentemente casi imperceptibles, a personas de color (afroamericanos, latinos, asiáticos, etc.) por su mera pertenencia a un grupo minoritario. Derald Sue y un grupo de colegas de la Universidad de Columbia (USA) hicieron hace unos años una revisión sobre estas manifestaciones sutiles del prejuicio en la que distinguieron tres tipos de microagresiones: a) *microataques* que persiguen la humillación mediante el uso de epítetos raciales (oriental, hispano, etc.) al dirigirse a una persona; b) *microinsultos,* que, mediante la rudeza e insensibilidad a la hora de interactuar, degradan la herencia o la identidad racial de una persona, como cuando en una entrevista de trabajo se le dice a un candidato perteneciente, por ejemplo, a una minoría racial, que quien debe obtener el puesto es la persona mejor cualificada con independencia de su raza, y c) *microdesprestigios,* como cuando a un ciudadano norteamericano de origen asiático o latino se le felicita por hablar «tan correctamente» inglés (Sue et al., 2007, p. 272).

De todas las nuevas propuestas sobre el prejuicio, la que más eco ha tenido es la de Thomas Pettigrew y Roel Meertens (véase el cuadro 11.6). Su punto de partida es

CUADRO 11.6. Prejuicio manifiesto y prejuicio sutil
(Pettigrew y Meertens, 1995)

Prejuicio manifiesto	Prejucio sutil
• Percepción de amenaza. • Rechazo del exogrupo. • Creencia en la inferioridad genética del exogrupo. • Oposición al contacto íntimo con miembros del exogrupo: resistencia emocional al contacto sexual y al matrimonio intergrupal.	• Defensa de los valores tradicionales. • Exageración de las diferencias culturales. Más que despreciar los valores, costumbres, creencias o tradiciones del exogrupo, el racista sutil prefiere poner el énfasis en las «insalvables» diferencias entre unas culturas y otras, entre un grupo y otro. • Negación de emociones positivas a los miembros del exogrupo. El racista sutil evita las manifestaciones de antipatía y odio, pero evita manifestar empatía.

coincidente con el resto: **las formas manifiestas de prejuicio** (cercano, directo y acalorado) **han ido dando paso a manifestaciones más «tolerables»,** más sutiles, según su denominación (más frías, distantes e indirectas). Ambas, añaden, persiguen el mismo objetivo: el mantenimiento de la estratificación racial, étnica y religiosa; seguir apoyando la estructura, justificar el sistema, que hemos visto en el capítulo anterior.

Partiendo de estas sencillas consideraciones teóricas, la aplicación de una escala, expresamente elaborada para medir ambas formas de prejuicio, a 3.810 sujetos de cuatro países europeos (Holanda, Alemania, Francia y Reino Unido), confirma la existencia de ambos tipos de prejuicio acompañada de algunos resultados de interés de entre los que cabría destacar los siguientes: a) el etnocentrismo es la variable predictora más importante de ambas manifestaciones del prejuicio; b) el conservadurismo los predice igualmente, pero alcanza una especial relevancia en la defensa de los valores tradicionales; c) el bajo nivel educativo se relaciona significativamente con las dos manifestaciones del prejuicio, aunque no en las muestras de todos los países. A estos resultados cabe añadir otro, quizás el más relevante de todos: la posibilidad de elaborar una taxonomía de personas a partir de las puntuaciones obtenidas en cada una de las subescalas: a) *igualitarias:* aquellas que puntúan bajo en ambas escalas; b) *sutiles:* bajas puntuaciones en la escala manifiesta y altas en la escala sutil (este grupo pasaría desapercibido con las medidas tradicionales del prejuicio); c) *intolerantes:* puntúan alto en ambas escalas. José Francisco Rueda y Marisol Navas tradujeron y validaron la escala de Pettigrew y Meertens en España en una muestra de 160 estudiantes de secundaria y de universidad (121 mujeres y 39 hombres) con una media de 20,28 años. Los grupos respecto a los que se analizaban ambos tipos de prejuicio eran gitanos, magrebíes e inmigrantes africanos de raza negra. Con algunos matices, poco relevantes para nuestros propósitos, los datos confirman las dimensiones de la escala original (véase el cuadro 11.6.). Por lo que respecta a la distribución de la muestra, el 1,5% caen dentro de los *fanáticos* e *intolerantes,* el 69,5% se ubicaban en el grupo de los *igualitarios,* y el 29% en el de los *sutiles,* con un matiz: en relación con los gitanos, los *igualitarios* y los *sutiles* se igualan (49%), lo que viene a corroborar que en España son las personas pertenecientes a este grupo étnico las que más rechazo cosechan. En el capítulo de las emociones, los datos indican que no existen diferencias significativas entre *igualitarios* y *sutiles* en la expresión de sentimientos de odio, hostilidad, miedo y asco, pero los *sutiles* muestran, significativamente más que los *igualitarios*, incomodidad e inseguridad (Rueda y Navas, 1996, p. 144). Finalmente, entre *igualitarios* y *sutiles* se dan también diferencias en cuanto a las políticas de inmigración: los *sutiles* se muestran mucho más restrictivos que los *igualitarios* respecto a los permisos de residencia, las ayudas institucionales, la expulsión del país, etc.

El hecho de que sea sutil, no significa que el prejuicio no sea «visible». Si prestamos atención cuando vamos por la calle, lo podemos encontrar en cualquier esquina, basta prestar atención a lo que ocurre a nuestro alrededor con una mirada psicosocial. Así lo hicieron nuestros estudiantes en una práctica de Psicología de los Grupos en septiembre de 2015 (véase el cuadro 11.7.) consistente en detectar manifestaciones sutiles del prejuicio en el entorno de la vida cotidiana.

A partir de la validación de la escala de Pettigrew y Meertens, han sido muchas las investigaciones llevadas a cabo en nuestro país. El panorama que han dibujado lo vamos a presentar, de manera resumida, en tres breves apartados: a) evolución de la tipología propuesta por Pettrigrew y Meertens; b) correlatos de dicha tipología, y c) componente emocional (intergrupal) del prejuicio.

En cuanto al primero de ellos, presentamos los datos obtenidos mediante la aplicación de la escala de Pettrigrew y Meertens en diversos estudios llevados a cabo en España, a excepción del realizado por Centro de Investigaciones Sociológicas (CIS) y el Observatorio Español del Racismo y la Xenofobia (OBERAXE), que utiliza un cuestionario elaborado para la ocasión (véase el cuadro 11.8.).

CUADRO 11.7. El prejuicio sutil

El otro día iba sentada en el metro y al rato apareció un mendigo que se quería sentar en un asiento que estaba vacío. Una vez que se sentó, las personas se iban cambiando de asiento hasta que se quedó solo en un asiento de 4, incluso cuando no había más asientos y las personas prefirieron quedarse de pie.

El miércoles 23 de septiembre (2015) cogí el metro para ir al centro. Iba de pie en el último vagón cuando vino desde el vagón anterior un hombre que, chapurreando español (probablemente era de Europa del Este), pedía dinero. Me fijé que según avanzaba, las personas evitaban establecer contacto visual con él. Cuando se aproximó a la parte final del vagón, donde había más gente debido a que se bajaban en la próxima parada, las personas empezaron a formar un pasillo para que el hombre pasara, evitando incluso el contacto físico, aunque lo que más me sorprendió fue un chico joven que iba escuchando música mientras jugaba con el móvil y al ver que el hombre estaba a su lado esperando a que se abriera la puerta para bajar, inmediatamente guardó su móvil en el bolsillo y se quedó escuchando música con las manos metidas en los bolsillos. Una vez que el hombre se bajó y se cerraron las puertas, el chaval volvió a sacar el móvil del bolsillo y siguió jugando como antes.

Uno de mis mejores amigos ha puesto recientemente un anuncio en Internet para alquilar una de las habitaciones de su casa. Estando yo el otro día con él, recibió una llamada al móvil. Su respuesta me sorprendió ya que, a pesar de que la habitación aún no estaba ocupada, escuché cómo mi amigo decía que lo sentía pero que ya no estaba disponible. Cuando le pregunté que por qué había dicho eso, me contestó: «Paso, era un panchito».

CUADRO 11.8. La tipología del prejuicio en España

	Rueda y Navas (1996)	Gómez-Berrocal y Moya (1999)	Gómez y Huici (1999)	Espelt, Javaloy y Cornejo (2006)	CIS-OBERAXE (2013)
Muestra	N = 160 (121 M y 39 H con una media de edad de 20,28 años).	N = 290 (173 M y 117 H con una media de edad de 17,05 años).	N = 621 (119 M y 501 H entre 12 y 18 años).	N = 591 (490 M y 99 H con una media de 20,93 años)	N = 2.464
Exogrupo	Gitanos, magrebíes y africanos	Gitanos	Gitanos, magrebíes y africanos	Marroquíes	Inmigrantes en general
Fanáticos	1,5%	11,7%	8,5%	6,9%	37%
Sutiles	29%	57,2%	30,67%	32,3%	37%
Igualitarios	69,5%	22,7%	57%	60,8%	26%

Los resultados que nos ofrecen estas investigaciones no son tan incoherentes como parece a primera vista. A excepción del último de los estudios, **los fanáticos son el grupo menos numeroso en nuestro país.** En los dos estudios que tienen como objeto de prejuicio los mismos exogrupos (Rueda y Navas, 1996, y Gómez y Huici, 1999), la distribución tipológica de la muestra es relativamente parecida. Tal y como hemos comentado con anterioridad, **el porcentaje de racismo manifiesto respecto a los gitanos sigue siendo muy alto;** son los que concitan el mayor nivel de prejuicio, tanto sutil como manifiesto. Cuando es este el único exogrupo (Gómez-Borrocal y Moya, 1999), los igualitarios sufren un descenso muy llamativo. Por otra parte, **el nivel de prejuicio y xenofobia en nuestro país no es residual,** sino que parece afectar a un porcentaje significativo de la población. Sea como fuere, no cabe duda de que el estudio que mejor refleja nuestra situación es el que regularmente lleva a cabo el CIS-OBERAXE. Por dos razones. En primer lugar, porque utiliza una muestra representativa de la población española, y después, porque la evaluación del prejuicio se lleva a cabo mediante un cuestionario expresamente diseñado para medir los tres niveles de prejuicio y compuesto por nueve indicadores: aceptación de la convivencia, detracción de prestaciones sociales, conveniencia de la sociedad multicultural y pluriétnica, concesión de derechos a los inmigrantes, detracción de oportunidades laborales, permisividad de la política inmigratoria, rechazo a la sociedad multicultural, necesidad de la inmigración y penalización del racismo.

Tomando como punto de partida este cuestionario, la evolución del racismo y la xenofobia en España presenta el perfil de la figura 11.3.

La interpretación que se hace de esta evolución se corresponde con una de las propuestas de Eliot Smith: **las emociones son muy sensibles al contexto y a la situación.** En nuestro caso, ese contexto se llama «crisis»: «Hasta la encuesta de 2008, los *ambivalentes* se habían distinguido por una actitud hacia la inmigración más próxima a la *tolerancia* que al *rechazo.* Con el inicio de la crisis-recesión económica y su consolidación, la *ambivalencia* se aproxima al *rechazo*» (Cea y Valles, 2014, p. 309), especialmente

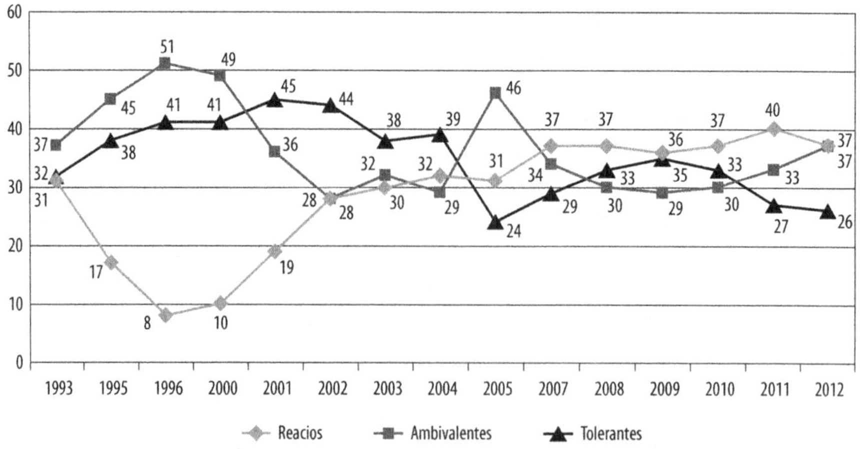

Figura 11.3. Evolución de las actitudes hacia la inmigración (Cea y Valles, 2014, p. 294).

entre la población joven, que es la que está sufriendo de manera más directa e inmisericorde las consecuencias de la crisis. Las dimensiones que alcanzan valores especialmente negativos son la percepción de que los migrantes restan oportunidades laborales y prestaciones sociales. Los resultados del Informe de la Juventud 2012 corroboran esta tendencia. El criterio utilizado es de la **distancia social, «el grado de tolerancia y aceptación de la diferencia como parte del espacio cotidiano»** (Instituto de la Juventud, 2013, p. 193) respecto a colectivos como exdelincuentes, exdrogadictos, inmigrantes, gitanos, homosexuales, discapacitados, musulmanes, etc. La conclusión es que **ha habido entre nuestros jóvenes un incremento de la distancia social respecto a todos los colectivos,** a excepción del de los gitanos: se ha incrementado en 5 puntos el rechazo a exdelincuentes, exdrogadictos y musulmanes; en 3 puntos en el caso de inmigrantes genéricos, y en 3,5 para gays y lesbianas (Instituto de la Juventud, 2013, p. 194). Unos datos que no invitan precisamente al optimismo.

El prejuicio, decía Allport, **es una actitud generalizada,** que se asocia y se relaciona con posturas en torno a diferentes temas y colectivos que conforman nuestra realidad multigrupal y multicategorial. Este sería el segundo de los resultados a que han dado lugar las investigaciones sobre el prejuicio llevadas a cabo en nuestro país. Las resumimos en los siguientes puntos:

1. **Existe una relación,** bastante previsible por lo demás, **entre el nivel de prejuicio y la ideología política:** los *igualitarios* se sitúan, de manera claramente diferencial, a la izquierda del espectro político en nuestro país. En el estudio de Ángel Gómez y Carmen Huici, por ejemplo, lo hacía el 72,6% de los *igualitarios,* mientras entre los *sutiles,* el 32,2% se situaba en el centro y el 37,6% a la derecha. Por lo que respecta a los *fanáticos,* el 9,8% se situaba a la derecha, el 7,4% en el centro, y el 3,7% a la izquierda.
2. **El tipo de racismo** (igualitario, manifiesto o sutil) **predice de manera más fiable que la simple adscripción política la postura frente a las políticas de inmigración.**
3. **La falta de semejanza percibida se asocia de manera muy significativa con el nivel de prejuicio.** En el caso de los gitanos, se relaciona de manera especial con el prejuicio sutil. De hecho, en el estudio de Gómez-Berrocal y Moya (1999), por ejemplo, el componente más importante del prejuicio sutil respecto a los gitanos es la exageración de las diferencias culturales.
4. **El interés por el mantenimiento de los valores culturales propios y la oposición al multiculturalismo se asocia tanto al prejuicio manifiesto como al sutil.** La aceptación de una sociedad multicultural y multiétnica es propia de los tolerantes, mientras que la defensa de las políticas de asimilación a través de la renuncia a valores y tradiciones culturales (guardar el Ramadán, cubrirse la cabeza con el velo en el caso de las mujeres, exigir la construcción de mezquitas, etc.) y adopción de los valores de la sociedad receptora) es más propia de fanáticos y sutiles.
5. **La percepción de amenaza juega un papel especialmente destacado en la dinámica del prejuicio,** tanto del sutil como del manifiesto.

La investigación de Ángel Gómez y Carmen Huici, y con ello damos paso al tercero de los apartados, nos ofrece una visión precisa del componente intergrupal de las emociones. Recordemos que son tres los exogrupos respecto a los que analizan el

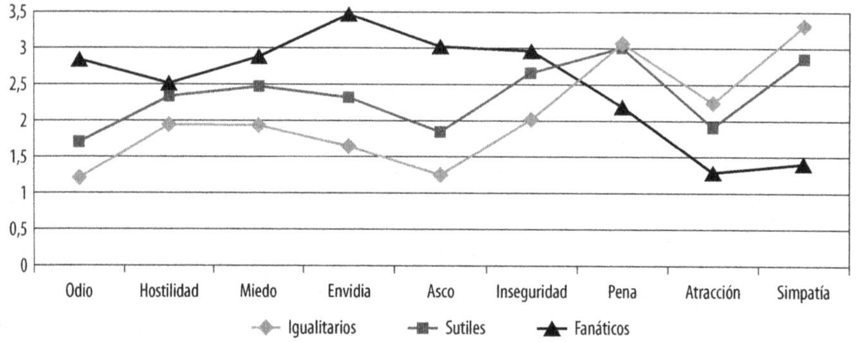

Figura 11.4. Emociones intergrupales según el tipo de prejuicio (Gómez y Huici, 1999, p. 174).

nivel de prejuicio sutil o manifiesto: los gitanos, los magrebíes y los africanos. El análisis de nueve emociones en sus relaciones con los tres tipos de prejuicio, teniendo en cuenta que las puntuaciones oscilan entre 1 y 5, nos dibuja el siguiente panorama (véase la figura 11.4.).

Partiendo de su MCE, Susan Fiske ofrece una información que tiene un gran interés teórico desde la óptica del prejuicio como emoción: la corroboración de que **distintos grupos activan emociones distintas.** Ya conocemos su punto de partida: las emociones intergrupales resultan de las valoraciones (*appraisals*) que hacemos en torno a las dos dimensiones básicas de los grupos: la competencia y la calidez. En el último de sus estudios para poner a prueba el MCE participan 55 estudiantes de Psicología (50 mujeres y 5 varones), que responden a la pregunta de cómo le hacen sentir (en una escala de 1 a 5) a su grupo (qué sentimientos despiertan) los grupos que, en un estudio previo, una muestra de estudiantes había distinguido en la sociedad norteamericana. El cuadro 11.9. nos muestra los resultados (Fiske et al., 2002, p. 897).

11.4. La discriminación como conducta y la discriminación como sistema

Que los grupos que conforman nuestra realidad social generan emociones particulares es un hecho claramente avalado por la investigación en las últimas décadas. También lo es que estas emociones juegan un papel más relevante de lo que previamente se había supuesto. Ha habido, pues, un cambio de perspectiva: ya no son solo ni siempre los estereotipos los que anteceden al prejuicio; puede que en algunos casos sea al revés (véase la figura 11.2.), de suerte que el componente cognitivo venga a ser una justificación del componente emocional. En algunos momentos, ambos pueden ser también el resultado del componente conductual, por un simple proceso de consonancia cognitiva. Hemos visto que la naturaleza y el contenido de esas emociones y cogniciones son el resultado de lo que los distintos grupos puedan afectar a la autoestima, identidad, seguridad o bie-

CUADRO 11.9. Emociones distintas para grupos diferentes

Tipo de grupo	Admiración	Envidia	Piedad	Desprecio
Endogrupo (estudiantes, blancos, clase media, mujeres, cristianos)	2,72	1,57	1,42	1,43
Alto competente-no sociable (gente rica, hombres, judíos, asiáticos, profesionales, gente con estudios)	2,82	2,58	1,37	1,76
Calidez emocional-no competencia (minusválidos, personas con dificultades y necesidades especiales)	2,29	1,03	3,66	1,70
No competencia-no sociabilidad (pobres, personas sin hogar, receptores de beneficencia)	1,36	1,03	3,39	2,50
Grupos mixtos (homosexuales, hispanos, trabajadores de cuello blanco, afroamericanos, nativos americanos, musulmanes y jóvenes)	2,06	1,26	1,96	1,82

nestar del «yo» y de los «míos». Ahora añadimos un nuevo componente, nada novedoso, por otra parte, en este rompecabezas: **cuando las emociones y las cogniciones tienen un tono negativo** (cuando vemos a un grupo como una amenaza, por ejemplo) **se abre de par en par la puerta para comportamientos que siguen esa misma estela.** Esos comportamientos reciben el nombre de **discriminación.** Pero es necesario añadir un importante matiz: los diversos metaanálisis llevados a cabo sobre este tema han puesto de manifiesto que el prejuicio (las emociones) predice la discriminación dos veces más que el componente cognitivo presente en las relaciones intergrupales. En este sentido, podríamos hablar de un amplio consenso en torno a la siguiente idea: el prototipo de **la discriminación,** señalaba David Schneider en una obra clásica sobre el estereotipo, **conlleva conductas expresamente diseñadas y dirigidas a rechazar o dañar a personas de determinados grupos, simplemente por el mero hecho de pertenecer a ellos** (Schneider, 2004, p. 292). Los crímenes de odio que mencionábamos al inicio de este capítulo, nos recuerdan Yzerbyt y Demoulin (2010, p. 1053), «son el tipo de discriminación más extremo y más dramático», porque, como hemos venido reiterando, la razón para convertirse en víctimas reside tan solo en la pertenencia categorial. **La discriminación**

implica, pues, **conductas activamente negativas (hostiles, humillantes, excluyentes) contra una persona en razón de su pertenencia categorial, o,** más sutilmente, como dice John Dovidio, **menos respuestas positivas** que las que dirigimos a los miembros de nuestros grupos en circunstancias comparables. La discriminación «lleva a la práctica, de modo activo, una distinción hecha en detrimento de algún grupo» (Allport, 1962, p. 29) negando a las personas pertenecientes a él la igualdad de trato que pueden desear (p. 70) en diversos campos (trabajo, educación, sanidad, vivienda, relación, etc.) y que, en muchas ocasiones, es de justicia darles. Nuestra Constitución, en su artículo 14, alude de manera directa a este aspecto de la discriminación: «Los españoles son iguales ante la ley, sin que pueda prevalecer discriminación alguna por razón de nacimiento, raza, sexo, religión, opinión o cualquier otra circunstancia personal o social». Esto resulta muy fácil decirlo, pero al parecer algunas personas tienen muchas dificultades para ponerlo en práctica. El cuadro 11.10. es un buen ejemplo. Las cuatro historias las cuentan, como víctimas, estudiantes de Psicología en un ejercicio sobre la discriminación y el prejuicio realizado también en el marco de las prácticas de psicología de los Grupos, con una sencilla instrucción: «Una vez que hemos analizado cómo define la psicología social la discriminación, relata algún acontecimiento en el que hayas sido personalmente víctima de ella».

Los ejemplos que acabamos de ver tienen un denominador común: **apartar, alejar a determinadas personas de nuestro ámbito y de nuestros escenarios de interacción y de relación** por el mero hecho de su pertenencia categorial; **negarles el contacto,** recluirlos en el rincón de la indiferencia, **condenarlos al aislamiento** y la soledad, hurtarles derechos fundamentales, **trazar a su alrededor una especie de frontera social (y moral)** que no deben traspasar. En estos ejemplos resulta relativamente fácil encontrar un continuo que va de la emoción a la conducta: los sentimientos de desprecio culminan en conductas de hostilidad. Este es un tipo de discriminación «caliente». Pero no es la única: **negar emociones positivas a los miembros del exogrupo es también una forma de discriminación,** de suerte que «muchas de las formas y manifestaciones de la discriminación y de los sesgos intergrupales se pueden desarrollar no tanto como consecuencia del odio a los exogrupos, sino porque emociones positivas como admiración, simpatía y confianza las reservamos para los miembros del endogrupo y las negamos a los del exogrupo» (Brewer y Brown, 1998, p. 575). **La discriminación es rechazo, pero también falta de ayuda, ausencia de interacción, indiferencia.** La simple preferencia por los miembros del endogrupo es una forma indirecta de discriminación. Volvemos, pues, al favoritismo endogrupal en su formulación original: la lealtad endogrupal es una manifestación indirecta de la discriminación, una de esas manifestaciones que no requiere la presencia del prejuicio (emociones negativas).

Tras una revisión de los estudios llevados a cabo en las últimas décadas sobre discriminación, Anthony Greenwald y Thomas Pettigrew, dos pesos pesados en estos temas, han concluido de manera más o menos categórica que **el favoritismo endogrupal no es ya *una* causa de la discriminación en Estados Unidos, sino que es la primera causa** (Greenwald y Pettigrew, 2014, p. 670), bien entendido, por otra parte, que en la actualidad, la discriminación ha dejado de ser el resultado de odios sarracenos y se acerca mucho más a maneras sutiles en las que destaca mucho más la indiferencia, la falta de interacción y la ausencia de conductas y acciones positivas que las manifestaciones

CUADRO 11.10. La discriminación nuestra de cada día

Hace cinco años conocí a un chico con el que comencé a salir. Pasada una semana me comentó que sus padres pertenecían a los testigos de Jehová y que él, aunque no era muy devoto, se veía obligado a asistir a sus reuniones debido a que todavía era mantenido económicamente por ellos. Cuando se lo conté a mis padres, se llevaron las manos a la cabeza. Cuando él se lo contó a los suyos, le prohibieron terminantemente salir conmigo a no ser que yo me hiciera de los testigos de Jehová. Para ellos, que su hijo saliera con alguien ajeno al grupo era una especie de desprestigio porque daba a entender que no eran capaces de guiar a su hijo por los caminos supuestamente correctos. La situación en su casa era insostenible. Continuamente le hablaban de «lo mala» que era yo para él, le presentaban chicas de los testigos para que las conociese y se olvidara de mí, y continuamente repetían que estaba deshonrando a su familia. La situación nos desbordó y nos vimos obligados a romper nuestra relación.

Durante mi etapa en el colegio sufrí *bullying* por parte de algunos compañeros de mi clase. El motivo parecía ser mi peso. La mayoría de las chicas de mi clase eran delgaditas; yo, sin embargo, tenía un poco de sobrepeso. Al principio, no le di mucha importancia porque no me sentía del todo mal, pero a medida que los insultos iban aumentando, me empezó a afectar. Recuerdo una ocasión, en clase de Informática, que dos compañeras se dedicaron toda la clase a insultarme con comentarios como: «Mírala. Si es que no cabe en la silla». «Fíjate qué piernas que tiene». Antes de que sonara el timbre, me levanté corriendo de la silla y me fui de clase porque no era capaz de aguantar las lágrimas. Durante un tiempo no se lo conté a nadie porque me daba muchísima vergüenza, pero mis padres se acabaron enterando porque en varias ocasiones compañeros del colegio venían a mi casa a llamar por el telefonillo para decir tonterías. Mis padres quisieron hablar con el colegio, pero yo no les dejé porque sabía que si lo hacían me quedaría sin amigos. A mí esta etapa me afectó. Recuerdo que me costaba hablar con la gente, me daba vergüenza preguntar dudas en clase y hubo una temporada en la que no salía con nadie.

Mi madre lleva casi tres décadas viviendo en España y su única nacionalidad es española, trabajando en este país desde entonces y hablando el idioma a la perfección. Sin embargo, su lugar de nacimiento es extranjero, por lo que su nombre y apellidos no son españoles. Ella y yo vivimos juntas, y hace un par de años decidimos mudarnos a otra zona de Madrid. Encontramos un piso que nos gustó a través de una conocida agencia que además proporciona todas las garantías a los propietarios de las viviendas evitándoles cualquier tipo de riesgo de impago. Decidimos comenzar con la mudanza, procedimos al pago de la fianza, y ya teníamos todo listo para la fecha de entrada. Sin embargo, en el último momento, cuando la agencia dispuso los papeles a la dueña, esta se negó rotundamente a firmarlos al ver el nombre extranjero de mi madre, quien trató de convencerla entregándole todos los papeles de todos los pagos llevados al día rigurosamente, no habiéndose retrasado ni un solo mes a lo largo de todos esos años. La dueña no quiso saber nada y nos cerró completamente las puertas sin ver siquiera la información que le proporcionábamos. Lo más preocupante es que este no ha sido el único caso que nos hemos encontrado a la hora de encontrar piso en Madrid.

Cuando llegué a España me costó mucho trabajo adaptarme a la nueva situación, nuevos amigos, nuevo colegio. Al principio no me di cuenta, pero poco a poco las conductas de mis compañeros eran cada vez más raras. Comenzó con un rechazo. Por ejemplo: nunca se sentaban a mi lado; siempre me tenía que sentar sola en clase. No me di cuenta porque pensaba que como todas las chicas se sentaban con sus amigas era normal quedarme sola, porque yo no las tenía. Pero la cosa no mejoró, sino que fue a peor. Recuerdo que una vez intenté sentarme en la misma mesa que una compañera porque su amiga no había venido ese día, y me dijo que ese sitio era solo para españoles y no para «rumanos de mierda». A partir de ese día lo entendí todo... Muchas veces, durante las clases, me tiraban hojas con comentarios como «rumana de mierda»,

Continuación

«vete a tu país», «puta rumana», etc. Lo peor no era eso, sino el hecho de saber que no contaba con el apoyo de nadie, ni siquiera con el de los profesores. Era todo tan normal para ellos. Sin embargo, para mí fue la etapa más difícil por la que tuve que pasar. Finalmente, en la graduación de fin de Bachillerato, sufrí la peor humillación. Todos habían quedado para ir a hacerse la orla y a mí no me avisaron. Recuerdo que estuve preguntando a mis compañeros si tenían planeado algo o había que participar en cualquier cosa. Nadie me comentó nada. Y el día de la graduación, cuando subía para recibir la orla, vi que no estaba. Me sentí muy mal, y en ese momento miré a mis compañeros que se estaban riendo y comentando cosas.

de desprecio y hostilidad. «No estamos pretendiendo decir que el prejuicio hostil no juega ningún papel en la discriminación, sino defender que **buena parte de las acciones discriminatorias ocurren sin hostilidad**» (Greenwald y Pettigrew, 2014, p. 679), sin presencia de emociones negativas respecto a quienes no compartan nuestra pertenencia o identidad grupal. En una palabra, «la discriminación viene a ser mucho más el resultado de ayudar a los miembros del endogrupo que de dañar a los miembros del exogrupo» (p. 680). Ya lo había anticipado Susan Fiske: **cabe la posibilidad de discriminación en la que está ausente el componente emocional;** una discriminación más «fría», que suele darse con frecuencia en ámbitos laborales y profesionales (Fiske, 1998, p. 375).

Que la discriminación es una conducta que manifestamos las personas a título individual resulta una obviedad. Basta con ver los ejemplos incluidos en el cuadro 11.10. De entre ellos, hay uno, sin embargo, que tiene una dimensión particular: el de los padres que rechazan y desprecian a la novia de su hijo por no pertenecer a los testigos de Jehová. Lo hacen siguiendo las normas y las pautas definidas por el grupo en una dirección que ya no encierra secreto alguno para nosotros: en este caso entran en acción las creencias grupales, las creencias simbólicas, la cognición socialmente compartida y las emociones intergrupales (igualmente comunes para los miembros del grupo). **Algunas de las manifestaciones de la discriminación son fruto de pautas o normas culturales o subculturales** a las que, comúnmente, subyace la idea de que nuestros valores, costumbres, ritos, tradiciones, ideología, códigos morales, etc., son sencillamente superiores que los que caracterizan a otros grupos, otras culturas, u otras etnias. Otras muchas son consecuencia de algunos de los criterios que definen el acceso al mercado de trabajo, al sistema educativo y sanitario, a los servicios sociales, etc. Hablamos de una **«discriminación institucional»,** que **ocurre cuando el prejuicio manifiesto entra a formar parte de las desiciones políticas** o cuando las políticas existentes restringen oportunidades, posibilidades y elecciones a determinados grupos (Schneider, 2004, p. 298). Estamos hablando del **prejuicio como una norma grupal.** James Jones le dio el nombre de **racismo institucional,** y lo define «como el conjunto de leyes, costumbres y prácticas que reflejan y reproducen de manera sistemática las desigualdades sociales en la sociedad norteamericana» (Jones, 1972, p. 131). Y añade una consideración teórica y muy relevante en términos prácticos: la posibilidad de que haya **instituciones que llevan dentro de sí** (dentro de sus normas, de sus creencias, de sus metas y objetivos, etc.) **la semilla del racismo (o del machismo, la xenofobia, la homofobia, etc.)** es un hecho con el que debemos contar. Ya lo había adelantado Herbert Blumer, un eminente teórico de la psicología social: **el racismo es**

una estrategia para definir la posición social que ocupan determinados grupos en nuestra sociedad, para señalar qué posición deben ocupar en el orden y en la estructura social, para establecer un orden jerárquico en torno a los dos ejes más importantes en las relaciones intergrupales: el eje dominio-sumisión, y el eje inclusión-exclusión. Estos son, entre otros, algunos de los argumentos en los que Barbara Reskin se apoya para hablar de la existencia de un verdadero **sistema de discriminación** que, en el caso del racismo en Estados Unidos, afecta a los ámbitos más importantes de la vida de una persona: hábitat residencial, escolaridad, empleo, sanidad, acceso al sistema de justicia, etc.

La discriminación como sistema

Por discriminación como sistema se entiende una red de subsistemas (dominios) dinámicamente relacionados *en los que: a) las diferencias favorecen sistemáticamente a ciertos grupos; b) las desigualdades a lo largo de los distintos dominios se refuerzan mutuamente, y c) una fuente de desigualdad reside precisamente en la discriminación. Las* ***amplias inequidades*** *relacionadas con la raza (segregación racial, y diferencias en escolaridad, empleo, acceso a los sistemas de salud, educativo o judicial, ingresos, entre otros), constituyen un sistema cuya propiedad emergente es la* ***sobrediscriminación.*** *En efecto, toda esta red de desigualdades a las que, en alguna medida, contribuye la discriminación, conforman un sistema cuyo producto es una discriminación que se sitúa en un nivel estructural. Esta discriminación contribuye de manera muy importante al mantenimiento de las desigualdades raciales presentes en el mundo en el que vivimos, afecta de manera inconsciente nuestras creencias y valores sobre el color y el mérito y define la distribución de recursos. La discriminación que emerge como consecuencia de este sistema mantiene las desigualdades dentro de cada uno de los subsistemas.* ***En una palabra, el sistema de discriminación racial es el producto de un sistema de desigualdades asociado a la raza y de un sistema de creencias que lo perpetúa*** *(Reskin, 2012, p. 19).*

En este cruce de caminos, la discriminación, sobre todo cuando se instala como sistema, deviene en **exclusión social,** es decir: a) en procesos (algunos de ellos legislativos) que **impiden a ciertos grupos** (es decir, a las personas que pertenecen a ellos por el mero hecho de esa pertenencia) **participar en igualdad de condiciones en la vida económica, social, política y cultural** de un país; en **acciones que vulneran los más elementales derechos humanos;** b) en **comportamientos que trazan barreras, construyen vallas, edifican** muros que aíslan, separan y distancian a determinadas personas de nuestro ámbito de relación, les niegan la pertenencia, los alejan de las redes sociales de protección y de apoyo, y de las preocupaciones morales de la población mayoritaria; y c) en sentimientos de indiferencia social, rechazo, desconexión moral, etc., que forman parte de la deshumanización. La exclusión social forma parte, pues, del entramado en el que se dan cita la categorización social, el favoritismo endogrupal, la discriminación exogrupal, los sesgos intergrupales, el etnocentrismo, el prejuicio, el miedo al extraño, la defensa del *statu quo* y la justificación del sistema, etc. (Opotow, 1990). El resultado de este cóctel perverso no puede ser muy alentador.

11.5. La deshumanización

Ese sistema de desigualdades y de injusticias enraizado en lo más hondo del orden y de la estructura social fue el detonante de esos odios fraguados en la España rural con los que abríamos este capítulo. De hecho, unos días después de la «hazaña» criminal de aquel terrateniente salmantino, el Comité Nacional de la Confederación Nacional del Trabajo (CNT) publicó un manifiesto en el que se alentaba a que no enmudecieran los fusiles mientras hubiera un solo fascista en España. «Al traidor, al bandido, al criminal, a los tiranos y verdugos; a todos los que exprimen, engañan y aprisionan a los pueblos; a esos, ¿qué les vamos a tener sino odio mortal? Sepan las grandes masas populares que en la ciudad bien escondidos en las covachas industriales, comerciales, bancarias, jurídicas, parlamentarias y estatales abunda un enemigo feroz y sanguinario» (Preston, 2011, p. 360). Para ellos no puede haber piedad, perdón, ni misericordia. En la confluencia de la pertenencia categorial y la deshumanización del enemigo, pasando por los sesgos y, sobre todo, por la presencia de emociones intergrupales destructivas (el odio), se escribió la que posiblemente sea la página más siniestra de nuestra historia: la Guerra Civil. Hoy se siguen escribiendo historias de alcance más reducido, pero igualmente devastadoras para las víctimas.

Enemigos feroces y sanguinarios: esa es la clave de la deshumanización. La hemos venido intuyendo desde el comienzo del capítulo a partir de los delitos de odio, del valor insignificante que se le atribuye a determinados grupos, de la justificación de prácticas degradantes contra algunas personas por el mero hecho de pertenecer a un grupo, del discurso legitimador de la violencia, de la defensa numantina de determinados valores, etc. Pero ahora ya no se trata de negar el saludo, de denegar la ayuda, de mostrar indiferencia emocional; ni siquiera de actuar de manera hostil respecto a determinadas personas, sino de **negarles las cualidades que nos definen como humanos para pasar a ser percibidas como animales:** «Se lanzarán sobre nosotros», seguía el manifiesto de la CNT, «como lobos carniceros». Esa es, de acuerdo con Nick Haslam, uno de los más concienzudos estudiosos en este campo, una de las dos modalidades que adquiere **la deshumanización:** los humanos nos diferenciamos de los animales en atributos tales como civismo (*civility*), educación, (*refinement*), sensibilidad moral, racionalidad y madurez. Cuando estos rasgos se les niegan a determinadas personas en razón de su pertenencia grupal, categorial, cultural, etc., pasan a ser percibidas como rudas, groseras, amorales, irracionales e infantiloides, es decir, a situarse mucho más cerca de los animales que de los humanos. Junto a la **deshumanización animal,** existe una **deshumanización mecánica, que convierte a las personas en objetos inanimados, en cosas inertes, frías, rígidas, pasivas y superficiales,** en contraposición con los rasgos que, según Haslam (2006), definen la naturaleza humana (emociones, sociabilidad, apertura cognitiva, distintividad individual y reflexividad).

En una investigación transcultural se les pidió a 97 australianos, 127 chinos y 60 italianos, todos ellos estudiantes de Psicología, que valoraran en qué medida los animales, los robots y los seres sobrenaturales tenían la posibilidad de experimentar los siguientes estados psicológicos: a) percepciones (oír, ver, gustar, oler); b) deseos (atracción, aspiraciones, necesidades, motivaciones); c) pensamientos (imaginar, conocer, razonar, pensar); d) intenciones (elegir, decidir, esperar, intentar, planificar); e) emociones primarias (cólera, aversión, entusiasmo, miedo, pasión, placer, rabia y sorpresa) y f) emociones secundarias (admiración, diversión, culpa, esperanza, amor, orgullo, remordimiento, resentimiento, vergüenza y ternura). La comparación intercultural no ofrece resultados de especial interés. Sin embargo, de cara a la definición y a la delimitación de los rasgos y atributos que definen el concepto de «humanidad», hay algunos resultados que merecen nuestra atención: a) a los animales se le atribuyen menores niveles de emociones secundarias, niveles comparables de emociones primarias y mayores capacidades perceptivas que a los humanos; b) a los robots se le niegan tanto las emociones primarias como las secundarias; c) finalmente, los seres sobrenaturales (dioses, espíritus, superhéroes, etc.) no difieren de los humanos en emociones primarias y secundarias, y son superiores en intenciones, pensamientos y emociones (Haslam, et al., 2008, p. 252).

La distinción entre emociones primarias pertenecientes a la especie animal (tienen una base biológica, una rápida aparición, una corta duración y son universales) **y emociones secundarias (propiamente humanas,** menos visibles, más duraderas, con componentes morales, menos intensas y más tardías en el desarrollo ontogenético) había sido el punto de partida de las investigaciones realizadas por el grupo dirigido por Jacques Philippe Leyens desde hace más de una década. En un primer momento, plantean a un grupo de estudiantes de Tenerife y de Lovaina una sencilla pregunta: «**¿qué características son típicamente humanas?**» Las respuestas apuntan a la existencia de tres cualidades centrales: inteligencia (razonamiento, pensamiento, etc.), sentimientos [emociones secundarias] y lenguaje. Las emociones primarias apenas hacían acto de presencia o aparecían en los últimos lugares (Rodríguez, Rodríguez y Leyens, 2003, p. 61). Partiendo de estas primeras indagaciones, las investigaciones subsiguientes se centran de manera específica en los sentimientos bajo un prisma que, en buena medida, nos resulta familiar porque no deja de ser una consecuencia del favoritismo endogrupal: **a las personas pertenecientes al endogrupo les atribuimos de manera espontánea más** emociones secundarias (**emociones típicamente humanas**), tanto positivas como negativas, **que a los miembros del exogrupo** (Leyens, et al., 2001, p. 398). Esto ocurre solo en parte, porque el favoritismo endogrupal tiene siempre un tono positivo, mientras que cuando están de por medio las cualidades que nos convierten en humanos, al endogrupo también se le atribuye la capacidad para experimentar celos, rencor, culpa, venganza, etc. **Para ser percibidos como humanos,** dirán los autores en trabajos posteriores, **los miembros de un grupo deben parecer (ser percibidos) inteligentes, morales y capaces de experimentar emociones complejas.**

En el segundo de los tres estudios que llevan a cabo para comprobar su hipótesis principal participaron 87 estudiantes de la Universidad de la Laguna y 92 de la Universidad de Granada. Su tarea consistía en seleccionar de entre un listado de términos emocionales que aludían a emociones primarias positivas (alegría, placer, pasión), emociones primarias negativas (aversión, cólera e irritación), emociones secundarias positivas (felicidad, deleite y disfrute) y emociones secundarias negativas (melancolía, resignación, desamparo), aquellas que fueran especialmente características de los miembros de su endogrupo y del exogrupo (para los estudiantes de Universidad de La Laguna el exogrupo eran «los peninsulares» mientras que para los estudiantes de la Universidad de Granada eran «los canarios»). Recuérdese que, en comparación con las primarias, las emociones secundarias son menos visibles, nos ofrecen más información sobre la moralidad de las perso-

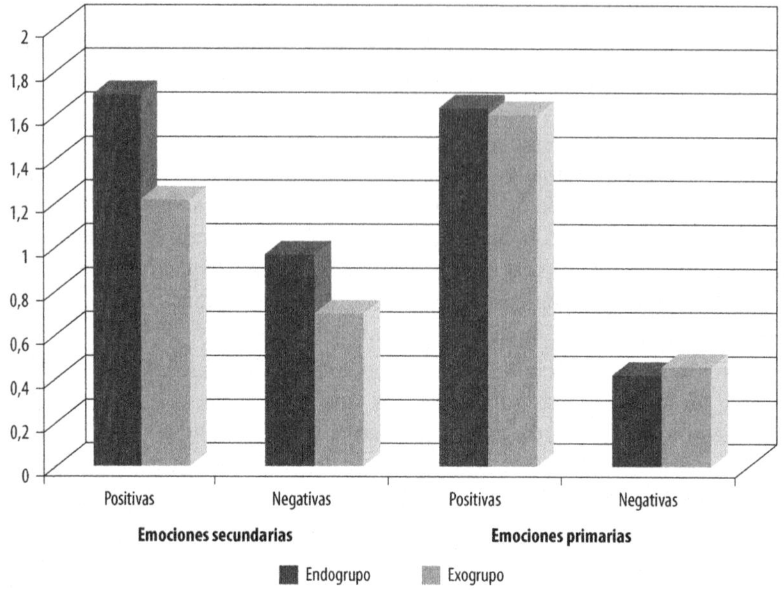

Figura 11.5. Emociones primarias y secundarias atribuidas a los miembros del endogrupo y del exogrupo (Leyens et al., 2001, p. 402).

nas, requieren mayores recursos cognitivos, tienen un origen interno, son más duraderas, aparecen más tarde en el desarrollo ontogenético y están más permeadas por variables culturales (Rodríguez-Pérez et al., 2014). La figura 11.5. recoge los resultados.

El dato más característico de este estudio es que **los participantes** (tanto la muestra de Tenerife como la de Granada) **atribuyeron más emociones secundarias al endogrupo que al exogrupo. Aquello que nos diferencia como humanos** (las emociones secundarias), **lo atribuimos de manera preferente a los miembros del endogrupo;** «consiguientemente, al resto de los grupos solo se les puede atribuir una esencia humana incompleta. De hecho, atribuir al endogrupo esencia humana y atribuir esencia infrahumana al exogrupo es el reflejo de un favoritismo endogrupal que de manera impermeable protege al endogrupo de impurezas» (Leyens, et al., 2001, p. 407) y sirve para algo que ya conocemos: para seguir manteniendo el *statu quo* de un grupo y otro, para justificar un sistema de dominio y sumisión, para legitimar un orden social por muy desigual e injusto que este pueda ser.

La infrahumanización del exogrupo

Discriminar a los otros es, de algún modo, infrahumanizarlos, desposeerles, en parte, de la esencia humana que solo el endogrupo posee. Si las personas categorizamos la realidad atribuyendo una especie de esencia intangible a cada grupo y si, al mismo tiempo, tendemos a favorecer a aquel grupo en el que nos incluimos, parece lógico que atribuyamos a dicho grupo una esencia superior. Esto es, que atribuyamos a nuestro propio grupo las cualidades que, en esencia, nos definen como seres humanos. Nuestro trabajo se ha centrado en una de las características que constituyen la esencia humana y que, sorprendentemente, ha sido ignorada por las ciencias sociales: la capacidad de experimentar sentimientos. ***Infrahumanizamos a los otros negándoles la posibilidad de experimentar sentimientos,*** *es decir,* ***privándoles de una de las potencialidades básicas del ser humano*** *(Rodríguez, Rodríguez y Leyens, 2003, p. 77).*

Deshumanización e infrahumanización responden a un mismo proceso: negarles a determinadas personas rasgos humanos. Hemos visto que en la deshumanización se les niega el civismo, educación, la sensibilidad, la racionalidad y la madurez. En la infrahumanización se les arrebata las emociones secundarias. Es precisamente aquí donde se cruzan ambas propuestas: en la «deshumanización animal» (Haslam) lo que realmente hacemos es negarle la posesión de emociones secundarias a las personas pertenecientes a un determinado grupo (Leyens). De entre ellas, hay una que ha concitado un especial acuerdo: **el papel decisivo que juega el debilitamiento de las reglas, normas, estándares y obligaciones morales en el proceso de deshumanización.** En el capítulo 2 hemos visto que los contenidos que forman parte de nuestra mente giran de manera prioritaria en torno al «yo» y a los otros, bien a título individual o en tanto que miembros de grupos y categorías sociales. Susan Opotow sostiene que los esquemas categoriales (*espacios categoriales* los denomina ella) sobre **los otros pueden quedar dentro o fuera de nuestras obligaciones morales;** los percibimos como objetos que merecen nuestra consideración moral, o no sentimos tener respecto a ellos ninguna obligación ética o moral. Si quedan dentro, los estándares morales inhiben y frenan la ejecución de acciones que puedan causar perjuicio o daño a terceras personas. Ese es el modo habitual de conducirnos. **En el segundo de los casos** (si quedan fuera) **se produce una desinhibición,** un desbloqueo de estas barreras, **que nos permite actuar al margen de las consideraciones morales habituales** y desencadenar, en consecuencia, acciones desconsideradas, hostiles y crueles respecto a determinadas personas. Eso es lo que ocurre bajo el efecto de desindividuación (anonimato, difusión de la responsabilidad, liberación de restricciones sociales y morales) al que Philip Zimbardo puso letra y música en su conocido experimento de la prisión de Stanford: los prisioneros perdieron su libertad, su intimidad y su identidad, poniendo así en bandeja a los guardianes la posibilidad de actuar a su antojo, libres de toda convención moral, de todo control, de toda autorregulación. «Cuando se considera que ciertas personas o grupos están fuera de la esfera de la humanidad, los agentes deshumanizadores suspenden la moralidad que normalmente regiría sus actos hacia sus congéneres» (Zimbardo, 2007, p. 404). Eso ocurre cuando y porque a estas personas las excluimos de nuestro espacio social, hemos trazado respecto a ellas una gruesa frontera, una distancia psicológica insalvable que los ha situado al otro lado de nuestro universo moral. Y así, «grupos de personas que son sistemáticamente demonizados, asignados a categorías inferiores o peligrosas e identificados con etiquetas despectivas, son fácilmente excluidos de los lazos de la empatía y de la protección que conceden los preceptos legales y morales» (Kelman y Hamilton, 1989, p. 163). **La deshumanización no se juega tanto en la negación de cualidades particulares a determinadas personas como en excluirlas de nuestro espacio moral situándolas «fuera de los límites en los que rigen los valores morales y las reglas de justicia»** (Opotow, 1990, p. 1).

Ha sido Albert Bandura, otro nombre propio de la psicología, quien de manera más sistemática ha estudiado este proceso. Lo ha hecho bajo el siguiente supuesto: **los seres humanos disponemos de capacidades autodirectivas que nos permiten controlar en cierta medida nuestros pensamientos, nuestros sentimientos y nuestras acciones** en función de las consecuencias que estas pueden tener para nosotros y para terceras personas. «Por tanto, **el funcionamiento psicológico está regulado por una interacción recíproca de fuentes de influencia de carácter externo y autogeneradas por el propio individuo**» (Bandura, 1987, p. 360). Existen, pues, unos mecanismos autorreguladores y autosancionadores, fruto del aprendizaje, de la experiencia, de las normas sociales, de las creencias personales, etc., que guían nuestra conducta en la dirección deseada. En relación con el tema que nos está ocupando en este capítulo (las relaciones con y entre los miembros pertenecientes a distintos grupos) estos mecanismos cumplen una doble función: inhiben conductas inhumanas y promueven de manera proactiva conductas humanizantes. Dicho en otros términos: **en el curso de su proceso de aprendizaje y socialización, la gente adopta normas y estándares morales que le sirven como guía y como freno de su conducta** (autorregulación moral) **interpersonal.** Sin embargo, la activación de estos mecanismos no es automática, sino selectiva, de suerte que en determinados momentos, en determinados contextos, frente a determinadas personas esos mecanismos se quiebran, los pasamos por alto quedando desconectados los estándares morales que dirigen la actividad de cualquier persona. Es ahí, diría Bandura (1999), donde se abren paso los más execrables crímenes de odio. Los mecanismos utilizados en este proceso los recogemos en el cuadro 11.11.

Recientemente, un grupo de investigadores ha ideado y validado un original método para medir la deshumanización explícita, aquella que mantiene la creencia en la inferioridad natural de determinados grupos: la utilización de las conocidas siluetas de la evolución humana («*The Ascent of Man*», AM). A los participantes se les pide que señalen, utilizando el cursor, el nivel de desarrollo filogenético que, desde su punto de vista, han logrado los grupos que se enumeran debajo de la imagen. Teóricamente, este método señala de manera nítida la diferencia entre nuestros ancestros cuadrúpedos y el ser humano actual, entre un escaso y un completo desarrollo cognitivo y cultural, entre la barbarie y la civilización (Kteily et al., 2015). Tres son las hipótesis que ponen a prueba: a) la deshumanización explícita estará más relacionada con la creencia en la superioridad natural de determinados grupos respecto a otros que la deshumanización sutil; b) la deshumanización directa predice con mayor garantía que la sutil comportamientos intergrupales agresivos en contextos de conflicto, y c) la AM se relaciona con otras medidas de la deshumanización explícita y de manera especial con aquellas que midan la deshumanización animal.

La aplicación de la AM a una amplia muestra de sujetos de distintos países (2.332 norteamericanos de diferentes orígenes culturales, 906 ciudadanos húngaros y 179 ingleses), junto a otras pruebas más clásicas que medían la orientación a la dominancia social (SDO, *Social Dominance Orientation*), la empatía, el autoritarismo, rasgos de personalidad, deshumanización implícita (medida con el IAT), etc., a lo largo de siete estudios, han dado lugar a un sinfín de resultados de entre los que, para los propósitos de este capítulo, cabría destacar los siguientes: a) en primer lugar, se pone de manifiesto la presencia de la deshumanización directa y abierta: los participantes de tres países diferentes

CUADRO 11.11. Los mecanismos de desconexión moral (Albert Bandura)	
Justificación moral	Antes de implicarnos en acciones destructivas, las personas necesitamos una estrategia justificadora, una estrategia que las haga moralmente aceptables.
Etiquetado eufemístico	Las acciones que conllevan daño intencional a víctimas inocentes reciben denominaciones edulcoradas. Se habla de «acciones preventivas», de «daños colaterales», de «operaciones de limpieza», etc.
Comparación ventajosa	• Se podía haber actuado de manera mucho más cruel. • De no haber intervenido, las cosas hubieran sido mucho peores. • Ellos se han comportado con nosotros de manera mucho más cruel. • Las acciones emprendidas son dolorosas, pero han ahorrado mucho sufrimiento.
Desplazamiento de la responsabilidad	Invocación de la obediencia a la autoridad, del cumplimiento de las normas, de la presión social, etc., que nos exonera de responsabilidad respecto a nuestras propias acciones.
Difusión de la responsabilidad	Este efecto se produce bajo dos condiciones: cuando las acciones entran dentro de la rutina burocrática, y cuando su ejecución es compartida por varias personas en acciones colectivas o en toma de decisiones grupales.
Distorsión de las consecuencias	Tendencia a minimizar las consecuencias dañinas de las acciones. Dicha minimización se produce de manera especial cuando el sufrimiento de la víctima no resulta visible o cuando los efectos de la acción no son inmediatos.
Culpar a la víctima	Las víctimas no están libres de culpa; su manera de pensar o de actuar ha contribuido de manera poderosa a las acciones contra ellas y, por tanto, son responsables en alguna medida de lo que les sucede.
Deshumanización	Desposeer a las personas de sentimientos, esperanzas, ilusiones y preocupaciones humanas y representarlos como «estúpidos salvajes», «fieras satánicas», «degenerados», etc.

(Estados Unidos, Hungría y Gran Bretaña) consideran que hay unos grupos que están menos evolucionados, filogenéticamente hablando, y son menos civilizados que otros; b) la deshumanización, medida a través de la AM, es el predictor más potente del autoritarismo, la SDO y el prejuicio, etc.; c) como era de esperar, la percepción de deshumanización abierta es muy sensible a los acontecimientos sociales y políticos (ataques

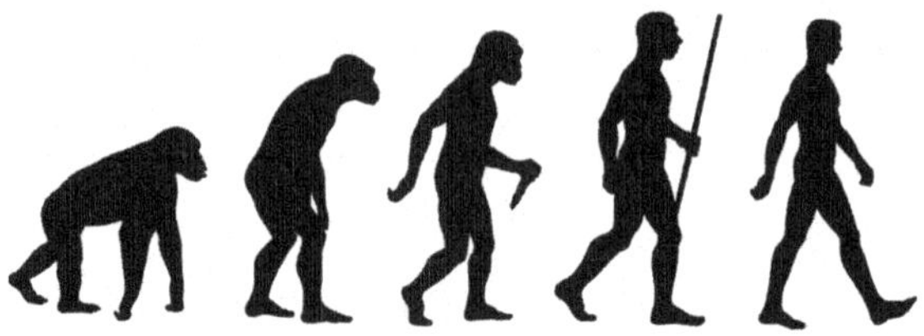

Americanos ◎

Árabes ◎

Canadienses ◎

Chinos ◎

Europeos ◎

Musulmanes ◎

Figura 11.6. Medida de la deshumanización.

terroristas como los ocurridos en París o en Bruselas); d) la deshumanización abierta y sutil se acompañan de correlatos distintos de personalidad. La primera, con la creencia en la superioridad de determinados grupos y el derecho a ejercer el dominio sobre otros (etnocentrismo); la segunda, con la defensa del igualitarismo. Asimismo, la deshumanización abierta correlaciona positivamente con las medidas del autoritarismo, y finalmente, e) la AM se ha revelado como una herramienta útil para medir la deshumanización en particular y los procesos intergrupales más en general (Kteily et al., 2015).

Para recordar

- Los crímenes de odio siguen ocupando un papel muy visible en el mundo de hoy. Se trata de acciones perpetradas contra una persona únicamente en razón de su pertenencia grupal o categorial: porque es mujer, porque es inmigrante, porque es homosexual, etc.
- Los crímenes de odio causan un daño especialmente intenso y duradero no solo a las personas, sino al grupo al que pertenecen o a la comunidad en la que viven.
- Las manifestaciones del odio han disminuido en las últimas décadas y se han dulcificado manifestándose de manera más sutil, más suave, más ambigua.
- En los últimos años ha habido en España un incremento de la xenofobia y del racismo, especialmente entre la gente más joven.
- La discriminación lleva a la práctica de conductas hostiles contra personas en función de su pertenencia grupal o categorial.
- Discriminar es negar derechos fundamentales a las personas.
- Deshumanizar es negarles la condición de persona y rebajarlas a la de animal o de objeto.
- Aquello que nos diferencia como humanos, lo atribuimos de manera preferente a los miembros del endogrupo.
- En la deshumanización se produce un proceso de desconexión moral respecto a las víctimas.

¿Es posible cambiar los prejuicios?

En el capítulo anterior hemos introducido un epígrafe preguntándonos por la posibilidad de cambiar los estereotipos (véase el epígrafe 10.5.). La práctica totalidad de las estrategias de intervención descritas podrían ser aplicadas para intentar combatir los prejuicios. La validez de esas intervenciones ha sido contrastada, en la mayoría de los casos, en situaciones de laboratorio, en contextos alejados del discurrir natural de la vida social. Siempre tiene sentido preguntarse si los estudios de laboratorio ofrecen pautas fidedignas para la reducción del prejuicio en la vida cotidiana. Esta es la pregunta que se hacen Elisabeth Paluck y Donald Green en la revisión que llevan a cabo sobre este tema. Su respuesta es bastante clara: «Quienes estén interesados en la implementación de programas de reducción del prejuicio deben mirar con cuidado las recomendaciones procedentes de los estudios de laboratorio hasta que estos no hayan sido apoyados por investigaciones con el mismo nivel de rigor llevadas a cabo fuera del laboratorio» (Paluck y Green, 2009, p. 351). Puestos manos a la obra, ambos autores identifican 107 estudios de campo con intervenciones en el ámbito de los estereotipos y del prejuicio: el 34% basadas en el aprendizaje cooperativo, 28% apoyadas en actividades de entretenimiento (lectura y medios de comunicación), 16% tienen como marco el debate y la influencia del grupo de pares, y el 15% se apoya en actividades de instrucción. La investigación experimental también ha colaborado en la tarea de buscar vías y estrategias para la reducción del prejuicio. Lamentablemente, a estas alturas del capítulo, tan solo podemos ofrecer algún ejemplo. Y lo vamos a hacer tomando como referencia un par de investigaciones llevadas a cabo en nuestro país. Ambas han tenido como marco de referencia el modelo de probabilidad de elaboración, que hemos descrito en el capítulo 9. Para poner a prueba las hipótesis derivadas de la «doble ruta hacia la persuasión», en una primera investigación, Cárdaba et al. (2013) expusieron a los participantes a un mensaje persuasivo a favor de los inmigrantes sudamericanos en España (el grupo control recibió un mensaje no relacionado con la inmigración). Este mensaje incluía argumentos convincentes respecto a los beneficios (por ejemplo, económicos) que la inmigración suponía para la población española; la información procedía de fuentes altamente creíbles, y se destacaban los «beneficios de la inmigración», que pudieran servir también de claves periféricas para un cambio de actitudes a favor de los inmigrantes sudamericanos en aquellos participantes que no se implicaran en un procesamiento exhaustivo de los argumentos. La elaboración se midió mediante el test de necesidad de cognición (NC). Después de recibir el mensaje, se midieron las actitudes hacia los inmigrantes sudamericanos. Los resultados mostraron que **tanto los participantes con mayor NC** (alta elaboración) **como los participantes con menor NC** (baja elaboración) **mostraron actitudes significativamente menos desfavorables hacia los sudamericanos (reducción del prejuicio) después de recibir el mensaje persuasivo** (en comparación con los participantes que recibieron el mensaje de control). Lo más relevante de este estudio fue que, **dos días después** de la exposición al mensaje, se midieron de nuevo las actitudes hacia los inmigrantes sudamericanos y, de forma consistente con las predicciones del ELM, **solo los participantes con una mayor NC seguían mostrando la reducción del prejuicio producida por el mensaje.** En otra investigación, se analizó **la resistencia al cambio** (Cárdaba et al., 2014). En un primer estudio se expuso a los participantes a un mensaje a favor de los inmigrantes sudamericanos o a un mensaje de control no relacionado con la inmigración. La elaboración fue medida mediante el esfuerzo percibido en procesar los mensajes. Inmediatamente después de leer el mensaje, se midieron sus actitudes (prejuicios) hacia los inmigrantes sudamericanos. A continuación, los participantes fueron expuestos a una noticia aparecida en la prensa en la que se mencionaban algunos delitos cometidos por «bandas latinas violentas». Después de recibir esta noticia de prensa volvieron a medirse las actitudes (prejuicios). **El prejuicio se redujo en todos los participantes con independencia de su grado de elaboración.** Sin embargo, después de leer la noticia publicada en la prensa, **solo las actitudes de los que pensaron mucho sobre la primera información recibida resistieron ante la segunda información en contra**

Continuación

de los sudamericanos, evidenciando que las actitudes (prejuicios) que se habían modificado en respuesta al primer mensaje mediante un proceso de alta elaboración fueron capaces de contrarrestar la información contraria. Hacer que las personas se impliquen en un procesamiento activo, esforzado, deliberado y meditado de la información puede ser más eficaz a la hora de generar actitudes más favorables (o menos desfavorables), más persistentes y con mayor capacidad de predecir un comportamiento menos discriminativo hacia grupos estigmatizados.

Referencias bibliográficas

Adolphs, R. (2009). The social brain: Neural basis of social knowledge. *Annual Review of Psychology,* 60, 693-716.

Adorno, T., Frenkel-Brunwik, E., Levinson, D., y Sanford, R. (1965). *La personalidad autoritaria.* Buenos Aires: Proyección.

Ajzen, I. (1991). The theory of planned behavior. *Organizational Behavior and Human Decision Processes*, 50, 179-211.

Ajzen, I., y Fishbein, M. (2005). The influence of attitudes on behavior. En D. Albarracín, B. T. Johnson, y M. P. Zanna (eds.), *The handbook of attitudes* (pp. 173-221). Mahwah: Erlbaum.

Allman, J. M. (2003). *El cerebro en evolución.* Barcelona: Ariel.

Allport, G. (1935). Attitudes. En C. Murchison (ed.), *The handbook of social psychology* (pp. 798-844). Worcester: Clark University Press.

Allport, G. (1955). *La naturaleza del prejuicio.* Buenos Aires: Eudeba.

Ambady, N., y Weisbuch, M. (2010). Nonverbal behavior. En S. T. Fiske, D. T. Gilbert y G. Lindzey (eds.), *The handbook of social psychology* (pp. 464-497). Hoboken: Wiley (5.ª edición).

Ames, D. L., Fiske, S. T., y Todorov, A. (2011). Impression formation: A focus on other´s intents. En J. Decety y J. Cacciopo (eds.), *The Oxford handbook of social neuroscience* (pp. 419-433). Oxford: Oxford University Press.

Ames, D. R., Kammrath, L. K., Suppes, A., y Bolger, N. (2010). No so fast: The (non-quite-complete) dissociation between accuracy and confidence in thin-slice impressions. *Personality and Social Psychology Bulletin*, 36, 264-277.

Amodio, D. M. (2010). Can neuroscience advance social psychological theory? Social neuroscience for the behavioral social psychologist. *Social Cognition,* 28, 695-716.

Anderson, N. (1965). Averaging versus adding as a stimulus combination rule in impression formation. *Journal of Experimental Psychology*, 70, 394-400.

Anderson, N. (1974). Cognitive algebra: integration theory applied to social attribution. *Advances in experimental social psychology*, 7, 1-101.

Aronson, E. (2000). *El animal social.* Madrid: Alianza (8.ª edición).

Asch, S. (1946). Forming impression of personality. *Journal of Abnormal and Social Psychology,* 41, 258-290.

Asch, S. (1962). *Psicología social.* Buenos Aires: Eudeba.

Banaji, M., y Greenwlad, A. G. (1995). Implicit gender stereotyping in judgment of fame. *Journal of Personality and Social Psychology,* 68, 181-198.

Bandura, A. (1987). *Pensamiento y acción. Fundamentos sociales.* Barcelona: Martínez Roca.

Bandura, A. (1999). Moral disengagement in the perpetration of inhumanities. *Personality and Social Psychology Review,* 3, 193-209.

Barberá, E. (2004). Perspectiva socio-cognitiva: estereotipos y esquemas de género. En E. Barberá e I. Martínez (coords.), *Psicología y género* (pp. 55-80). Madrid: Pearson.

Bargh, J. A. (1989). Conditional automaticity: Varieties of automatic influence in social perception and cognition. En J. Uleman y J. Bargh (eds.), *Unintended thought* (pp. 3-51). Nueva York: Guilford Press.

Bargh, J. A. (2011). Unconscious thought theory and its discontent: A critique of the critiques. *Social Cognition,* 29, 629-647.

Bargh, J. A., y Chartrand, T. L. (1999). The unbearable automaticity of being. *American Psychologist,* 54, 462-479.

Bargh, J. A., Chen, M., y Burrows, L. (1996). Automaticity of social behavior: Direct effects of trait construct and stereotype activation on action. *Journal of Personality and Social Psychology,* 71, 230-244.

Bar-Tal, D. (1996). Las creencias grupales como expresión de la identidad social. En J. F. Morales, D. Páez, J. C. Deschamps y S. Worchel (eds.), *Identidad social. Aproximaciones psicosociales a los grupos y a las relaciones entre grupos* (pp. 255-285). Valencia: Promolibro.

Bartlett, F. (1995). *Recordar.* Madrid: Alianza.

Baumeister, R., Masicampo, E., y Vohs, K. (2011). Do conscious thoughts cause behavior? *Annual Review of Psychology,* 62, 331-361.

Belinchón, M., Rivière, A., e Igoa, J. M. (1992). *Psicología del lenguaje. Investigación y teoría.* Madrid: Trotta.

Belsky, J. (2001). *Psicología del envejecimiento.* Madrid: Paraninfo.

Bem, D. (1972). Self-perception theory. En L. Berkowitz (ed.), *Advances in experimental social psychology* (Vol. 6, pp.1-62). Nueva York: Academic Press.

Berger, P., y Luckman, T. (1968). *La construcción social de la realidad.* Buenos Aires: Amorrortu.

Berlyne, D. (1960). *Conflict, arousal, and curiosity.* Nueva York: McGraw-Hill.

Blanco, A., Caballero, A., y De la Corte, L. (2005). *Psicología de los grupos.* Madrid: Pearson.

Blumer, H. (1958). Race prejudice as a sense of group position. *Pacific Sociological Review,* 1, 3-7.

Bond, C. F. y DePaulo, B. M. (2006). Accuracy of deception judgments. *Personality and Social Psychology Review*, 10, 214-234.

Brehm, J. W. (1966). *A theory of psychological reactance.* San Diego: Academic Press.

Brewer, M. B. (1988). A dual process model of impression formation. En T. K. Srull y R. S. Wyer (eds.), *Advances in social cognition* (Vol.1, pp. 1-36). Hillsdale: Erlbaum.

Brewer, M. B., y Brown, R. J. (1998). Intergroup relations. En D. Gilbert, S. Fiske y G. Lindzey (eds.), *The handbook of social psychology* (pp. 554-594). Nueva York: McGraw-Hill.

Briñol, P., Cárdaba, M. A. M., Gallardo, I., y Horcajo, J. (2015). La advertencia del intento persuasivo en contextos publicitarios. *Anales de Psicología*, 31, 184-189.

Briñol, P., De la Corte, L., y Becerra, A. (2001). *Qué es persuasión.* Madrid: Biblioteca Nueva.

Briñol, P., y DeMarree, K. G. (2012). *Social metacognition: Thinking about thinking in social psychology*. Nueva York: Psychology Press.

Briñol, P., Gandarillas, B., Horcajo, J., y Becerra, A. (2010). Emoción y meta-cognición: implicaciones para el cambio de actitud. *Revista de Psicología Social,* 25, 157-183.

Briñol, P., Gascó, M., Petty, R. E., y Horcajo, J. (2013). Treating thoughts as material objects can increase or decrease their impact on evaluation. *Psychological Science,* 24, 41-47.

Briñol, P., Horcajo, J., y Cárdaba, M. A. M. (2015). Cambio de actitudes: determinantes, procesos y consecuencias. En J. M. Sabucedo y J. F. Morales (eds.), *Psicología social* (pp. 137-157). Madrid: Editorial Médica Panamericana.

Briñol, P., y Petty, R. E. (2003). Overt head movements and persuasion: A self-validation analysis. *Journal of Personality and Social Psychology,* 84, 1123-1139.

Briñol, P., y Petty, R. E. (2005). Individual differences in attitude change. En D. Albarracín, B. T. Johnson y M. P. Zanna (eds.), *The handbook of attitudes* (pp. 575-616). Hillsdale: Erlbaum.

Briñol, P., y Petty, R. E. (2008). Embodied persuasion: Fundamental processes by which bodily responses can impact attitudes. En G. R. Semin y E. R. Smith (eds.), *Embodiment grounding: Social, cognitive, affective, and neuroscientific approaches* (pp. 184-207). Cambridge: Cambridge University Press.

Briñol, P., y Petty, R. E. (2009). Persuasion: Insights from the self-validation hypothesis. En M. P. Zanna (ed.), *Advances in experimental social psychology*, 41 (pp. 69-118). Nueva York: Academic Press.

Briñol, P., Petty, R. E., Gallardo, I., y DeMarree, K. G. (2007a). The effect of self-affirmation in non threatening persuasion domains: Timing affects the process. *Personality and Social Psychology Bulletin,* 33, 1533-1546.

Briñol, P., Petty, R. E., Valle, C., Rucker, D. D., y Becerra, A. (2007b). The effects of message recipients' power before and after persuasion: A self-validation analysis. *Journal of Personality and Social Psychology,* 93, 1040-1053.

Briñol, P., Petty, R., y Wagner, B. (2012). Embodied validation. Our bodies can change and also validate our thoughts. En P. Briñol y K. G. De Marree (eds.), *Social metacognition* (pp. 219-240). Nueva York: Psychology Press.

Bruner, J., y Goodman, C. (1947). Value and need as organizing factors in perception. *Journal of Abnormal Psychology,* 42, 33-44.

Cacioppo, J. T., Bernston, G. G., y Decety, J. (2010). Social neuroscience and its relationship to social psychology. *Social Cognition,* 28, 675-685.

Cacioppo, J. T., y Petty, R. E. (1982). The need for cognition. *Journal of Personality and Social Psychology,* 42, 116-131.

Cantor, N., y Mischel, W. (1979). Prototypes in person perception. En L. Berkowitz (ed.), *Advances in experimental social psychology* (Vol. 12, pp. 3-52). Nueva York: Academic Press.

Cantor, N., Mischel, W., y Schwartz, J. (1982). Social knowledge: Structure, content, use, and abuse. En A. Hastorf y A. Isen (eds.), *Cognitive social psychology* (pp. 33-72). Nueva York: Elsevier.

Cárdaba, M. A. M., Briñol, P., Horcajo, J., y Petty, R. E. (2013). The effect of need for cognition on stability of prejudiced attitudes toward South American immigrants. *Psicothema*, 25, 73-78.

Cárdaba, M. A. M., Briñol, P., Horcajo, J., y Petty, R. E. (2014). Changing prejudiced attitudes by thinking about persuasive messages: Implications for resistance. *Journal of Applied Social Psychology*, 44, 343-353.

Carlston, D. (1993). The truth about social cognition. *Social Cognition,* 11, 271-275.

Carlston, D. (2001). Social cognition: The things that define us. *Social Cognition,* 19, 1-8.

Carney, D. R., Colvin, C. R., y Hall, J. A. (2007). A thin slice perspective on the accuracy of first impressions. *Journal of Research in Personality,* 41, 1054-1072.

Carod-Artal, F. J, y Vázquez-Cabrera, C. B. (2004). Paleopatología neurológica en las culturas precolombinas y el altiplano andino (II). Historia de las trepanaciones craneales. *Revista de Neurología,* 38, 886-894.

Carretié, L. (2011). *Anatomía de la mente. Emoción, cognición y cerebro.* Madrid: Pirámide.

Castelli, F., Happé, F., Frith, U., y Frith, C. (2000). Movement and mind: A functional imaging study of perception and interpretation of complex intentional movement patterns. *NeuroImage,* 12, 314-325.

Cea, M. A., y Valles, M. (2014). *Evolución del racismo, la xenofobia y otras formas conexas de intolerancia en España [Informe 2013].* Madrid: Ministerio de Empleo y Seguridad Social.

Cerami, C., y Cappa, S. (2013). The behavioral variant of frontotemporal dementia: linking neuropathology to social cognition. *Neurological Sciences,* 34, 1267-1274.

Chaiken, S. L., Liberman, A., y Eagly, A. H. (1989). Heuristic and systematic processing within and beyond the persuasion context. En J. S. Uleman y J. A. Bargh (eds.), *Unintended thought* (pp. 212-252). Nueva York: Guilford Press.

Cialdini, R. B. (2009). *Influencia: ciencia y práctica.* Barcelona: Cairos.

Cialdini, R. B., Trost, M. R., y Newson, J. T. (1995). Preference for consistency: The development of a valid measure and the discovery of surprising behavioral implications. *Journal of Personality and Social Psychology*, 69, 318-328.

Clark, J. K., Wegener, D. T., Sawicki, V., Petty, R. E., y Briñol, P. (2013). Evaluating the message or the messenger? Implications for self-validation in persuasion. *Personality and Social Psychology Bulletin,* 39, 1571-1584.

Cohen, A. R., Stotland, E., y Wolfe, D. M. (1955). An experimental investigation of need for cognition. *Journal of Abnormal and Social Psychology,* 51, 291-294.
Conway, M. (2005). Memory and the self. *Journal of Memory and Language,* 53, 594-628.
Conway, M., Singer, J., y Tagini, A. (2004). The self and autobiographical memory: Correspondence and coherence. *Social Cognition,* 22, 491-529.
Conway, M., y Williams, H. (2008). Autobiographical memory. En H. Roediger (ed.), *Cognitive psychology of memory* (pp. 893-910). Oxford: Elsevier.
Crites, S., Fabrigar, L., y Petty, R. E. (1994). Measuring the affective and cognitive properties of attitudes: Conceptual and methodological issues. *Personality and Social Psychology Bulletin,* 20, 619-634.
Cunningham, W. A., Packer, D. J., Kesek, A., y Van Bavel, J. J. (2009). Implicit measurement of attitudes: A physiological approach. En R. E. Petty, R. H. Fazio, y P. Briñol (eds.), *Attitudes: Insights from the new implicit measures* (pp. 485-512). Nueva York: Psychology Press.
Damasio, A. (1996). *El error de Descartes.* Barcelona: Crítica.
Damasio, A. (2003). *En busca de Spinoza.* Barcelona: Destino.
Deaux, K., y Lafrance, M. (1998). Gender. En D. Gilbert, S. Fiske y G. Lindzey (eds.), *The handbook of social psychology* (pp. 788-827). Nueva York: McGraw-Hill.
Dehaene, S. (2015). *La conciencia en el cerebro.* Buenos Aires: Siglo XXI.
Devine, P. G. (1989). Stereotypes and prejudice: Their automatic and controlled components. *Journal of Personality and Social Psychology,* 56, 5-18.
Devine, P. G., y Sharp, L. B. (2009). Automaticity and control in stereotyping and Prejudice. En T. Nelson (ed.), *Handbook of stereotyping, prejudice, and discrimination* (pp. 61-87). Nueva York: Psychology Press.
Dijker, A. (1987). Emotional reactions to ethnic minorities. *European Journal of Social Psychology,* 17, 305-325.
Dijksterhuis, A. (2010). Automaticity and the unconscious. En S. T. Fiske, D. T. Gilbert y G. Lindzey (eds.), The *handbook of social psychology* (pp. 228-267). Hoboken: Wiley.
Doise, W. (1979). *Psicología social y relaciones entre grupos (estudio experimental). Vol 2. La diferenciación categorial y el intergrupo.* Barcelona: Rol.
Dovidio, J. F. (2001). On the nature of contemporary prejudice: The third wave. *Journal of Social Issues,* 57, 829-849.
Dovidio, J. F., y Gaertner, S. L. (1998). On the nature of contemporary prejudice: The causes, consequences, and challenges of aversive racism. En J. Eberhardt y S. Fiske (eds.), *Confronting racism: The problem and the responses* (pp. 3-32). Newbury Park: Sage.
Dovidio, J. F., y Gaertner, S. L. (2000). Aversive racism and selection decisions: 1989 and 1999. *Psychological Science,* 11, 315-319.
Dovidio, J. F., y Gaertner, S. L. (2010). Intergroup bias. En S. T. Fiske, D. T. Gilbert y G. Lindzey (eds.), *The handbook of social psychology* (pp. 1084-1121). Hoboken: Wiley.
Dunbar, R. (1998). The social brain hypothesis. *Evolutionary Anthropology,* 6, 178-190.
Dunbar, R. (2007). *La odisea de la humanidad. Una nueva historia de la evolución del hombre.* Barcelona: Crítica.
Durkheim, E. (1978). *Las reglas del método sociológico.* Madrid: Akal.
Eagly, A. H., y Chaiken, S. L. (1993). *The psychology of attitudes.* Fort Worth: Harcourt Brace Jovanovich.
Echebarría, A., y Pinedo, J. A. (1997). Identidad social de género: su distribución social e influencia en el juicio. *Revista de Psicología Social,* 12, 131-151.
Ekman, P. (2003). *Emotions revealed: Recognizing faces and feeling to improve communication and emotional life.* Nueva York: Times Books.
Ekman, P. y Friesen, W. V. (1969). Nonverbal leakage and clues to deception. *Psychiatry,* 32, 88-105.
Elias, N. (1990). *La sociedad de los individuos.* Barcelona: Península.

Engell, A. D., Haxby, J. V., y Todorov, A. (2007). Implicit trustworthiness decisions: Automatic coding of face properties in the human amygdala. *Journal of Cognitive Neuroscience*, 19, 1508-1519.

Espelt, E., Javaloy, F., y Cornejo, J. M. (2006). La paradoja del racismo aversivo hacia los inmigrantes: un estudio experimental. *Revista de Psicología Social,* 21, 3-20.

Esses, V., Haddock, G., y Zanna, M. P. (1993). Values, stereotypes, and emotions as determinants of integroup attitudes. En D. Mackie y D. Hamilton (eds.), *Affect, cognition, and stereotyping* (pp. 137-166). Nueva York: Academic Press.

Evans, A. T., y Clark, J. K. (2012). Source characteristics and persuasion: The role of self-monitoring in self-validation. *Journal of Experimental Social Psychology*, 48, 383-386

Evans, J. (2008). Dual-processing accounts of reasoning, judgment, and social cognition. *Annual Review of Psychology,* 59, 255-278.

Expósito, F., Moya, M., y Glick, P. (1998). Sexismo ambivalente: medición y correlatos. *Revista de Psicología Social,* 13, 159-169.

Fabrigar, L. R., y Petty, R. E. (1999). The role of the affective and cognitive bases of attitudes in susceptibility to affectively and cognitively based persuasion. *Personality and Social Psychology Bulletin*, 25, 363-381.

Falces, C., Briñol, P., Sierra, B., Becerra, A., y Alier, E. (2001). Validación de la escala de Necesidad de Cognición y aplicación al estudio del cambio de actitudes. *Psicothema*, 13, 647-653.

Fazio, R. H., Jackson, J., Dunton, B., y Williams, C. (1995). Variability in automatic activation as an unobtrusive measure of racial attitudes: A bona fide pipeline? *Journal of Personality and Social Psychology*, 69, 1013-1027.

Fazio, R. H., y Olson, M. A. (2014). The MODE model: Attitude-behavior processes as a function of motivation and opportunity. En J. W. Sherman, B. Gawronski, e Y. Trope (eds.), *Dual process theories of the social mind* (pp. 155-171). Nueva York: Guilford Press.

Fazio, R. H., y Petty, R. E. (2007). *Attitudes: Their structure, function, and consequences.* Nueva York: Psychology Press.

Ferrer-Pérez, V., y Bosch-Fiol, E. (2014). La medida del constructo masculinidad-feminidad en la actualidad: algunas reflexiones sobre el caso del Bem Sex Role Inventory. *Revista de Psicología Social,* 29, 193-205.

Festinger, L. (1954). A theory of social comparison processes. *Human Relations,* 7, 117-140.

Festinger, L. (1975). *Teoría de la disonancia cognoscitiva.* Madrid: Instituto de Estudios Políticos.

Fishbein, M. (1967). A behavior theory approach to the relations between beliefs about an object and the attitude toward the object. En M. Fishbein (ed.), *Readings in attitude theory and measurement* (pp. 389-400). Nueva York: Wiley.

Fishbein, M., y Ajzen, I. (1975). *Belief, attitude, intention, and behavior: An introduction to theory and research.* Reading: Addison-Wesley.

Fiske, S. T. (1993). Social cognition and social perception. *Annual Review of Psychology,* 44, 155-194.

Fiske, S. T. (1998). Stereotyping, prejudice, and discrimination. En D. Gilbert, S. Fiske y G. Lindzey (eds.), *The handbook of social psychology* (pp. 357-411). Nueva York: McGraw-Hill.

Fiske, S. T., Cuddy, A. J., Glick, P., y Xu, J. (2002). A model of (Often Mixed) stereotype content: Competence and warmth respectively follow from perceived status and competition. *Journal of Personality and Social Psychology,* 82, 878-902.

Fiske, S. T., y Neuberg, S. L. (1990). A Continuum of impression formation, from category-Based to individuating processes: Influences of information and motivation on attention and interpretation. *Advances in Experimental Social Psychology*, 23, 1990, 1-74.

Fiske, S. T., y Taylor, S. (1991). *Social Cognition.* Nueva York: McGraw-Hill (2.ª edición).

Fiske, S. T., y Taylor, S. (2013). *Social Cognition.* Los Ángeles: Sage.

Fiske, S. T., Xu, J., y Cuddy, A. C. (1999). (Dis)respecting versus (Dis)liking: Status and interdependence predict ambivalent stereotypes of competence and warmth. *Journal of Social Issues,* 55, 473-489.

Flavell, J. H. (1979). Metacognition and cognitive monitoring. A new area of cognitive-developmental inquiry. *American Psychologist,* 34, 906-911.

Flavell, J. H. (1993). *El desarrollo cognitivo.* Madrid: Visor.

Fodor, J. (1986). *La modularidad de la mente.* Madrid: Morata.

Forgas, J. (1981). Affective and emotional influences on episode representations. En J. Forgas (ed.), *Social cognition. Perspectives on everyday understanding* (pp. 165-180). Londres: Academic Press.

Frith, U. (1991). *Autismo.* Madrid: Alianza.

Frith, U., y Frith, C. (2012). Mechanism of social cognition. *Annual Review of Social Psychology,* 63, 287-313.

Forgas, J. P. (1995). Mood and judgement: The affect infusion model (AIM). *Psychological Bulletin,* 117, 39-66.

Forgas, J. P. (2015). Why do highly visible people appear more important? Affect mediates visual fluency effects in impression formation. *Journal of Experimental Social Psychology,* 58, 136-141.

Friedman, J. N. W., Oltmanns, T. F. y Turkheimer, E. (2007). Interpersonal perception and personality disorders: Utilization of a thin-slice approach. *Journal of Research in Personality*, 41, 667-688.

Froufe, M., Sierra, B., y Ruiz, M. A. (2009). El «inconsciente cognitivo» en la psicología científica del s. XXI. Nuestra mente oculta. *Extensión Digital,* 1, 1-20.

Gallardo, I., Salazar, C., Mendoza, C., Rebolledo, C., y Ramos, N. (2013). El estudio de las preguntas retóricas en el cambio de actitudes. *PSYKHE,* 22, 43-54.

Gawronski, B., y Payne, B. K. (2010). *Handbook of implicit social cognition: Measurement, theory, and applications.* Nueva York: Guilford Press.

Gazzaniga, M. S. (1993). *El cerebro social.* Madrid: Alianza.

Gilbert, D. T. (1988). Ordinary personology. En S. T. Fiske, D. T. Gilbert, y G. Lindzey (eds.), *The handbook of social psychology* (pp. 498-541). Nueva York: McGraw-Hill.

Gilbert, D. T. (2006). *Tropezar con la felicidad.* Madrid: Destino.

Gilbert, D. T., Pelham, B. W., y Krull, D. S. (1988). On cognitive busyness: When person perceivers meet persons perceived. *Journal of Personality and Social Psychology*, 54, 733-739.

Gillihan, S., y Farah, M. (2005). Is self special? A critical review of evidence from experimental psychology and cognitive neuroscience. *Psychological Bulletin,* 131, 76-97.

Glick, P., y Fiske, S. T. (1996). The ambivalent sexism inventory: Differentiating hostile and benevolent sexism. *Journal of Personality and Social Psychology,* 70, 491-512.

Goffman, E. (1959). *The presentation of self in everyday.* Nueva York: Doubleday.

Gollwitzer, P. M., y Oettingen, G. (2016). Planning promotes goal striving. En K. D. Vohs y R. F. Baumeister (eds.), *Handbook of self-regulation: Research, theory, and applications* (3.ª ed.). Nueva York: Guilford Press.

Gómez, A., y Huici, C. (1999). Orientación política y racismo sutil y manifiesto: relaciones con la discriminación. *Revista de Psicología Social,* 14, 159-180.

Gómez, A., y Vázquez, A. (2015). El poder de «sentirse uno» con un grupo: fusión de la identidad y conductas progrupales extremas. *Revista de Psicología Social,* 30, 481-511.

Gómez-Berrocal, C., y Moya, M. (1999). El prejuicio hacia los gitanos: características diferenciales. *Revista de Psicología Social,* 14, 15-40.

González, H., y Pérez, M. (2007). *La invención de los trastornos mentales.* Madrid: Alianza.

Greenberg, J., Solomon, S., y Pyszczynski, T. (1997). Terror management theory of self-esteem and cultural worldviews: Empirical assessments and conceptual refinements. En M. P. Zanna (ed.), *Advances in experimental social psychology* (Vol. 29). San Diego: Academic Press.

Greenwald, A. G. (1968). Cognitive learning, cognitive response to persuasion, and attitude change. En A. G. Greenwald, T. C. Brock, y T. M. Ostrom (eds.), *Psychological foundations of attitudes* (pp. 147-170). San Diego: Academic Press.

Greenwald, A. G. (1992). New Look 3. Unconscious cognition reclaimed. *American Psychologist,* 47, 766-779.

Greenwald, A. G., y Banaji, M. (1995). Implicit social cognition: Attitudes, self-esteem, and Stereotypes. *Psychological Bulletin,* 102, 4-27.

Greenwald, A., Banaji, M., Rudman, L. Farnham, S., Nosek, B., y Mellott, D. (2002). A unified theory of implicit attitudes, stereotypes, self-Esteem, and self-concept. *Psychological Review,* 109, 3-25.

Greenwald, A. G., McGhee, D. E., y Schwartz, J. L. K. (1998). Measuring individual differences in implicit cognition: The implicit association test. *Journal of Personality and Social Psychology,* 74, 1464-1480.

Greenwald, A. G., Nosek, B. A., y Banaji, M. R. (2003). Understanding and Using the Implicit Association Test: I. An Improved Scoring Algorithm. *Journal of Personality and Social Psychology,* 85, 197-216.

Greenwald, A. G., y Pettigrew, T. F. (2014). With malice toward none and charity for some. Ingroup favoritism enables discrimination. *American Psychologist,* 69, 669-684.

Greenwald, A. G., Poehlman, T. A., Uhlmann, E. L., y Banaji, M. R. (2009). Understanding and using the implicit association test: III. Meta-analysis of predictive validity. *Journal of Personality and Social Psychology*, 97, 17-41.

Gross, S., Holtz, R., y Miller, N. (1995). Attitude certainty. En R. E. Petty y J. A. Krosnick (eds.), *Attitude strength: Antecedents and consequences* (pp. 215-245). Mahwah: Erlbaum.

Halbesleben, J. R. B., Bowler, W. M., Bolino, M. C., y Turnley, W. H. (2010). Organizational concern, prosocial values, or impression management? How supervisors attribute motives to organizational citizenship behavior. *Journal of Applied Social Psychology,* 40, 1450-1489.

Halbwachs, M. (2004). *La memoria colectiva.* Zaragoza: Prensas Universitarias de Zaragoza.

Hall, J. A., Andrzejewsky, S. A. y Yopchick, J. E. (2009). Psychosocial correlates of interpersonal sensitivity: A Meta-analysis. *Journal of Nonverbal Behavior*, 33, 149-180.

Han, S., Northoff, G., Vogeley, K., Wexler, B., Kitayama, S., y Varnum, M. (2013). A cultural neuroscience approach to the biosocial nature of the human brain. *Annual Review of Psychology,* 64, 335-359.

Harris, L. T., y Fiske, S. T. (2006). Dehumanizing the lowest of the low. Neuroimaging responses to extreme out-groups. *Psychological Science,* 17, 847-853.

Haslam, N. (2006). Dehumanization: An integrative view. *Personality and Social Psychology Review,* 10, 252-264.

Haslam, N., Kashima, Y., Lougnan, S., Shi, J., y Suitner, C. (2008). Subhuman, inhuman, and superhuman: Contrasting humans with nonhumans in three cultures. *Social Cognition,* 26, 248-258.

Heider, F. (1958). *The Psychology of interpersonal relations.* Nueva York: John Wiley & Sons.

Horcajo, J., Briñol, P., y Becerra, A. (2009). Los efectos de la activación de estereotipos sobre la evaluación de candidatos en un contexto experimental de selección de personal. *Revista Latinoamericana de Psicología*, 41, 349-359.

Horcajo, J., Briñol, P., Díaz, D., y Becerra, A. (2015). Actitudes: concepto, estructura y medición. En J. M. Sabucedo y J. F. Morales (eds.), *Psicología social* (pp. 117-136). Madrid: Editorial Médica Panamericana.

Horcajo, J., Briñol, P., y Petty, R. E. (2010). Consumer persuasion: Indirect change and implicit balance. *Psychology and Marketing*, 27, 938-963.

Horcajo, J., Briñol, P., y Petty, R. E. (2014). Multiple roles for majority versus minority source status on persuasion when source status follows the message. *Social Influence*, 9, 37-51.

Horcajo, J., Briñol, P., y Petty, R. E. (2016). Majority versus minority source status and persuasion: Processes of primary and secondary cognition. En S. Papastamou, A. Gardikiotis, y G. Prodromitis (eds.), *Majority and minority influence: Societal meaning and cognitive elaboration*. Nueva York: Psychology Press.

Horcajo, J., Briñol, P., Petty, R. E., See, Y. H. M., y DeMarree, K. G. (2016). The effects of mortality salience on persuasion: A multi-process analysis. [Manuscrito en preparación].

Horcajo, J., y De la Vega, R. (2014). Changing doping-related attitudes in soccer players: How can we get stable and persistent changes? *European Journal of Sport Science*, 14, 839-846.

Horcajo, J., y De la Vega, R. (2016). La convicción en las actitudes relacionadas con el dopaje: Un estudio experimental con entrenadores de fútbol. *Revista de Psicología del Deporte*, 25, 57-64.

Horcajo, J., Díaz, D., Briñol, P., y Gandarillas, B. (2008). La necesidad de evaluación: propuesta para su medición en castellano. *Psicothema*, 20, 557-562.

Horcajo, J., Díaz, D., Gandarillas, B., y Briñol, P. (2011). Adaptación al castellano del Test de Necesidad de Cierre Cognitivo. *Psicothema*, 23, 864-870.

Horcajo, J., y Luttrell, A. (2016). The effects of elaboration on the strength of doping-related attitudes: Resistance to change and behavioral intentions. *Journal of Sport and Exercise Psychology*. [epub ahead of print].

Horcajo, J., Petty, R. E., y Briñol, P. (2010). The effects of majority versus minority source status on persuasion: A self-validation analysis. *Journal of Personality and Social Psychology*, 99, 498-512.

Horcajo, J., Rubio, V. J., Aguado, D., Hernández, J. M., y Márquez, M. O. (2014). Using the Implicit Association Test to assess risk-propensity self-concept: Analysis of its predictive validity on a risk-taking behavior in a natural setting. *European Journal of Personality*, 28, 459-471.

Hovland, C. I., Janis, I. L., y Kelley, H. H. (1953). *Communication and persuasion: Psychological studies of opinion change*. New Haven: Yale University Press.

Humphrey, N. (1993). *La mirada interior.* Madrid: Alianza.

Iacoboni, M. (2009). *Las neuronas espejo*. Buenos Aires: Katz.

Instituto de la Juventud (2013). *Informe Juventud en España* 2012. Madrid: Ministerio de Sanidad, Servicios Sociales e Igualdad.

Itard, J. (1973). *Memoria e informe sobre Víctor de l'Aveyron*. Madrid: Alianza.

James, W. (1890/1989). *Principios de psicología*. México: F.C.E.

Jarvis, W. B. G., y Petty, R. E. (1996). The need to evaluate. *Journal of Personality and Social Psychology*, 70, 172-194.

Jenkins, A. C., y Mitchell, J. P. (2011). How has cognitive neuroscience contributed to social psychological theory? En A. Todorov, S. Fiske y D. Prentice (eds.), *Social neuroscience* (pp. 3-13). Oxford: Oxford University Press.

Johnson, G., Griffith, J. A., Buckley, M. R. (2016). A new model of impression management: Emotions in the «black box» of organizational persuasion. *Journal of Occupational and Organizational Psychology,* 89, 111-140.

Jones, E. E. y Davis, K. E. (1965). From acts to dispositions: The attribution process in person perception. En L. Berkowitz (ed.), *Advances in experimental social psychology* (Vol.2, pp. 219-266). Nueva York: Academic Press.

Jones, E. J., y Gerard, H. B (1980). *Fundamentos de psicología social.* México: Limusa.

Jost, J., y Banaji, M. (1994). The role of stereotyping in system-justification and the production of false consciousness. *British Journal of Social Psychology,* 33, 1-27.

Jost, J., Banaji, M., y Nosek, B. (2004). A decade of system justification theory: Accumulated evidence of conscious and unconscious bolstering of the status quo. *Political Psychology,* 25, 881-919.

Kahneman, D. (2003). Mapas de racionalidad limitada: psicología para una economía conductual. *Revista Asturiana de Economía,* 28, 181-225.

Karpinski, A., y Steinman, R. B. (2006). The single category implicit association test as a measure of implicit social cognition. *Journal of Personality and Social Psychology*, 91, 16-32.
Katz, D., y Braly, K. (1933). Racial stereotypes of one hundred college students. *Journal of Abnormal and Social Psychology,* 28, 280-290.
Katz, I. (1981). *Stigma: A social psychological analysis.* Hillsdale: Erlbaum.
Kelley, H. (1967). Attribution theory in social psychology. En D. Levine (ed.), *Nebraska symposium on motivation* (Vol. 15, pp. 192-240). Lincoln: University of Nebraska Press.
Kelley, H. (1972). Causal schemata and the attribution process. En E. E. Jones, D. E. Kanouse, H. H. Kelley, R. E. Nisbett, S. Vallins, y B. Weiner (eds.), *Attribution: Perceiving the causes of behavior* (pp. 1-26). Morristown: General Learning Press.
Kelley, H. (1973). The processes of causal attribution. *American Psychologist*, 28, 107-128.
Kihlstrom, J. F. (2010). Social Neuroscience: The footprints of Phineas Gage. *Social Cognition,* 28, 757-783.
Klein, S. (2012). The self and its brain. *Social Cognition,* 30, 474-518.
Kruglanski, A. W. (1989). *Lay epistemics and human knowledge: Cognitive and motivational bases*. Nueva York: Plenum Press.
Kruglanski, A. W. y Fishman, S. (2009). The need for cognitive closure. En M. Leary y R. H. Hoyle (eds.), *Handbook of individual differences in social behavior.* Nueva York: Guilford Press.
Kteily, N., Bruneau, E., Waytz, A., y Cotterill, S. (2015). The ascent of man: theoretical and empirical evidence for blatant dehumanization. *Journal of Personality and Social Psychology,* 109, 901-931.
Kuhn, M., y McPartland, M. (1954). An empirical investigation of self-attitudes. *American Sociological Review,* 19, 68-76.
Laird, J., y Bresler, C. (1991). The process of emotional experience: A self-perception theory. En M. Clark (ed.), *Review of personality and social psychology* (Vol. 14, pp. 213-234). Newbury Park: Sage.
Lane, K. A., Banaji, M. R., Nosek, B. A., y Greenwald, A. G. (2007). Understanding and using the implicit association test: IV. What we know (so far) (pp. 59-102). En B. Wittenbrink y N. S. Schwarz (eds.), *Implicit measures of attitudes: Procedures and controversies.* Nueva York: Guilford Press.
Latané, B., y Darley, J. (1970). *The unresponsive bystander: Why doesn't he help?* Englewood Cliffs: Prentice-Hall.
Levine, J. M., Resnick, L. B., y Higgins, E. T. (1993). Social foundations of cognition. *Annual Review of Psychology,* 44, 585-612.
Leslie, A. (1987). Pretense and representation: The origins of «theory of mind». *Psychological Bulletin,* 94, 421-426.
Leyens, J. P., Rodríguez, A., Rodríguez, R., Gaunt, R., Paladino, M. R., Vaes, J., y Demoulin, S. (2001). Psychological essentialism and the differential attribution of uniquely human emotions to ingroups and outgroups. *European Journal of Social Psychology,* 31, 395-411.
Lieberman, M. D. (2007). Social cognitive neuroscience: A review of core processes. *Annual Review of Psychology,* 58, 259-289.
Lieberman, M. D. (2010). Social cognitive neuroscience. En S. T. Fiske, D. T. Gilbert y G. Lindzey (eds.), *The handbook of social psychology* (pp. 143-193). Hoboken: Wiley (5.ª edición).
Lieberman, M. D., y Eisenberger, N. I. (2003). Pains and pleasures of social life. *Science,* 323, 890-891.
Lieberman, M. D., Gaunt, R., Gilbert, D. T., y Trope, Y (2002). Reflexion and reflection: A social cognitive neuroscience approach to attributional inference. En M. P. Zanna (ed.), *Advances in experimental social psychology* (Vol. 34, pp. 199-249). San Diego: Academic Press.
Likert, R. (1932). A technique for the measurement of attitudes. *Archives of Psychology*, 140, 1-55.

López Sáez, M., y Morales, J. F. (1995). Gender stereotypes in the Spanish population: looking toward the future. En L. Amâncio y C. Nogueira (eds.), *Gender, management, and science* (pp. 151-168). Braga: Universidad de Minho.

Maalouf, A. (1999). *Identidades asesinas*. Madrid: Alianza.

Macrae, C. N., y Bodenhausen, G. V. (2000). Social cognition: Thinking categorically about others. *Annual Review of Psychology*, 51, 93-120.

Macrae, C. N. y Quadflieg, S. (2010). Perceiving people. En S. T. Fiske, D. T. Gilbert y G. Lindzey (eds.). *The handbook of social psychology* (pp. 428-463). Hoboken: Wiley (5.ª edición).

Maio, G. R., y Olson, J. (2000). *Why we evaluate: Functions of attitudes*. Mahwah: Lawrence Erlbaum Associates.

Mannheim, K. (2004). *Ideología y utopía. Introducción a la sociología del conocimiento*. México: F.C.E.

Markus, H. (1977). Self-schemata and processing information about the self. *Journal of Personality and Social Psychology*, 35, 63-78.

Markus, H., y Kitayama, S. (1991). Culture and the self: Implications for cognition, emotion, and motivation. *Psychological Review*, 98, 224-253.

Martin, R., y Hewstone, M. (2008). Majority versus minority influence, message processing, and attitude change: The source-context elaboration model. En M. P. Zanna (ed.), *Advances in experimental social psychology* (Vol. 40, pp. 237-326). San Diego: Academic Press.

Martín-Baró, I. (1988). La mujer salvadoreña y los medios de comunicación de masiva. *Revista de Psicología de El Salvador*, 29, 253-266.

McConahy, J., Hardee, B., y Batts, V. (1981). Has racism declined in America? It depends on who is asking and what is asked. *Journal of Conflict Resolution*, 25, 563-579.

McGuire, W. J. (1964). Inducing resistance to persuasion: Some contemporary approaches. En L. Berkowitz (ed.), *Advances in experimental social psychology* (Vol. 1, pp. 191-229). San Diego: Academic Press.

McGuire, W. J. (1968). Personality and attitude change: An information-processing theory. En A. G. Greenwald, T. C. Brock, y T. M. Ostrom (eds.), *Psychological foundations of attitudes* (pp. 171-196). San Diego: Academic Press.

Mead, G. H. (1982). *Espíritu, persona y sociedad desde el punto de vista del conductismo social*. Barcelona: Paidós.

Mead, M. (1982). *Sexo y temperamento en tres sociedades primitivas*. Baarcelona: Paidós.

Merton, R. K. (1964). *Teoría y estructura sociales*. México: Fondo de Cultura Económica.

Milgram, S. (1980). *Obediencia a la autoridad*. Bilbao: Desclée de Brouwer.

Ministerio del Interior (2015). *Informe sobre la evolución de los delitos de odio en España*. Madrid: Ministerio del Interior.

Molero, F., Cuadrado, I., y Navas, M. (2003). Las nuevas expresiones del prejuicio racial: aspectos teóricos y empíricos. En J. F: Morales y C. Huici (coords.), *Estudios de Psicología Social* (pp. 83-117). Madrid: UNED.

Moors, A., y De Houwer, J. (2006). Automaticity: A theoretical and conceptual analysis. *Psychological Bulletin*, 132, 297-326.

Moreno, B. (2007). *Psicología de la personalidad*. Madrid: Thomson.

Moya, M., y Expósito, F. (2008). Sexismo: los efectos perniciosos de una ideología ambivalente. En J. F. Morales, et al. (coords.), *Método, teoría e investigación en psicología social* (pp. 537-558). Madrid: Pearson.

Naciones Unidas (1993). *De la locura a la esperanza. La guerra de 12 años en El Salvador*. San Salvador: Arcoiris.

Niedenthal, P., Krauth, S., y Ric, F. (2006). *Psychology of emotion*. Nueva York: Psychology Press.

Nisbett, R. E., y Wilson, T. D. (1977). Telling more than we can know: Verbal reports on mental processes. *Psychological Review*, 84, 231-259.

Oberman, L. M., y Ramachandran, V. S. (2007). The simulating social mind: The role of the mirror neuron system and simulation in the social and communicative deficits of autism spectrum disorders. *Psychological Bulletin,* 133, 310-327.

Ochsner, K., y Lieberman, M. (2001). The emergence of social cognitive neuroscience. *American Psychologist,* 56, 717-734.

Olivola, C. Y. y Todorov, A. (2010). Fooled by first impression? Reexamining the diagnostic value of appearance-based inferences. *Journal of Experimental Social Psychology*, 46, 315-324.

Olson, M. A., y Fazio, R. H. (2009). Implicit and explicit measures of attitudes: The perspective of the MODE model. En R. E. Petty, R. H. Fazio, y P. Briñol (eds.), *Attitudes: Insights from the new implicit measures* (pp. 19-63). Nueva York: Psychology Press.

Opotow, S. (1990). Moral exclusion and injustice: An introduction. *Journal of Social Issues,* 46, 1-20.

Osgood, C. E., Suci, G., y Tannenbaum, P. (1957). *The measurement of meaning*. Urbana: University of Illinois Press.

Paluk, E., y Green, D. (2009). Prejudice reduction: What works? A review and assessment of research and practice. *Annual Review of Psychology,* 60, 339-367.

Paredes, B., Stavraki, M., Díaz, D., Gandarillas, B., y Briñol, P. (2015). Validity and reliability of the Spanish version of the revised self-monitoring scale. *The Spanish Journal of Psychology,* 18, 1-11.

Pérez, J. (1996). Nuevas formas de racismo. En J. F. Morales y S. Yubero (coords.), *Del prejuicio al racismo: perspectivas psicosociales* (pp. 79-102). Cuenca: Ediciones de la UCLM.

Pettigrew, T. F., y Meertens, R. W. (1995). Subtle and blatant prejudice in western Europe. *European Journal of Social Psychology,* 25, 57-75.

Petty, R. E., y Briñol, P. (2012). The elaboration likelihood model. En P. A. M. Van Lange, A. Kruglanski, y E. T. Higgins (eds.), *Handbook of theories of social psychology* (Vol.1, pp. 224-245). Londres: Sage.

Petty. R. E., y Briñol, P. (2014). The elaboration likelihood and meta-cognitive models of attitudes: Implications for prejudice, the self, and beyond. En J. Sherman, B. Gawronski, e Y. Trope (eds.), *Dual-process theories of the social mind* (pp. 172-187). Nueva York: Guildford Press.

Petty, R. E., y Briñol, P. (2015). Emotion and persuasion: Cognitive and meta-cognitive processes impact attitudes. *Cognition and Emotion*, 29, 1-26.

Petty, R. E., Briñol, P., y DeMarree, K. G. (2007). The meta-cognitive model (MCM) of attitudes: Implications for attitude measurement, change, and strength. *Social Cognition,* 25, 609-642.

Petty, R., Briñol, P., Loersch, C., y McCaslin, J. (2009). The need for cognition. En R. Leary y R. Hoyle (eds.), *Handbook of individual differences in social behaviour* (pp. 318-329). Nueva York: Guilford Press.

Petty, R. E., Briñol, P., y Tormala, Z. L. (2002). Thought confidence as a determinant of persuasion: The self-validation hypothesis. *Journal of Personality and Social Psychology*, 82, 722-741.

Petty, R. E. y Cacioppo, J. T. (1981). *Attitudes and persuasion: Classic and contemporary approaches*. Dubuque: Wm. C. Brown.

Petty, R. E., y Cacioppo, J. T. (1986). *Communication and persuasion: Central and peripheral routes to attitude change*. Nueva York: Springer Verlag.

Petty, R. E., Fazio, R. H., y Briñol, P. (eds.) (2009). *Attitudes: Insights from the new implicit measures*. Nueva York: Psychology Press.

Petty, R. E., Haugtvedt, C., y Smith, S. M. (1995). Elaboration as a determinant of attitude strength: Creating attitudes that are persistent, resistant, and predictive of behavior. En R. E. Petty, y J. A. Krosnick (eds.), *Attitude strength: Antecedents and consequences* (pp. 93-130). Mahwah: Erlbaum.

Petty, R. E., y Krosnick, J. A. (1995). *Attitude strength: Antecedents and consequences*. Mahwah: Erlbaum.

Petty, R. E., Ostrom, T. M., y Brock, T. C. (1981). *Cognitive responses in persuasion.* Hillsdale: Erlbaum.

Petty, R. E., Tormala, Z. L., Briñol, P., y Jarvis, W. B. G. (2006). Implicit ambivalence from attitude change: An exploration of the PAST model. *Journal of Personality and Social Psychology*, 90, 21-41.

Petty, R. E., y Wegener, D. T. (1998). Attitude change: Multiple roles for persuasion variables. En D. T. Gilbert, S. T. Fiske y G. Lindzey (eds.), *The handbook of social psychology* (pp. 323-390). Nueva York: McGraw-Hill (4.ª ed.).

Phelps, E., A., O'Connor, K. J., Cunningham, W. A., Funayama, E. S., Gatenby, J. C., Gore, J. C., y Banaji, M. R. (2000). Performance on indirect measures of race evaluation predicts amygdala activation. *Journal of Cognitive Neuroscience, pp. 464* 729-738.

Pinillos, J. L. (1983). *Las funciones de la conciencia.* Madrid: Real Academia de Ciencias Morales y Políticas.

Pinker, S. (2003). *La tabla rasa. La negación moderna de la naturaleza humana.* Barcelona: Paidós.

Pinker, S. (2012). *Los ángeles que llevamos dentro. El declive de la violencia y sus implicaciones.* Barcelona: Paidós.

Portellano, J. A., y García, J. (2014). *Neuropsicología de la atención, las funciones ejecutivas y la memoria.* Madrid: Síntesis.

Pratkanis, A., y Aronson, E. (1994). *La era de la propaganda: Uso y abuso de la persuasión.* Barcelona: Paidós.

Preston, P. (2011). *El Holocausto español. Odio y exterminio en la Guerra Civil y después.* Barcelona: Debate.

Priester, J. M., y Petty, R. E. (1996). The gradual threshold model of ambivalence: Relating the positive and negative bases of attitudes to subjective ambivalence. *Journal of Personality and Social Psychology*, 71, 431-449.

Reed, L. I., DeScioli, P. y Pinker, S. A. (2014). The commitment function of angry facial expressions. *Psychological Science*, 25, 1511-1517.

Rivière, A. (1991). *Objetos con mente.* Madrid: Alianza.

Rocklage, M. D., y Fazio, R. H. (2015). The evaluative lexicon: Adjective use as a means of assessing and distinguishing attitude valence, extremity, and emotionality. *Journal of Experimental Social Psychology*, 56, 214-227.

Rocklage, M. D., y Fazio, R. H. (2016). On the dominance of attitude emotionality. *Personality and Social Psychology Bulletin*, 42, 259-270.

Rodríguez, R., Rodríguez, A., y Leyens, J. P. (2003). La dimensión emocional del prejuicio: ¿sienten los miembros de los otros grupos igual que nosotros? En J. F. Morales y C. Huici (coords.), *Estudios de Psicología Social* (pp. 55-81). Madrid: UNED.

Rodríguez-Pérez, A., Betancort-Rodríguez, V., Ariño-Mateo, E., Demoulin, S., y Leyens, J. P. (2014). Normative data for 148 Spanish emotional words in terms of attribution of humanity. *Anales de Psicología,* 30, 1137-1145.

Rodríguez Sanabra, F. (1963). Estereotipos regionales españoles. *Revista de Psicología General y Aplicada,* 18, 763-771.

Rosch, E. (1978). Principles of categorization. En E. Rosh y B. Lloyd (eds.), *Cognition and categorization* (pp. 27-48). Hillsdale: Erlbaum.

Ross, L. (1977). The Intuitive Psychologist and his shortcomings: Distortion in the attribution process. En L. Berkowitz (ed.), *Advances in experimental social psychology* (pp.174-221). Nueva York: Academic Press.

Rucker, D. D., Tormala, Z. L., Petty, R. E., y Briñol, P. (2014). Consumer conviction and commitment: An appraisal-based framework for attitude certainty. *Journal of Consumer Psychology*, 24(1), 119-136.

Rueda, J. F., y Navas, M. (1996). Hacia una nueva evaluación de las nuevas formas del prejuicio racial: las actitudes sutiles del racismo. *Revista de Psicología Social,* 11, 131-149.
Ruiz Vargas, J. M. (2010). *Manual de psicología de la memoria.* Madrid: Síntesis.
Sánchez, F., Suárez, T., y Caballero, A. (2011). Lying in the workplace: Effects on trust, relationships and emotional experience. *Journal of work and organizational psychology*, 27, 191-203.
Sangrador, J. L. (1996). *Identidades, actitudes y estereotipos en la España de las Autonomías.* Madrid: Centro de Investigaciones Sociológicas.
Schank, R., y Abelson, R. (1977). *Scripts, plans, goals and understanding.* Hillsdale: LEA.
Schlenker, B. R. (2012). Self-presentation. En M. R. Leary y Tangney (eds.), *Handbook of self and identity* (2.ª ed., pp-542-570).
Schlenker, B. R., y Britt, T. W. (1999). Beneficial impression management: Strategically controlling information to help friends. *Journal of Personality and Social Psychology*, 76, 559-573.
Schlenker, B. R. y Weigold, M. E. (1990). Self-consciousness and self-presentation: Being autonomous versus appearing autonomous. *Journal of Personality and Social Psychology*, 59, 820-828.
Schneider, D. J. (1991). Social Cognition. *Annual Review of Psychology,* 42, 527-561.
Schneider, D. J. (2004). *The psychology of stereotyping.* Nueva York: Psychology Press.
Schneider, W., y Shiffrin, R. M. (1977). Controlled and automatic information processing: Detection, search, and attention. *Psychological Review,* 84, 1-66.
See, Y. H. M., Fabrigar, L. R., y Petty, R. E. (2013). Affective-cognitive meta-bases versus structural bases of attitudes predict processing interest versus efficiency. *Personality and Social Psychology Bulletin,* 39, 1111-1123.
See, Y. H. M., Petty, R. E., y Fabrigar, L. R. (2008). Affective and cognitive meta-bases of attitudes: Unique effects on information interest and persuasion. *Journal of Personality and Social Psychology,* 94, 938-955.
Semin, G. R., y Smith, E. R. (2013). Socially situated cognition. *Social Cognition,* 31, 125-146.
Sen, A. (2007). *Identidad y violencia. La ilusión del destino.* Buenos Aires: Katz.
Shafir, E., y LeBoeuf, R. A. (2002). Rationality. *Annual Review of Psychology,* 53, 491-517.
Shalvi, S., Gino, F., Barkan, R., y Ayal, S. (2015). Self-serving justifications: Doing wrong and feeling moral. *Current Direction in Psychological Science*, 24, 125-136.
Sherif, M., y Sherif, C. (1975). *Psicología social.* Buenos Aires: Harla.
Sherman, J. W. (2010). Social neuroscience and its contribution to social psychological theory: Introduction to special issue. *Social Cognition,* 28, 663-666.
Sherman, S. J., Judd, C., y Park, B. (1989). Social Cognition. *Annual Review of Psychology,* 40, 281-326.
Simon, B. (2004). *Identity in modern society: A social psychological perspective.* Oxford: Blackwell.
Smith, E. R. (1993). Social identity and social emotions: Toward new conceptualizations of prejudice. En D. Mackie y D. Hamilton (eds.), *Affect, cognition, and stereotyping. Interactive processes in group perception* (pp. 297-315). Nueva York: Academic Press.
Smith, E. R., y DeCoster, J. (2000). Dual-models in social and cognitive psychology: Conceptual integration and links to underlying memory systems. *Personality and Social Psychology Review,* 4, 108-131.
Smith, E. R., y Semin, G. R. (2004). Socially situated cognition: Cognition in its social context. En M. P. Zanna (ed.), *Advances in experimental social psychology,* 36, 53-117.
Smith, E. R., y Zárate, M. (1990). Exemplar and prototype use in social categorization. *Social Cognition,* 8, 243-262.
Smith, E. R., y Zárate, M. (1992). Exemplar-based model of social judgment. *Psychological Review,* 99, 3-21.

Snyder, M. (1974). The self-monitoring of expressive behavior. *Journal of Personality and Social Psychology*, 30, 526-537.
Sriram, N., y Greenwald, A. G. (2009). The brief implicit association test. *Experimental Psychology*, 56, 283-294.
Staats, C. K., y Staats, A. W. (1958). Attitudes established by classical conditioning. *Journal of Abnormal and Social Psychology*, 57, 37-40.
Stangor, C., y Leary, S. P. (2006). Intergroup beliefs: Investigation from the Social Side. En M. Zanna (ed.), *Advances in experimental social psychology* (Vol. 38, pp. 243-281). Nueva York: Academic Press.
Stapel, D., y Noordewier, M. (2011). The mental roots of system justification: System threat, need for structure, and stereotyping. *Social Cognition,* 29, 238-254.
Stephan, W., y Renfro, C. (2003). The role of threat in intergroup relations. En D. Mackie y E. R. Smith (eds.), *From prejudice to intergroup emotions. Differentiated reactions to social groups* (pp. 191-207). Nueva York: Psychology Press.
Sternberg, R. (2003). A duplex theory of hate: Development and application to terrorism, massacres, and genocide. *Review of General Psychology,* 7, 299-328.
Stewart, A., y McDermott, C. (2004). Gender in psychology. *Annual Review of Psychology,* 55, 519-544.
Storms, M. D. (1973). Videotape and the attribution process: reversing actors and observers' points of view. *Journal of Personality and Social Psychology*, 27, 165-175.
Sue, D., Capodilupo, C., Torino, G., Bucceri, J., Holder, A., Nadal, K., y Esquilin, M. (2007). Racial microaggressions in everyday life. Implications for clinical practice. *American Psychologist,* 62, 271-286.
Sumner, W. (1906). *Folkways. A study of sociological importance of usages, manners, customs, mores and morals.* Boston: The Ateneaum Press.
Sutherland, S. (1992). *Irracionalidad. El enemigo interior.* Madrid: Alianza.
Swann, W., y Bosson, J. (2010). Self and Identity. En S. T. Fiske, D. T. Gilbert y G. Lindzey (eds.), *The handbook of social psychology* (pp. 598-628). Hoboken: Wiley (5.ª edición).
Swann, W., Gómez,, A., Seyle, D., Morales, F., y Huici, C. (2009). Identity fusion: The interplay of personal and social identities in extreme group behavior. *Journal of Personality and Social Psychology,* 96, 995-1011.
Tadjo, V. (2003). *La sombra de Imana.* Barcelona: El Cobre.
Tajfel, H. (1978). Social categorization, social identity and social comparison. En H. Tajfel (ed.), *Differentiation between social groups* (pp. 61-76). Londres: Academic Press.
Tajfel, H. (1984). *Grupos humanos y categorías sociales.* Barcelona: Herder.
Tajfel, H., Billig, M., Bundy, R., y Flament, C. (1971). Social categorization and intergroup behavior. *European Journal of Social Psychology,* 1, 149-178.
Tajfel, H., y Forgas, J. (1981). Social categorization: Cognitions, values and groups. En J. Forgas (ed.), *Social cognition. Perspectives on everyday understanding* (pp. 113-140). Londres: Academic Press.
Tedeschi, J. T. y Norman, N. (1985). Social power, self-presentation, and the self. En B. Schlenker (ed.), *The self an social life*. New Work: McGraw-Hill.
Thompson, M. M., Zanna, M. P., y Griffin, D. W. (1995). Let's not be indifferent about (attitudinal) ambivalence. En R. E. Petty, y J. A. Krosnick (eds.), *Attitude strength: Antecedents and consequences* (pp. 361-386). Mahwah: Erlbaum.
Tilly, C. (2007). *Violencia colectiva.* Barcelona: Hacer Editorial.
Todorov, A. (2012). The social perception of faces. En S. T. Fiske y C. N. Macrae (Eds). *Handbook of social cognition* (pp. 96-114). Thousand Oaks: Sage.
Todorov, A., y Porter, J. M. (2014). Misleading first impressions: Different for different facial images of the same person. *Psychological Science*, 25, 1404-1417.

Tormala, Z. L., Briñol, P., y Petty, R. E. (2007). Multiple roles for source credibility under high elaboration: It´s all in the timing. *Social Cognition,* 25, 536-552.

Trevarthen, C. (1977). Descriptive analysis of infant communicative behavior. En H. R. Schafer (ed.), *Studies in mother-infant interaction.* Londres: Academic Press.

Trotter, W. (1908). Herd Instinct and Its Bearing on the Psychology of Civilised Man. *The Sociological Review,* 1, 227-248.

Tulvin, E. (2002). Episodic Memory: From Mind to Brain. *Annual Review of Psychology,* 53, 1-25.

Turner, J. (1990). *Redescubrir el grupo social.* Madrid: Morata.

Valor-Segura, I., Expósito, F., Moya, M., y López, K. (2014). Violencia hacia la mujer en España y en Cuba: una misma realidad, dos visiones diferentes. *Revista de Psicología Social,* 29, 150-179.

Van Vugt, M. y Grabo, A. E. (2015). The many faces of leadership: An evolutionary-psychology approach. *Current Direction in Psychological Science*, 24, 484-489.

Varela, A., Rodríguez-Carballeira, A., y Martín, J. (2013). Psychosocial analysis of ETA's violence legitimation discourse. *Revista de Psicología Social,* 28, 85-97.

Von Hippel, W., Sekaquaptewa, D., y Vargas, P. (2009). Linguistic markers of implicit attitudes. En R. E. Petty, R. H. Fazio, y P. Briñol (eds.), *Attitudes: Insights from the new implicit measures* (pp. 429-458). Nueva York: Psychology Press.

Vygotski, L. (1924/1991). Los métodos de investigación reflexológicos y psicológicos. En L. S. Vygotski, *Obras escogidas I* (pp. 3-22). Madrid: Visor.

Weber, M. (1964). *Economía y sociedad. Esbozo de una sociología comprensiva.* México: F.C.E.

Wegener, D. T., Clark, J. K., y Petty, R. E. (2006). Not all stereotyping is created equal. Differential consequences of thoughtful versus non-thoughtful stereotyping. *Journal of Personality and Social Psychology*, 90, 42-59.

Wegener, D. T., Petty, R. E., Smoak, N. D., y Fabrigar, L. R. (2004). Multiple routes to resisting attitude change. En E. S. Knowles y J. A. Linn (eds.), *Resistance and persuasion* (pp. 13-38). Mahwah: Erlbaum.

Wegner, D. M. (1994). Ironic processes in mental control. *Psychological Review,* 101, 34-52.

Wegner, D. M., y Bargh, J. A. (1998). Control and automaticity in social life. En D. T. Gilbert, S. T. Fiske y G. Lindzey (eds.), *The handbook of social psychology* (pp. 446-496). Nueva York: McGraw-Hill.

Wiggins, J. (1979). A psychological taxonomy of trait-descriptive terms: The interpersonal domain. *Journal of Personality and Social Psychology,* 37, 395-412.

Wilson, T. D., Lindsey, S., y Schooler, T. Y. (2000). A model of dual attitudes. *Psychological Review*, 107, 101-126.

Wlodarczyk, A., Basabe, N., y Bobowik, M. (2014). Percepción de amenaza realista y simbólica. Su influencia sobre el prejuicio, el favoritismo endogrupal y la respuesta prosocial: la población nativa ante la inmigración. *Revista de Psicología Social,* 29, 60-90.

Wyer, R., y Carlston, D. (1994). The cognitive representation of persons and events. En R. Wyer y T. Srull (eds.), *Handbook of social cognition* (pp. 41-98). Hillsdale: LEA (2.ª edición).

Yzerbyt, V., y Demoulin, S. (2010). Intergroup Relations. En S. T Fiske, D. T. Gilbert y G. Lindzey (eds.), *The handbook of social psychology* (pp. 1024-1083). Hoboken: Wiley (5.ª edición).

Zajonc, R. (1980). Feeling and thinking: Preferences need no inferences. *American Psychologist,* 35, 151-175.

Zanna, M. P. y Hamilton, D. L. (1972). Attribute dimensions and patterns of trait inferences. *Psychonomic Science*, 27, 353-354.

Zimbardo, P. (2007). *El efecto Lucifer. El porqué de la maldad.* Barcelona: Paidós.